中华医学影像技术学

影像信息与人工智能技术卷

主　审　余建明

主　编　刘景鑫　周学军

副主编　李广武　许　锋　刘　雷　费晓璐　周　彬　戴亚康

编　者　（以姓氏笔画为序）

王　博　四川大学华西医院	张孟超　吉林大学中日联谊医院
王欣萍　哈尔滨医科大学	欧阳雪晖　内蒙古自治区人民医院
向文涛　南京医科大学	罗术通　吉林农业大学信息技术学院
庄吓海　复旦大学大数据学院	周　彬　华中科技大学同济医学院附属协和医院
刘　雷　复旦大学智能医学研究院	周学军　南通大学附属医院
刘景鑫　吉林大学中日联谊医院	周凌霄　深圳大学
刘新平　河北省人民医院	单　飞　上海市公共卫生临床中心
安东洪　吉林大学中日联谊医院	赵　鑫　郑州大学第三附属医院
许　锋　北京大学第三医院	费晓璐　首都医科大学宣武医院
苏立楠　清华大学附属北京清华长庚医院	聂　壮　华中科技大学同济医学院
李　金　哈尔滨工程大学	莫宏伟　哈尔滨工程大学
李广武　黑龙江省卫生健康管理服务评价中心	黄　昊　陆军特色医学中心
李永生　牡丹江医学院	薛晓琦　北京大学第三医院
杨　萌　中国医学科学院北京协和医院	戴亚康　中国科学院苏州生物医学工程技术研究所
张永高　郑州大学第一附属医院	

编写秘书　崔晶蕾（吉林大学）

插图制作　焦　龙（吉林大学）

人民卫生出版社

·北京·

图书在版编目（CIP）数据

中华医学影像技术学. 影像信息与人工智能技术卷 /
刘景鑫，周学军主编. —北京：人民卫生出版社，
2023.11

ISBN 978-7-117-35532-2

Ⅰ.①中… Ⅱ.①刘… ②周… Ⅲ.①影像诊断－计
算机辅助诊断 Ⅳ.①R445

中国国家版本馆 CIP 数据核字（2023）第 209033 号

人卫智网	www.ipmph.com	医学教育、学术、考试、健康，购书智慧智能综合服务平台
人卫官网	www.pmph.com	人卫官方资讯发布平台

中华医学影像技术学
影像信息与人工智能技术卷
Zhonghua Yixue Yingxiang Jishuxue
Yingxiang xinxi yu Rengongzhineng Jishujuan

主　　编：刘景鑫　周学军
出版发行：人民卫生出版社（中继线 010-59780011）
地　　址：北京市朝阳区潘家园南里 19 号
邮　　编：100021
E - mail：pmph @ pmph. com
购书热线：010-59787592　010-59787584　010-65264830
印　　刷：北京盛通印刷股份有限公司
经　　销：新华书店
开　　本：889×1194　1/16　印张：16　插页：1
字　　数：496 千字
版　　次：2023 年 11 月第 1 版
印　　次：2023 年 11 月第 1 次印刷
标准书号：ISBN 978-7-117-35532-2
定　　价：138.00 元

打击盗版举报电话：010-59787491　E-mail：WQ @ pmph.com
质量问题联系电话：010-59787234　E-mail：zhiliang @ pmph.com
数字融合服务电话：4001118166　E-mail：zengzhi @ pmph.com

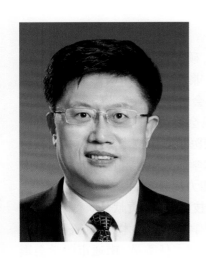

刘景鑫

　　教授，博士生导师，吉林大学"唐敖庆学者"，吉林大学高层次科技创新团队项目负责人，吉林省"国家级领军人才""长白山人才工程"科技创新领军人才、"十三五"国家重点研发计划项目首席科学家，吉林省医学影像工程技术研究中心主任，吉林省全民健身服务重点实验室（体医融合）主任，先后任吉林大学中日联谊医院放射科技师长、副主任，医院信息中心及医学工程部主任等职。兼任中国健康管理协会健康数据管理分会会长，中华医学会医学工程学分会常务委员，中国医师协会临床工程师分会副会长兼影像学组组长，中国医学装备协会医疗器械创新与应用分会副会长兼影像专业委员会主任委员、零部件分会副会长、智慧医院分会常务委员，中国生物医学工程学会医学影像工程与技术分会常务委员，中国计量测试学会医学计量分会常务委员，全国医学计量技术委员会特聘委员，吉林省医学会医学工程学分会主任委员，吉林省卫生信息学会副理事长，《中国医疗设备》《国际生物医学工程杂志》等杂志编委。2002年获吉林省第七届青年科技奖、2005年获长春市百名优秀科技工作者。主持国家重点研发计划项目、国家自然科学基金以及省重点、重大科技项目10余项，获得省市科学技术进步奖多项，取得发明专利及软件著作权20余项，发表SCI及核心期刊论文100余篇，主编/副主编多部研究生、本科生规划教材。

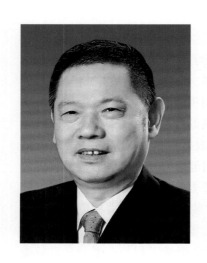

周学军

南通大学附属医院影像科主任技师、硕士生导师，南通大学医学院医学影像工程与影像技术教研室副主任，兼任中华医学会影像技术分会常务委员、教育学组副组长，中国医师协会医学技师专业委员会常务委员，中国研究型医院学会磁共振专业委员会委员，中国医学装备协会磁共振应用专业委员会委员，全国高等学校医学影像技术专业第二届教材评审委员会委员，"十四五"医学影像技术学研究生核心课程教材评审专家委员会委员、国家基层影像技术服务能力提升项目专家委员会委员，全国优秀技师长，2022人民好医生（医学技师）特别贡献奖获得者，江苏省医师协会医学技师分会第一届会长、医学会影像技术分会前任主任委员、中西医结合学会影像技术专业委员会副主任委员，南通市医学会影像技术学分会主任委员，江苏医学科技奖评审委员会评审专家，《医学影像技术学名词》审定委员会复审专家，《中国医疗设备》编委、《中华放射学杂志》审稿专家。

从事影像技术工作36年，精通各种成像技术，尤其擅长磁共振成像的序列选择及质量控制。在本专业核心期刊发表论文40篇；参编著作20部，其中，主编国家卫生健康委员会"十三五"规划教材《MRI检查技术》及《MRI检查技术实训与学习指导》，副主编中国科学院教材建设专家委员会规划教材、高等院校医学系列案例版教材《医学影像检查技术学》及全国高等医药院校本科规划教材《医学影像检查技术学》（第5版），参编国家卫生健康委员会医学影像技术专业"十三五"本科规划教材、放射诊断与治疗学专业"十三五"研究生规划教材等国家级规划教材8部；修（制）定《国家高等职业教育本科医学影像技术专业（简介）》《高等职业院校医学影像技术专业教学标准》；获市厅级科技进步奖4项；获实用新型专利1项。

主 任 委 员

> 余建明　李真林

副主任委员

> 高剑波　牛延涛　刘景鑫　林承光

委　　　员（以姓氏笔画为序）

> 丁生苟　马新武　王红光　吕发金　任　宏　刘　杰
> 刘　雷　刘吉平　许　青　许　锋　孙　丽　孙建忠
> 李大鹏　李广武　杨晓鹏　何玉圣　汪启东　张　云
> 张　艳　张　翼　张焜毅　陈　勇　陈　晶　林盛才
> 欧阳雪晖　罗来树　周　彬　周学军　周高峰　郑君惠
> 胡鹏志　钟仁明　洪　泳　费晓璐　倪红艳　郭建新
> 黄小华　康　庄　雷子乔　路　青　暴云锋　戴亚康

秘　　　书

> 杨　明　余　伟

分卷	主编		副主编			
《中华医学影像技术学·数字X线成像技术卷》第2版	余建明 胡鹏志		洪 泳 何玉圣	李大鹏 任 宏	罗来树	暴云锋
《中华医学影像技术学·MR成像技术卷》第2版	李真林 倪红艳		汪启东 康 庄	路 青 张 翼	吕发金	周高峰
《中华医学影像技术学·CT成像技术卷》第2版	高剑波 雷子乔		郑君惠 张 艳	陈 晶 刘 杰	黄小华	林盛才
《中华医学影像技术学·肿瘤放射治疗技术卷》	林承光 丁生苟		张 云 许 青	张焜毅 孙 丽	钟仁明	刘吉平
《中华医学影像技术学·辐射防护技术卷》	牛延涛 马新武		王红光 欧阳雪晖	陈 勇 杨晓鹏	郭建新	孙建忠
《中华医学影像技术学·影像信息与人工智能技术卷》	刘景鑫 周学军		李广武 周 彬	许 锋 戴亚康	刘 雷	费晓璐

序　言

　　为了顺应医学影像技术学快速发展的需求,紧跟新设备、新技术、新方法和新理论日新月异且更新周期不断缩短的发展步伐,强化学科交叉性、融合性和前沿性的进程,经中华医学影像技术学丛书编写委员会研究决定,启动"中华医学影像技术学"丛书的修订工作。

　　结合学科发展及读者需求,"中华医学影像技术学"丛书第2版包括《中华医学影像技术学·数字X线成像技术卷》《中华医学影像技术学·MR成像技术卷》《中华医学影像技术学·CT成像技术卷》《中华医学影像技术学·肿瘤放射治疗技术卷》《中华医学影像技术学·辐射防护技术卷》《中华医学影像技术学·影像信息与人工智能技术卷》6个分册,全面覆盖影像技术二级学科中各个亚学科的内容,是学科理论知识和实践技能的"百科全书",反映了医学影像技术学科内涵的完整性、系统性、理论性、科学性和实用性。医学影像技术各个亚学科的每个分册又自成一体,分别叙述了各个亚学科的发展历程,各种影像设备及其附属设备的构造、性能特点、成像技术参数、临床意义、成像原理以及安装要求;各种影像设备检查技术的临床适用范围、检查技术要点及图像质量控制措施等。《中华医学影像技术学·影像信息与人工智能技术卷》和《中华医学影像技术学·肿瘤放射治疗技术卷》与影像技术密不可分,其理论知识和实践技能互为借鉴、相辅相成。

　　"中华医学影像技术学"丛书是我国医学影像技术学科和行业的顶级权威著作,是医学影像技术学科和行业发展的指路明灯,是学会为推动学科建设行稳致远、健康发展的一个重大的举措。

　　"中华医学影像技术学"丛书是医学影像技术人员的专业工具书、医学影像专业学生的辅导书,也是临床医师的参考书。本丛书在临床应用中不断锤炼和完善,将对医学影像技术学科的发展具有极大的促进作用,必将造福影像技术学科和广大影像技术工作者。

余建明　李真林

2023年3月

前　言

自人工智能被列为国家战略以来，医学影像信息与人工智能技术成为研究热点，并正在给医疗健康领域带来深刻变革。

《中华医学影像技术学·影像信息与人工智能技术卷》是根据 2021 年 4 月人民卫生出版社在成都召开的"中华医学影像技术学"丛书主编人会会议精神编写的。在本专著的编写中，强调影像技术学科影像信息与人工智能技术亚学科专著内涵的完整性、系统性、理论性、科学性和实用性，体现思想性、先进性、启发性、适应性的编写原则，秉承影像技术理论化和理论知识实用化的编写理念，按照循序渐进、由浅入深的原则安排章节内容，突出医学影像信息与人工智能技术的应用。

本专著内容涵盖医学影像信息系统，医学影像信息检索技术，医学影像信息系统运维管理技术，医学影像信息系统的临床应用，5G 网络技术在医学影像领域的应用，医学影像云技术，区块链、物联网技术在医学影像中的应用，医学 3D 打印技术，医学影像中的虚拟现实技术，影像组学的研究方法与应用，医学影像大数据及质控互认共享技术，医学影像人工智能技术，医学影像人工智能的临床应用及医学影像人工智能的数据标准化技术等多个方面。

本专著内容具有新、融、广的特点。内容新，包含 5G、物联网、区块链、元宇宙等最新技术及其在医学影像中的应用，展示了国家重点研发计划研究动态及最新科研成果；融合了医学影像领域及人工智能领域相关基础知识和前沿技术，编者既包括医学影像技术、诊断、信息、工程等医学专家，也包括人工智能、大数据等计算机专家，不同领域专家反复融合打磨跨学科内容；适用范围广，希望能为医学、计算机及产业研发等领域的医、技、护、工、信等不同专业人员及学生提供一些有借鉴意义的基础和专业知识、前沿技术和研发动态。

本专著在编写过程中得到了中国医师协会医学技师专业委员会和中华医学会影像技术分会各位专家的具体指导和帮助，在此一并表示感谢！

本专著按照集体编写，经编者互审、副主编及主编定稿反复审校而成。尽管编者做出了很大努力，但由于编写时间紧和专业水平所限，书中难免有错误及不足之处，恳请广大读者在使用中多提宝贵意见，以便改正。

刘景鑫　周学军

2023 年 11 月

目 录

第一章 绪 论

第一节 医学影像信息技术与人工智能技术的发展史

一、医学影像信息技术的发展史

20世纪70年代，计算机体层成像（computed tomography，CT）诞生，揭开了医学影像设备数字化的序幕。20世纪80年代，多种数字化影像设备陆续应用，随着计算机X线摄影（computed radiography，CR）、数字X线摄影（digital radiography，DR）的出现，常规X线摄影实现了数字化，影像存储与传输系统（picture archiving and communication system，PACS）应运而生。在医学影像学与信息技术深度融合的基础上，诞生了医学影像信息技术。医学影像信息技术是医学影像数字化的产物，是医学影像技术和医学信息技术的重要组成部分，同时也是计算机及网络技术在医学影像领域的重要应用。由此，在医学影像学科内产生并发展了一门新的专业学科——医学影像信息学。

广义来讲，"医学影像信息学"涉及一个完整的医学影像链，包含医学图像的形成、获取、通信、管理、存档、处理、分析、显示和影像释读。这里的"图像形成"指的是医学影像设备成像模式和原理的扩展，是将传统意义下的医学成像技术、医学图像处理技术和医学影像存储与管理技术等内容有机地集成到一起形成的学科体系。医学影像信息技术的具体内容见图1-1。

狭义来讲，"医学影像信息学"不包括医学图像的形成，而将医学图像的形成归属于医学影像设备学，医学影像设备学既是医学影像学的一部分，也是生物医学工程学科的重要组成部分。

（一）医学影像技术的发展

1895年，伦琴发现了X线，X线摄影技术由此诞生。1972年，CT的发明使医学影像技术迈

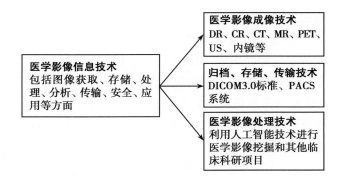

图1-1 医学影像信息技术

入数字化时代。随着电子、计算机技术的进步，医学影像领域得到了飞速发展，数字减影血管造影（digital subtraction angiography，DSA）、磁共振成像（magnetic resonance imaging，MRI）、单光子发射计算机断层成像（single photon emission computed tomography，SPECT）、正电子发射断层成像（positron emission tomography，PET）以及超声（ultrasound）等各种医学影像设备陆续出现。计算机X线摄影（computed radio-graphy，CR）的出现，使得常规X线摄影实现了数字化，医学影像技术全面进入了数字化时代。由于CT、MRI、DSA等大批性能先进的数字化医学影像设备的不断涌现和逐步普及，医学影像技术领域发生了翻天覆地的变化，派生出了若干医学影像技术亚学科。

从不同技术发展维度来看，医学影像技术的发展体现如下趋势：

1. X线设备 随着探测器技术的进步，传统X线成像技术向着低剂量化、影像高像素化、成像高速化发展，以高像素低剂量DR，高速、多排、低剂量容积CT等设备为代表。

2. MRI设备 随着应用数学、电子技术和信息技术的飞速发展，新型MRI设备的功能得到大幅提升。

3. 不同类型影像设备的融合 各种不同成像

原理的设备互相融合,形成了全新的复合医学影像设备,如 PET-CT、PET-MR 等,同时也诞生了多模式融合的医学影像。

4. 影像诊断设备与治疗设备的融合 影像诊断设备与治疗设备相结合,出现了诊断治疗一体化的影像设备,如具有 CT 扫描功能的 DSA、CT 定位的直线加速器(linear accelerator, LA)、MR 定位的 LA、图像引导的手术导航设备等。

5. 其他医学成像新技术 如光学相干断层成像(optical coherence tomography, OCT)、光声成像、热成像及阻抗断层成像等。

随着新型数字影像设备的普及,海量的医学影像数据也随之出现。如何管理这些海量的数字化医学影像信息成为亟须解决的问题,PACS 应运而生,PACS 的出现是医学影像信息学诞生的基础。医学影像信息技术既是 IT 技术的分支,也是医学影像技术的一个分支。

(二)医学影像信息的种类

1. 放射影像类 放射影像依成像源不同,可以分为两大类型:一是依靠人体不同组织对 X 线吸收程度不同进行成像,例如 DR、乳腺机、CT 等;另外一种是依靠人体不同组织内的氢质子(氢原子核)在高强度磁场内受激发共振产生的信号差异进行成像。下面就几类常见的成像设备原理及图像性质分别进行介绍。

(1)数字 X 线摄影:数字 X 线摄影(digital radiography, DR)设备主要包括 X 线部分(包括高压发生装置、X 线管组件、X 线管承载组件)、患者承载部分(如检查床)、影像接收及处理部分(包括影像接收器、图像工作站)及其他附属设备等。

X 线部分产生成像所需的特定 X 线束。

影像接收部分是将透射人体的 X 线转化为可读取的信号。影像接收部分经历了胶片、影像增强器、成像板(imaging plate, IP)和电荷耦合器件(charge coupled device, CCD)技术,发展为目前市场上主流的直接数字化 X 线成像技术。临床上使用的成像平板材料有两种,其一为非晶硅平板探测器,先由闪烁体将 X 线转化为可见光,再由读出电路将可见光转换为电信号,最后经模数转换器(analog / digital converter, A/D 转换)转变为数字信号;其二为非晶硒平板探测器,其阵列可将 X 线直接转化为电信号,经模数转换(A/D 转换)传至图像工作站,缩短了光学转换环节,但成本相对较高。目前还研发了互补金属氧化物半导体

(complementary metal oxide semiconductor, CMOS)和晶体硅的平板探测器,使得成像性能得到了进一步提升。

数字 X 线影像为数字化灰阶影像。从成像原理上看,A/D 转化位数(bit)决定图像灰度动态范围,主流产品 A/D 转换为 12~16bit,实际成像过程中,需要通过窗宽、窗位调整获取到符合诊断需要的图像。目前市面上大部分的数字 X 线机均依照 DICOM 标准包装图像数据,即生成 DICOM 文件输出,具有较好的跨平台读取能力。但因为影像信息重叠,平板尺寸等限制条件,在精确诊断上存在一定缺陷。

(2)X 线计算机体层成像(computed tomography, CT):利用滤波反投影等重建方法进行计算后形成断层解剖图像,解决了普通 X 线成像组织重叠的问题,信息量较普通 X 线成像有了极大提升。CT 设备主要包括扫描机架、X 线发生部分、探测器、A/D 转换、图像重建工作站、扫描床等部分。X 线发生原理与 X 线机在本质上相同,X 线发生部分和探测器通常分布于扫描机架两侧,且能够在机架上旋转,探测器获取数据,经 A/D 转换后传至后处理工作站。CT 图像也是灰阶显像,但与数字 X 线成像不同,CT 图像中每个体素都是通过计算得到的相对密度值,称为 CT 值,计量单位为 HU。CT 值不具备明确的物理含义,能表明该体素的相对密度,人为规定空气的 CT 值为 –1 000HU,水的 CT 值为 0,致密骨 CT 值为 +1 000HU,在重建出来的各个体素的 CT 值矩阵中,利用灰阶映射完成最终显示。

CT 重建方法是 CT 的核心技术,传统 CT 大多采用滤波反投影重建方法。该方法针对不同部位,采用相应的滤波函数,这是各生产厂商的核心技术。随着高性能计算机技术的应用,迭代算法正在普及,更有两种算法混合应用的技术,极大地提高了 CT 的成像质量。

(3)磁共振成像(magnetic resonance imaging, MRI):是将人体放置在强磁场环境中,人体内的氢质子呈现有序排列,此时氢质子为低能状态;利用特定频率的外加射频脉冲对低能氢质子激励,发生磁共振,吸收射频能量,成为高能状态;射频脉冲停止后,氢质子回归低能状态(弛豫过程)释放出电磁波。不同组织所释放的电磁波能量存在差异;通过梯度磁场进行空间定位,得到的信号经重建成为磁共振图像。

尽管磁共振图像也是以不同灰度显示数字断

面图像,但 CT 属于人体组织密度成像,MRI 则是人体氢质子密度成像。磁共振成像适用于全身各系统不同疾病,例如肿瘤、炎症、创伤、退行性病变以及各种先天性疾病等的检查。

2. 核医学影像类 核医学成像是利用放射性同位素标记在人体所需的某种代谢产物上制成探针,将该探针注入人体后,观察一定时间内该同位素在体内的分布、代谢、排泄情况,以了解某种特定功能的学科。例如,根据甲状腺聚集碘元素的机制,利用碘的同位素进行标记;同位素衰变后,借助光电探测器捕捉人体内聚集的放射性元素衰变产生的特定频率的光子,标识出不同组织放射性元素聚集的浓度差异,从而反映人体的生理及病理变化。

核医学影像主要有 γ 照相、单光子发射计算机断层成像(SPECT)和正电子发射断层成像(PET)。γ 照相是最常用的核医学成像,其设备主要由探测器、电子读出系统和图像显示记录装置等部分组成。核医学影像能动态显示脏器内药物随时间的吸收、代谢情况,从而判断脏器功能,并进行脏器功能的动态研究。

SPECT 是在高性能 γ 照相机的基础上,增加了探头旋转装置和图像重建计算机系统的一种新的成像设备。SPECT 采用横向断层扫描,将探头从多角度上获取到的二维投影数据重建,即可得到横断面图像。其空间分辨力远低于 X 线、CT、MRI 图像。

PET 通过注入活体正电子放射性示踪剂进行成像。在核素衰变过程中,正电子湮灭产生能量同为 0.511MeV、但方向相反的两个 γ 光子,利用成对的探测器环测定特征信号,经重建后,显示出活体组织分子图像以及功能代谢图像。但是其图像分辨力仍然无法与 X 线成像设备相媲美。

目前,核医学影像均为融合显像,即在使用核医学设备成像的同时搭载放射影像设备,如 PET-CT、PET-MR 等,既能显示高分辨力的结构影像,又能提供代谢功能影像,融合显像设备成为检查诊断的重要设备。

3. 超声影像类 超声影像是利用超声声束扫描人体,通过对超声波反射信号的接收时间间隔、强度等信息加以处理和显示,以获得体内器官结构信息的一种声学成像技术。随着计算机的发展,超声影像学发展迅速,衍生出包括三维超声、四维超声、超声造影、弹性成像、介入治疗超声及高强度聚焦超声等相关新技术。医学超声技术以其无创、无辐射、使用方便快捷等优点广泛应用于现代临床疾病的诊断和治疗中。它是目前肝脏、脾脏、胆囊、胰腺、泌尿系统、妇科、心血管、胎儿检查的首选方法。

(1)医学超声成像的基本分类:医学超声成像是利用超声声束扫描人体,通过对超声波反射信号的接收时间间隔、强度等信息接收、放大和处理,以显示体内器官图像的成像技术。根据成像原理不同,常用的超声仪器可以分为 A 型、M 型、B 型、多普勒成像(D 型)等。A 型超声以单束超声发射,遇到组织交界面反射,利用波幅的高低表示反射信号距离,即一维成像。它主要通过测量距离反映检查部位状态,为最原始的超声技术,最初用于心脏等部位的检查。随着 M 型成像及二维成像技术的发展,该技术已逐步淘汰,目前仅在眼科等特定检查领域使用。

M 型超声也是单束超声,它以亮度反映回声强弱,能显示体内各层组织对于体表(探头)的距离随时间变化的曲线,主要反映一维结构。因 M 型超声多用于探测心脏,故常称为 M 型超声心动图,一般作为二维超声辅助诊断技术。

B 型超声则是伴随探头技术发展,能够同时发射多束超声波,利用回波信号幅度重建形成反映人体组织的二维切面图像,显示为二维灰阶图像。

D 型超声主要利用多普勒效应,能够发射出单束超声波,对运动的脏器和血流进行探测,通常显示为红蓝伪彩色图像,表示出目标运动的速度及方向。

由此可见,超声图像均为灰阶图像,其本质是声阻抗强度的二维分布图,彩色超声本质上是为区分运动组织或血流人为规定的伪彩色图像。超声设备通常是指二维超声。主流超声设备均支持以医学数字成像和通信标准(DICOM)进行数据传输。根据超声检查部位可分为经阴道超声检查、经直肠超声检查、经食管超声心动图、血管内超声检查、超声心动图检查、腹部超声检查、浅表小器官超声检查。

(2)三维超声:计算机技术的迅速发展大大提高了图像处理速度与数据储存能力,使得我们可以实时显示组织、器官和血管等结构的立体形态及三维空间关系,形成三维超声。三维超声成像分为静态三维成像和动态三维成像,动态三维成像能反映空间结构与时间的关系,即四维超声。四维超声心动图就是用整体成像的方法重建感兴趣区域实时活动的三维图像。

目前静态结构的三维成像包括表面成像和透明成像两种模式。表面成像模式能够利用灰阶差异的变化或灰阶阈值法自动勾画出感兴趣区域组织结构的表面轮廓，显示其表面特征、立体形态和空间位置关系，并且能够准确测量面积与体积；透明成像模式通过透明算法进行三维重建，淡化周围组织的灰阶信息，使之呈透明状态，着重显示感兴趣区域的结构，有助于显示实质性脏器内部感兴趣区域的结构及其空间位置关系，可用于心脏、血管系统、产科排畸等方面。

（3）超声弹性成像：是一种新型的超声诊断系统技术，能够研究传统超声无法探测的肿瘤等疾病成像，主要应用于乳腺、甲状腺、前列腺、肝脏等方面。其基本原理是对组织施加一个内部或外部的动态或者静态的力，按照物理力学、生物力学等规律，组织将产生一个回应，包括组织的位移、应变、速度发生改变。该技术通过测量肿瘤的弹性系数（或称为硬度），间接判断肿瘤的性质，是鉴别病变性质的重要参数。

（4）斑点追踪超声心动图：是利用超声斑点追踪技术，在二维超声图像的基础上，追踪心肌内回声斑点的运动，连续逐帧追踪每个斑点并计算其运动轨迹。根据这些斑点的运动轨迹定量显示心肌组织的运动速度、应变及应变率。由于超声斑点追踪技术与组织多普勒频移无关，因此不受声束方向与室壁运动方向间夹角的影响，无角度依赖性，能够更准确地反映心肌运动。

（5）超声造影：是在常规超声检查的基础上，利用造影剂使后散射回声增强，明显提高超声诊断的分辨力、敏感性和特异性的一种成像技术。该技术能够实时动态观察组织微血管灌注信息，提高病变检出率，有助于病变良恶性的鉴别。

超声波遇见明显小于入射声波界面的散射体时会发生散射，其散射的程度与散射体的形态、大小及周围组织的声阻抗差有关。尽管血液中含有较多的红细胞、白细胞、血小板等物质，但其声阻抗差别很小，散射很弱，在普通彩超仪上无法显示。如果在血液中人为加入声阻抗与血液差别很大的介质（如微气泡），血液中的散射就会增强。利用这一原理，通过静脉注射超声造影剂，造影剂随血管灌注进入器官、组织，使其显影或增强，可为临床诊断提供重要依据。目前，超声造影技术已广泛应用于胰腺、脾脏、子宫、输卵管、腹部外伤以及一些浅表器官等疾病的诊断及鉴别诊断，比如肿瘤定性判断、微小病变的早期发现、介入治疗后的疗效评估、血管病变及外伤的快速诊断、心脏解剖情况及功能的

准确评估等。

（6）超声介入及超声治疗：为了判断疾病的性质、明确病灶部位的毗邻关系，帮助制定或指导手术、术中引导等，常规开展超声介入性操作。介入超声包括超声引导下的各种穿刺与治疗（包括穿刺活检、抽吸、引流、注药治疗、微波与射频治疗等）、腔内超声、术中超声、高强度聚焦超声等。

此外，近几年还出现了一种超声融合成像导航新技术。该技术将 CT 或 MRI 图像的三维数据输入超声设备内，通过高精度的磁感应定位器，使任何一个面的超声图像与任意面的 CT 或 MRI 图像完全对应，达到两种图像的完美融合。操作者可以随意移动探头更换切面 CT 或 MRI 的图像实时与之联动，确保监视器上显示的超声图像与 CT 或 MRI 图像为同一切面。实现两种图像对治疗过程的共同引导，充分发挥 CT 或 MRI 高分辨力的优势和超声实时的特点，为介入导航提供了很大便利。

4. 其他常见影像

（1）细胞病理影像类：早期病理切片以实物方式长期存放，目前的病理影像设备则依托显微镜进行数字化成像。

显微镜属于精密光学仪器，它通过一组凸透镜，将目标物体进行高倍放大，以观察组织切片、细胞、细菌及其他微生物。为了提升诊断准确性，需对待检体进行染色处理。因此，与前述各类影像设备的显像不同，病理图像为彩色图像。数字化过程基于彩色电荷耦合器件（charge coupled device，CCD）技术的进步，因此，病理影像取决于显微镜光学成像技术及 CCD 数字化处理能力。

根据待检组织标本类型的不同，生物显微镜主要有明场观察、暗场观察（暗视野显微镜）、相差观察、荧光观察等几种观察模式，相应的 CCD 也有多个成像模式。

目前所使用的病理影像设备主要有两种，一种是直接在生物显微镜光路中加装 CCD，经过处理后，在显示器上显示图像，方便医师判读诊断，显像过程由医师操作；另一种则是将已制作好的全部病理切片自动扫描，连续拍照，并无缝拼接，最终得到整套切片的数字化图像。该图像的分辨力极高，图像文件较大，通常超过 500MB，可以长期存储，而且利用网络技术，可以随时调用，方便浏览、测量、标注，甚至能够利用人工智能（AI）技术进行自动分析，节约人工判读时间。目前，病理图像为一般文件格式，如 JPEG 格式（joint photographic experts group format，JEPG），不依照 DICOM 标准进行封装，跨平台传输受到一定限制。

（2）内镜影像类：内镜设备的基本原理相似，主要包括图像处理主机、光源主机和内镜镜体三个部分。内镜进入人体腔体后，依靠镜体内外光纤传递光源主机产生的强光，照亮腔体，从腔内反射的光进入内镜上的光学系统，在高分辨力彩色 CCD 上成像，经图像处理主机处理后形成彩色视频信号。与光学内镜相比，电子内镜是将光学系统进行压缩，将微型 CCD 置于镜体前端，镜体内以数字信号的形式进行传输，畸变和干扰更小，但成本更高。

内镜成像通常为动态彩色影像，设备厂商多数未依照 DICOM 标准进行封装，通常仅在报告系统中采用若干幅静态图像。内镜系统图像输出端口较多，格式复杂，且各厂商无统一文件格式，虽能够直接存储，但管理难度较大。目前已有专业厂商，自图像输出端口抓取图像，利用封装软件制作成为 DICOM 格式文件，并进行归档管理。

除上述设备外，内镜设备还包括超声内镜和胶囊内镜。超声内镜是将超声探头制作成内镜形式，原理与超声设备相同。胶囊内镜是普通电子内镜的延伸，目前主要用于胃、十二指肠和结肠检查，将数据传输由有线变为无线，光源由胶囊内部电池供应，持续在检查部位闪光拍照，最终生成高频率静态图像，但存在明显的局限性。

电子放大内镜其实就是激光共聚焦显微镜，该设备呈现的不是普通的胃肠镜影像，而是放大超过 100 倍，接近显微镜影像的图像，能直接观察活体胃表面黏膜组织及细胞，在一定程度上可以减少活检量。

（3）眼底图像类：针对不同疾病，眼科成像主要包括可见光成像、超声成像和激光成像。由于早期眼科治疗过程相对独立，眼科设备制造商相对封闭，并未遵循如 DICOM 等国际标准，互通性较差。常见眼科成像设备包括眼底照相机、眼底光学相干断层成像（optical coherence tomography，OCT）设备等。

眼底照相机采用红外光源瞄准和调焦，通过闪光提供适宜的曝光量，照相机拍摄记录得到患者的眼底图像。目前主要用于对人眼后表面（包括视网膜、黄斑、后节等）进行观察、拍摄及记录、处理眼底状况。

眼底光学相干断层成像（OCT）是利用眼中不同组织对光（用 830nm 近红外光）的反射不同，当从散射介质中返回的弹道光子和蛇行光子与参考光的光程差在光源的相干长度范围内时，发生干涉，而当漫射光子与参考光的光程差大于光源的相干长度时，则不能发生干涉，从而将带有被测样品信息的弹道光子和蛇行光子提取出来，进行成像。OCT 轴向分辨力可达 $10\mu m$，极大提升了眼底病变的诊断能力。

OCT 是两个切面的断层成像，实际检查数据量较大，但是，目前主流设备厂商均未按照 DICOM 标准进行数据封装，导致数据文件不易跨平台读取，且仅保留有明确诊断价值的断层图像，造成大量图像数据的浪费。

眼底相干光层析血管成像术（optical coherence tomography angiography，OCTA）是近年来发展起来的一种全新的眼底影像检查技术。该技术基于眼底血管中存在流动的血细胞，对同一横断面进行重复的相干光层析成像；通过数字减影等方法，获得移动血细胞即血流的信号；并据此信号进行血管结构的三维重建，以冠状面的形式逐层呈现眼底血管影像。

（4）生物电信号图像类：生物电信号是各种生物细胞内外电位变化在体表的宏观表现，将这些电信号进行测量并按照时间（频率）顺序进行描绘，即为生物电信号图像。常见生物信号图像包括心电图（electrocardiogram，ECG）、脑电图（electroencephalogram，EEG）、肌电图（electromyogram，EMG）、眼电图（electrooculogram，EOG）和视网膜电图（electroretinogram，ERG）等。实际上，生物电信号图像并非图像，而是信号随时间变化产生的波形曲线，在医疗机构中，通常将其作为图像文件进行统一管理。

体表心电信号（ECG）是心肌细胞电活动的综合反映。人体静息状态下，体表可测量心电信号幅值不超过 5mV，频率范围 0.05~100Hz。常见测量设备包括心电图机和心电监护仪等。设备需于人体特定位置安装电极片以采集信号，经信号放大、数字化采集、滤波后，送至显示端形成心电图图像。心电图机通常采集 12 导联心电数据并描绘；心电监护仪通常采集 3 导联或 5 导联心电图数据并显示，同时显示心率及报警等信息。部分心电管理系统可以将心电图机内的原始数据进行归档管理，方便后期数据分析。但是，由于缺少统一的文件格式存储标准，无法实现跨平台存储，主要的跨平台存储方式仍为图片文件，可读取分析能力较弱。部分心电监护仪虽然支持 HL7 标准,可支持如心率、血压、呼吸、报警值等数据传输,但图像数据和波形数据传输则存在诸多解析问题。

脑电图(EEG)是神经细胞电位活动的宏观反映。多种神经系统疾病会导致脑电信号异常,因此脑电图具有重要的临床意义。脑电信号的最大幅值为 $100\mu V$,频率 0.5~100Hz,波形采集原理与心电基本一致,电极分布于头部各个位置。与心电活动不同,脑电图诊断需要对大脑适时进行一定程度的刺激,诱发特殊脑电响应,方可进行有价值的波形采集。通常为了取得更为完整的大脑功能区神经活动信息,需要增加更多的采集导联,目前进行诱发电位(ERP)分析的脑电图机已经达到 16 导联以上,进行 8h 以上长时间采集的脑电图系统要达到 64 导联以上,导联数越多,采集的信息越丰富,数据量越大。波形存储仍以图像文件为主,几乎无法对原始数据进行存储和跨平台解析。

肌电图(EMG)通常是为测定特定神经或肌肉生理状况,进行外部电刺激后描绘出的肌电变化曲线,例如各体表部位肌电图、喉肌电图、术中神经监护等。设备原理与心电图采集基本一致,仅仅根据肌电频率范围进行特定滤波的调整。

眼部电生理设备与眼科其他成像设备的原理完全不同,并非依靠光学成像,而是依靠光进行刺激,监测眼部电生理信号。其主要结构包括光刺激器、放大器、图像工作站。眼球运动可以产生生物电现象,角膜和网膜之间存在电位差,因此可以通过测量电位差变化记录眼电生理信号,例如视网膜电图(ERG)、眼电图(EOG)、视觉诱发电位(VEP)等,此处不再一一赘述。

总之,电生理信号图像的本质是波形,但是,目前由于原始数据较少能够有效存储和跨平台解析,难以实现计算机自动判读。

(5)皮肤镜图像类:皮肤图像最常用的检查设备是皮肤镜,皮肤镜又称皮表透光显微镜。与眼科眼底镜、耳鼻喉科用的耳镜一样,其本质是一种可以放大数十倍的皮肤显微镜,主要用于观察皮肤色素性疾病。皮肤疾病的诊断标准主要基于皮肤肿瘤表面的颜色变化和其病理变化的关联性。通常皮肤镜只是简单的便携式显微镜,没有数字化成像设备,目前部分产品已经具备数字化照相设备,但未依照 DICOM 标准进行处理。

皮肤超声通常采用 50MHz 以上探头,涵盖整个皮肤组织深度,由于探头频率高,能够观测的组织结构更为精细。

反射式共聚焦激光扫描显微镜即皮肤 CT 是一种基于光学聚焦原理的显微镜,采用 830nm 半导体激光作为光源,实时对皮肤组织进行计算机三维重建,可以有效减少创伤活检操作,丰富了诊断手段。

5. 医学成像新技术

(1)光声成像:光声成像是近年来快速发展的一种基于光声效应的生物医学成像方法,兼具光学成像对比度高以及声学成像穿透力强的特点,在获得高分辨力组织影像的同时,定量分析组织的一系列生理参数变化,从而实现功能成像。光声成像的理论依据是光声效应(photoacoustic effect, PA),该效应是指当使用脉冲或经过调制的电磁波辐照物体时,有些物体会吸收电磁波能量并发热,随之产生热膨胀并以声波的形式向外传播。

光声成像一般可以分为两大类:光声显微成像(PA microscopy, PAM)和光声计算层析成像(PA computed tomography, PACT)。PAM 类似光学显微成像,一般使用聚焦的超声探头来探测探头聚焦区域的原始信号,不同的是 PAM 也可以根据超声信号的时域信息获得该方向上的一维深度信息。成像过程中通过逐点扫描方式(类似光学成像中的扫描共聚焦显微成像),在每一点获得一维深度的信息,然后用大量的一维结果拼接成二维或三维的 PAM 图像。和 PAM 不同,PACT 利用多个超声换能器探头采集信号,然后通过重建得到图像。

(2)光学相干断层成像(optical coherence tomography, OCT)技术:是利用弱相干光的干涉特性,以及采集样品组织的后向散射光来重建样品内部结构,进行高分辨力成像,具备无创、实时、高分辨等特点,是近年来发展非常迅速的一种新型医学光学成像技术。它不仅可以对活体组织微观结构进行无创、高分辨检查,还可以对血流速度、光学性质、血氧等参数进行定量评估和功能成像。

自光学相干断层成像技术出现以来,该技术在图像分辨力、成像速度以及信噪比等多个性能方面取得了很大的进步。在技术领域方面,也从单纯的结构成像拓展到复杂的多功能成像,在应用领域方面则从眼科延伸到了口腔、皮肤、心血管等多个领域。

(3)热成像技术:是一种借助计算机和红外热技术记录人体热场影像的成像技术。红外热成像技术通过被动地接收物体辐射出的红外线来识别目标,利用红外探测器接收物体发热部位的辐射,根据其辐射功率的强弱与分布转换成相应的电信号，成像装置通过电信号计算物体表面温度的分布数据，经成像系统处理，形成红外热图像视频信号，获得物体的红外热图像。

人体是一个天然的生物发热体，由于解剖结构、组织代谢、血液循环及神经状态的不同，机体各部位的温度不同，形成不同的热场。红外热像仪通过光学电子系统将人体辐射的远红外光波经滤波聚集、调制及光电转换，变为电信号，并经 A/D 转换为数字量，然后经多媒体图像处理技术，以伪彩色热图的形式，显示人体的温度场。比较正常热图和异常热图的异同，结合临床即可诊断，推断疾病的性质和程度。与 CT、MRI 相比，医用红外热成像技术可更早发现某些特定肿瘤。

（4）阻抗断层成像（electrical impedance tomography，EIT）：是一种以人体内部电阻抗的分布为成像目标的医学成像技术。通过体表电极阵列给人体施加小的安全驱动电流，在体外测量相应电压信号，按照一定的图像重建算法，来重建人体内部的电阻抗分布或其变化的图像。

人体内的不同组织，在不同的生理、病理状态下具有不同的电阻抗且阻抗变化较大，电阻抗成像技术在检测卒中、肺气肿、心肌萎缩、膀胱疾病、乳腺癌等方面有广泛的应用。与 CT 等医学成像技术相比，EIT 技术具有无创伤、成像快、成本低、可连续性检测等优势，在临床实践中，可以为临床医学诊断和监护提供技术支持，具有良好的应用前景。

（三）医学影像信息系统

自伦琴发现 X 线到 20 世纪 70 年代末，医学影像信息的载体主要是 X 线胶片。医学影像技术主要指的是 X 线摄影技术，医学影像信息的传播、存储介质主要靠胶片。随着 CT、MRI、DR 等数字化医学影像设备应用的全面普及，如何处理、保存、分类、传输这些海量的医学影像数据，成为行业内不可回避的问题。其核心问题是如何建立统一的标准进行医学影像数据共享以及如何有效压缩存储与传输。在此背景下诞生了医学数字成像和通信标准（digital imaging and communications in medicine，DICOM），影像存储与传输系统（picture archiving and communication system，PACS）和放射信息系统（radiology information system，RIS）。

1. 影像存储与传输系统 影像存储与传输系统（PACS）最早由传统医学影像设备生产厂商率先推出，同时专业化的显示设备也随之出现。自 20

世纪 90 年代以来，国内 PACS 产品迅速发展，并开始在医院应用，目前已经广泛普及。

PACS 的发展至今大致经历了三个阶段：第一阶段为 20 世纪 80 年代初至 90 年代中期，为 PACS 发展的初级阶段，当时大多数系统属于小型 PACS，主要在医院的部分科室使用，用于连接影像科的一些影像设备。当时以胶片的数字化为目标，在小范围内成功地实现了医学影像的传输、管理和统一显示，但由于各 PACS 产品所采用的信息格式和传输模式并不相同，使得它们之间无法进行顺畅的数据交流，形成了所谓的信息孤岛。第二阶段是在 20 世纪 90 年代中后期至 21 世纪初期，各厂家 PACS 的建设遵循 DICOM 通信协议，能够直接从医学成像设备处获取符合 DICOM 标准的数字化图像数据，采用了客户机/服务器（client/server）的体系结构，具备初步的网络通信能力，并具有 PACS 的互联性和开放性。各家以实现整个医院的影像共享为目标，对 PACS 与医院信息系统（hospital information system，HIS）和放射信息系统（RIS）进行整合，提高了读片诊断的效率和准确率，大大方便了临床其他科室的应用。第三阶段，自 2000 年以来，PACS 应用逐步从建设数字化医院向组成数字化医院集团、区域化 PACS 解决方案和地域及国域之间连接的方向发展，并以此为基础逐步发展成为远程放射系统（teleradiology system），目前已成为区域医疗一体化中的重要组成部分。新一代 PACS 对医学图像的质量、后处理方法及传输速率提出了更高的要求，许多影像设备制造厂家以及专业 IT 厂家也陆续加入了该系统的研发。这促进了各项标准的切实落实与发展。

2. 放射信息系统（RIS） RIS 是放射科"以医疗和患者为中心"的管理信息系统，是医院信息化管理的重要组成部分。RIS 包含多种应用功能模块，支撑医院影像科的任务管理工作，如患者预约、分诊缴费划价与终端确认、患者报告书写及打印、科室效益分析与统计、检查信息核对等模块。为了提高信息的共享性和减少信息的冗余，RIS 还基于 DICOM、卫生信息交换标准（HL7）等国际标准，与 PACS 实现无缝集成，起到承上启下的作用，实现了医学影像资料和患者基本信息资料的双向传输。

3. 医学影像信息系统 PACS 与 RIS 融合形成医学影像信息系统（medical imaging information system，MIIS）。根据全国科学技术名词审定委员会出版的《医学影像技术学名词》一书所给出的定义,医学影像信息系统是以计算机和网络为基础,与各种影像成像设备相连接,利用海量存储和关系型数据库技术,以数字化方式收集、压缩、存储、管理、传输、检索查询、显示浏览、处理、发布、远程会诊医学影像信息;以计算机化的方式预约登记影像学检查,管理影像检查机房、初写报告,审核签发报告,发放照片和诊断报告。以利用计算机辅助诊断结果的方式支持临床决策,同时与医院信息系统和电子病历系统集成管理信息系统。

(四)医学影像信息系统相关标准

1. 医学数字成像和通信标准 医学数字成像和通信标准(DICOM)是医学影像和相关信息的国际标准。20 世纪 70 年代,美国放射学院(American College of Radiology,ACR)和美国电气制造协会(National Electrical Manufactures Association,NEMA)成立了 ACR-NEMA 联合委员会。该委员会的主要工作是推动不同制造商的设备间数字图像信息通信标准的建立,使其可以与医院信息系统进行交互,允许不同的影像诊断设备创建统一的医学影像诊断信息数据库。ACR-NEMA 联合委员会于 1985 年发布了最初的 1.0 版本,1988 年该委员会推出 2.0 版本,到 1993 年发布的 DICOM 标准 3.0,目前已发展成为现今医学影像信息学领域的国际通用标准。DICOM 标准中涵盖了医学数字图像的采集、归档、通信、显示及查询等几乎所有信息交换的协议,以开放互联的架构和面向对象的方法,定义了一套包含各种类型的医学诊断图像及其相关的分析、报告等信息的对象集,定义了用于信息传递、交换的服务类与命令集,以及消息的标准响应,详述了标识各类信息对象的技术,提供了应用于网络环境的服务支持,结构化地定义了制造厂商的兼容性声明(conformance statement)等内容。

2. 卫生信息交换标准 卫生信息交换标准(health level seven,HL7)是对医院和医学信息的各种格式和操作给出相应的编码,主要用于文本数据的交换。HL7 是基于国际标准化组织(ISO)所公布的网络开放系统互联(OSI)模型第 7 层(应用层)的医学信息交换协议,由成立于 1987 年的"Health Level Seven"标准组织制定,目前已被 HIS 和 RIS 广泛应用。

3. 医疗信息系统集成 不同于 DICOM、HL7,医疗信息系统集成(integrating the healthcare enterprise,IHE)是一份面向场景提供解决方案建议的规范文档;通过提高已有通信标准之间的协同使用水平,优化医疗信息系统之间的共享信息能力,实现为患者提供最佳服务的目的。IHE 实现了医疗工作流程的优化和信息的共享。

二、人工智能技术的发展史

人工智能(artificial intelligence,AI)是研究、开发用于模拟、延伸人类智能的理论、方法、技术及应用的一门新的技术学科,是在计算机科学、控制论、信息论、神经心理学、哲学、语言学等多种学科研究的基础上发展起来的一门综合性很强的交叉前沿学科,它主要包括:知识表示、自然语言处理、机器学习和知识获取、知识处理系统、计算机视觉、自动推理和搜索方法、智能机器人、自动程序设计及专家系统等。

人工智能的历史可以追溯到 1956 年,计算领域的学者们在达特茅斯大学举行了首次人工智能研讨会,确定了人工智能最初的发展路线与发展目标。之后,由阿瑟·塞缪尔提出了机器学习理论,根据这一理论编写完成了能够与人类进行对弈的西洋跳棋程序,并于 1962 年战胜了美国的西洋跳棋大师。20 世纪 70 年代中叶符号学派走向低谷,以仿生学为基础的研究学派逐渐火热。神经网络由于误差反向传播(error back propagation)算法的广泛应用也获得了高速发展。在此之后,人们开始尝试研究具有通用性的人工智能程序,但遇到了严重阻碍,人工智能又一次步入低谷。1997 年,国际象棋电脑"深蓝"战胜了国际象棋世界冠军卡斯帕罗夫,让人工智能的发展又提上日程。随着算力的增加,人工智能的瓶颈被打破,为基于大数据的深度学习与强化学习发展与应用提供了发展的可能。图形处理器(graphics processing unit,GPU)不断发展,与此同时定制化处理器的研制成功使算力不断提升,为人工智能的突破性发展提供了坚实的基础。英国皇家学会举行的"2014 图灵测试"中"尤金·古斯特曼"第一次"通过"图灵测试。2016 年 3 月阿尔法狗(AlphaGo)在首尔以 4:1 战胜围棋世界冠军李世石,2017 年 5 月其升级版又在乌镇战胜了围棋世界冠军柯洁。

2000 年后,人类开始将原始数据和答案交给机器深度学习,大量智能医学相关的应用及相关课程开始出现。一个代表事件是人工智能肿瘤解决方案的研发,人工智能系统深入学习了 3 469 本医学专著、248 000 篇论文、69 种治疗方案,可以为多种肿瘤的诊断治疗提供决策支持。人工智能诊断决策支持系统对疾病的客观数据资料,如病理图像、影像学图像、实验室检查等方面展现出较大的应用价值。随着理论和技术的日益成熟,人工智能所发挥的作用越来越大,地位越来越重要。目前,AI 已广泛应用于经济、军事、医学以及生活中的方方面面。

第二节 医学影像信息技术与人工智能技术的现状

一、医学影像信息技术的发展现状

大量数字化医学影像设备的普遍应用,使得临床医学影像数据剧增,以一个中等规模的三甲医院为例,影像数据存储量高达 30~50TB/年。如何有效管理海量的临床影像数据成为目前亟须解决的问题,因此,PACS 随之得到了飞速发展。在主要的医院信息化应用系统中,HIS、LIS、EMR、PACS 是必备的业务应用系统。它们在院内集成平台的支持下,全面实现院内临床数据共享和各项临床业务协同,其中,PACS 是数据量最大的应用系统,也是在医院临床各科室应用最广泛的、不可或缺的系统之一。目前的 PACS 已经完全超出了原有放射影像科专用的范畴,除结合 RIS 向全院提供传统的放射类医学影像信息服务外,也将病理、超声、心电、腔镜视频等非传统业务纳入整个 PACS 管理中。目前所应用的 PACS 具有以下几个鲜明的特点:

1. 架构合理 目前所使用的 PACS 普遍采用灵活的浏览器/服务器(browser/server,B/S)架构,图像处理工具软件大多部署在服务器端,部分采用分布式架构。这样的优势在于减少了因大量原始数据的调阅而带来的网络传输压力,解决了之前客户机/服务器(client/server,C/S)架构 PACS 对高带宽网络的依赖,图像处理速度、响应时间都比之前 C/S 架构的 PACS 具有优势,对医生端的硬件要求也有所降低。

2. 存储技术先进 目前所使用的 PACS 大多采用先进的存储技术,大大提高了数据的压缩比,减少了对物理存储空间的需求,同时将医学影像数据根据需要分为热、温、冷三种不同存储级别,降低了对硬件的要求,提高了系统整体的响应速度,同时提高了存储效率和安全性。

3. 互联互通水平大幅度提高 随着医院集成平台的广泛应用以及各项国家标准的落地,现代的 PACS 与 HIS、电子病历(electronic medical record,

EMR)以及其他业务系统进行了深度融合。通过院内集成平台和 PACS 的协同,各临床科室对医学影像信息的调阅和处理变得更加方便,院内多科系可以随时进行联合会诊,尤其是临床医生可以在自己的工作站上按需进行影像重建,并进行不同参数的图像后处理,使得临床诊断与影像诊断工作深度互动,特别是各种专业的人工智能分析软件普及,医学影像诊断水平大幅提升。

4. 促进了远程会诊 随着现在网络技术尤其是互联网的发展,数字化的医学影像可以很方便地通过互联网和 PACS 实现远程无损传输,并实施影像远程会诊。在很多医联体中,实现了影像生成在基层,影像诊断在上级医院的格局,解决了基层医疗机构缺少影像科诊断医生的难题,真正实现了优质影像诊断资源下沉到基层的目标。

二、人工智能技术的发展现状

大数据(big data)技术的快速发展和广泛应用,是近年来对海量数据存储和计算能力、统计分析能力要求显著提高的必然结果,也是人工智能发展的必要基础。海量的医学影像数据为大数据技术在医学影像领域的应用提供了可能。事实证明人工智能辅助影像诊断在某些领域取得了令人振奋的成绩,特别是在重大传染病疫情发生期间,自动辅助诊断系统在病情筛查方面发挥了极大的作用。

现代人工智能技术的基础仍然是统计理论、机器学习、神经网络等技术。虽然目前人工智能在医学领域中的应用较多,但还有很多困难,如医学影像专家对 IT 技术缺乏理解,而 IT 技术专家则不够理解医学的内涵,跨学科人才缺乏是医学影像大数据技术的难点之一。另外,医学影像质量控制也是制约医学影像人工智能大范围、通用性发展的难题。为了更好地利用医学影像大数据,应提高数据对使用者的透明度和方便性,提高数据使用效率和数据质量,当务之急是开发适合医学影像信息的规范、技术和专用工具,并在保障患者隐私和数据安全的基础上,建立不依赖于厂家的影像大数据及其分析平台。使用统一的术语和标准,发展定量的影像组学、影像共享、数据挖掘和人工智能工具,有计划地对影像数据定量化、结构化分析和挖掘,目前人工智能在医学领域的应用有如下进展:

(一)学术研究现状

影像组学、深度学习、迁移学习等 AI 算法已经对医学影像数据进行了开发和应用,形成了病灶检出、病灶分割、病灶性质判断、治疗规划、预后预测等多种应用模式,在肺部、骨、神经系统、消化道等领域已有大量研究成果发表。近年来,多个国家的放射学会对 AI 医学影像的发展给予了充分关注与支持,纷纷刊文发布规划、评述及观点。其中,美国放射学院成立了专门为 AI 服务的数据科学研究所;加拿大放射医师协会发布了医学影像 AI 白皮书;我国影像学界也成立了相关的 AI 医学影像工作小组和联盟。

(二)产品开发现状

国外已有众多公司参与了 AI 医学影像产品的开发,如胃癌、肺癌等疾病的 AI 影像分析和辅助决策,AI 影像诊断平台提供放射诊断报告,将区块链技术应用到个人健康数据的追踪以帮助解决患者隐私问题等。传统影像设备生产厂商也在自己的后处理工作站中融入多种机器学习算法。

国内医学人工智能产品研发也飞速发展。许多 AI 公司建立了国家医学影像 AI 开放创新平台,拥有多类疾病的 AI 辅助早期筛查诊断系统;研发了 AI 辅助诊断平台和 AI 智能问诊平台;研发了智医助理、语音电子病历、影像辅助诊断系统和人工智能辅助诊疗平台等产品。国内影像设备厂商也纷纷成立 AI 部门,致力于 AI 人工智能解决方案,许多产品已在部分医院进行测试应用。

(三)临床应用现状

虽然目前 AI 医学影像成型产品不断涌现,但真正用于临床实践规范应用的产品尚较为缺乏。美国 FDA 自 2017 年成立了 AI 与数字医疗审评部,认证通过了一些产品;而国内较多临床单位开展了 AI 医学影像研究以及产品的小规模验证应用,部分 AI 公司产品已获得三类医疗器械注册证。

第三节 医学影像信息技术与人工智能技术的进展

一、医学影像信息技术的进展

(一)医学影像信息系统与 HIS、EMR 高度集成

近年来,由于 HIS、RIS、PACS、院内集成平台等系统日益完善,尤其是"电子病历应用水平评审""医院互联互通标准化等级测评""智慧医院等级测评"等行动,促进了医院信息化整体水平的提高,同时带动了影像信息系统的进一步发展,进而

推进了整个医学影像信息学的飞速发展。医学影像相关应用系统与临床系统之间的融合更加紧密,可以使影像科医生获得患者更多的其他相关临床信息。这十分有利于提高影像科医生的诊断效率和准确性,也将成为未来影像信息学发展的一个重要方向,同样,也使临床医生更方便、更快捷地获得相关医学影像信息,有助于临床诊断。随着国家关于医联体、医共体政策的逐步推进落实,医院的 PACS、RIS、HIS 可以通过区域卫生健康信息化服务体系,向基层医疗机构和医生提供更多的远程影像、临床会诊服务,有利于优质资源下沉,全面提高医疗服务水平。

CR、DR、MRI、CT 等各种影像设备的成像各有特点,各种检查技术相互补充。PACS 多影像的融合和集成能力有助于影像科医生依据多种影像信息,综合对比做出更准确的诊断。

(二)医学影像信息技术应用范围进一步扩大

PACS/RIS 最初源于放射科,仅负责放射影像信息的管理。随着临床对影像共享需求的进一步扩大,DICOM 标准也不断更新,支持的医学影像种类不断增加,其作用范围早已不局限在放射科,而扩展到了几乎所有的医学影像领域,如超声科、病理科和核医学科、腔镜系统、心电、脑电等。近几年,在口腔科和整形外科中也得到了应用。在院内信息集成平台的支撑下,各个医院信息系统间相连相通更加深入,医学影像信息应用范围不断扩大,为临床提供的支撑作用也越大,这是现代智慧医院发展的必然趋势。

(三)影像信息技术的发展促进了区域健康信息化水平的提高

在我国医疗资源分布严重不均衡的大背景下,国家倡导的远程会诊、双向转诊、分级诊疗等区域医疗协同的工作不断增加,加上近几年蓬勃发展的互联网医疗服务的出现,临床医生对电子病历、健康档案数据越来越依赖,尤其是对重要的医学影像资料共享需求越来越强烈。影像信息技术走出医院,走向区域化的应用趋势越来越明显,各种影像云平台、影像中心的建设,数字化胶片、云胶片等项目的应用就是一个证明。在医学影像信息学不断发展的推动下,区域卫生健康信息化建设工作将进一步完善和发展。未来以互联网远程会诊和互联网医院为代表的区域健康医疗服务形式,越来越获得广大居民欢迎,医学影像资料的使用效率会逐渐提高,从而加快区域 PACS 的发展。

（四）影像信息 +3D 打印技术的临床应用

1. 在手术培训方面的应用 采用一体化 3D 打印平台，建立各种心脏及血管疾病的功能化医学模型平台。基于患者临床数据的高度仿真个体化心脑血管疾病模型，结合多功能传感器和新型智能控制技术，研发不同难度等级的血管介入手术训练设备，通过培训临床医生，可以提高未破裂动脉瘤、复杂血管畸形等疾病手术的成功率。

在腹腔镜手术方面，利用高危患者的影像学信息提炼个性化解剖特征，建立柔软度和弹性接近人体器官组织的手术训练模型。基于磁导航、视觉捕捉和力反馈测定等技术，开发专业培训系统，可以对腹腔镜及达芬奇机器人手术关键操作进行培训，也可以开展在影像设备支持下的疾病定位、术中导航、穿刺活检等方面的应用。

2. 在临床治疗方案设计及效果评价方面的应用 采用已建立的成熟医学模型、专家共识及手术标准化培训课程，通过对大量现有临床数据进行分析，比较同病种不同治疗措施的有效性，可以选择更优的且与病症信息相匹配的治疗方案。如开展高影像对比度、仿真模型在骨科、颌面外科、整形外科等术前规划及术后效果评价。医生在确定好相应的治疗方案之后，采集所需填充的骨组织数据，对比已有数据库内的类似病例数据，按实际需求进行 3D 打印，确保植入物的准确性和安全性；手术完成后可以通过实际测量数据与手术前的计划进行对比。

3. 3D 打印技术云应用模式 由于 3D 打印应用量不大但前期投资较大，所以采用云模式向用户提供 3D 打印服务具有广阔的前景。云服务模式是以"互联网 +3D 打印服务"的模式，联合具有大数据管理、分析、处理经验的互联网公司，提供 3D 打印方案、模型制作、3D 打印设备销售等为一体的专业服务平台，为临床单位提供所需的 3D 打印服务，快捷、高效地为患者定制 3D 打印植入物。

二、人工智能技术的进展

随着人工智能技术在医学影像领域的应用不断深入，越来越多的医学影像 AI 技术逐渐成熟并陆续进入临床验证阶段。目前，国内外医学影像 AI 产品按照其临床功能大致包括以下几类：一是使用 AI 技术改善成像质量、提升成像速度和图像测量、分析等处理类软件；二是利用 AI 技术辅助诊断类的软件；三是使用 AI 技术优化临床流程服务方面的应用软件。

影像 AI 辅助诊断产品目前涉及肺结节、糖尿病视网膜病变、冠状动脉、脑肿瘤、脑卒中、骨龄、骨折、乳腺、肝脏、盆腔等几乎所有脏器的疾病诊断。2022 年上半年已经有 19 家以上企业获得了国家药监局三类医疗器械注册证（下称"三类证"），部分企业还获得了美国 FDA 的注册证和欧盟的 CE 认证，多数公司产品持有二类注册证。随着国家卫生健康委员会对智能化医疗机构、智慧医院认证工作的开展，相信未来智慧医院的智慧医疗的概念会深入人心，实现智慧医院的全流程改造也应该是不远的愿景，今后医学影像 AI 技术会有如下几个趋势：

（一）产品品种越来越丰富

目前，诊断性 AI 产品是医学影像领域的主流，影像辅助诊断型产品占 70%~80%，支撑类、管理类产品大约不到 10%，放疗、手术辅助等类型产品约占 5%。从病种来看，在肺部、眼部、心血管、脑部等脏器的应用比较丰富。大部分 AI 产品都集中在影像诊断方面，如肺结节和冠状动脉疾病等，目前已经在一线常规工作中广泛使用，信任度正逐渐提高。

（二）向功能细化、综合通用方向发展

产品通用、综合多功能性是必然的趋势。以肺结节为例，理想模型不仅要检出病灶，还要实现图像的分割、量化、定性、随访等信息，最后需要出具结构化报告。目前 AI 模型仅检测出单一器官里的某一种疾病是远远不够的。比如患者在行胸部 CT 时，不仅需要针对肺部组织检查，还要检出包含心血管、纵隔、胸壁、横膈等各个器官的所有疾病才符合临床需求，由单病种诊断向多病种、多任务模型发展的一体化的多模式 AI 才具有实用价值。另外，对于同一脏器的综合识别，一体化多模式 AI 算法与各种影像数据智能识别算法融合可以大大提升影像诊断的符合率，使 AI 产品具有良好的使用效果和应用体验。

（三）基于云平台的 AI 应用服务

互联网 +AI 的方式是实现优质医疗资源下沉的好办法，可以减少建设经费的投入、降低单次使用成本。AI 质控类产品还可以做到图像质控、报告质控、诊断质控，从而推进医疗服务质量的提高，最终实现检查结果互认。大规模教学医院影像医师可以突破时间和空间限制，利用空闲时间提供 AI 诊断服务的指导，结合实际病历进行 AI 应用示范教学,提升基层的实际诊疗水平。

（四）AI技术优化医疗服务流程

在导诊、问诊、诊断、检查、治疗的过程中,整个闭环都需要AI的参与;在管理方面,AI技术的解决方案也是未来发展的一大需求和挑战。

（五）现有AI产品的整合

AI系统的应用将会越来越人性化。首先对现有产品进行整体整合,由于科室和医院层面使用的AI来源复杂,各个产品都有相对独立的界面,互相切换过程烦琐,整合建立统一的AI产品入口,可以提升工作效率和保证工作质量。其次,未来需要将影像医师的诊断和AI的产品提示结果,科学地整合成一体化的结构化报告,医学影像AI产品逐渐贴近医师想要的临床场景和工作习惯,人机工程界面和诊断内涵将越来越精细化,形成人机一体化的良性融合。

（六）医工融合密切合作是发展方向

AI人工智能的未来一定是IT技术与临床诊断技术的密切合作、相辅相成、共同发展的过程。AI人工智能影像辅助诊断技术,是对大量临床海量影像数据进行反复深度学习的结果。在此过程中,临床影像医师对病症的标定工作十分重要。这个工作将会一直持续下去,这种持续的合作会使AI人工智能辅助诊断系统越来越聪明,诊断准确性越来越高。

（七）医学影像AI发展的困难

目前,医学影像AI的发展势头不错,但依然存在许多瓶颈问题需要解决。

1. 技术突破 在技术方面,还需要在算法和系统架构方面突破,重点制定基于检查部位的多任务模型的解决方案,推出真正解决影像科医师痛点的

产品,才能使目前AI应用的效果得到本质的提升。

2. 影像质控 在影像数据汇聚过程中,加强影像质控工作非常重要。必须采用同一标准、统一标定的结果,否则推出的AI产品很难具有一定的普适性,有可能会造成在一个医院好用,而到另一个医院无法应用的尴尬局面。

3. 临床准入 临床准入方面,明确AI的临床安全性和可靠性,需要建立临床质控和评价体系。虽然已经有三类注册证陆续发放,但需要定义完整的AI产品形态与软件功能边界,通过行业协会建立用于AI产品的临床验证和评价规范体系,帮助相关企业尽快完成好产品的验证,让更多的符合临床的产品获批三类注册证,造福患者和影像科的医生。

4. 数据安全 安全方面,需要明确数据所有权和使用权,进一步健全数据安全性和规范化使用法律法规,健全AI产品使用的伦理规范,需要医疗主体明确AI的使用目的、路径和规范。

5. 强化监督管理 由于AI技术的介入,发生的医疗风险情况与传统医疗风险管理方式有所不同,需要提出针对AI产品分类、分级的监管措施。

从技术发展角度来看,医学影像行业将因AI技术的不断成熟而发生巨大改变。这些改变会发生在医学影像的各个工作环节,包括影像检查、疾病诊断、影像质量控制、科研、教学等。目前AI的专项工作效能已经超越了人类最好的专家水平。未来在临床工作中,将会出现更多的AI技术,相关标准、基础建设一定会得到大力发展,医学影像信息学也会随着AI技术的进步而快速发展。

（李广武 刘景鑫 周学军）

第二章　医学影像信息系统

第一节　相关国际标准规范

20 世纪 80 年代，除了影像设备制造商之外，其他人都很难对设备生成的图像进行解码或打印，其他影像设备更是无法有效进行影像数据的跨平台传输，造成诸多不便甚至混乱。为了解决这一问题，国际上相关组织，如国际标准化组织（International Organization for Standardization, ISO）、国际电工委员会（International Electrotechnical Commission, IEC）、北美放射学会（Radiological Society of North America, RSNA）、美国国家标准学会（American National Standards Institute, ANSI）、美国电气制造商协会（National Electrical Manufacturers Association, NEMA）、电气与电子工程师协会（Institute of Electrical and Electronics Engineers, IEEE）、美国医疗卫生信息与管理系统协会（Healthcare Information and Management Systems Society, HIMSS）等，制定了系列相关的标准。

一、医学数字成像和通信标准

（一）产生与发展

医学数字成像和通信标准（digital imaging and communications in medicine, DICOM）是与医疗成像信息相关的国际标准，它定义了医疗图像的格式，确保了临床过程中数据的传递以及传递质量。

DICOM 在几乎所有的放射科和放射治疗设备（X 线、CT、MRI、超声波等）中都有应用，在眼科和牙科等其他医学领域设备中的应用也越来越多。随着成千上万医疗成像设备的使用，DICOM 是世界上部署最广泛的医疗保健信息传递标准之一。目前临床中使用的 DICOM 图像超过数十亿幅。

自 1993 年首次出版以来，DICOM 彻底改变了放射学的实践过程，允许用全数字工作流程替换 X

线胶片。尽管互联网已经成为新的消费者信息应用程序平台，DICOM 已经启用了"改变临床医学面貌"的高级医学成像应用程序。对医生和患者而言，从急诊科到心脏压力测试，再到乳腺癌检测，DICOM 成了医学成像工作的标准，已被国际标准化组织认可为 ISO 12052 标准。

1985 年，ACR-NEMA 标准委员会发布了第一个涉及点对点图像通信的标准 ACR-NEMA300，指定图像传输使用专用的 16 位并行接口。随后发布了第二个版本，并于 1990 年在北美放射学会（RSNA）年会上进行了演示，获得普遍认可。该标准的第三个版本通过在通用网络协议（TCP/IP）的基础上将医学图像协议分层，演变为使用局域网（如以太网），正式名称改为 DICOM，并作为 NEMA 标准出版。

1995 年超声、X 线血管造影和核医学协议增添到 DICOM 中，而且支持心脏成像的需求，通过允许图像研究的离线传输进行基于 CD 的图像交换。同年 DICOM 标准委员会经过重组，正式成为代表所有使用影像学的医学专业标准，而不仅仅是放射学。20 世纪 90 年代末，逐步增加成像设备工作列表服务，使成像部门的工作流程管理标准化。随后增加放射治疗信息，可见光成像（即内镜检查和皮肤科影像）成为标准组成部分。

2000 年后，随着计算机技术的发展，DICOM 进一步完善，增加了如因特网（Internet）安全机制、万维网（Web）服务、结构化报告等功能，同时引入如多帧增强图像格式、MPEG2 视频编码等内容，支持口腔科、眼科项目，扩展到图像之外的整个医疗诊断流程。在 X 线成像（包括血管造影、乳房造影、CR 和 DR）系统标准中，更为重视患者安全，增加辐射剂量结构报告（RDSR），以支持患者安全相关数据的收集。

2010 年起，增加了支持解剖病理成像及手术计划信息。定义了用于检索、存储和查询 DICOM 图像的第二代 RESTfulWeb 服务。Web 服务套件重新命名为 DICOMWeb,并与 HL7 FHIRWeb 服务保持一致。

目前,DICOM 已成为涵盖整个医疗作业流程各个方面的全方位标准。

(二) DICOM 文件内容

DICOM 由美国电气制造商协会(NEMA)下属的医学成像与技术联盟(MITA)管理。标准文件共计 19 个部分:

1. 概述 简要介绍了概念及其组成,对标准设计的原则进行了描述。

2. 兼容性(一致性) 说明了兼容性的定义和方法。兼容性是指遵循 DICOM 的设备能够互相连接和操作的能力,这部分定义了声明的结构和必须提供的信息,包括三个主要部分:可识别的设备对象,支持的消息服务和支持的通信协议。不仅为系统集成商提供重要信息,以确定应用程序是否进行互操作,而且当问题发生时,可提供信息源,以便精准解决任何问题。最后,为潜在的开发者提供一个一致的模板以生成这些文档。

3. 信息对象 定义 DICOM 将每个图像包装成为一个信息对象定义(IOD),每个 IOD 是由其用途和属性构成。信息对象定义有普通和复合型两种。信息对象与特定的图像种类对应,普通信息对象定义只包括应用实体中固有的属性;复合信息对象可以附加不是应用实体所固有的属性,例如 CT 图像的信息对象既包括图像固有的图像日期、图像数据等图像实体属性,又包括了如患者姓名等不属于图像本身的属性。复合对象类提供了表达图像通信所需的结构性框架,使其在网络环境下的应用更为方便。

4. 服务类规范 服务类规范是将信息对象与作用在该对象上的命令联系在一起,并说明命令元素的要求以及作用在信息上的结果。典型的 DICOM 服务类规范又分为查询/检索服务类、存储服务类、打印管理服务类等。服务类可以理解为 DICOM 提供的命令或者提供给应用程序使用的内部调用函数,说明了 DICOM 内部的消息命令数据流。

5. 数据结构和编码 重点说明了有关 DICOM 消息中数据流结构,阐释了 DICOM 应用实体如何构造从信息对象与服务类用途中导出的数据集信息,给出了构成消息中的数据编码结构规则、表示

方法以及传输语法等。数据流是由数据集的数据元素产生,几个数据集可以被一个复数数据集引用或者包容。一个复数数据集可以在一个"数据包"中传递信息对象的内容。此外,定义了许多信息对象共同的基本函数编码规则,要求的条件、完成的结果以及实现的功能等。

6. 数据字典 字典是 DICOM 中所有信息数据元素的定义的集合,包含 DICOM 中定义的所有 DICOM 数据元素和所有 DICOM 唯一标识符的注册表。这样在符合 DICOM 的医疗设备之间传递数据、交换信息时,数据的内容具有明确的无歧义的编号和解释,是数据交换的基础。

7. 信息交换 规定了 DICOM 消息服务元素(DIMSE)的数据组成。DIMSE 定义为对等 DICOM 应用实体用于交换医疗图像和相关信息的应用服务元素(服务和协议)。DIMSE 协议定义了构造消息所需的编码规则。消息由一个命令集(在 DICOM 标准的这一部分中定义)和一个条件数据集(在 PS3.5 中定义)组成,是 DICOM 应用实体之间进行通信的基本单元。

8. 信息交换的网络支持 该部分主要说明了 DICOM 实体之间在网络环境下通信服务和必要的上层协议的支持,通信协议与 ISO 开放系统互联基本参考模型(ISO 7498-1)一致,更具通用性。

9. 介质交换的介质存储和文件格式 这一部分规定了在可移动介质上存储医学成像信息的通用模型。旨在提供一个框架,允许在各种物理存储介质上交换各种类型的医疗图像和相关信息。用于存储医学图像和介质上相关信息的分层模型,该模型引入了媒体存储应用程序配置文件的概念,该配置文件指定了 DICOM 中特定于应用程序的子集,媒体存储实现可以声明其一致性。这种一致性只适用于存储介质内容的写入、读取和更新。本部分不包括具体的应用概况。

10. 介质存储应用 规定了 DICOM 的特定应用子集,实现可以对这些子集提出一致性要求。这种一致性声明适用于医疗图像和特定临床用途存储介质上相关信息的互操作交换。它遵循 PS3.10 中定义的框架,用于在存储媒体上交换各种类型的信息。例如规定了 DSA、超声、CT、MRI 等图像的应用说明和存储文件格式说明。

11. 介质交换的介质格式和物理介质 这一部分的目的在于推动医疗环境中数字成像系统之间的信息交换,这种互换将增强诊断成像和潜在的其他

临床应用。该部分描述了存储模型(见 PS3.10)与特定物理媒体和媒体格式之间关系的结构,以及特定物理介质特性和相关介质格式。

12. 灰度图像的标准显示功能 规定了用于显示灰度图像的标准化显示功能。它提供了测量特定显示系统特征曲线的方法的示例,目的是改变显示系统以匹配灰度标准显示功能,或测量显示系统与灰度标准显示功能的一致性。显示系统包括显示器及其相关的电子设备和胶片打印机。

13. 安全和系统管理配置文件 规定了通过引用外部开发的标准协议(如 TLS、ISCL、DHCP 和 LDAP)来定义,特别强调了它们在使用 DICOM 协议进行信息交换系统中的使用。

14. 内容映射源 DICOM 中内容映射资源(DCMR),定义了标准中需要申请数据的一方使用的模板和上下文组。

15. 解释性信息 以标准化附录形式提供解释性信息。

16. Web 服务 用于管理和分发 DICOM 信息对象的 Web 服务(使用 HTTP 协议系列),如医疗图像、注释、报告等,以供医疗机构、提供者和患者使用。不包括访问控制、授权和审计在内的安全考虑,该部分仍需参考 PS3.15。

17. 应用托管 定义了两个软件应用程序之间的接口。一个应用程序,即宿主系统,为第二个应用程序提供如一组图像和相关数据等信息。第二个应用程序是宿主应用程序,它分析数据,可能会将分析结果(例如以另一组图像和/或结构化报告的形式)返回给第一个应用程序。搜索应用程序接口(API)的范围不同于 DICOM 的其他部分,因为它标准化了同一系统上软件组件之间的数据交换,而不是不同系统之间的数据交换。编写到该标准化接口的托管应用程序可以"插入"托管系统。软件附加组件或"插件"的概念在计算世界中很常见,并且已成功地用于扩展 Web 浏览器、媒体播放器、图形编辑器、发布程序等功能。

18. 使用 HL7 临床文档结构的图像报告 这一部分规定了使用 HL7 临床文档体系结构版本 2(CDAR2,或简称 CDA)标准编码成像报告的模板。在这一范围内,是针对使用影像学进行筛选、诊断或治疗的专业的临床程序报告。本部分构成了 CDA 的实施指南,并与 HL7 开发的 CDA 实施指南的标准化模板方法相协调。它还为以用户术语将数据链接到特定 CDA 编码元素的数据元素提供业务

名称,例如,由报表编写应用程序收集的数据元素。作为成像报告的实施指南,特别注意使用和参考成像程序中收集的数据作为报告中的明确证据。这些数据包括图像、波形、测量、注释和作为 DICOM SOP 实例管理的其他分析结果。具体来说,本部分包括一个规范,用于将表示成像报告的 DICOM 结构化报告实例转换为 CDA 文档。

19. DICOM 与其他模型转换 这一部分规定了 DICOM 与同一信息的其他表示之间的转换标准。目前,这部分内容包括:NCI 注释和图像标记(AIM)与 DICOM SR 测量模板之间的兼容组件,适用于图像感兴趣区域的定量和分类描述。

(三)DICOM 在医学中的应用

DICOM 应用极为广泛,从 DICOM 的发展过程中可以看出,已经从最初的放射影像发展到覆盖几乎医学影像检查的全部范畴。下面就结合影像存储与传输系统(PACS)介绍 DICOM 在医学中的具体应用。

PACS 最初建立时主要应用于放射影像诊断领域,主要任务是将各类设备(如数字 X 线机、CT、MRI 等)产生的各种医学影像通过设备网络接口,以数字化的方式海量保存起来,内部数据传输基于 DICOM 建立。同时诊断报告、患者登记等需求同样在放射诊断科室产生,如此需求产生的系统就是针对放射诊断科信息管理的放射信息系统(RIS),PACS 与 RIS 二者独立发展,但是迫切需要兼容,最终通过 DICOM 中的工作列表(worklist)和一系列信息对象来传输描述患者检查过程和报告产生过程中需要的信息,使得 RIS 与 PACS 融合在一起。因此,现阶段的 PACS 软件都不再是单纯的放射图像管理,实际上还包括了大量患者登记、报告存储等多种信息。

后来,逐步由放射诊断类扩展到各类影像诊断信息,形成覆盖全院范围的 PACS,此时面临的不再是影像资料或报告存储问题,而是变成如何合理、高效管理调用资料的问题。全院性 PACS 网络面临的必然问题是与医院信息系统(HIS)的融合,融合方式多种多样,基本原则就是符合信息传递主线,即患者就诊流程,每个局部必须依照信息主线要求建立接口,接口必须遵循共同的标准,因此 DICOM 和 HL7 成为融合中的重要支撑。对于不支持 DICOM 的影像,需要利用专用图像封装软件,使其符合 DICOM,例如内镜影像,可以利用数据采集方式从内镜系统中取得影像资料,再利用

DICOM 网关方式进行影像二次加工及封装,使其符合 DICOM,并融合至全院性的 PACS 中。

随着网络技术的发展,远程诊断成为新的医疗发展热点,也成为 PACS 在院外的延伸。与一般的内部网络架构的 PACS 不同,远程诊断系统需要通过卫星线路、公共网络等各种通信手段作为信息载体,将放射影像传输至诊断中心,经过影像判读后形成报告并回传至检查点或患者手中,节约了大量的医疗资源。我们也可以依托网络进行远程教学,仍然是基于 DICOM 进行的信息传递。随着移动互联网络的兴起,部分地区甚至建立了云端存储,将患者影像资料及诊断报告上传至云服务器,患者可随时调用所需资料,这是未来主要发展方向。

二、卫生信息交换标准

(一)卫生信息交换标准(HL7)的定义

"Health Level 7 International",通常简称为 HL7,作为一个非营利性组织,成立于 1987 年,与 NEMA 类似,是一个通过 ANSI 认证的标准制定组织,尤其致力于为电子卫生信息的交换、集成、共享和检索提供全面的框架和相关标准,以支持临床实践和卫生服务的管理、提供和评价。HL7 由来自 50 多个国家的 1 600 多名成员提供支持,其中包括 500 多名代表了医疗机构、政府相关人员、医药公司、供应商和咨询公司的企业成员。

HL7 及其成员为电子健康信息的交换、集成、共享和检索提供了技术框架(相关标准),定义了信息如何从一方打包和传输到另一方,设置了系统之间无缝集成所需的语言、结构和数据类型。通常这套卫生信息交换标准被称为 HL7,它支持临床实践和健康服务的管理、交付和评估,是世界上公认的最常用的标准之一。标准共分为 7 个部分:

第 1 部分:主要标准。主要标准被认为是系统集成、互操作性和合规性接受度最高的标准。也是我们最常用和最需要的标准。

第 2 部分:基础标准。基础标准定义了用于构建标准的基本工具和构建块,以及实现 HL7 的人员必须管理的技术基础设施。

第 3 部分:临床和管理领域。规定了临床专业和群体的信息和文件标准,这些标准通常在组织的主要标准到位后实施。

第 4 部分:电子病历(electronic medical record,EMR)概要文件。这些标准提供了功能模型和概要

文件,使电子健康记录的结构得以管理。

第 5 部分:实施指南。本节适用于为与现有标准结合使用而创建的实施指南和/或支持文件。本节中的所有文件都是母标准的补充材料。

第 6 部分:规则和参考。软件和标准开发的技术规范、编程结构和指南。

第 7 部分:教育和知晓。用于查找 HL7 适用标准(STU)和当前项目,以及有用的资源和工具,以进一步补充对 HL7 的理解和采用。

HL7 汇集了不同厂商用来设计应用软件之间接口的标准格式,它将允许各个医疗机构在异构系统之间进行数据交互。HL7 的主要应用领域是 HIS/RIS,规范了 HIS/RIS 及其设备之间的物联网通信,涉及病房和患者的信息管理、化验系统、药房系统、放射系统、收费系统等各个方面。HL7 的宗旨是开发和研制医院数据信息传输协议和标准,规范临床医学和管理信息格式,降低医院信息系统互联的成本,提高医院信息系统之间数据信息共享的程度。

(二)HL7 的发展

HL7 组织现有会员及会员团体涵盖了医疗行业 90% 的信息系统供应商。参与 HL7 技术合作与推广的国家和地区除美国外,还有澳大利亚、加拿大、中国、芬兰、德国、日本、荷兰、新西兰、英国、印度、阿根廷、南非、瑞典、韩国等。HL7 委员会的目的是开发和研制医院数据信息传输协议及标准,优化临床及其管理数据信息程序。

HL7 委员会设立了 21 个技术委员会,包括:技术指导,构建回溯体系,临床上下文对象工作组(CCOW),临床诊断支持,控制,查询,教育,财务管理,国际会员接纳,营销,病历记录、信息管理,建模和方法学,医嘱,观察资料,患者管理,患者护理,人员管理,处理步骤改善,出版,临床研究信息管理,工作安排和后勤,结构化文档,术语。

HL7 组织还提供人员认证和能力测试,以评估其最常用的健康信息技术(HIT)标准的知识和能力。

(三)HL7 和 DICOM 之间的联系

HL7 与 DICOM 是不同标准制定组织(SDO)针对不同应用场景制定的技术标准,HL7 更多地针对于文本信息的传输,在 HL7 下指导产生的产品,数据通常与 HIS 进行整合,而 DICOM 则是针对影像类信息,因此遵循 DICOM 生产的产品通常要与 PACS 进行整合。随着信息技术的发

展，需要二者融合的场景越来越多，例如影像单位检查时需要从 HIS 中获得患者标识号（identity document，ID）以及医嘱检查项目，检查完成后，影像及报告存储于 PACS 中，但是还需将检查报告回传至 HIS，整合到患者电子病历记录当中，因此，DICOM3.0 已经纳入 HL7 规定的临床标准文档结构体（CDA）。

三、医疗信息系统集成规范

（一）医疗信息集成的定义

医疗信息集成（integrating the healthcare enterprise，IHE）并非标准，而是医疗保健专业人士和行业的一项倡议，旨在改进医疗保健中计算机系统共享信息的方式。IHE 促进协调使用已建立的标准，如 DICOM 和 HL7，以满足特定的临床需求，确保能够提供最优的患者医疗照护。根据 IHE 开发的系统可以更好地相互通信，更容易实施，并使护理提供者能够更有效地使用信息。IHE 使临床医生、卫生机构、行业和用户开发、测试和实施基于标准的解决方案，以满足重要的卫生信息需求。

IHE 活动原则中规定了 5 个重要基本概念：角色（actor）、事务（transaction）、集成范式（integration profile）、技术框架（technical framework）以及领域（domain）。

（1）角色（actor）：指一个产生数据、管理数据或者按照数据运作的系统或者部分系统；例如患者登记模块在整个医疗设备中充当产生患者信息数据的功能，可以称为一个角色。

（2）事务（transaction）：指为了交换信息而在两个角色之间一个特定的交互作用，具体可以理解为内部两个角色之间的业务流程，即信息交互过程。

（3）集成范式（integration profile）：由一组角色和事务按一定顺序组成，以满足特定的患者治疗需要。例如满足诊断需要，将诊断过程中涉及的所有设备及设备模块按照业务流程梳理之后，形成的作业流程，即为集成范式。

（4）技术框架（technical framework）：将上述的业务流程形成详细周密的文档，即所谓的技术框架。

（5）领域（domain）：IHE 活动的分类，即聚焦的主要范畴，包括心脏病学、眼科、内镜、口腔医学、IT 基础设施、病理学与实验医学、患者护理协调、患者护理设备、药学/质量/研究和公共卫生、放射肿瘤学、放射科（包括乳房摄影和核医学）等。

这 5 个概念中最关键的当属集成范式，它由具有不同功能的预构件，通过 DICOM 和 HL7 等现存标准黏合修建起了"IHE 的大厦"。IHE 为各个不同的领域规定了不同的集成模式。IHE 为放射学提供了如下的集成模块，这些集成模块也是根据放射科临床需求而提出来的，包括：

预定工作流程（scheduled workflow，SWF）：规定了典型的患者影像主要步骤的信息流程（如登记，预约，排时，获取，发送，保存）。

患者信息调整（patient information reconciliation，PRI）：当未确认或错误确认的患者出现在流程中时，规定了有效的方法来处理。

影像显示的一致性（consistent presentation of images，CPI）：使用者的注释、旋转调整、放大、灰阶等与影像一起保存。

分组流程的实现（presentation of grouped procedures，PGP）：可以解决一次摄影完成多个检查程序的情况。

此外，放射学领域的集成模块还包括后处理工作流程，报告流程，相关文档，关键图像注释，简单图像和数字化报告，付费记录，基本安全，获取放射医学信息，便携影像数据等一系列的集成模式。

（二）IHE 的发展

IHE 成立于 1997 年，最初是由北美放射学会（RSNA）、医疗信息管理系统学会（HIMSS）倡导，由医疗机构和医疗企业的工作者联合发起的国际组织，旨在提高数字化医疗设备和医学信息系统之间的互联、互通、集成、共享水平。目前该组织发展超过 135 个成员，包括专业协会、政府机构、供应商组织、医疗信息技术公司。

IHE 活动由放射领域逐步扩展，成为覆盖整个医疗机构数据共享的指导原则，目前领域超过 10 个。通过规范化的集成范式，设想出典型检查流程中的各个环节，并规定了相关的标准流程。由此我们可以看到，IHE 中的集成模式是根据目前的临床实际总结出来的，并用于指导流程不佳的医院进行整顿改善。

第二节　系统相关硬件

目前，影像存储与传输系统（PACS）与 RIS、HIS 和电子病历（electronic medical record，EMR）系统通过接口进行集成，形成医学影像信息系统（medical imaging information system，MIIS）。医学

影像信息系统中的影像存储与传输系统（PACS）是最主要的部分，目前大多数依托院内集成平台来实现系统集成。

一、影像存储与传输系统架构

初期影像存储与传输系统（PACS）一般采用客户端/服务器（client/server，C/S）架构，目前的 PACS 大多采用灵活的浏览器/服务器（browser/server，B/S）架构，下面分别介绍。

（一）客户端/服务器架构

客户端/服务器（client/server，C/S）架构是信息化系统中常用的开发、部署架构，如图 2-1 所示。它于 20 世纪 80 年代提出，该架构将复杂的计算机管理任务承载在位于局域网的高性能服务器上，同时与用户交互任务交于客户端程序。通过这种信息化的解决方案，将任务分配到客户端和服务端两个角色上，充分借助了网络和计算机的特性，又达到信息资源共享的目的。由于这种架构能够切合局域网的网络环境，因此得到了广泛的应用。

C/S 架构充分发挥了客户端的计算处理能力，程序界面和操作更加丰富。服务端通常采用性能较高、资源管理更简单的小型计算机或高性能 PC 服务器系统提供服务，因此，整个信息交互过程响应速度较快。

随着计算机及信息网络技术的不断进步，C/S 架构已不能完全满足信息化建设的要求。

1. 局域网环境下使用 互联网技术的发展，使移动办公和分布式办公逐渐成为企业的生产环境，

也就要求系统具有较高的可扩展性。C/S 架构在移动业务访问上需要利用专门的技术才能实现，同时需对现有的信息系统进行针对性的设计以应对分布式解决方案。

2. 客户端需要独立部署软件 对客户端软件的部署需要花费相当多的人力资源，任何客户端出现问题都需要单独进行维护，不具备集中维护的特性。客户端操作系统或软件进行升级时，也需要人员进行维护，提高了维护和升级的成本。

3. 维护性较差 客户端操作系统一般也有限制，例如当 Windows 系统更新换代或停止维护时，软件的开发环境和应用环境也需要进行相应的升级或变更，提高了软件的开发和维护成本。

（二）浏览器/服务器架构

随着互联网和 WebService 等技术的逐渐发展，C/S 架构逐渐无法满足业务系统的扩展需求，出现了浏览器/服务器（browser/server，B/S）架构，它能够在很多业务场景下解决 C/S 架构所不能提供的灵活扩展性和敏捷部署方案的问题，同时能够极大地降低人工维护成本，逐渐被人们所接受，开始被广泛使用。B/S 架构是互联网技术崛起后的网格结构模式，主要利用的是互联网应用中不断成熟的 Web 浏览器技术，用浏览器作为客户端的应用软件，服务器端实现专用软件核心和复杂的系统功能。它分为浏览器端、浏览器服务器端（Web 服务器）、数据库服务器端三层。B/S 架构以浏览器作为客户端的应用程序，是 C/S 架构技术的变革和扩展，如图 2-2 所示。随着互联网技术的快速发展，B/S 架构的功

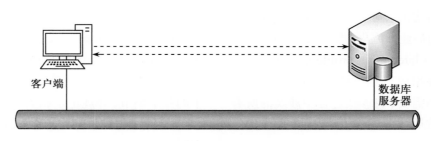

图 2-1 客户端/服务器（C/S）架构

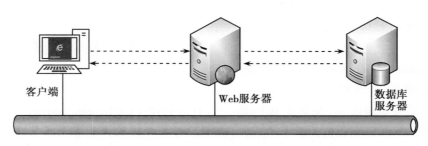

图 2-2 B/S 架构的基本结构

能越来越强大。

1. 组成

（1）浏览器端：浏览器成为用户操作系统的接口，是客户端，用户的电脑只要有浏览器就能在网络中浏览信息，可以面对许多用户。它仅具有简单的输入输出功能，只处理少部分的事务逻辑，界面设计简单通用即可。用户在浏览器中发出任务请求，浏览器将展现任务请求的结果。

（2）Web 服务器端：是运行在浏览器和数据库服务器之间的服务，主要完成系统逻辑，实现具体的功能。它接收用户请求并将这些请求传送给数据库服务器，然后将数据库服务器的结果返回给用户，浏览器和数据库服务器端需要交互的信息都是通过这个"中间件"完成。

（3）数据库服务器端：一般称为后端。它是整个系统的核心，存储着所有的往来数据。当数据库服务器通过 Web 服务器收到用户请求后，即刻对相关请求进行处理，并将处理结果返回给 Web 服务器，Web 服务器将收到的处理结果转换为特定的文本格式发送给客户端的浏览器，亦即反馈给用户。

2. 优点 B/S 架构的优点包括：①可以进行信息分布式处理，有效降低建设成本，提高整个信息系统的性能；②使用了统一的客户端应用程序，并将系统功能的核心部分集中到服务端，简化了系统的开发、维护；③具有良好的互通性，对应用环境的依赖性较小。

3. 缺点 B/S 架构的缺点包括：①程序开发者需要考虑浏览器的选择，应用软件在不同的浏览器上呈现的效果不尽如人意；②未达到和 C/S 客户端程序的强交互性，需要增加开发成本；③响应速度较 C/S 架构低；④可能需要用户频繁刷新浏览器页面或清理浏览器缓存。

4. C/S 和 B/S 两种架构的比较 我们将 C/S 和 B/S 两种架构的特点进行比较，如表 2-1 所示。

二、存储设备

早期的存储特指某一种具体的存储介质，比如软盘、光盘（CD、DVD）和硬盘，以及医院生产环境中可能使用到的磁带。而目前的存储则是指在医院数据中心中部署的专用存储设备，包含了硬件系统、软件系统、存储网络及存储解决方案等一系列的组件。

（一）存储设备分类

1. 在线存储 在线存储是工作级的存储，也称之为"一级存储"，是 PACS 必须存在的存储层，其最大的特征是存储设备和所存储的数据时刻保持"在线"状态，可以随时被用户快速读取和修改，满足应用服务器或数据库对数据访问的速度要求。在 PACS 中，系统将 SCP 接收的检查设备或后处理工作站发送的检查影像数据归档并存放于在线存储中，便于用户随时进行调阅、再次后处理。

为了保证数据存储的效率，通常在该存储层中使用光纤通道储存区域网（FC-SAN）架构存储设备。FC-SAN 架构的存储设备通过专用的存储光纤交换机将服务器和存储设备连接，并提供高速读写带宽和 IOPS，使得整个系统能够在多用户并发请求时快速响应。同时在线存储设备上的物理磁盘均需要采用高速机械磁盘或固态磁盘，并使用读写性能更优的廉价磁盘冗余陈列（RAID）10 进行磁盘阵列的配置，既保证了数据的安全，也提供了高效的读写能力。

2. 近线存储 随着用户对访问影像数据存储环境的时效性细化提出了近线存储设备概念，它主要定位于在线存储和离线存储之间，是指将日常生产环境下访问量不大或不常访问的数据存放于性能相对较低的存储设备上，但同时要求存储设备具备较大的存储空间，传输速率高和寻址迅速。因此对近线存储的性能要求并不太高，多数情况下，由于不常用的数据在总数据量中的比重较大，因而近线存储在容量上的需求较大。

表 2-1 C/S 和 B/S 两种架构的特点比较

比较项目	C/S 架构	B/S 架构
数据溯源性	需要软件设计或进行数据审计	可通过信息交互日志追溯
系统维护性	难：客户端升级需要在每个客户端分别处理	易：服务器端升级，所有客户端无需操作
服务响应速度	较快，结果直接返回	慢，需要经过 Web 服务器传输
网络应用限制	局域网	局域网/广域网
架构模式	二层	三层或更多
客户端	应用程序	浏览器

当 PACS 在线存储设备接收到检查数据并完成归档后，系统根据设定好的数据生命周期维护参数，自动将在线存储的数据复制到近线存储中存放。如检查数据写入在线存储 24h 后，系统自动将该检查数据复制到近线存储；当在线存储容量达到生命周期的阈值时，系统则将已经存在于近线存储的检查数据，从在线存储中移除，以保证业务系统的正常运行。

近线存储为在线存储提供多一层的数据安全保护和较大容量的影像存储空间。它保障了中远期数据能够被快速调取，同时降低了在线存储的容量压力。通常使用在近线存储层的设备可以是网络接入存储（network-attached storage, NAS）或 FC-SAN 存储。NAS 存储通过网络为业务系统提供了基于网络访问互联网小型计算机系统接口（iSCSI）和通用网络文件系统（CIFS）的能力，FC-SAN 存储为业务系统提供了光纤通道的块设备。由于近线存储需要业务系统提供更大的存储空间，且不需要非常高的读写性能，通常会配置容量大、性能稍差的 NL-SAS（SAN 附接存储）或串行先进技术总线附属接口（SATA）磁盘，并使用读写性能略低但安全系数很高的 RAID 6 来保障数据的安全。

3. 离线存储 离线存储设备是相对于在线存储设备而言的，主要用于对在线存储数据进行备份，以防可能发生的数据灾难，因此又称为"备份级存储"。从离线存储的定义上能够看出，在 PACS 的数据生命周期中，离线存储扮演的角色就是备份在线存储的数据。PACS 完成影像数据归档后，系统根据设定好的数据生命周期维护参数，将存放于在线存储中的数据备份到离线存储层中。

离线存储设备通常使用光盘、虚拟磁带库、磁带库作为其存储介质。随着存储技术的进步与存储空间单位价格的降低，NAS 存储设备也逐渐被广泛地应用于 PACS 的离线存储角色中。离线存储设备主要有以下两种：

（1）磁带库：通常是指自动加载磁带机和磁带库的集合，它将自动加载磁带机和磁带库有机结合。通过 SCSI 或 FC 系统形成网络存储系统。磁带库可以从装有多盘磁带的磁带匣中拾取磁带并放入驱动器中，或执行相反的操作。每盒磁带的容量从几百 GB 到几 TB，其单位存储空间的价格最低。

（2）虚拟磁带库：虚拟磁带库技术是数据备份领域的里程碑，具有性能高、故障率低、可靠性高、成本投入低及运营成本低等特点。它通过存储控制器将设备模拟成一台磁带库，设备内部使用物理磁盘为系统提供存储空间，不仅提供了物理磁带库自动备份的功能，还解决了磁带读写性能不高、磁带存放环境严格等问题。

（二）影像数据存储的特点

1. 大容量存储 数字医学影像具有高分辨力、高精度的特点，每幅图像的数据文件都比较大，所以对整个 PACS 的存储容量要求非常高。

2. 高速度传输 PACS 还涉及图像的传输速度问题，高精度、高质量图像的高速传输是很重要的。除了对网络带宽的要求外，对图像存储介质的速度也有较高的要求。

3. 高可靠性和高稳定性 PACS 作为医院信息系统的一部分，在运行时必须与医院信息系统实现无缝连接，各种影像数据和相关信息是医院运行的核心，高可靠性和高稳定性的存储器，才能够保障医院信息系统可靠、不间断地稳定运行。

4. 高安全性 由于患者信息属于个人隐私，因此，不仅要保障数据存放的安全性，还要限制数据管理和访问的权限，不能随意存取、修改和删除。

5. 可扩展性 随着医疗技术的不断发展，对存储的需求量也不断增加，这就要求 PACS 所用的存储系统可以方便可靠地在线扩展。

（三）影像数据存储的要求

影像数据存储要求系统能够支持常用的 CR、DR、DSA、CT、MR、US、PET、ECT、内镜检查等不同类型的医学影像。系统在存储影像数据时，采取无压缩（原始数据）或者无损压缩方式进行存储。换言之，任意一份影像资料，在系统中均应保证至少一份无压缩或者无损压缩的数据资料。不得采用任何有损压缩方式永久保存影像资料。系统需要具备提供超过十五年的保存办法，影像资料永久保存的介质必须通过相关质量保证。系统要求具有较高的影像资料安全性设计。

（四）影像数据的存储架构

1. 直连式存储 直连式存储（direct-attached storage, DAS）是以影像数据服务器为中心的一种存储设备，它与影像数据服务器直接相连，如图 2-3 所示。DAS 为服务器提供块级的存储服务（非文件系统级）。如服务器内部的硬盘、直接连接于服务器上的磁带库、直接连接在服务器上的外部硬盘盒。基于存储设备与服务器间的位置关系，DAS 分为内部 DAS 和外部 DAS 两种。

（1）内部 DAS：在内部 DAS 架构中，即服务器内置的磁盘，通过服务器内部的并行或串行总线连

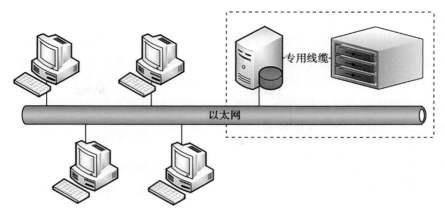

图 2-3　直连式存储架构

接到存储控制器上。但服务器内部总线受线缆长度条件所限制，仅能支持较短距离内的高速数据传输。此外，很多内部总线能够连接的设备数目也十分有限，将存储设备放于服务器机箱内部，也会占用大量的空间，同时也增加了对服务器其他部件的维护及服务器本身的散热难度。

（2）外部 DAS：在外部 DAS 结构中，服务器与外部的存储设备直接相连。在大多数情况下，它们之间通过 FC 协议或 SCSI 协议进行通信。与内部 DAS 相比，外部 DAS 克服了内部 DAS 对接设备的距离和数量的限制。另外，外部 DAS 还可以提供存储设备的集中化管理，更加方便。

2. 网络接入存储　网络接入存储（network-attached storage，NAS）是以数据为中心的存储方式，是一种连接到网络上、基于网络地址（IP 地址）寻址的存储设备，它通过文件级数据访问和共享，为影像数据服务器提供存储资源，使用户可以快速且直接地共享数据，如图 2-4 所示。采用 NAS 无需部署多个文件服务器，是统一文件共享存储的首选解决方案。NAS 可以有效降低客户端与服务器端在访问过程中产生性能瓶颈的可能。NAS 使用网络共享协议或应用程序对客户端提供服务，如数据传输的 TCP/IP 协议和远程文件服务的 CIFS、NFS 技术。

UNIX 系统和 Windows 系统用户能够通过 NAS 无缝共享数据，最为常见的方式有 NAS 和 FTP 两种。采用 NAS 共享时，UNIX 和 Linux 通常使用 NFS，Windows 使用 CIFS。Windows 默认支持使用通过 CIFS 进行文件共享，但目前的 Windows Server 或 Windows Desktop 操作系统具备原生的 NFS 客户端组件，可以使用与 UNIX 或 LINUX 系统相同的 mount 命令，挂载 NFS 文件系统使用。随着网络技术的发展，NAS 存储被广泛使用在医院环境中，以满足医院对存储设备的易扩展、高性能、集群化的需求。在 NAS 存储环境中，NAS 设备通常具备多种形态及高带宽的网络接口，客户端借助 IP 网络与服务端进行通信。NAS 存储内部配置专门定制的操作系统、文件系统和硬件设备，满足特定的数据存储服务需求。NAS 对操作系统和文件 I/O 进行了优化，执行文件 I/O 比一般用途的服务器更好。与传统服务器相比，NAS 设备能接入更多的客户机，达到对传统服务器进行整合的目的。

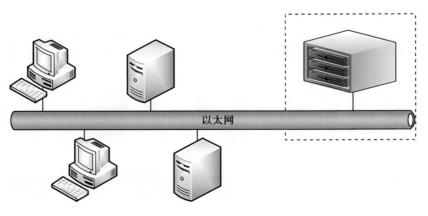

图 2-4　网络接入存储（NAS）架构

3. 存储区域网络　存储区域网络(storage area network,SAN)是通过专用高速网将一个或多个网络存储设备与服务器连接起来的专用存储系统。即一个独立于服务器网络系统之外、集中式管理、采用高速光纤通道作为传输体的高速存储网络,支持服务器与存储设备之间的直接高速数据传输,将存储系统网络化,实现真正的高速共享存储,如图2-5所示。常见的SAN有FC-SAN(光纤存储区域网络)和IP-SAN(网络互联存储区域网络)两种,其中FC-SAN为通过光纤通道协议转发SCSI协议,IP-SAN通过TCP协议转发SCSI协议。FC-SAN大多应用于高端的医院生产环境中,这些应用对存储性能、链路冗余和数据安全性都有相当高的要求,磁盘阵列、备份一体机等都成为存储系统中不可缺少的设备。

SAN不但提供了对数据设备的高性能连接,提高了数据备份的速度,还增加了存储系统的冗余连接,提供了对高可用集群系统的支持。SAN是连接存储设备和服务器的专用光纤通道网络,由支持光纤通道的服务器、光纤通道卡(FC-HBA)、SAN交换机和光纤通道存储设备组成。

(1)服务器:为光纤通道卡提供电源、操作系统及驱动程序。在服务器的操作系统中能够识别光纤通道卡设备,并安装设备驱动程序和多路径识别软件。

(2)光纤通道卡:连接在服务器内部总线上,是带有HBA的全球唯一编码(WWN)设备,用于服务器身份识别并与光纤通道存储进行数据通信。

(3)SAN交换机:提供存储网络,是SAN架构的核心设备。连接存储设备和服务器的光纤通道卡,并通过配置完成存储和服务器之间的对应关系。同时能够对HBA间的通信广播进行隔离。

(4)光纤通道存储:连接在SAN交换机上,通过服务器光纤通道卡上的WWN号进行身份识别,为相应的服务器提供存储空间。

三、网络传输

(一)网络传输介质

1. 定义　网络传输介质是网络中传输信息的载体,是网络中信息发送方与接收方之间的物理通道,常用的传输介质有双绞线、光纤、无线传输媒介等。

2. 分类　网络传输介质一般分为有线传输介质和无线传输介质两种。

(1)有线传输介质

1)光纤和光缆:光纤是光导纤维的简称,是一种由玻璃或塑料制成的纤维,可以作为光传导的工具,其原理是光的全反射。由于光在光导纤维的传导损耗比电在电线传导中的损耗低,因此一般被用作长距离的信息传递。光缆是为了满足光学、机械或环境的性能规范,利用置于包覆层中的一根或多根光纤为传输媒质并可以单独或组合使用的通信线缆。光缆一般由缆芯、加强钢丝、填充物和护套等基本部分组成,另外还有防水层、缓冲层及绝缘层等。

光纤应用光学原理,由光收发器产生光束,将电信号转化为光信号,并将光信号导入光纤。在另一端由光接收器接收光纤传导的光信号,并将它变为电信号,经解码后再处理。

与其他传输介质相比,光纤介质具有电磁绝缘

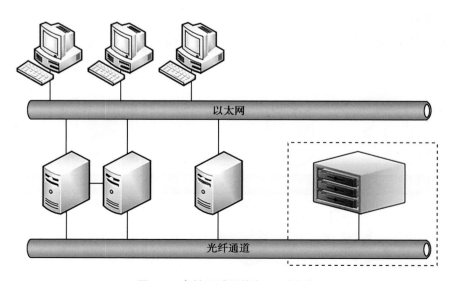

图2-5　存储区域网络(SAN)架构

性能好、信号衰减小、频带宽、传输速度快、传输距离长等优势，主要用于远距离传输、综合布线的主干网络连接等。

光纤一般分为多模光纤和单模光纤两种。通常根据物理位置的距离来选择光传导介质：多模光纤的纤芯直径为 50~62.5μm，以二极管为光源，其传输距离一般在 500~550m 内；单模光纤的纤芯直径为 8~10μm，以激光为光源，其传输距离在 5km 以上，最长可达 120km。单模光纤和多模光纤的特点比较如表 2-2 所示。

表 2-2　单模光纤和多模光纤的比较

比较项目	单模光纤	多模光纤
芯径/μm	8~10	50~62.5
常用直径规格/μm	（8~10）/125	50/125、62.5/125
波长/nm	1 310/1 550	850/1 300
传输距离/m	≥5 000	500~550
抗干扰能力	强	弱
传输速率	1 000Mbps/10Gbps	1 000Mbps/10Gbps
用途	骨干网络	机房内设备连接
价格	高	低

2）双绞线：它是综合布线最常用的网络传输介质，由螺旋结构的 4 对（8 根）绝缘导线组成，不仅可以抵御一部分来自外界的电磁波干扰，也可以降低多对双绞线之间的相互干扰，如图 2-6 所示。

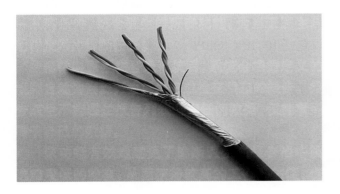

图 2-6　双绞线

根据有无屏蔽层，双绞线分为屏蔽双绞线（STP）和非屏蔽双绞线（UTP），两者之间的区别是在双绞线和外层绝缘套之间有一个金属的屏蔽层，可以减少辐射、防止信息窃听和抑制外部的电磁干扰。但由于在综合布线工程中，屏蔽双绞线很难做到接地，因此在实际施工过程中，非屏蔽双绞线使用广泛。

目前使用的非屏蔽双绞线主要有以下几类：①超五类线（CAT5e），与传统五类线（CAT5）相比衰减小，串扰少，并且具有更高的衰减与串扰比、更小的时延误差，性能得到很大的提高，一般用于千兆以太网的建设。②六类线（CAT6），其电缆传输速率在 1~250MHz，提供了 2 倍于 CAT5e 的带宽，传输性能远高于 CAT5e，适用于传输速率高于 1Gbps 的应用环境。与超五类线不同，它改善了串扰以及回波损耗方面的性能。永久链路的长度不得超过 90m。③七类线（CAT7），其传输速率为 600MHz，传输速度达 10Gbps，适合万兆以太网环境。

双绞线标准序列中，应用最广泛的连接方法被定义为：ANSI/EIA/TIA-568A 和 ANSI/EIA/TIA-568B。

568A：白绿、绿、白橙、蓝、白蓝、橙、白棕、棕。

568B：白橙、橙、白绿、蓝、白蓝、绿、白棕、棕。

双绞线的标准连接方法并不是随便规定的，其目的是保证线缆接头布局的对称性，使固定于线缆接头中的 4 对线缆之间的干扰相互抵消。

（2）无线传输介质：在计算机网络中，无线传输突破了有线网络的限制，利用空间的电磁波，实现站点之间的通信，可以为广大用户提供移动通信。常用的无线传输介质有无线电波、微波、红外线。

1）无线电波：指在自由空间传播的射频频段的电磁波，其技术原理是导体中电流强弱的改变会产生无线电波。利用这个特点，通过调制可将信息加载于无线电波上。当电波通过空间传播到收信端，电波引起的电磁场变化又会在导体中产生电流。通过解调将信息从电流变化中提取出来，达到了信息传递的目的。

2）微波：是一种频率为 300MHz~300GHz，波长在 1mm~1m（不含 1m）的电磁波。微波频率比一般的无线电波频率高，通常也称为"超高频电磁波"。

3）红外线：在太阳光谱中，红光外侧不能引起人视觉反应的光线，就是红外线，也可以作为传输介质。红外线通信的优点有：①不易被人发现和截获，保密性强；②几乎不受到环境、人为干扰，抗干扰性强；③红外线通信机体积小、重量轻、结构简单、价格低廉，但必须在直视距离内通信。

（二）网络传输技术

1. 网络传输技术定义　网络传输是指一系列的线路经过电路的调整变化，依据网络传输协议进行通信的过程。网络传输协议是网络中传递、管理信息的规范。网络传输技术是网络传输的核心。传输线路带宽的大小、网络的通信能力，体现了现代的网络水平。

PACS 运用网络传输技术在计算机网络中传输影像数据与信息，需要遵从网络传输协议。如此，开放系统互联参考模型（open system interconnection reference model，OSI-RM）和 DICOM 协议之间就建立了联系。

（1）开放系统互联参考模型：1962 年 12 月，美国国防部高级计划研究署的分组交换网——ARPANET 投入运行，当时该网络中有 4 个节点，在这 4 台计算机之间进行数据通信。但在该网络中进行数据传输的同时，还必须遵守一些约定的规则。这些规则明确了所交换数据的格式及有关同步问题。实践经验表明，复杂的计算机网络结构最好是层次型的。1977 年，ISO 根据这一特点建立了委员会，发布了不再基于硬件操作系统及其他隐私的网络体系，即"OSI 开放系统互联参考模型"。其定义了不同计算机互联的标准，是设计和描述计算机网络通信的基本架构。OSI 模型将网络结构分为 7 层，如图 2-7 所示。

1）物理层（physical layer）：是 OSI 模型中最重要、最基础的一层，它建立在传输媒介上，其作用是建立、维护和取消物理连接，实现设备之间的物理连通。物理层的通信方式是接收和发送比特流，不考虑信息的意思和信息结构。物理层的典型设备主要包括光纤、双绞线、中继器和集线器等。

2）链路层（data link layer）：在链路层上传输的数据单位是"帧"。由于物理层只承载比特流，链路层则将信息封装成数据帧，在物理链路上实现建立、撤消、表示逻辑连接和链路复用以及差错校验等功能。即数据链路层是在不可靠的物理介质上提供的可靠传输。

链路层的主要作用有物理地址寻址、数据的成帧、流量控制、数据的验错和重发等，其主要功能是：①完成数据二进制信息在物理设备间进行可靠的传输；②保障数据信息在网络层能够传输正确；③解决链路层中信息模式、操作模式、差错控制、信息交换过程和通信控制规程的问题。

链路层的主要网络设备包括二层交换机、网桥、网卡等。

3）网络层（network layer）：用于控制数据通信的操作，是通信子网与资源子网的接口。网络层的任务是先选择合适的网间路由和交换节点，确保数据及时传送。网络层将解封装数据链路层收到的帧，提取数据包，数据包中封装有网络层包头，其中含有逻辑地址信息源站点和目的站点地址的网络地址。

IP 主要工作在 OSI 模型中的第三层，工作在这个层次的还有路由协议和地址解析协议（ARP）等，可以完成拥塞控制、网际互联、信息包顺序控制及网络记账等。其主要功能包括：①路由选择和中继；②激活、中止网络连接；③在一条物理链路上复用多条逻辑的网络连接，并且可实现分时复用；④差错检测与恢复；⑤排序、流量控制；⑥服务选择；⑦网络管理。

工作在网络层中的数据传输单元是"包"。在三层交换网络中，传输的数据被切分成众多的数据块，数据包发送到目的地后被重新组合。网络层协议包括 IP、IPX、OSPF 等。网络层的典型设备有网

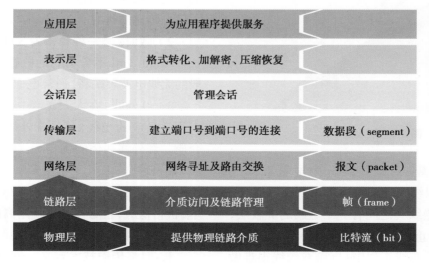

图 2-7　OSI 七层模型

关、路由器等。

4）传输层（transport layer）：是建立在网络层和会话层之间的逻辑层次，是 OSI 中高低层之间的接口层，是一个独立结构层，也是 OSI 模型分层体系的核心。传输层的数据单元称为"段"，面对的数据对象是和会话层界面的端口，其最终目的是为会话提供可靠的、无误的数据传输。该层的主要功能是从 OSI 的较高层次接收数据，然后将数据切分成数据段，并交付到下一层网络层。在确保数据段正确无误地到达网络层后，继而实现二层数据的透明传输。工作在传输层的协议包括 TCP、UDP 等。

5）会话层（session layer）：处于开放系统互联参考模型的高层次中，数据的传输单位被统称为"报文"。其本身不参与具体的数据传输，它提供的是诸如访问验证、会话管理在内的建立和维护应用之间通信的机制。其主要功能有：①会话层连接到传输层的映射；②会话连接的流量控制；③会话连接的恢复与释放；④会话连接的管理、差错控制。该阶段在两个会话用户之间实现有组织的、同步的数据传输。

6）表示层（presentation layer）：起衔接应用层和会话层的作用，向上为应用层提供服务，向下接收会话层的服务。表示层主要完成特定的功能，即不同数据编码格式的转换，提供信息压缩、解压缩服务，对信息进行加密、解密。表示层为应用层提供包括语法选择、语法转换等服务：①语法选择提供一种初始语法和以后修改这种选择的手段；②语法转换涉及代码转换和字符集转换、数据格式的修改以及对数据结构操作的适配。

7）应用层（application layer）：是 OSI 模型的最高层，也是最复杂的。作为操作系统提供给用户的接口，它为用户提供网络管理、文件传输、事务处理等管理服务。

应用层包含了若干独立的用户服务协议模块，为用户间的通信提供专用的应用程序。常用的诸如 Telnet、FTP、HTTP、DNS 等通信协议都工作在应用层。

（2）DICOM 的网络通信：DICOM 3.8 中，详细描述了 DICOM 数据在网络传输中的信息交换。一般数据的网络传输如图 2-8 所示，DICOM 数据在网络中的传输如图 2-9 所示。

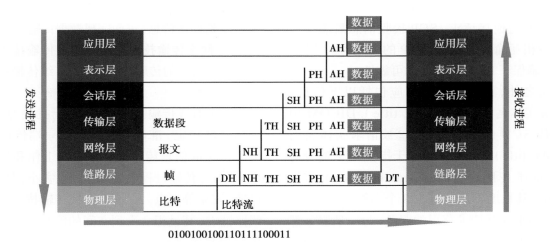

图 2-8　一般数据在网络传输中的信息交换

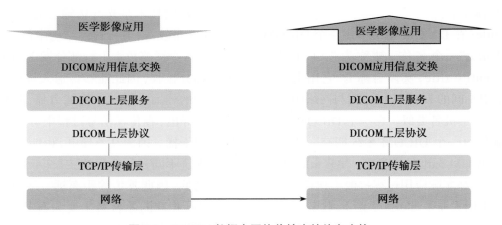

图 2-9　DICOM 数据在网络传输中的信息交换

可以看出，DICOM 是建立在 OSI 模型基础之上的通信协议，DICOM 是上层协议，主要负责与 TCP 相对接。

DICOM 采用 C/S 架构描述网络传输，即客户端连接到服务端，使用服务端提供的各项服务。传统 C/S 架构中的角色被定义为"Server"和"Client"，而在 DICOM 协议中，"Server"端角色被称为服务类提供者（service class provider，SCP），而"Client"端的角色被称为服务类用户（service class user，SCU）。

当需要进行 DICOM 通信时，SCU 会向 SCP 发送连接请求消息，主要描述 SCU 本次连接请求的 DICOM 服务及相关设置。随后 SCP 接收该信息并确认是否支持 SCU 请求的相关服务，并给出反馈信息，在 DICOM 协议中定义为响应信息（response message）。响应信息主要分为以下两类：①如果服务端能够支持客户端的服务请求，则会给客户端返回确认信息（association acknowledge），表明此次连接完成；②如果服务端不能支持客户端的服务请求，则会向客户端返回拒绝信息（association reject），表明此次连接失败。

综上所述，若 SCU 需要 SCP 提供相应的服务，则需要先发送连接请求，SCP 接收信息后需要与 SCU 进行相互确认，类似于 TCP 的"三次握手"，这种交互也确保了 DICOM 通信的可靠性。

除此之外，请求消息中还应包括以下信息：①请求端实体名称（calling AE title），DICOM 中用于指代 SCU 的身份符号；②被请求实体名称（called AE title），DICOM 中用于指代 SCP 的身份符号；③描述上下文（presentation contexts），作为服务清单，其长度不可超过 128 个字符，主要用于描述 SCU 向 SCP 请求获得的服务，每一项服务都包括了服务堵塞的服务对象类（server object pipe class，SOP Class）和传输语法清单（list of transfer syntaxes）。具体如下：

1）AE title：在 DICOM 网络中每一个 DICOM 系统都会被指定一个名称，被称为"AE title"（application entity title，实体名称）。它用来标识 DICOM 网络中不同的 DICOM 系统，与网络中每台服务器都被赋予主机名类似。在一个 DICOM 网络环境中，要确保每一个 DICOM 系统拥有一个唯一的名称。在 DICOM 标准的定义中，"AE title"不得大于 16 个字符，在实际应用过程一般不建议大于 8 个字符，可以采用大写字母、小写字母、数字等。

2）presentation contexts：自 1993 年 DICOM 提出以来，其间出现的新的网络连接，也被不断地融合到 DICOM 协议中。大多数 DICOM 服务能够实现 DICOM 中的部分功能，不同的 DICOM 服务也被应用于不同的场景中。SCU 和 SCP 之间的通信过程为 SCU 先向 SCP 发送其服务请求，而 SCP 会查看其是否能够满足 SCU 所请求的若干服务期望。鉴于以上原因，SCU 会向 SCP 发送被称为"presentation contexts"（描述上下文）的消息列表，每一个描述上下文代表一种 SCU 所期望得到的 DICOM 服务。SCU 用 DICOM 标识符来标识每种服务，即"SOP class UID"（service object pair class unique identifier，服务对象对类唯一标识符），它被明确地定义在 DICOM 的第 4 部分。

在传输"SOP class UID"的同时，会发送与该服务对应的编码格式，即"Transfer Syntaxes"。通常 SCU 在向 SCP 发送影像时，会向 SCP 宣告本次信息交互的传输语法，比如乳腺 X 线照片文件很大，需要进行压缩。SCU 在向 SCP 发送上下文信息时会提供给 SCP 相应的压缩方式，如 JPEG2000，当然也会提供被大多数 SCP 接受的非压缩方式。当 SCP 确认支持且能够提供 SCU 请求的语法时，会向 SCU 发送确认信息，进而完成数据传输。

2. 网络传输技术分类　网络传输技术主要依赖于具体信道的传输性能，分为有线传输技术和无线传输技术。

（1）有线传输技术：具有抗干扰能力，能够保持信号的稳定，准确地将信息从一端传递到另一端。快速的信息传递提高了人们工作和生活的效率，而且在传输过程中对人体的危害小，具有准确、迅速、安全等特点。但同时有线传输技术需要进行线路铺设，其过程会受到空间的限制。有线传输将传输信号等进行光电转换，并传至终端设备。传输介质有电话线、同轴电缆、光缆等。目前最普及的有线传输技术是光纤传输。光纤传输技术的特点：①频带较宽，光纤传输结构中包含了 32 个话路系统，16 个话路负责上行部分发送，16 个话路负责下行部分接收，因此能够传送大量信息，并保证通信信号的畅通。②抗干扰能力强，传输距离远，光纤不传导电，在传递信号过程中可以有效避免电磁信号的干扰。因为其不导电，也能够避免雷击现象的出现。不同光纤使用的波长也不一样，波长越长损耗越低，因此其传输距离远。③数据准确，保真能力强，光纤的原材料主要为石英，容易获得，并且在传输信号的过程中很少出现失真的现象，具有较高的安全性能与传输质量,所以光纤的传输非常稳定。

(2)无线传输技术:是利用无线技术进行数据传输的方式,与有线传输相对应。其安装方便,灵活性强、性价比高等特性使更多行业的监控系统采用无线传输方式建立监控点和监控中心之间的连接。

无线通信是利用电磁波信号在自由空间中传播的特性进行信息交换的通信方式。无线通信技术具备很多优点:①成本低,无线通信技术不需要建立物理线路,也不用大量的人力去铺设电缆;②无线通信技术不受环境场地的限制,对抗环境的变化能力较强,故障诊断也较为容易;③当网络需要扩展时,无线通信不需要扩展布线;④灵活性强,不受环境地形等因素的限制,在环境发生变化时,只需要进行很少的调整,就能适应新环境。

常见的无线通信技术分为近距离无线通信技术和远距离无线传输技术两种。

1)近距离无线通信技术:指通信双方在较近的传输距离内通过无线电波传输数据,其应用范围非常广泛。近年来,应用较为广泛且具有较好发展前景的短距离无线通信标准有①蓝牙(bluetooth):蓝牙能够在10m半径的范围内实现点对点或一点对多点的无线数据和声音传输,其数据传输带宽可以达到1Mbps。蓝牙技术广泛地应用于局域网络中的各种数据及语音设备,可以实现各类设备之间随时随地的通信。②无线宽带(WiFi):是基于802.11协议的无线局域网接入技术,其突出的优势在于它有较广的局域网覆盖,其覆盖半径可达100m。与蓝牙技术相比,其覆盖范围广,传输速率高,适合高速数据的传输业务。无需布线,可满足无线移动办公用户的需求。在人员密集的地方设置"热点",可以通过高速线路将因特网接入公共场所。与手机相比,WiFi产品的辐射更小。③近场通信(NFC):近场通信是一种新型的无线通信技术,其工作频率是13.56MHz,由RFID射频技术与无线互联技术相结合发展而来。近场通信采用幅移键控(ASK)调制方式,其数据传输速率一般为106kbit/s、212kbit/s和424kbit/s三种。NFC的主要优势是距离近、带宽高、能耗低,与非接触智能卡技术兼容,其在门禁、公交、手机支付等领域有着广阔的应用价值。

2)远距离无线传输技术:目前偏远地区广泛使用的无线通信技术主要有通用分组无线服务(GPRS)/宽带码分多址(CDMA)、无线网桥及卫星通信等。主要应用于较为偏远或不宜铺设线路的地区。

①GPRS/CDMA:GPRS是基于GSM通信系统的无线分组交换技术,是利用包交换概念发展的一种无线传输方式。包交换技术是将数据封装成许多独立的包,再将这些包一个一个传送出去,其优势在于有数据需要传送时才会占用频宽,有效提高网络的利用率。GPRS网络同时支持电路型数据和分组交换数据,从而能够方便地与因特网互相连接,相比原来的GSM网络的电路交换数据传送方式,GPRS的分组交换技术具有实时在线、按量计费、高速传输等优点。CDMA是一种基于码分技术和多址技术的新的无线通信系统,其原理基于扩频技术。即将需传送的信息数据用一个远大于信号带宽的高速伪随机码序列进行调制,使原信号带宽被扩展,再经载波调制并发送出去。它具有现代移动通信网所要求的频谱利用率高、大容量、高质量、保密性强、电磁辐射小、覆盖范围广等特点。

②无线网桥:无线网桥是无线射频技术和传统的有线网桥技术相结合的产物。无线网桥是为使用微波进行远距离数据传输的点对点互联设计的,是一种在链路层实现LAN互联的存储转发设备,可用于固定数字设备与其他固定数字设备之间的远距离(可达50km)、高速(可达百兆bps)无线组网。扩频微波和无线网桥技术都可以用来传输对带宽要求相当高的视频监控等大数据量信号传输业务。

③卫星通信:是指利用人造地球卫星作为中继站转发无线电信号,从而实现在多个地面站之间通信的一种技术。它是地面微波通信的继承和发展。卫星通信系统通常由两部分组成,分别是卫星端、地面端。卫星端在空中,主要用于将地面站发送的信号放大再转发给其他地面站。地面站主要用于对卫星的控制、跟踪以及实现地面通信系统接入卫星通信系统。

四、医学影像显示器

医学影像显示器即医疗行业所使用的高清晰度、高亮度显示器。随着PACS的广泛应用以及数字影像技术和设备的不断发展,医学影像显示器已经成为医院和PACS厂商关注的焦点。医学影像显示器是PACS中医学影像的最终呈现,具有替代传统照片、保证影像显示质量、实现医师直接调阅数字照片的作用。

(一)医学影像显示器的分类

1. 按工作原理分类 分为阴极射线显像管显

示器（cathode ray tube，CRT）和液晶显示器（liquid crystal display，LCD）两种。

2. 按用途分类

（1）医用诊断显示器：用于 DR、CT、MRI 以及 PACS 等影像的电子化阅片。因铺放传统胶片的影像布置及阅片习惯，此类显示器往往在日常使用中旋转为竖屏（需要旋转 90°）。此类医用显示器对医学影像的灰阶处理有特殊的医用标准，也有灰阶、彩色、一体双屏等多种规格。

（2）医用会诊显示器：需要完全符合 DICOM，满足医学影像稳定一致的显示要求，同时可以方便医生进行影像标注、记录和回放，具备多点触控和电子白板功能，可以应用在综合会诊、手术示教、综合培训及远程会诊等场景。

（3）医用内镜显示器：需要连接的设备包括消化内镜、腹腔镜、关节镜等，也被称为"内镜监视器"。这种显示器需要能够真实精确地还原图像的色彩、清晰度和画面质量，确保在微创手术室环境下的显示效果，为医生进行细节观察提供可靠的支持。

为满足手术室环境的需要，显示器应具有良好的防护能力，实现容易清洁与消毒的要求。多种视频输入输出接口，完全符合各种内镜、手术室及 ICU 的要求。满足手术室高等级净化标准的安装结构，完全兼容手术室环境的安装。

（4）医用超声显示器：用于显示超声诊断仪的图像，因为医用超声诊断的影像有其自身特殊的灰阶诊断需求，需要使用专门的超声显示器，才能完整清晰地展示超声影像中的画面细节及灰阶层次。

3. 按分辨力分类 医用显示器按分辨力分类见表 2-3。

（二）医学影像显示器的特点

1. 稳定性 与普通显示器相比，医学影像显示器价格较为昂贵，一般使用寿命超过 5 年。无论是传统的 CRT 显示器还是目前主流的液晶显示器，其亮度都会随着使用时间的延长而不断衰减。通常显示器寿命的定义是亮度衰减到最大亮度的 50% 的时间。以液晶显示器而言，此时间为 30 000~50 000h。即使在使用寿命内，亮度也并不是每天都相同。所以使用 3~6 个月后，显示器必须进行亮度及灰阶的校正，以保证显示器的一致性。较先进的显示器内部配置传感器，能侦测显示器的亮度变化而自动调整，使显示器在使用寿命内能随时保持亮度稳定。

显示器刚开机时，显示亮度不会立刻达到预设值，经过 20~30min 后才能完成对其亮度的调整。在此亮度未达到预设值时，显示器是不适合进行诊断使用的。而使用者也常因其他事务暂停使用显示器，当操作系统的屏幕保护程序开始运行，显示器电源也随之关闭，这种处理方法对延长显示器的使用年限有一定的保护作用。设计精良的显示器可以增加内部传感器部件，在显示器开机时进行亮度侦测，若亮度未达标则应提高显示器的供电电压，使显示器在极短的时间内到达预设亮度并投入使用。如此，既无需等待显示器开机预热，又可以延长显示器寿命。

2. 一致性 在 PACS 未普及时，影像科室为保存患者的历史检查，通常会设立专门的胶片室用于保存打印后的胶片以实现影像信息的长久保存，即使经过较长时间也可以清晰如初。为了确保在医院不同工作站上呈现完全一致的同一影像以及打印在胶片上与显示在显示器上的图像一致，医学影像

表 2-3 医用显示器按分辨力分类

分辨力/MP	像素数/万	屏幕参数	色阶/bit	亮度/$(cd \cdot m^2)$	对比度	颜色	适用
1	100	1 280 × 1 024	12	1 000	900 : 1	灰阶	CT、MRI、数字胃肠机
2	200	1 600 × 1 200	12	1 000	1 000 : 1	灰阶	CR、DSA、数字胃肠机
			12	400	1 400 : 1	彩色	
3	300	2 048 × 1 536	12	1 200	1 200 : 1	灰阶	DR、PACS 诊断工作站
			12	800	1 400 : 1	彩色	
4	400	2 560 × 1 600	14	350	1 000 : 1	彩色	CR、DSA、数字胃肠机
5	500	2 560 × 2 048	12	1 200	1 200 : 1	灰阶	DR、乳腺机、PACS 诊断工作站
6	600	3 280 × 2 048	14	800	1 000 : 1	彩色	DR、PACS 诊断工作站
8	800	3 840 × 2 160	14	450	1 000 : 1	彩色	DR、PACS 诊断工作站
10	1 048	4 096 × 2 560	14	1 400	800 : 1	灰阶	DR、乳腺机、PACS 诊断工作站

显示器厂商需要提供针对显示器的预防性维护的工具，显示器也应具有质量控制功能，用以保障影像显示的一致性。

（三）医学影像显示器的校准

影响医学影像显示器正常使用的主要因素有外因和内因两个方面。外因主要是环境光源影响显示器的成像效果，内因则是显示器液晶面板的物理特性引起的亮度变化。

液晶面板的背光灯管的效率很大程度上受限于温度，背光灯管启动后随着温度的变化，亮度可以在很短的时间内发生极大的变化。在工作了较长时间后，由于背光灯管的老化，显示器亮度会逐渐变暗。为了解决这个问题，DICOM 推出了关于灰度影像显示标准方面的内容即灰度标注显示函数（grayscale standard display function，GSDF），其目的是保证传输到任何地点、在任何符合 DICOM 的显示设备上的医学影像能够以一致的灰度呈现。在实际应用中，医用显示器需要使用亮度计和相应的程序进行校正，使其符合 DICOM 的要求，常见的有外置亮度计手动校正和内置亮度计自动校正。

1. 外置亮度计手动校正 在校正时，亮度计置于显示器前方。显示器显示各种不同的测试图片，亮度计分别测量该图片中特定位置的亮度值。然后利用显示器配套的亮度校正软件，对显示器的亮度进行校正。

其最大的优点是直观，因为亮度计放置在显示器前，亮度计所测得的数据即为人眼所见的亮度，不需要通过计算进行转换。但也存在以下不足：①需要具备专门技术的人员手动操作，对人员的要求较高；②显示器每隔一段时间就需要进行校正，工作量大，且容易错过矫正时间；③亮度计采光区域小，所测得的数据不能代表整个屏幕的亮度水平。

2. 内置亮度计自动校正 内置亮度计安装在液晶面板后部，从透光孔接收液晶背光，测量背光的亮度，并由校正器控制电路完成校正工作。其采用光学传感技术来实现医用显示的校正。它是一台自动检测亮度和温度的精密控制系统，有效解决了传统医用显示器需要定期检测和重新校准的问题。显示器内置的处理器能够存储 DICOM 校正结果，根据校正结果智能地修正和补偿显示的亮度输出，是主流医用显示器所采用的技术。其优点是：①不需人工介入，显示器自动完成，避免了人工操作可能产生的误差；②自动检测显示器的亮度变化并自动调整，使得显示器在使用寿命内保持稳定的亮度输出；③测量的背光灯亮度即显示器的整体亮度，能够准确地标识显示器的整体水平。

（四）医学影像显示器的应用环境

1. 人类视觉感知的差异 人类视觉系统的信息处理机制是一个高度复杂的过程，通过对生物学、解剖学、神经生理学、心理物理学等方面的大量研究，表明其主要具有视觉关注、亮度及对比度、视觉掩盖、视觉内在推导机制四个特征。特别是视觉掩盖效应，可以直接或间接用于改善视频信息的处理。

人的眼睛有着接收及分析视像的不同能力，从而组成知觉，以辨认物像的外貌和所处的空间（距离）及该物像在外形和空间上的改变。脑部将眼睛接收到的物像信息，分析出四类主要资料，即有关物像的空间、色彩、形状及动态。有了这些数据，便可以辨认外物，并对外物作出及时、适当的反应。

当有光线时，人的眼睛能辨别物像本体的明暗。物像有了明暗的对比，眼睛便能产生视觉的空间深度，看到对象的立体程度。同时眼睛能识别形状，有助我们辨认物体的形态。此外，人眼能辨别颜色的能力，称为色彩视或色觉。人眼对于空间、色彩、形状及动态四种视觉的能力，是混为一体使用的，作为我们探察与辨别外界数据、建立视觉感知的源头。

2. 数字化阅片室的设计

（1）房间布局：传统的阅片环境需要一个较大的阅片室，便于医生集体阅片和交流。在现代的数字化阅片场景下，网络化使医生之间出现了更多的交流方式，便于医生在相对独立的环境下工作，以提高诊断效率和准确率。将诊断、会诊等区域相对分开，既可以减少相互干扰，又可以优化空间布局。

（2）环境光：环境光在传统的阅片环境下几乎没有影响，在数字化阅片场景下，环境光亮度的增加将会导致医生眼疲劳程度的增加，选择使用高亮度的医学影像显示器会抵消掉一部分环境光的负面影响。数字化阅片室需要环境光连续且可以进行调节，同时需要按照功能分配公共照明和阅读灯光。

（3）噪音：在数字化阅片场景下阅片需要相对安静的环境，噪音不可避免地会影响医生的工作，因此在数字化阅片室设计时，建议采用一些隔音和吸音材料。同时尽量将诊断区域和其他区域隔离，以减少声源对诊断医生的干扰。

（4）人体工学的工作台和座椅：随着 PACS 和

影像技术的更新，影像科医生的工作量也不断增加，办公桌椅设计得不合理，导致诊断医生的疲劳度增加、工作效率下降，甚至影响诊断的准确性。采用人体工学设计的办公家具，可以明显提高医生工作的舒适度和满意度。因此工作台和座椅的高度应做到可以自由调节，显示器的上下高度和倾斜度也需要可调。

（5）显示系统：显示系统对数字化阅片室而言是非常重要的。为了保证 PACS 中影像显示的一致性，DICOM 对显示部分有严格的定义，因此需要在阅片室配置专门的医用诊断显示器。

（6）诊断信息的整合显示：在数字化阅片室工作时，信息的传递更多地依靠网络承载。数字化的信息整合使影像科医生可以获取更多的关于患者的病史、检查、检验等医疗信息，使数字化阅片的工作更加完善。

3. 特定工作环境的需求

（1）手术科室：主要业务是接诊各类常规或突发的需要进行外科手术的病例，常规的医疗手段是借助医学影像检查，对患者的器官、骨骼、组织等病灶或创伤进行甄别、确诊和定位。手术科室在进行疾病诊断、确定手术术式和手术范围时对医学影像的依赖程度较高，这就需要为医生配备能够清晰展现器官和骨骼组织的医学影像显示器。

为了满足手术科室对医学影像的阅片需求，通常会配置 3M 的灰阶显示器。此类型的显示器不但可以满足诊断医生对 CT、MRI 检查影像的阅片需求，同时能够满足对 CR、DR 设备产生的高分辨力影像的阅片需求。通过医学影像准确了解患者的疾病部位、侵害程度等信息，再进行手术方案的制定，提高诊断与治疗的效率和符合度。此外，对于特定的手术科室，还可以按其要求，配备与其影像分辨力相适应的医用显示器，如乳腺科对数字乳腺的阅片，就需要配备 5M 的医用显示器等。

（2）内镜科室：当前，内镜检查和手术盛行，这些科室需要配备专用的医学影像显示器与内镜手术检查设备连接，用于手术与检查过程中清晰地还原检查情况或手术细节。与医用诊断显示器不同，它需要提供高亮度、高分辨力及彩色的显示效果。因此一些医学影像显示器生产厂家也细化了显示器的用途，发布了专门应用于内镜科室的医用显示器。内镜医用显示器能真实显现内镜输出的医学影像，并在手术与检查过程中精确地显示解剖、放射、监护、超声等多种影像，满足内镜、微创等数字化手术

与检查的精确性和复杂性等的需求。

（3）其他临床科室：以内科为主的其他临床科室，在影像学检查方面一般采用 CR 等设备，配备 2M 的医用显示器，即可满足这类临床科室诊断与治疗的需求。

（五）医学影像显示器的测试

我国 DICOM 符合性测试主要根据当前国家卫生健康委员会发布的《WS 538-2017 医学数字影像通信基本数据集》《WS/T 544-2017 医学数字影像中文封装与通信规范》《WS/T 548-2017 DICOM 中文标准符合性测试规范》及国际公认的《DICOM CP1234 Add GBK and GB2312 Character Sets for Chinese Text》进行标准符合性测试。

通常会根据厂商提供的一致性声明，对标准要求的基本数据集和中文封装规范进行标准符合性测试。根据医院影像设备输出的影像基本信息和 PACS 输入的影像基本信息进行现场测试和查验，确保影像设备和 PACS 之间能够进行互联互通，实现医学数字影像基本信息在通信、存储、发布、交换等应用中的一致性和准确性，保证医学影像基本信息的有效交换、分析和共享。

（六）医学影像显示器的选择

医学影像显示器是 PACS 的终端设备，为使用者提供"软阅读"的功能。医学影像根据不同的临床使用需求，一般分为基本级、参照级、定位级三级。基本级，一般为影像科室医生凭原始影像作出初步的临床诊断，撰写诊断报告；参照级，一般为临床科室医生，参照影像科的诊断报告，同时阅读图像；定位级，一般用于教学，仅需要显示特定的病变区域影像。一般来说，CT、MRI、DSA、PET 及超声等设备生成的医学影像，与 1k 和 2k 显示器的"操作者特性曲线（ROC）"重合，亦即 1k 显示器即可满足上述医学影像的诊断要求。当对胸部 X 线影像作精准诊断时，则必须应用 2K 显示器。医学影像显示器的选择需注意以下几个方面：

1. 亮度 显示器的亮度越高，人眼对灰阶的辨识能力越强，人眼能辨识的灰阶也就越多。这说明人眼对灰阶的辨识能力和亮度之间不是线性关系。只有提升显示器的亮度，才能提高灰阶的分辨力。阅片环境的照度对显示器的折射率有影响，进而影响显示器的亮度。利用光学手段对显示器亮度进行 DICOM 校正，使亮度基本保持在一定的区间，从而保证亮度的稳定性和影像的一致性。

2. 灰阶 人眼对灰阶的反应并不是线性的，人

眼对黑暗部分的反应灵敏度不如明亮部分。在影像学诊断中，区分组织密度小的影像灰度差异，有可能对早期病灶的诊断有很大帮助。显示器显示的黑白影像的灰阶数与所连接的显卡有关，普通显卡在Windows操作系统环境下，其8bit的输出信号应当是256灰阶。由于Windows系统调色盘占据了20个灰阶，显示器实际显示的灰阶只有236个，这就导致了一些影像会出现明显的灰阶断层。要完整地显现灰阶连续的黑白影像，应该选配专业的灰阶输出≥10bit的显卡。

3. 分辨力 高分辨力的影像在低分辨力的显示器上显示时，影像会严重失真，显示器的分辨力与图像本身的分辨力是密切相关的。数字影像的分辨力基本要求为：DSA、数字胃肠为1 024×1 024；MRI为256×256或512×512；CT为512×512；CR/DR为300万像素以上；MG为500万像素以上。在浏览DSA、CT、MRI的单幅图像时，仅需要1 280×1 024分辨力的显示器即可，但要同时浏览多幅图像时，分辨力应该在1 600×1 200左右才能满足诊断需求。因MG影像的分辨力一般都超过500万像素，所以最好选择500万像素的显示器阅片。CR/DR则适合选择300万像素的显示器阅片。

4. 响应时间 响应时间一般是指显示器对输入信号的反应速度，主要有上升时间和降落时间，通常以毫秒计算。响应时间一般是针对动态影像而言，对于静态的CR/DR影像并无太大影响。人眼具有"视觉暂留"的情况，若响应时间过长，会出现动态影像的拖尾状况，不适合动态影像的实时播放。因此在需要浏览DSA和数字胃肠机等影像时，应首先考虑选择响应时间在20ms以下的显示器。

5. 横屏或竖屏 选择横屏或竖屏的显示器，其实并没有相关的标准或规定。根据医生阅片的习惯和需求，显示器厂家已设计生产了可以转换横竖方向的显示器。医学影像有横向有竖向，一般选择可以自由转换横竖方向的显示器。

6. 其他 显示器还应具备以下条件：①能用专用的校正软件实现DICOM影像校正功能；②背面应有光学传感器接口，可以接入光学传感器进行校正；③还应可以运用电子白板功能，进行影像学会诊与教学等功能。

五、工作站

根据工作站开展的业务不同进行分类，通常分为以下几种：

1. 登记及事务管理工作站 登记工作站是PACS/RIS的数据入口，无论是通过数据集成/电子申请单方式的信息，或者全新手工录入的患者信息，都会从登记工作站发起数据流，直到整个检查结束。事务工作站是对系统流程进行查看、修改和配置的角色。它在整个系统的后端，提供设定系统字典、角色管理、系统配置等任务，并对整个系统中的HIPPALOG进行监控，是进行系统管理不可缺少的角色。

登记工作站主要提供的功能有检查预约、检查登记、检查排程、扫描申请单、打印条形码、打印报告等工作。进行信息系统集成后的登记工作站，还需要对检查费用进行确认。

事务工作站能够提供针对系统后端的功能包括统计报表、系统配置、日志管理、站点配置、检查项目、设备管理、排班管理、模板管理等。

2. 影像重建工作站 通常为影像设备厂商为满足业务应用场景，为检查设备配备的专门用于影像重建的高性能工作站。它部署了影像设备厂商的影像软件，专门针对复杂的增强检查，如心脏CTA、血管CTA等进行影像重建，作为影像诊断或科研过程的辅助和支持，为影像科医生提供病情诊断辅助工具。影像处理模块应为开放式，医院可根据需求添加所需的影像处理功能。

影像后处理工作站提供的主要功能包括：①编辑图像、对图像进行直方图、影像均衡、影像平滑处理、边缘增强处理，对窗宽、窗位的预设及调整窗口位置；②影像灰阶和对比度调节、正负向旋转，影响色彩反向显示；③伪色彩绘制与计算、灰阶旋转；④影像水平、垂直翻转与按角度旋转功能；⑤影像冻结、数字减影；⑥参数显示、长度角度测量、面积测量，在影像上进行文字、数字、箭头标记；⑦同屏显示多幅图像、分格显示患者不同体位、不同设备的影像，供诊断比较；⑧动态电影回放，同屏显示同一患者不同设备检查的多个动态电影影像；⑨影像漫游、无级缩放、局部放大；⑩CT值坐标方式显示。

3. 影像诊断工作站 影像诊断工作站是供影像科医生对检查影像进行浏览、处理、编辑检查报告、提交和审核使用的电脑系统。工作站在日常工作中需要进行大量医学影像的调阅及处理，使用专业显卡，连接1台或2台医学影像显示器，通常会建议使用配置较高的个人计算机或专用的工作站。

影像诊断工作站可以提供的功能包括①调阅

影像：调阅 PACS 影像并可以浏览处理后的检查影像；②基本功能：对原始检查影像进行缩放、平移、标注、测量、关联等处理；③高级功能：对原始检查影像进行 3D、MPR、容积匹配、血管分析等功能对影像进行处理；④编辑报告：初级别医生使用工作站对检查进行诊断，并编辑诊断报告，向上级医生提交；⑤审核报告：高级别医生对初级别医生提交的报告进行审核，如诊断符合要求，则通过审核。如不符合，则可以自行进行编辑后审核，也可以退回给提交医生重新进行报告的书写。

4. 临床浏览工作站　临床浏览工作站部署在临床医生办公室，并部署了电子病历软件，使临床医生能够对患者的病历医嘱进行增加或修改。PACS 与 EMR 进行系统集成后，临床医生可以通过 EMR 系统中的检查状态及时看到患者的影像检查及相关报告，及时在 EMR 系统中更新或修改治疗方案。为了保证临床工作站能够看到符合诊断条件的医学影像，通常工作站会配置医学影像专用的高分辨力显示器。

六、医学影像辅助信息系统

（一）分诊叫号系统

医院分诊叫号系统专门用于进行医院就诊患者的分诊，根据不同业务类型、不同科室的业务流程定制不同的分诊方案。

患者可以根据检查登记时的预约时间到相应的科室进行检查，而不必在检查科室持续等待。在需要进行多项检查的情况下，可以更加充分、合理地利用就诊时间。既保证了对患者公平的就诊顺序，又不影响特殊情况的患者优先就诊，能够真正让患者感受到优质的服务。

对医院而言，分诊叫号系统能够有效改善服务环境，实现了就诊环境的有序化，减少医务工作者维护就诊秩序的工作量，进而从整体上提高工作人员的工作效率，增强了医院的服务质量，提升了医院的服务形象。

（二）胶片集中打印管理系统

胶片集中打印管理系统专门用于胶片打印任务的集中、批量处理。

检查完成后的胶片打印任务输出到打印管理服务器上进行保存，再由固定人员通过打印列表对打印任务进行逐一或批量确认，将不同的打印任务批量发送到一台或多台激光相机处理。打印后照片与检查报告一同装入照片袋，统一对患者进行发放。

胶片集中打印管理系统是自助胶片打印系统的雏形，它可以根据业务流程的需求，做到按需打印，减少了胶片的浪费；避免了批量胶片输出后，需要人工进行分拣的工作量。在当前的业务科室的工作流程中，自助报告与胶片打印系统已经替代了胶片集中打印管理系统。

（三）胶片打印机

1. 传统胶片打印机　DCIOM 医学影像胶片输出系统在行业中被称为激光相机，主要完成对胶片盒的操作、胶片的传送、曝光、定影直到输出等一系列的功能，是较为复杂的机电一体化设备。根据设备成像过程，可以将激光相机分为湿式激光相机和干式激光相机。

（1）湿式激光相机：湿式激光相机是在激光感光后采用湿法显像技术的相机，包括电源、影像控制系统、抓片控制系统、打印控制系统、胶片传动控制系统和自动冲洗单元。

当湿式激光相机接收到设备或工作站输入的打印任务时，经相机的各种接口处理转换为可以处理的数字信号。影像控制系统对图像进行处理后，激光相机胶片抓片系统将处理后的图像传送到激光扫描区进行扫描。扫描后的胶片再被送至自动洗片机，最终得到诊断照片。

影响湿式激光相机影像质量的因素较多，且其会造成水环境污染，长期接触刺激性气味的化学冲洗药对操作者的身体健康也存在潜在风险。因此医疗机构已经放弃了对湿式激光相机的使用。

（2）干式激光相机：干式激光相机是在完全干燥的环境下进行激光成像的设备，包括电源、影像控制系统、抓片控制系统、打印控制系统、胶片传动控制系统和胶片光热成像系统。

与湿式相机的工作原理大致相同，当干式激光相机接收到设备或工作站输入的打印任务时，经过相机的各种接口处理转换为可以处理的数字信号。影像控制系统对图像进行处理后，激光相机胶片抓片系统将处理后的图像传送到激光扫描区进行扫描。扫描后形成潜影的胶片被传送到胶片加热鼓进行加热显影。显影后的照片再被送到密度检测调节装置，信息处理单元的计算机得到影像质量信息的回传报告，使干式激光相机的图像质量保持稳定的质量。

（3）干式激光相机和湿式激光相机的比较：干式激光相机较湿式激光相机具有明显的优点，包括

①图像质量稳定：干式激光相机的处理过程都是在干燥的环境下、自动化完成的，没有人为的干扰和湿式激光相机的药液问题影响，成像质量稳定；②减少污染，运行成本低：无需冲洗胶片和定影液，节省了配换药液的人力成本，不存在酸碱污染等环境危害；③降低了故障发生率及维修成本，提高了经济效益；④对环境要求低、安装简便：体积小、节省空间；⑤没有对管道和水资源的要求；⑥根据需要灵活安装，可直接放置在控制室或机房中；⑦符合DICOM标准：可实现点对点的连接，为PACS的发现及网络化管理提供了条件；⑧分辨力高：干式激光相机的成像质量达到了湿式激光相机所能达到的最高标准，其产生的影像完全满足影像设备的打印需求和影像诊断要求。

2. 自助报告与胶片打印系统 自助胶片打印管理系统，主要用于无人值守但需为患者发放检查结果的科室。该系统通过打印服务器、一体化自助设备和检查设备或打片工作站进行网络通信，结合条形码识别设备完成整个业务流程。一体化自助设备集成了符合DICOM标准的胶片打印机和普通纸质打印机。

患者在进行检查登记时，会获得包含了检查信息的条形码，影像科技术人员将根据相应的登记信息为患者完成检查。当检查结束后，技师将具有诊断意义的影像进行重新排版，调整窗宽/窗位，设置胶片参数，并最终将打印任务发送到打印服务器上进行保存。诊断医生可以根据PACS保存的数字影像进行诊断，并最终完成诊断报告，也可以将诊断报告以打印任务的形式保存在打印服务器上。患者依据登记时获取的登记条形码，在自助终端上扫描并获取此次检查的胶片及纸质检查报告。

与传统的照片和报告分发方式相比，自助胶片打印管理系统减少了整个业务流程中人为干预的成分，不但节省了传统人工核对胶片和报告的工作量，也极大地降低了人工核对造成错误的概率。通过系统对检查结果和诊断结果的数字化保存，实现按需打印，也进一步降低了影像科室及医院的耗材成本。

（四）医学影像光盘输出系统

传统的影像科室对历史检查结果进行归档，一般采用保存胶片及纸质报告的方式，在前面的章节中已经提及。后来由于存储介质的不断进步，PACS可以通过光盘刻录的方式进行医学影像的传递与存储。

PACS厂商通过对软件进行设计，按照定义好的生命周期或存储策略将PACS的所有影像通过光盘刻录机写入CD/DVD介质上，达到对整个PACS影像数据的长期归档。一是依赖光盘介质存储，其采购成本大大低于存储设备。二是光盘介质相对于存储而言是离线存储方案，也能有效避免设备故障导致的数据丢失。三是光盘存储介质的存储容量要大大高于传统纸质文档，能够有效节省物理的存储空间。当然，光盘存储也有其缺点：①光盘存储层面的划伤可能导致整张光盘的数据无法正常读取；②光盘的读写性能也是其瓶颈之一；③光盘刻录机设备对光盘介质存在兼容性的问题。因此对光盘的使用和其保存的环境需要严格管理。

另外，光盘介质也可以进行影像文件的传递。针对患者检查进行的光盘刻录，是将患者本次检查或患者所有的历史检查数据，合并DICOM浏览器一起刻录在一张光盘介质上交付患者，由患者自行保存检查信息。患者可以携带光盘介质到上级医院就诊，使数字影像能够在不同的医疗机构间传递，解决了胶片信息量有限和不易携带的问题。

（五）医学影像其他输出系统

云胶片是基于移动互联和云储存支撑的一种新的医学影像服务。它能将医学影像检查所得到的图像存储在云服务器，用户可以在电脑或移动设备上进行调阅、管理。因图像存储在云服务器上，所以称为"云胶片"。

云胶片系统实现了影像数据更大范围的互联互通，方便患者的历史数据归档、调阅、对比。影像检查档案云存储，既满足了影像数据长期存储的需求，又节省了医院影像资料的存储空间。还可以减少医院胶片的采购量，节约采购成本，也方便了各项互联网医疗服务的开展，尤其是互联网医院的应用。

（六）电子签名认证系统

《中华人民共和国电子签名法》的颁布和实施，为数字签名的使用提供了法律依据，使数字签名与传统手工签字、盖章具有同样的法律效力。电子签名是指数据电文中以电子形式所含、所附用于识别签名人身份并表明签名人认可其中内容的数据。这些数据是指以电子、光学、磁或者类似手段生成、发送、接收或者储存的信息。电子签名就是通过密码技术对电子文档的电子形式的签名，并非书面签名的数字图像化。证书授权中心（certificate authority，CA）是管理和签发安全凭证与加密信息安全密钥的网络机构,它以公钥基础设施(public key infrastructure,PKI)体系为核心,主要实现数字证书的发布和密钥管理等功能。数字证书由权威的CA签发,是网络用户的身份证明。电子签名系统在医疗机构内部部署,能够发挥如下功能:

1. 实名认证功能　实名认证功能是电子签名系统中最为核心的重要环节,通过实名认证技术可以确保电子签名使用者的真实身份,避免了签章被人冒用、滥用的隐患。为了实现这一功能,电子签名系统应严格遵照《中华人民共和国电子签名法》的相关规定,联合数字认证中心,提供身份证验证、银行卡认证、刷脸认证、手机认证等多种认证方式,确保签名主体的真实性和有效性。

2. 电子签名管理功能　电子签名管理功能包括电子签章的制作、授权、使用、撤销、管理、维护等一系列操作,为医疗机构提供便捷、安全、可靠的电子签名管理服务。同时,电子签名系统采用可靠的电子签名技术,能够确保用户制作的电子签名的法律效力。

当影像科报告医师将诊断报告进行提交、审核时,系统会要求校验操作者的电子签名。报告医师将自己的电子签章连接在诊断工作站上,程序会自动校验电子签章的合法性,并将电子签名信息和诊断结果进行绑定,并将电子签名绑定的图形签名显示在诊断报告上。

(七)电子申请单管理系统

为了提高医院工作人员的工作效率,提高医院对患者的服务质量,规范医院自身的管理,使患者就诊更加科学、合理,越来越多的医院开始使用电子申请单管理系统。

1. 门诊电子申请单系统　门诊医生通过门诊医生工作站开具检查电子申请单,申请内容包括患者的基本信息、患者病史、申请科室、检查项目、检查目的等。电子申请单开具以后,系统会自动生成相应的费用信息。患者在完成缴费后,系统将电子申请单标记为"有效"。检查执行科室进行检查登记时,可以通过患者的门诊号、医保卡号等身份标识调阅电子申请单信息,获取信息后,登记员为待检查的患者分配检查设备、检查时间,并将本次检查的登记状态同步到电子申请单(以此记录来判断是否可以进行退费的依据)。患者依照分配的设备和时间进行医技检查。检查完成后,系统将再次同步电子申请单状态,将电子申请单状态标记为"完成检查"。当医技科室发布了患者检查的影像及报告后,系统会将此状态同步到电子申请单系统。门诊医生可以在门诊医生工作站系统中调阅患者的检查结果进行辅助诊断。

2. 住院电子申请单系统　住院医生使用电子申请单时与门诊的情况略有不同。住院医生通过住院医生工作站开具医嘱后,由医护人员对检查执行记账操作。在科室进行检查登记预约时,通过患者的住院号调阅电子申请单信息。获取信息后,登记员为待检查的患者分配检查设备、检查时间,并将本次检查的登记状态同步到电子申请单,系统进行自动扣费。患者依照分配的设备和时间进行医技检查。检查完成后,系统将再次同步电子申请单状态,将电子申请单状态标记为"完成检查"。当医技科室发布了患者检查的影像及报告后,系统会将此状态同步到电子申请单系统。住院医生可以在EMR系统中调阅患者的检查结果进行辅助诊断,并引用报告结果完成患者的电子病历。

第三节　系统软件功能

一、影像存储与传输系统软件功能

(一)影像采集

典型的PACS主要由三部分组成:影像的采集、影像存储与管理、影像显示与处理,而影像采集部分是PACS的数据来源。影像采集主要有以下几种形式:

1. 直接DICOM采集　直接DICOM采集是直接从CT、MRI、DR等检查设备的DICOM接口获得数字影像的一种影像采集方式。这种方式实时性好,效率高,不会引起各种形式的误差,是目前PACS最主要的影像数据来源,也是影像科室工作的重点。

2. 间接DICOM采集　计算机X线摄影经过模/数转换的方式将X线设备的信息采集出来,从而形成数字化影像,再结合计算机技术处理图像,在提高医学影像质量的同时,方便接入PACS。CR用一个可以反复读取的成像板(IP)来替代胶片和增感屏系统。设备曝光后,在IP上生成潜影,将IP放入CR扫描仪中,用激光束对IP进行扫描,读取信息,经过模拟信号转换为数字信号,最终生成数字影像文件。由此可见,CR设备需要①CR登记台:接收检查登记的DICOM工作列表,在CR系统中将患者信息和IP序列号相对应;②曝光设备:将IP

放置于设备平板下方,用于接收穿过人体后的剩余X线,生成潜影;③通过激光扫描IP读取信息,经过信号转换得到数字影像,并将IP序列号生成的影像与相应的患者信息对应,封装成最终的DICOM数字影像,并传送到PACS服务器。

3. 视频采集 视频采集主要用于超声影像检查。这个类型的检查设备本身不具备DICOM功能,但配置有视频输出接口,如VGA、S-端子(也称独立视频端子)。为了将从设备采集的模拟信号转换成数字信号,检查工作站上一般需要配置视频采集卡。视频采集卡用于将检查设备输出的视频数据保存到电脑中,并通过工作站软件将存储的静态图片文件或动态视频文件与患者的检查信息一起封装成DICOM格式,发送到PACS服务器中进行归档。

4. 照片采集 使用高分辨力的医用照片扫描仪,将CT、MRI等设备产生的影像照片,扫描成DICOM数字格式,方便浏览、存储、打印等。

通用的照片扫描仪,可通过预览扫描快速获取影像,而专用的照片扫描仪的控制界面具有直观显示和交互功能,可根据预览的扫描影像任意调整扫描区域,将扫描的影像直接转换成DICOM格式保存到PACS中。通过DICOM浏览器可以进行影像的放大、缩小及窗宽/窗位的调整等处理。

医用照片扫描仪有其适用的特点:①为医院的X胶片设计,最大支持尺寸为14in×17in;②扫描影像暗部细节清晰,亮度真实,动态密度范围增强;③采用滚筒式设备,入片、取片方便快捷;④扫描光源采用封闭设计,避免了灯光的直接照射。

但照片扫描仪生成的照片也有其无法解决的问题:①扫描仪输出的DICOM只能呈现照片格式,无法像原始数据一样进行影像后处理;②照片格式中,各幅影像的尺寸较小不便于整体浏览。

(二)影像管理

1. 接口管理 PACS常用以下三个类型的DICOM接口:

(1)影像存储接口——C-Store:C-Store服务类由SCU和SCP两部分组成,其通信流程如图2-10所示:

C-Store是为影像检查设备提供DICOM的存储服务。符合DICOM标准的影像可以通过C-Store服务类向PACS服务器发起传送影像的请求。当PACS接收到请求信息并确认后,SCU和SCP建立连接并开始发送影像。影像传送完成后,SCU和SCP交互会话释放请求,结束通信。

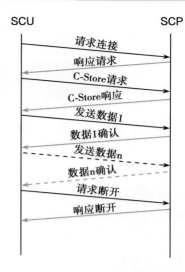

图2-10 C-Store接口流程图

(2)影像查询接口——查询/接收(query/receive):DICOM 3.4定义了"标准的查询/接收信息模型"。每个查询/接收信息模型都与许多SOP类相关联,并定义了以下三种层次:①患者层次(patient root);②检查层次(study root);③仅限患者/检查(patient/study only)。而在患者层次中的查询/接收信息模型则基于四级层次:①患者(patient);②检查(study);③序列(series);④复合对象(composite object instance)。

患者层次的查询/接收信息模型是以"患者"为条件,描述了患者级别的查询;检查层次的查询/接收信息模型是以"检查"为条件,描述了检查级别的查询;序列的查询/接收信息模型是以"序列"为条件,描述了检查序列的查询。

通常医生可以在影像检查设备上,从PACS中查询某一个患者或某一个检查,并希望将影像取回当前的设备或工作站进行后处理或再打印。可以在设备或工作站界面上选择"从PACS查询",并输入所要查询的患者ID或登录号(accession number),患者ID的值对应了患者层次下的患者,而登录号则对应了患者层次下的检查。

(3)影像输出接口——DICOM打印:检查设备或打片工作站完成了胶片的编辑工作,并将胶片打印到胶片打印机。检查设备向胶片打印机发起胶片打印请求。此时检查设备是打印SCU,胶片打印机是打印SCP。DICOM标准中定义了打印SCU和打印SCP的主要流程,如图2-11所示:

2. 数据库管理 数据库管理包含了以下内容:

(1)访问控制:主要描述的是用户管理、权限管理、密码管理等。管理员需要为访问数据库的人

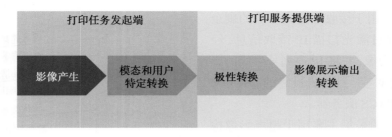

图 2-11　影像输出接口流程图

员创建访问数据库的用户及密码,同时要为该用户设定其能够访问数据库、表等资源及可以适用的操作权限(读、写等),以保证数据库的安全运行;需要定期更改数据库密码,防止因数据库密码泄露而引起的数据泄露或数据库故障。

(2)数据库监控:是指为监管数据库运行过程中可能出现的性能问题,运用一定的技术手段,对数据库服务器、数据库服务、数据库语句等进行跟踪。对反映存在性能问题的任务进行分析,从硬件层面到软件层面解决性能问题。

(3)数据库运维:针对数据库的特性,进行维护计划任务的配置,如定期进行数据库索引重建、数据库统计信息更新、收缩数据库日志等。根据业务数据访问量的需要,进行"重建索引"的维护计划,能够有效提高数据库的查询性能;收缩数据库日志可以将数据库日志周期限定在一定尺寸。不限定数据库日志或数据库日志已满的情况,都可能发生数据库锁死或中止服务的情况。同时还应该关注数据库的物理存储空间,防止由于存储空间不足带来的业务停机。

(4)数据库备份及恢复:数据库作为信息系统的核心,数据库管理员应针对具体的业务需求定制详细的数据备份计划,并通过模拟故障对每种可能的情况进行严格测试,只有这样才能保证数据备份的高可靠性,如图 2-12 所示。

数据库备份分为三种类型,分别是①完全备份:将备份整个数据库,包括业务表、系统表、表索引、视图和存储过程等所有数据对象;②差异备份:它依赖于数据库的完全备份,是将当前数据和最后一次数据全部备份进行差异比较后生成的备份文件,较事务日志的备份大;③事务日志备份:事务日志记录了数据库中的数据变化,备份时只需复制上次备份依赖对数据库所谓的改变,因此耗时较少。

通常的数据库备份计划如表 2-4 所示。

数据库恢复是保障数据完整和业务连续的重要手段。在数据库应用的过程中,可能因人为误操

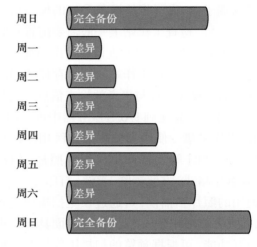

图 2-12　数据库备份计划图

表 2-4　数据库备份计划

备份方式	备份计划(根据数据实际情况决定)
完全备份	1 次/周
差异备份	1 次/d
事务日志备份	1 次/h

作、人为恶意破坏、系统不稳定、存储介质损坏等原因,造成重要数据丢失,而给医疗机构带来重大的损失。数据库备份是一个长期的过程,而恢复只在故障发生后进行。恢复可以看作是备份的逆过程,恢复程度的好坏很大程度上依赖于备份情况。

(5)数据库异地容灾:异地数据中心机房部署一个与原数据中心机房相同的数据库,作为容灾数据库。当一个数据库所处的地理位置发生系统故障时,另一个地理位置的数据库可以立刻顶替工作,如图 2-13 所示。

目前常见的容灾方案较为简单,主要有①数据库冷备:每日备份数据库,并将数据库备份文保存到外部存储或离线存储上;②备份一体机:使用独立的备份一体机设备,将数据库自动备份到外部存储上归档;③数据库热备:建立数据库容灾中心,与主数据库进行实时数据同步,同时应用系统保持文

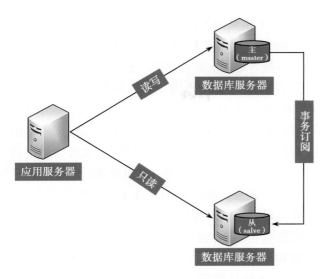

图 2-13 异地容灾数据库

②事中控制：通过开启数据库审计功能或使用第三方数据库审计设备，对数据库的变化、执行操作进行详细记录，以便于在故障发生时，能够迅速地定位问题。③事后分析：通过数据库审计日志的分析，实现数据库的访问行为控制、危险操作阻断、可疑行为审计等；通过 SQL 协议分析，禁止非法 SQL 操作通过，防止危险行为的发生。

件实时同步，保证引用系统版本一致，数据库容灾通常需要使用专门的设备或技术。

3. 数据库安全管理　数据安全主要包含了两层含义：系统运行安全和系统信息安全。数据库安全的防护技术主要有：数据库加密、数据库防火墙、数据脱敏等。

数据库的安全管理通常需要采取以下措施，包括①事前诊断：系统上线前可以通过漏洞扫描工具或漏洞扫描设备对服务器进行安全评估，排除系统或数据库的漏洞；对应用服务器进行结构化查询语言（SQL）注入攻击、弱口令等漏洞进行检测并完成程序修复。系统上线后，对数据库的安全进行持续化监控，帮助用户保持数据库的安全健康状态。

4. 工作流程管理　就单站点而言，PACS 作为整个流程的核心，承载了影像科室流程的引导者角色，所有环节被有序地关联在一起，使业务有条不紊地运行。PACS 工作流程如图 2-14 所示。

工作流程主要是：①患者就诊后，医生需要对患者的病情进行诊断，需要进行影像学诊断时，通过医生工作站开具检查申请单。②患者持申请单或就诊卡到影像科进行登记/预约检查。登记员在登记时为患者安排检查时间、检查设备，并交付患者领取报告时的凭证。③患者在约定的时间进行检查。检查开始前，设备将从 PACS 服务器获取患者检查的工作列表，并通过获取的信息开启检查。④检查完成后，影像被发送到 PACS 服务器。PACS 服务器接收影像，并将从 DICOM 解析的相关信息写入数据库。与此同时，技师将患者的检查影像编辑后，将胶片打印任务发送到打印激光相机或自助打印系统。⑤影像科诊断医师通过 PACS 调阅影像，书写报告。医生浏览检查影像，编辑报告，通过审核的报告被打印到纸张或被作为打印任务保存到自助打印系统。⑥患者可以凭借登记时获取的取片

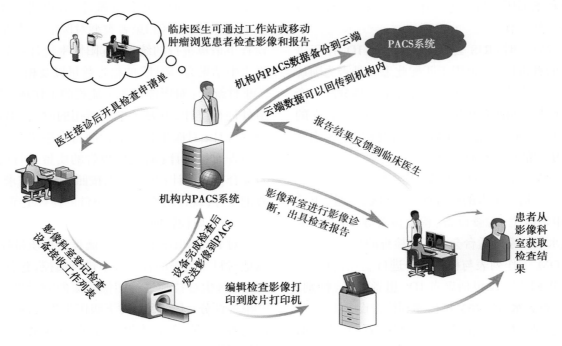

图 2-14　PACS 工作流程

凭证,在影像科领取检查报告和胶片,也可以在自助终端上自助打印报告和胶片。⑦临床医生可通过工作站或移动终端,对数字化的报告和胶片进行浏览,辅助其确诊并执行治疗计划。⑧当医疗机构采用云服务器行影像数据归档时,PACS服务器还承担了将本地存储的影像向云端进行归档的角色。同时当本地需要查看历史影像资料的时候,PACS又将历史检查从云端取回并展示给用户。

二、放射信息系统主要软件功能

放射信息系统(radiology information system,RIS)是融合了信息管理、检查预约、报告书写、科研教学、统计查询等多种功能的信息管理系统,帮助医院影像科实现日常信息管理工作的流程化,使影像科的工作进入高效、科学的工作模式。

(一)预约管理

影像科的登记人员进行患者检查的排序、预约。通过预约功能可以对患者进行灵活的安排,根据患者的病情、检查耗时、紧急程度等条件,选择合适的时间进行检查。预约功能可以将患者检查的时间精确到日、时、分,在完成预约的同时,也可以精确告知患者预计的到检时间,避免患者长时间等待。

预约检查,可以通过系统自动或人工的方式将"预约"状态更新到"到检"状态,也避免了患者未按时到检或取消检查生成的垃圾数据。

(二)登记管理

登记界面用于处理患者信息的录入,申请单、预约单和条形码的打印等工作,是影像科室业务流程中的重要环节。

患者登记时,RIS会分配一个患者ID,用于进行患者的身份识别,也用于匹配此患者是否为随访患者。如果作为首次登记的患者,系统将分配一个新的ID号。而随访患者,系统则会提示"已存在的患者信息",确认信息无误后,进行登记,系统则会将患者历次的信息进行关联。

患者基本信息被确认后,需要增加检查信息。检查信息包括了患者的检查项目、病区、床号、申请科室、申请医生、检查设备、检查位置等,并会生成检查流水号。系统后台会将本次检查的相关信息生成DICOM工作列表与检查设备进行交互,其中重要的工作列表字段包括患者ID、患者姓名、性别、年龄、检查流水号等都会被传递到检查设备上。

信息保存后,打印条形码交付患者,作为领取检查结果的凭证。

(三)检查报告管理

每个申请单在检查完成后都会产生一个相应的未写报告记录。影像科医生通过调阅患者影像进行报告书写、审核、查询工作。影像科医生根据医疗部门的要求对患者的检查报告进行创建、提交、审核(包含双审核)。初级医生创建、提交报告,由上级医生审核后统一打印交付患者,也可以通过自助一体机将报告和胶片统一交付患者。

同时报告功能模块中包含了报告修改痕迹,下级医生可以根据修改痕迹查看上级医生审核报告时对原始报告进行的修改,从而提高下级医生的阅片经验和能力。

(四)统计报表

统计报表可帮助影像科管理者跟踪影像科的运营情况,对工作量、设备、疾病、申请单、阳性率、胶片等数据进行统计,同时系统还可以根据使用者编辑的统计条件生成统计报告或统计图表,为管理者提供参考、决策。

影像科内部常用的统计功能有①人员/部门工作量统计:人员工作量统计是针对影像科中某一角色类型或个人进行的;部门工作量统计是针对系统内某一角色类型的所有员工的;②设备工作量统计:以检查设备为对象进行的工作量统计;③胶片曝光量统计:针对不同检查类型的胶片数和曝光数,或某一检查类型的所选检查部位的胶片数和曝光数进行的统计;④疾病统计:根据疾病的ICD或ACR代码、报告关键字或所见所得对某种疾病按一定的年龄区间等进行的统计;⑤申请单统计:根据不同部门、病区和患者类型对医生开具的影像科检查申请单进行的统计;⑥阳性率统计:统计检查报告中结果为"阳性"的报告数量以及相关的比率;⑦事件统计:对影像科各个流程的工作环节所用的事件进行统计,并显示平均所用的时间;⑧诊断符合率统计:对医生报告的诊断符合率进行的统计;⑨报告质量统计:对医生报告的质量进行的统计;⑩综合查询统计:用户可以按照不同的需求自定义查询条件,统计出所有符合条件的检查记录。

(五)质控管理

对PACS/RIS整个工作流程进行质量控制,有效地对科室流程的各个环节进行质控,包括①影像评分:医生对技师进行图像采集的质量进行评分;②报告评分:上级医生对下级医生提交的诊断报告的内容、质量、符合度等进行评分;③系统评分:管理员对常见的系统运行错误进行的修正,如更新患者基本信息、检查信息及检查状态等。

（六）危急征象管理

当患者的检查存在严重情况或紧急指征时，影像科医生需要及时通知临床医生进行处理，但是人为通知难免出现延时和遗漏的情况。

通过系统定义出被指定为危急征象的关键字，如气胸、结核等。当影像科医生进行报告提交、审核时，系统根据报告内容的关键字辅助判断是否需要提交危急征象指征。影像科报告医师确认为危急征象后，需按照系统指示完成危急征象的记录。此时系统会将该危急征象信息回传给临床系统（HIS/EMR），及时提醒临床医生关注患者状态。反之如果报告医生认为报告内容中虽然包含了危急征象的关键字但不需要作为危急征象通知临床医师时，则可以取消危急征象录入，继续完成诊断报告。

（七）即时通信

RIS 中可以包含基于 Web 的即时通信软件，类似于 QQ 或微信，可以独立部署或与 RIS 集成。影像科内部员工可通过该功能进行随时的消息通信，如下级医生可通过该功能向上级医生发起共同阅片，使影像科内部的工作更为紧密；影像科室内部可以通过即时通信功能向其他医生发起共同阅片的邀请；也可以点对点地对某个病例开展讨论等；管理人员也可以通过该功能完成科室的管理工作，如人员考勤等。

（八）诊断任务派发

诊断任务派发是为了便于影像科内部管理，通过筛选检查部位、检查系统、设备类型、检查难度等一系列条件，结合医生排班表功能，为当班医生自动派发阅片诊断任务。

影像科医生在登录系统后，系统会根据定义的规则自动为当班医生派发完成检查状态的报告。报告医生不能通过报告列表查询任何数据，仅能看到属于自己的数据。

该功能有效地避免了诊断医生在报告池中挑选难度低的检查，从而获得较高的工作量估值；也避免了报告池中难度高的检查因没人负责，出现无人问津的情况，从而耽误了患者的诊断与治疗。每个检查对应了相应难度的分值，当医生因某种原因无法完成报告时，可通过权限分配或管理员将报告退回报告池中重新分配。

该功能最终使用完成报告的分值进行工作量统计，而摒弃了原本使用报告数量来衡量医生工作量的方法。不仅能做到公平分配，还能够客观记录

整个科室中每个医生的工作状态，提高了整体的工作积极性。

（九）结构化报告管理

影像诊断包含了大量反映患者疾病特征的医疗信息，无论是传统的手写报告，还是通过键盘直接录入、使用语音设备录入的诊断报告，均使用自然语言，属于叙述性的文本数据，以自然语言的形式存在，而非结构化的数据。自然语言的多义性使得人们对其进行分析、研究、分类、总结和提取显得十分困难，不利于科学数据的分析、共享和质量评估，因此在某种程度上需要将影像诊断报告的数据结构化和代码化。

在 2001 年版本的 DICOM 3.0 标准中，增加了结构化报告（SR）信息对象（IODs），提出将影像诊断报告的内容按照一定的结构方式组织起来，并使用数字代码表达相关概念，从而使计算机能准确识别和表达诊断报告的含义。DICOM 结构化报告的提出，使 PACS 能够方便管理不同系统的影像诊断报告和影像，解决了传统的报告文本信息与影像、波形等分离的问题，同时也使影像诊断报告中的信息能够快速检索和充分利用成为可能。研究实践表明，结构化报告的应用，减少了报告中传统语言的语义模糊，增强了语义的精确、明晰及临床文档的应用价值，并使报告能够关联参考医学影像。

按照医院影像科的工作流程、影像诊断报告的书写习惯、阅读习惯及其他对影像诊断报告的要求，定制结构化报告模块的用户界面，并按照 DICOM 标准定义的内容、项目类型和关系类型，组织结构化报告模板，建立结构化报告的数据模型。在结构化报告模块内，建立结构化报告模块的编码体系，包括疾病诊断编码（ICD）、影像学病理编码数据库（ACR）及临床医学术语（SNOMED CT），其中 ICD、ACR 编码用于对影像诊断结论编码，而 SNOMED CT 则用于征象和相互关系描述。

（十）其他管理

1. 资源管理　用来对医院的设备资源进行配置和管理。

2. 系统字典　可以根据医院的不同种类和用途，设置系统中下拉列表项目的格式、内容和默认项。

3. 疾病代码　用于对各类疾病代码进行编辑，系统支持 ACR 代码和 ICD，两种疾病编码方式中至少能支持一种。

4. 检查代码　可对检查代码和注意事项模板

进行编辑。

5. 排班管理 对 RIS 设备工作时间片、工作日历、医生排班、技师排班进行设置。

6. 系统配置 针对整个 RIS 的全局参数设置，包括系统配置、警告时间、列表配置、查询条件配置、排他条件、热键设置、消息设置、登录配置等。以管理员身份在系统中任意客户端登录后进行地修改，对整个系统有效。

7. 角色管理 对系统中的角色进行添加、删除、修改等操作，并修改具体角色的各种权限。

8. 用户管理 系统管理员针对系统中的用户进行添加、修改和删除等操作。

9. 客户端配置 以管理员身份在系统中的某一客户端登录，管理员所作的修改对在该机器上登录的所有用户有效。

10. 备份管理 将系统中某些具体的设置导出，如检查代码、打印模板、报告模板、ACR 代码等，便于以后系统升级或数据误删后恢复使用。

11. 科室公告 管理员还可以对全院或选择性地向某一科室发布公告。

12. 操作日志 操作日志记录了系统每个用户的操作过程，作为系统审计的重要内容，可以通过查询了解操作员的具体操作以及患者检查的审计信息；系统管理员可以使用集团医院功能定义医院的基本信息。

第四节　未来架构发展方向

近年来，我国医疗卫生信息化建设经历了计算机化、网络化阶段，并正在向智能化和智慧化发展。大量结构化、半结构化与非结构化的医学数据存储在 HIS、电子病历系统、放射信息管理系统、医学影像存档与通信系统、实验室信息系统、移动护理系统、手术麻醉系统等信息系统中。为了提升信息化建设水平、推动数据共建共享，可以预见，未来几年，我国医疗信息化建设仍将处于蓬勃发展期。从 GB 到 TB 级的计算机能力的提高，将数据驱动的医学推到了前沿，只要存在相互关系的数据，计算机便可通过大数据分析技术将其挖掘出来，进而发现过去传统科学方法发现不了的新模式、新知识甚至新规律。如果能够将临床诊疗过程中、医疗机构运营过程中的数据全部积累下来，同时又能保证数据的高质量、高可用性，通过挖掘分析医学数据背后的价值，将显著提高医院和健康服务机构的诊疗和服务水平，促进健康产业的发展。

在海量医疗数据需求以及图像处理人工智能算法的巨大进步的双重驱动下，医学影像已经不仅仅局限于为单一患者的该次就诊提供相应的诊断信息，而是像文本数据一样，具有很高的二次利用、整合利用的价值。因此，各类影像数据自身和相互之间的一致性、安全性、可及性和可用性成为了医疗机构影像数据管理的关注重点，也催生出新的管理理念和技术架构，如企业级（全院级别）影像治理（enterprise imaging）和厂商中立归档（vendor neutral archive, VNA）系统。

一、企业级影像治理

（一）定义

企业级影像治理（enterprise imaging）是由信息治理的概念具体到影像资源的利用方面衍生出来的。美国医疗信息与管理系统学会（Healthcare Information and Management Systems Society, HIMSS）与美国医学影像信息协会（Society for Imaging Informatics in Medicine, SIIM）将全院级影像治理定义为企业级影像管理、技术、数据、临床使用、可利用财务资源的发展战略提供决策、框架、方法。所以在进行影像治理时，要从顶层角度制定管理策略，这样才可以满足机构的长期可持续性发展。同时治理模型也要根据医疗机构的体量、现阶段影像数据的分布和存储技术、影像设备的覆盖类别等本地化特征进行相应的调整。由于医学影像是跨越多种临床专业的检查手段，所以有效的影像治理手段也应覆盖相应广泛的范围。全院级影像治理的领导层需要制定决策的覆盖范围、合理地推广治理预期目标、制定治理路线的优先级。治理流程应该透明化，且能够快速响应需求和环境的变化。只有强大、合理、全面的全院级影像治理决策、框架、方法才能高效地管理全院级影像数据。

HIMSS-SIIM 建议的最佳的全院级影像治理应覆盖五个重点方面：项目治理、技术治理、影像数据治理、临床治理和财务治理。

1. 项目治理 决策主体机构应遵循明确的治理任务和章程，并坚持一个既定的机构发展策略。决策机构中人员之间、机构人员与临床和 IT 部门主管人员之间要建立直接的责任关系，特别是在需要快速做出响应时，这种沟通机制十分重要。决策的制订应该考虑很多方面，包括影像的获取、存储、分发、查看、所有检查类别相关的多种设备间的数据共享,影像数据类型应覆盖 DICOM 影像、非 DICOM 影像、扫描文档、波形和音频数据等,而不是只考虑影像数据本身。同时,应有相应部门对决策的制订进行监督,以确保满足临床、科研、教学、运营、商业智能和其他各方面的需求。全院级的影像治理还应涉及机构内部的医疗法律服务、风险管理和审查部门,以确保策略和工作流程得到良好定义,符合用户预期。同样地,决策主体机构也要紧跟国家和卫生行业整体的政策趋势和规范标准,使医疗机构的自身发展与行业进步保持一致。

由于医学影像学与临床诊疗和科室工作流程的紧密结合,所以很难定义影像治理的边界线。随着越来越多新型影像检查类别的出现,如虚拟现实/增强现实、远程影像会诊、3D 打印、文档扫描以及许多边缘性的电子健康病历内容都可能在影像规划治理的范围内、范围外或部分重合。除非专门的决策部门考虑上述事项,否则治理决策应该认识到超出治理范围的严重性,并在制订决策的初期就定义好明确的治理范围,在超出范围时有及时的响应机制。

当分别制定五个方面的治理决策时,项目治理往往存在于治理架构中五个领域的最高级别,或者在同一级别上有一个并行的管理委员会。在此之后,不同的机构根据自身的规模、战略目标、现有的治理模型以及上面的描述定义清晰的治理范围,以不同的方式分配决策权。

应明确界定治理决策机构人员的作用和职责,其成员应该包括代表技术、影像、临床和财务的各相关领导人员。成功的全院级影像治理需要所有干系部门之间保持高度一致,例如让脊柱整形外科医生和神经外科医生合作,或者让有影像专业背景的心脏科医生与血管放射科医生合作,这就需要大家对医院现有政策有共同并且深入的理解。虽然当前医疗机构内部分影像类别已经有了成熟度很高的管理模式,但考虑到自身的专业性,还需在一定程度上制订个性化的治理决策。正如放射学科已经有了几十年的实践过程,比起一些新兴的影像学科有更成体系、更先进的影像管理模型,但流程不能完全移植,例如远程影像会诊、病理学可借鉴模型快速学习,选择最佳管理路径,利用信息治理驱动学科的发展。而对于虽有多年临床应用经验的学科,例如内镜检查、肿瘤放射学、皮肤病学、伤口护理等,其应用范围相对局限,需要结合影像治理的理念将工作流程标准化。由于各个影像专业分支的成熟度、可利用资源等多种情况不同,项目治理团队间

要有合作、尊重意识。

2. 技术治理 长期保存影像数据必须考虑硬件和软件的生命周期,因为在过长的影像数据保存期内,一般会进行多次的数据存储介质更新升级或数据中心迁移。另外,影像数据是否需要长期存储还要考虑运营成本、用户实际需求,并参照国家、地方和医疗行业的政策法规、标准规范,使技术性能、实现效果达到最优。虽然影像治理需要在硬件、软件和知识库方面投入大量资金,但是医疗机构还是期望通过运营收入、降低运维成本来抵消投入,其中就包括减少数据存储硬件、临床和 IT 技术支持人员。然而随着存储和应用程序的逐步整合,影像信息系统技术运维的成本也会随着时间的推移而增加。这些实际问题为技术治理决策提供了很好的应用和验证的环境。

3. 影像数据治理 AHIMA 提倡数据的一致性、可比性、及时性、准确性、可访问性、完整性和可靠性。影像数据治理的目的是将影像数据作为组织决策、性能改进、成本管理和风险管理的战略资产。

临床和研究的实际应用,如基于机器学习算法的计算机视觉和解剖分割;教育资源的再利用,如教学文件的创建;诸如此类的图像数据和元数据的二次利用越来越广泛,原始医学图像信息的价值越来越高,其分布必须得到很好的控制,影像数据治理的重要性越发凸显。影像数据治理必须定义哪些图像数据和图像元数据可用于数据仓库和分析,以及如何访问、使用这些数据。在实现数据二次利用的同时,影像数据治理还必须依据法律法规,结合院级数据仓库审计、设备加密、身份验证等技术手段解决患者隐私保护、信息安全风险等问题。另外,影像数据治理应参与到关键指标的数据收集和整理中,例如硬件、存储介质和人工方面的成本降低、临床诊疗效果,更加安全、准确的数据,临床研究、教学,甚至是医疗法律的风险规避

4. 临床治理 在全院级影像治理的早期阶段,临床人员并不能意识到影像检查种类的广泛性,科室间的影像不能互相调阅,临床医师不能同时浏览患者所有类别、所有时间段的影像信息等,以上问题给临床诊疗带来诸多不便。所以,如何能让临床人员放弃原有的工作模式和流程是全院级影像治理应该考虑的问题之一。如果决策机构不能很好地让检查科室人员理解影像治理可为临床带来的意义,那么这些临床影像真正的提供者只会把影像治理视作简单地敲击键盘点击鼠标,并不会为影像治理工

作提出更多具有临床意义的意见。而影像数据的后期使用者也不能获得更高质量的图像、更佳的体验，也会因此将影像治理视作一次失败的尝试。所以，影像治理决策机构必须提前预期影像治理的产出成果，这些成果对于检查科室人员来说可以是可集中浏览影像的浏览工具，对于临床医师来说就是可获取更全面、更准确的多系统患者诊疗数据。如果能让专业的影像技术人员参与到影像治理过程中来，甚至负责治理中的某一专项工作，无疑会使获取到的原始数据更具有临床实用性。

5. 财务治理 在许多机构中，财务治理可以作为中心型项目管理或是技术管理的一部分，所以财务治理的决策最好来自 IT 或是机构行政部门的最高管理层，在综合评估整体图像的存储、调阅和共享需求后，决策者甚至可以由放射科、心脏科等影像检查科室的领导担任。在影像治理的早期阶段，必须围绕资金获取和供应商管理、运营预算、人员和人力资源管理进行精确的财务治理。

早期影像和财务治理的核心职责之一是协助确定工作项目的优先级，计划或指导医疗机构解决受益面更广或是成本收益最高的问题，也许是符合多数用户需求的（集中存储必要的图像），也许是影响患者安全的（持续检查和监测产生辐射的硬件设备），也许是优先考虑成本、规避投入较大的项目（停用昂贵的设备）。一些治理决策部门可以尝试引入评分机制，系统地、公平地对治理项目的优先级进行排序。这一评分机制不仅要考虑成本效益，还要考虑非经济指标，如治理决策对工作流程、科研、患者满意度、患者安全性和是否遵守法律法规的影响。在考虑将新的影像类别加入影像治理范围中时，完善的财务治理决策应能够提供精确的投资回报率和评估部署成本供影像治理决策部门参考。

结合以上五个方面，治理模型应根据机构的大小、所属地域、当前的图像存储和分布技术以及影像类别范围的不同而有所不同。由于影像治理的本质是跨越多个临床领域的横向治理，因此有效的全院级影像治理还应该对图像对应的文档提供相应的治理决策。由于本节着重影像数据治理的研究，所以文档治理的相关内容在此不做过多赘述。

（二）现状

2016 年 8 月国务院印发了《"十三五"国家科技创新规划》（以下简称《规划》）的通知，人工智能成为一大重点。《规划》明确指出，重点发展大数据驱动的类人智能技术方法，突破以人为中心的人机物

融合理论方法和关键技术，研制相关设备、工具和平台，在基于大数据分析的类人智能方向取得重要突破，实现类人视觉、类人听觉、类人语言和类人思维，支撑智能产业的发展。作为深度学习等人工智能技术最先突破的领域，图像识别已广泛用于图片搜索、自动驾驶、人脸识别等。在医疗健康领域，人工智能技术将有望解决各种医学影像的数据解读问题，如 CT、MRI、PET、超声、太赫兹、眼底视网膜成像等，并将逐步实现关键器官覆盖和模块化扩展，对某一器官的特定病例进行判断、筛查和诊断，达到主任医生级水平。据统计，美国医学影像数据的年增长率为 63%，而放射科医生数量的年增长率仅为 2%。相关数据显示，国内医学影像数据和放射科医师的增长率分别为 30% 和 4.1%。运用人工智能技术识别、解读医学影像，通过与其他病例记录的对比分析，帮助医生定位病灶，辅助诊断，可以有效弥补其中的缺口，减轻医生负荷，减少医学误判，提高诊疗效率。以美国哈佛医学院参与的智能诊断临床试验为例，在人工智能的辅助下，可将乳腺癌的误诊率从 4% 降至 0.5%。超过 90% 的医疗数据来自医学影像，临床对于医学影像数据人工智能的迫切需要，催生着需要全院级的影像治理策略全面指导医学影像数据的管理。

而影像治理的概念在 2016 年才由 HIMSS-SIIM 提出，并同时发布了关于全院级影像治理技术框架、流程框架等一系列白皮书，希望由此提升医疗机构对影像信息治理的重视，并为有意开展临床影像治理的医疗机构提供引导，建立支持医疗机构长期可持续发展、优化的企业级影像管理架构。全院级影像治理并不是一个科学研究的项目，而是在医疗机构进行治理的策略，需要医疗机构的管理者在认识到需求的前提下，投入资源去执行。

目前国内只有一些大型三甲医院引入了信息治理概念，更没有标准的、通用的影像治理策略供各机构使用，各医疗个体只是从自身需求出发，建立具有鲜明本地化特色的管理工具，并不具有通用性。虽然国内医疗信息系统的建设已经由以电子病历为核心转向基于集成平台和大数据技术的全量数据中心建设，但医疗机构内众多的数据孤岛、数据标准的缺失、数据安全管理混乱、数据集成平台建设良莠不齐等存在的现状都影响着信息数据的使用。

（三）关键技术

对影像信息进行治理，需要解决六大关键技术问题，才能覆盖影像治理的各方面，更好地指导影

像治理决策在院内的实施,实现影像治理的目标。

1. 治理策略统一性 首先建议医疗机构成立影像治理委员会,在治理策略上进行把控,保证治理策略的统一性。

治理的有效性和参与性是成功实施全院级影像治理的关键。由于历史原因,大部分影像采集部门有自己单独的、由不同厂商开发的业务系统,各自维护和管理自己部门的影像数据、硬件设备,缺少跨部门的影像集成平台和临床决策辅助系统。系统间的孤立、数据无法共享,不仅使影像科室医师写报告时无法参考其他影像部门获取的图像,临床医师在诊疗过程中也无法同时调阅患者的各类影像。同时,全院级影像治理是从科室部门级转向全院级管理的过程,势必涉及引入新的技术支持人员、整合人力资源、解散闲置部门,这些经常引起争议、很难实施的决策都需要有强势的治理部门来执行。因此需要组建一个由高层管理人员组成的影像治理委员会将临床、管理、信息部门和相关人员组织到一起,以做出决策,并监督影像治理项目。该委员会与下属的参与人员需要明确治理的目的是实现长期的战略支持,而不是为机构的发展制造障碍。理想情况下,影像治理委员会可以为机构内部决策提供战略需求或指导方针,且决策的重点应集中在解决影响范围大、覆盖范围广的问题和使用群体上。影像治理委员会主要负责影像治理策略方向的把握,下设流程治理和数据治理组,分别由临床管理部门、相关影像业务部门和信息技术部门参与,但各治理小组的职责范围间没有明确的分界线,在一些决策的制定上需要交叉合作。

2. 数据治理与流程治理 有了良好的组织架构后,就可以制定影像治理策略,我们认为影像治理应将流程和数据分开考虑。

医疗信息应用的范围非常广,包括信息安全和保护、信息使用的合规性、数据管理、风险管理、隐私、数据存储、医疗知识管理、医疗相关业务运行及管理、审计、IT管理、主数据管理、企业信息架构、统计分析与商业智能、大数据、数据科学和金融等方面。因此,医疗信息的治理,与IT行业中单纯的信息技术和数据治理范围差别巨大。在信息治理的大策略框架下,影像的数据治理和流程治理是两条不可或缺的主线。流程治理所关注的业务节点产生数据,就是"获取数据"的过程。数据经过提炼总结形成知识和规则,就是"分析数据"的过程。知识和规则还要反馈到适宜的业务节点,帮助规范业务、

提升业务,这是"运用数据"的过程。所以,在影像治理开始阶段,明确全院级影像集成管理的对象、需求、覆盖范围和预期成果,对于影像集成策略的设计十分重要,决定了哪些影像数据需要纳入治理范围内,数据涉及的哪些临床工作流程需要规范改造,哪些成熟的技术适用于影像集成,哪些不利于机构的长期发展,也明确了治理策略的实施所需的资金成本。

3. 全院级影像集成平台 确定影像治理策略后,需要搭建集体承载策略的平台,将流程和数据治理后的成果集成到平台上。

全院级影像集成平台是影像治理策略的展现方式,是影像治理的成果。基于 DICOM 和非 DICOM 的临床影像的存储是影像集成平台的核心。影像平台的存储可以是独立于所有影像系统外的单独存储设备,如果满足机构的需求,也有可能是现有的 PACS 存储。影像集成平台应基于标准的接口和通信协议,包括 DICOM、HL7、基于 Web 的服务,可以跨影像设备和系统支持图像采集。平台支持的图像来源包括影像设备、手持设备、视频APP、图像交换网关以及存储在磁盘上的图像。

在影像治理概念的指导下,结合院级影像治理的重点方向和涵盖要素,全院级影像集成平台提供的核心服务应包含:

(1)标准化的集成,包括影像设备工作列表服务,为不同的影像信息系统提供准确的患者信息。

(2)提供可靠的存储及以患者为核心的索引、注册机制。

(3)提供浏览工具,可供临床各角色人员调阅以患者为核心的全部影像数据。

(4)支持各种标准化的接入方式,如 DICOM、HL7、XDS/XDS-I、FHIR 等。

(5)支持各种获取和导入方式,如交换网关、本地 DICOM 通信等。

(6)支持与电子健康病历的集成。

(7)提供可靠的数据检索、访问控制、审计机制。

(8)在业务不受影响或影响最小的情况下,建立容灾和备份机制,保证业务的连续性。

如图 2-15,全院级影像集成平台提供的核心功能应包含企业级患者主索引、跨系统的图像数据集成与共享、跨系统的文档数据集成及检索。

4. 全院级影像浏览器 有了完善的影像集成平台后,需要为不同角色的数据使用者提供工具,

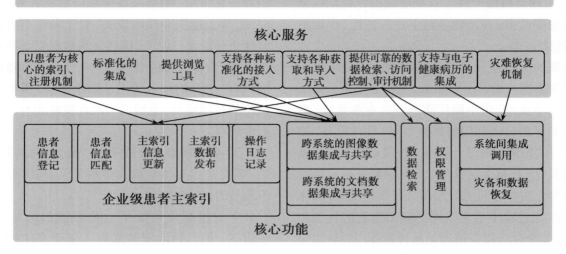

图 2-15　全院级影像集成平台核心服务及功能

最大化利用数据。

全院级影像治理的主要目标之一是向临床工作人员提供所有形式的医学图像。要实现这一点，全院级的影像浏览器是必要的。通过全院级影像浏览器的部署，广泛分布在各影像科室间的图像可实现共享、随时调阅，同时也为临床医生、学生、科研人员提供了多学科学习的平台。随着诊疗过程中患者的参与度逐渐增加以及成像成本的提升，影像集成平台还可提供胶片、报告自助打印的服务，由患者自己决定是否需要取得影像资料。理解影像浏览器的功能需求对于领导层面确定影像集成策略十分重要。需求可分为四类：

（1）影像科室人员需要生成图像的设备和解释器有最先进的操作和报告功能。

（2）外科医生需要专业、先进的图像处理工具计划安排手术。

（3）普通用户需要通过浏览器获取图像。

（4）外部用户群体（如患者等）需要基本的图像浏览功能。

这四类需求人群都希望在任意一台台式机或移动设备上快速、高效地查看和操作医学图像。尽管术前和部分诊断图像还需要有特定图像集成功能、分析和用户操作界面的专用浏览器，以获得高效的患者诊疗，全院级影像浏览器仍然可以满足大多数的图像调阅需求。

5. 图像交换服务　对于更高层次的应用，如区域共享、远程医疗、临床辅助决策、AI，还应重点解决图像交换和图像分析的问题。

与临床结构化数据一样，也要为医疗机构外部的人员提供图像的区域级共享机制。全院级影像集成平台十分适合提供这种图像交换服务。将外部图像引入医疗机构的方式很多，如 CD/DVD、数据平台、远程医疗等。全院级图像交换服务的优势不仅在于提供了一个用于导出内部图像的集中操作平台，还能通过提供跨专业的平台简化外部图像输入到内部的操作和集成。

6. 图像分析　HIMSS-SIIM 认为，与获取和管理图像数据相比，影像集成的图像分析功能还处于起步阶段。现阶段，平台提供了存储、展现、管理图像和相关元数据的基础工具，并对数据进行定义和标准化，可为临床和科研部门提供支持研究的详细信息，真正的图像数据深度学习和神经网络已经成为未来的研究热点，将在今后发挥巨大的作用。

二、厂商中立归档系统

（一）定义

厂商中立归档系统（vendor neutral archive, VNA）是一种医学影像存储技术，用于将医学影像、文档等以标准协议形式统一存储，具有标准接口，使得其他系统可以以供应商中立的方式访问，并方便快捷地获取数据。它允许索引和保存所有医疗文件，如医学图像和非医学图像、医学信息对象和波形、PDF 和视频文件、专有和标准机器输出文件。

目前，由于不同组织的目的不同，对真正的 VNA 的定义各不相同，纯技术性的定义比较混乱。对某些组织来说，什么是 VNA 的定义应该留给客户，但在大多数情况下，医疗从业人员可以认为，VNA 是一种可以协助他们共享医疗成像的解决方案。

（二）VNA 与 PACS 的区别

VNA 与传统的 PACS 不同，VNA 并不是一个扩大版的 PACS。PACS 更重视医学影像数据在医疗中的流转过程，包括从设备获取、传输、存储、显示和部分测量处理。VNA 则是跨系统、跨标准地对影像数据进行整合，实现医学影像数据的归档和交换。可以说 VNA 更能称之为影像数据中心，是后端的支撑平台，而 PACS 则更倾向于是前端应用，主要面向不同科室解决其业务流程的影像系统。

随着医疗技术的进步，医学影像不再仅仅局限于放射科和超声科的 DICOM 影像，其来源可能是不同类型的设备，影像格式可能遵循 DICOM，也可能并不遵循 DICOM。例如眼底光学成像和内镜成像的影像数据，就可能并不遵循 DICOM，对于一般的 PACS，就无法对这些影像进行索引、关联、归档和存储，同时这些影像的管理系统，也往往不会兼容 PACS 的功能。当前这种情况并不妨碍各类影像检查的前端应用，例如存储影像、为报告提供依据等。但如果需要对这些影像进行以患者为索引的全院级别影像的整合，则需要影像集成平台。独立于各个业务系统供应商的 VNA 则是全院级影像集成的理想工具。所有的 VNA 都必须有 DICOM 和非DICOM 的交换标准和存储能力，但是，VNA 并不意味着具有存储医疗设备产生的所有对象的能力。虽然 VNA 所支持的 DICOM 服务类应该显著多于传统 PACS，但是其支持的具体服务类还需要对照该产品的 DICOM 一致性声明。

VNA 具有下列特点：

1. 多个 PACS 可以归档于一个 VNA　总的来说，VNA 必须成为 PACS 和其他医疗系统的"最终归档目的地"。必须允许心脏病学 PACS、放射学 PACS、病理学 PACS、实验室系统、放射治疗和计划及其他系统通过 DICOM、HL7 传送、直接上传、ftp或任何其他有效方法将最终检查影像和报告保存在VNA 上（图 2-16）。

2. 共享多中心及多厂商　根据定义，VNA 接受来自多中心的影像数据，对影像进行整合和索引。也可以通过在系统中进行逻辑分区来严格限制不同厂商的工作区域。

3. VNA 不等于显示系统　VNA 可以存储几乎所有的数字图像管理对象，但并不意味着可以显示或操作它们（这是 PACS 的一个功能）。一些 VNA系统带有一个简单的观察器，其中一些集成了一个第三方的医疗显示系统。这些系统使用"DICOM 持续对象的 Web 访问"（web access to DICOM persistent object, WADO）医学信息系统或 VNA 的静止图像服务来获取研究结果，并在网络界面上显示出来。

4. VNA 的适用性　当一家医疗机构同时运行不同的 PACS 产品时，VNA 是避免迁移数据和整合文件的正确解决方案。但所需的资金投入和计算机资源通常不能证明投资中型或小型医院是合理的。

5. 实现存储整合　VNA 可以避免图像和文件孤岛。另一个需要考虑的重要概念是，VNA 是一个面向多 PACS 及多中心的系统。多 PACS 旨在与不同供应商的不同产品相连接，例如，VNA 可以对PACS A + CPACS B + PACS C + 病理学 PACS D 的影像进行整合，换句话说，即可以将一家医疗机构的所有医学影像文件整合到一个平台上。

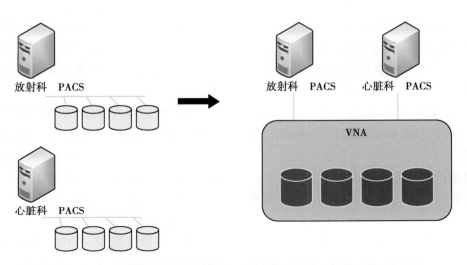

图 2-16　不同科室（放射科和心脏科）不同厂商的 PACS 归档于同一个 VNA

（周　彬　费晓璐　李　金　苏立楠）

第三章　医学影像信息检索技术

第一节　计算机信息检索概述

一、计算机信息检索理论基础

利用计算机检索信息是专业人员不可或缺的一项基本技能。在当今这个大数据时代，一个善于从计算机网络中查找出所需信息的人，将获取更多的成功机会。

（一）计算机信息检索的概念

计算机信息检索（computer information retrieval）是利用计算机系统有效存储和快速查找的能力发展起来的一种计算机应用技术，与信息的构造、分析、组织、存储和传播有关。计算机信息检索系统是信息检索所用的硬件资源、系统软件和检索软件的总和。它能存储大量的信息，并对信息条目（有特定逻辑含义的基本信息单位）进行分类、编目或编制索引。它可以根据用户要求从已存储的信息集合中抽取出特定的信息，并提供插入、修改和删除某些信息的能力。

信息检索有广义和狭义之分。狭义的信息检索是指信息的获取过程，即根据用户的特定要求查找所需信息的过程。广义的信息检索包括信息存储和信息获取两个过程。信息存储指通过对大量无序信息的选择和收集、注录和标引等处理，建成各种信息检索工具或信息检索系统，使之成为有序化信息集合的过程；信息获取就是根据特定的需求，运用已组织好的检索系统，将特定的信息查找出来。

（二）计算机检索系统的构成

计算机检索系统的构成包括硬件、软件和数据库。

1. 硬件　是系统中采用的各种硬件设备的总称，包括具有一定性能的计算机主机、外围设备以及数据处理或数据传输有关的其他设备。

2. 软件　指系统中有关的程序和各种文件资料的总称，包括系统软件（如操作系统，输入输出控制程序）和应用软件。

3. 数据库　是指以一定的组织方式存储在一起的相关数据的集合。数据库是计算机技术与信息检索技术相结合的产物，是计算机信息检索的基础。数据库的类型包括参考数据库、源数据库和混合数据库。

（1）参考数据库：指用户从中获取信息线索后，还需进一步查找原文或其他资料的一类数据库。它包括书目数据库和指南数据库。

1）书目数据库：书目数据库是存储某个学科领域的二次文献的数据库，有时又称作为二次文献库。它依照二次文献的不同类型又可分为题录文摘数据库、索引数据库和图书馆书目数据库。

2）指南数据库：指南数据库是存储有关某些机构、人物、出版物、项目、程序、活动等简要描述性信息的一类数据库，亦称指示性数据库。例如，机构名称数据库、人物传记数据库、产品数据库等，都属于这一类数据库。

（2）源数据库：又称为数据银行，它是能够直接为用户提供原始资料或具体数据的一类数据库。源数据库又分为数值型数据库、文本-数值型数据库、术语数据库、图像数据库、全文数据库、超文本数据库。

1）数值型数据库：指专门提供以数值方式表示的调查数据和统计数据的一类数据库。

2）文本-数值型数据库：指能够同时提供文本信息和数值数据的一类数据库。

3）术语数据库：指专门存储和检索名词术语、词语信息等的一种源数据库。

4）图像数据库：指用来存储和检索各种图像或图形信息及有关文字说明资料的一种源数据库。

5）全文数据库：指存储和检索文献全文或其中主要部分的一种源数据库。

6）超文本数据库：该数据库存储时将存储内容分割为若干独立利用的节点，使用链路连接节点等方式进行存取，从而构成一个不拘泥于形式逻辑推理，不遵循某种正规模式的网络框架结构，因而具备了类似于数据库又优于一般数据库的特点。

（3）混合数据库：兼有源数据库和参考数据库的特点，按载体形式它又可分为以下四种类型：磁媒体数据库、光盘数据库、多媒体数据库、超媒体数据库。多媒体数据库是一种能够对文字、数值、声音和图像等不同性质的媒体进行一体化处理和管理的新型数据库。超媒体数据库是通过外部树形的链接将多种类型的媒体连成一个集合。随着网络技术的发展，磁媒体数据库、光盘数据库的使用量逐渐缩减。

二、计算机信息检索的发展历史

（一）脱机批处理检索

1954—1964 年，脱机批处理检索应用较多，它需要专职检索人员定期将大量用户课题汇总，批量处理提问要求，并将结果反馈给用户。采用直接在计算机旁检索，不需要远程终端设备及通信网络的服务模式。用户需要在计算机处理成批检索课题之后才知道检索结果，不能直接、及时修改检索策略，查全率和查准率受到一定限制。

（二）联机情报检索

20 世纪 70 年代，联机情报检索模式投入商业运营。用户在计算机检索系统的终端上，通过通信网络，使用特定的指令和运算符，以人机对话方式，查询远程计算机检索系统核心的数据库，从中获取所需信息的计算机检索系统。联机系统使许多相互独立的终端实现了"对话"方式的信息检索。所谓对话方式，就是用户利用系统提供的、为数不多且简单易记的检索命令，每次输入一条命令或由命令组成的表达式查看结果。系统则每次显示出可能的信息，帮助用户选择下次该用的命令或表达式，用户通过与系统双向对话，可不断改变或完善检索策略，直至获得满意的检索结果为止。联机检索系统由三个部分组成：①主机系统；②通信系统；③终端设备。

（三）国际联机检索

20 世纪 70 年代中后期，在联机检索的基础上检索服务扩充到国际模式，国际上一些大的联机检索系统开始通过网络面向全球提供服务。

（四）光盘检索

20 世纪 80 年代初期出现了光盘检索，主要是利用激光、计算机及光电集成等技术实现信息的数字化存储。以光盘为介质的光盘数据库检索系统由于信息存储量大，简单易用，逐渐占据了市场主导地位。

1. 光盘数据库检索系统的优点 ①一次购买，无限制使用，不必考虑检索时间及远程通信费用等因素；②存储容量大，检索途径多；③适用于通信不发达、联网较困难的地区，是联机检索、网络检索的有效补充。

2. 光盘数据库检索系统的局限性 ①数据更新有一定的周期，时效性、灵活性比不上联机检索；②目前光盘数据库容量有限，一般是按专业和领域建库，收录范围不够广泛；③适用对象的局限性，因为一次性购买费用高，对使用频率不高的单位或个人而言成本较高；④设备和软件的兼容性较差，各种光盘数据库检索系统目前还难以实现标准化和统一化。

光盘检索系统的构成主要包括计算机、CD-ROM 驱动器、检索软件、CD-ROM 数据盘。

（五）网络信息检索

网络信息检索是通过标准通信协议将世界各地的信息检索系统用网络连接起来，形成一个基于客户机-服务器模式的网络分布数据库结构。它将全球范围内的科技信息、商贸信息、经济信息、时事新闻以及日常生活信息通过互联网聚合在一起，向亿万联网用户提供广泛的信息检索与服务。

网络信息检索服务的特点：

1. 信息检索服务的开放性 网络信息系统中包含信息资源、信息设备、信息通道、信息检索软件及信息终端等子系统，各个子系统都是开放的，其信息资源面向所有用户。

2. 超文本的多链接性 以超文本技术为基础链结构将不同地方的相关信息有机联系起来，使用户可通过点击文本或图表中的超文本链接点访问另一个相关的文档。

3. 用户界面友好且操作方便 采用客户机/服务器结构，通过交互式的图形界面，为用户提供友好的信息查询要求，检索途径多且可保留检索历史。

4. 具备良好的导航和编辑功能 网络信息检索一般都可以引导读者在复杂的网络信息资源中漫游而不致迷失方向，用户可以利用导航机制，了解其所在网络图中的位置。网络信息检索具有良好的编辑功能，包括修改、增加、删除节点和链的能力，此外对节点内的信息也具有良好的编辑能力，可进行多窗口编辑。

三、计算机检索技术与实现

（一）布尔逻辑检索

布尔逻辑检索即运用布尔逻辑算符（boolean operators）对检索词进行逻辑组配，表达两个概念之间的逻辑关系。布尔逻辑算符主要有"AND""OR""NOT"，在中文数据库中，布尔逻辑运算符有时用"AND""OR""NOT"表示，有时用"*""+"及"–"表示。

1. 逻辑与（逻辑乘） 用运算符号"AND"或"*"连接检索词。（图3-1）

例：查询有关"计算机在图书馆中的应用"的文献，检索式＝计算机＊图书馆

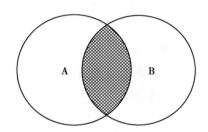

图3-1 AND 逻辑运算

2. 逻辑或 用运算符号"OR"或"+"连接检索词。（图3-2）

例1：查有关"苹果或梨"方面的文献。

检索式＝苹果＋梨

在同义词检索中使用，能提高查全率。

例2：查有关"计算机或机器人"方面的文献。

检索式＝计算机＋机器人

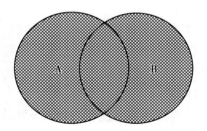

图3-2 OR 逻辑运算

3. 逻辑非 用运算符号"NOT"或"—"连接检索词"A NOT B"。（图3-3）

例1：查有关"玉米但不是甜玉米"方面的文献。

检索式＝玉米—甜玉米

例2：查有关"不是铬合金"方面的文献。

检索式＝合金—铬

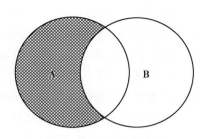

图3-3 NOT 逻辑运算

（二）位置运算符

文献记录中词语的相对次序不同，所表达的意思可能就有所不同。同样在检索式中，检索词的相对次序不同，表达的检索意图也不一样，布尔逻辑运算符有时难以表达某些检索课题的确切提问要求，用词间位置运算符来限定和组配检索词，可弥补布尔逻辑算符只定性规定检索词的范围，而未限定检索词的位置关系，易造成误检的不足。

位置运算符检索是利用一些特定的位置算符来表达检索词之间的位置关系，并且可以不用叙词表而直接使用自由词进行检索的方法。有的书上还将这种检索称为原文检索。这种检索在利用提名检索（TI）和摘要检索（AB）途径检索时，对检索质量影响很大。

（三）截词检索

利用截词检索时，应注意截词的部位，切忌截得太深，否则误检率会很大。

（四）词组检索

词组检索是将一个词组或短语用双引号（""）括起作为一个独立运算单元进行严格匹配，以提高检索准确度的一种检索方式。如："Global Positioning System"，只检索出规定字段中包含该段完整词组的记录。

（五）括号检索

括号检索用于改变运算的先后次序，括号内的内容做优先运算。用"（ ）"可以表示优先级。

（六）字段限制检索

将检索词限定在某一字段内，检索时，计算机只对限定字段进行运算，以提高检索效率。常用的检索符号有：in、=、<、>、≤、≥。

小结：在一个复杂的检索式中，不仅可以有多个运算符，也可以使用括号来指定运算的优先顺序以及体现概念的完整性。

第二节 计算机信息检索策略与步骤

一、检索策略

（一）明确检索目的和要求

明确检索的目的和要求是制定检索策略的前提。因此，在着手进行信息检索之前，必须全面了解用户的信息需求和检索目的、检索的学科内容、主题范畴。常见的需求包括以下四种类型：

1. 了解学科发展动态的要求 这类信息需求的特点是一个"新"字，即用户要求及时获得学科前沿研究的最新动态、最新进展和研究成果。针对用户的这类检索要求，在选择数据库时，除了必须考虑选择在学科内容方面与检索要求相吻合的基本要求外，还应注意考虑到信息内容更新周期短的因素。

2. 了解某一研究主题的片段性信息 这类信息旨在借鉴他人研究成果，用以解决研究中碰到的具体问题。这类信息的需求量最大，其特点是一个"准"字。即检出的信息应有针对性，能帮助用户解决具体问题。因此，在数据库选择方面，除了注意内容主题的匹配外，还应注意原始文献的易获取性，最好选择全文数据库。

3. 了解某一研究主题的全面性信息 出于基础理论研究、编写教材及申请课题的需要，用户往往需要全面系统地收集某一个主题范围内的文献资料，这类检索具有横向普查、纵向追溯的特点，并对查全率有较高的要求。因此，针对这类检索类型在选择数据库时，要注意选择存储容量大、覆盖年限长以及具有较强随机存取能力的数据库。

4. 检索特定的文献信息 用户已经知道文献的题名、作者，而只是要求获取原文。对这类用户需求只需要选择与学科主题相吻合的数据库。

除了需要清楚了解用户信息检索的要求和目的外，清楚了解待查找文献的年限、文献类型、语种和检索费用的支付能力等情况，对制定正确的检索策略也很重要。

不同类型的用户信息需求，对查全率和查准率的要求不尽相同，对选择数据库的要求也存有差异。

（二）选择数据库

数据库检索的正确与否将直接影响到检索结果的好坏。数据库选择不当，就会得出完全不符合要求的结果。选库时要遵循以下原则：

1. 根据用户信息检索的学科内容和目的选择数据库。如果检索课题涉及的内容全面而广泛，为了避免漏检，应同时选择几个不同的数据库，如需检索的课题内容专业性很强，则可以选择专业文档进行检索。

2. 在同时有几个数据库可供检索的情况下，应首先选择比较熟悉的数据库。这样能既快速又准确地查找出真正需要的文献信息。

3. 当几个数据库的内容交叉重复率比较高时，应选择检索费用比较低廉的数据库。

4. 当用户要求检索的文献量比较大时，可首先用浏览的方式，按主题或学科专业的方式查找。

（三）编制检索提问式、选择检索入口

利用各种算符构造检索式，然后选择检索入口即字段，如：题名、著者、主题词、文摘、全文等。

1. 主题途径 指用主题词在主题范围（或字段）、文摘范围、题名范围、全文范围检索。

2. 著者途径 指用著者姓名在著者范围检索。

3. 分类途径 指用分类号进行分类检索。

4. 其他途径 指用专利号、分子式检索。

（四）上机检索及反馈调节

在得到检索结果后，可能会出现三种不太满意的情况：检索结果太少、检索结果太多及检索结果并非用户要求的内容。

1. 检索结果太少 扩大命中文献的数据量（提高查全率），可使用以下方法：①选择在文摘字段中检索；②减少用"AND"或"NOT"算符联结的概念；③增加用"OR"联结检索词；④选用上位词或近义词；⑤采用截词检索法。

2. 检索结果太多 减少检索记录的总数（提高查准率），可使用以下方法：①将检索词的查找范围限定在篇名、关键词或叙词字段；②利用文献的外表特征限制检索；③增加用"AND"联结的概念。

3. 检索结果并非用户要求的内容 利用逻辑"非"进行限制；充分利用下位类检索词；在检出记录中选取新的检索词对结果进行再次限制。

二、检索步骤

1. 分析、理解课题

（1）了解用户信息需求的目的和意图，选择合适的检索式和检索范围。

（2）分析主题要求：①分析主题内容包括主题所涉及的广度和深度；②分析检索课题涉及的学科

范围,以便选定合适的检索系统和数据库。

（3）检索的时间要求。

（4）检索效果的要求：即①检索结果的查全率、查准率；②所需文献的大概数量；③是否提供原始文献等。查全率要求较高时选择检索词的主题概念范围要宽一些。查准率要求较高时选择检索词的主题范围要窄一些,专指度要高一些。要求提供原文时应选用全文数据库。

（5）检索费用及其他要求。

2. 选择检索系统和数据库　选择检索系统和数据库,应考虑以下内容：

（1）数据库内容,选择包括哪些学科的数据库？

（2）选择中文还是外文数据库？

（3）利用互联网上的各种信息查询工具,对网上免费的数据库进行检索和下载。

（4）数据库选择的原则：就近原则、全文数据库优先原则、成本/效益最低原则、中文数据库优先原则、专业数据库优先原则。

3. 选择检索词,构造检索式

（1）利用检索词、逻辑运算符、位置运算符、字段限制符、截词运算符等构造表达检索目的的检索表达式。

（2）检索式要能够表达课题要求。

（3）检索式中字符必须与数据库文献标识相匹配。

（4）检索式可以应用逻辑运算符、位置运算符和字段限制符。

（5）检索式应简单明了。

第三节　常用医学影像信息资源

一、中国生物医学文献服务系统

（一）简介

中国生物医学文献服务系统（sinomed）由中国医学科学院医学信息研究所/图书馆开发研制,涵盖资源丰富,能全面、快速提供国内外生物医学领域研究的最新进展,功能强大,是集检索、免费获取、个性化定题服务、全文传递服务于一体的生物医学中外文整合文献服务系统。

（二）涵盖资源

1. 中国生物医学文献数据库（CBM）　收录1978年以来1 800多种中国生物医学期刊,以及汇编、会议论文的文献题录600余万篇,全部题录均进行主题标引和分类标引等规范化加工处理。年增文献50余万篇,双周更新。

2. 中国生物医学文献服务系统中国医学科普文献数据库　收录2000年以来国内出版的医学科普期刊近百种,重点突显养生保健、心理健康、生殖健康、运动健身、医学美容、婚姻家庭、食品营养等与医学健康有关的内容。双周更新。

3. 中国生物医学文献服务系统北京协和医学院博硕学位论文库　收录1985年以来北京协和医学院培养的博士、硕士研究生学位论文,学科范围涉及医学、药学各专业领域及其他相关专业,内容前沿、丰富,可在线浏览全文。每季更新。

4. 中国生物医学文献服务系统西文生物医学文献数据库（WBM）　收录6 500余种世界各国出版的重要生物医学期刊文献题录2 000余万篇,其中馆藏期刊4 800余种,OA期刊2 400余种；年代跨度大,部分期刊可回溯至创刊年,全面体现北京协和医学院图书馆悠久丰厚的历史馆藏。年增文献60余万篇,双周更新。

5. 中国生物医学文献服务系统日文生物医学文献数据库　收录1995年以来日本出版的日文重要生物医学学术期刊90余种,部分期刊有少量回溯。每月更新。

6. 中国生物医学文献服务系统俄文生物医学文献数据库　收录1995年以来俄国出版的俄文重要生物医学学术期刊30余种,部分期刊有少量回溯。每月更新。

7. 中国生物医学文献服务系统英文会议文摘数据库　收录2000年以来世界各主要学/协会、出版机构出版的60余种生物医学学术会议文献,部分文献有少量回溯。每月更新。

8. 中国生物医学文献服务系统英文文集汇编文摘数据库　收录馆藏生物医学文集、汇编,以及能够从中析出单篇文献的各种参考工具书240余种/册,报道内容以最新出版文献为主。每月更新。

（三）系统特色

1. 检索功能

（1）快速检索：集成了智能查询的快速检索,检索过程更简单,检索结果更全面。同时,将检索过程以详细检索表达式的形式展示,方便了解具体检索内容；也可直接对详细检索表达式进行修改,实现再次检索。

（2）高级检索：支持多个检索入口、多个检索词之间的逻辑组配检索。检索表达式即时显示在编辑窗口,方便直接进行编辑。

(3)内容检索:支持基于文献内容的主题检索和分类检索。

(4)跨库检索:支持多库快速检索、高级检索,新增跨库主题检索和分类检索。

2. 检索结果

(1)结果分组显示:检索结果依据文献的不同特征直接进行分组显示,方便用户快速查看。

(2)结果输出:可以根据用户的需求,随意选择保存、打印或用电子邮件发送文献字段。

(3)结果统计分析:支持对检索结果从主题、学科、期刊、作者、时间、地区等方面进行统计和辅助分析,分层展示可以帮助用户快速了解文献分布及领域发展现状,洞察学科发展线索。

3. 原文获取 提供灵活多样的原文获取途径,用户可以根据需要随意选择:维普原文直接链接、学位论文在线浏览、免费全文直接下载、电子馆藏直接调用及通过原文传递服务系统进行原文索取。

4. 个性化服务 为用户提供独立个人空间,保存有价值的检索策略,储存用户感兴趣的检索结果,并且通过邮箱订阅和 RSS 订阅服务,方便用户及时跟踪领域、学科发展。

二、维普期刊资源整合服务平台

(一)简介

2000 年建成的"维普资讯网"已成为全球著名的中文信息服务网站,是中国最大的综合性文献服务网,并成为谷歌搜索的重要战略合作伙伴,是谷歌学术最大的中文合作网站。数据库产品主要有中文科技期刊数据库(全文版/文摘版)、中文科技期刊数据库(引文版)、外文科技期刊数据库和中国科技经济新闻数据库。本节主要介绍中文科技期刊数据库(全文版/文摘版)。

中文科技期刊数据库(全文版/文摘版)是重庆维普资讯有限公司推出的一个功能强大的中文科技期刊检索系统。收录自 1989 年至今 12 000 余种期刊刊载的 1 000 余万篇文献,并以每年 180 万篇的速度递增,其中核心期刊 1 810 种,涵盖社会科学、自然科学、工程技术、农业科学、医药卫生、经济管理、教育科学、图书情报和社会科学 8 大专辑 28 个专题。

目前提供镜像安装、网上包库和网上免费检索

流量计费下载等多种使用方式供用户或单位进行选择,数据每周更新。

(二)数据库检索

1. 登录数据库 通过维普资讯网主页或镜像站点登录。购买了使用权的单位可直接登录,无需输入用户名和密码,可免费检索和下载维普资源。个人用户可通过购买维普阅读(充值)卡,注册后可检索和下载维普资源。

2. 检索方法 提供 5 种检索方法,分别是快速检索、传统检索、高级检索、分类检索和期刊导航。

(1)快速检索:首先在检索选择入口选择检索项(题名或关键词、题名、关键词、文摘、作者、第一作者、机构、刊名、分类号、作者简介、基金资助和栏目信息),并在检索词输入框中输入检索式(或检索词),选择匹配方式,点击"搜索"即可。当选择题名或关键词、机构、题名、文摘、作者简介、基金资助等检索项时,系统自动使用模糊匹配方式,且不可更改;选择刊名时,默认为精确匹配,且不可改选;当选择关键词、作者、第一作者、分类号、栏目信息等选项时,可使用两种匹配方式检索。

如选择检索入口为题名或关键词,在检索词输入框中输入"生物医学",选择模糊匹配,然后点击"搜索";也可在检索文本框直接输入检索字段代码(表 3-1)= 检索词(如 M= 生物医学)或检索表达式用"与""或""非"(表 3-2)进行检索词连接。如检索题名或关键词为生物医学,且机构是广东药学院,可在检索文本框中输入"M= 生物医学 *S= 广东药学院"进行检索。

表 3-1　检索字段代码对照表

代码	字段
U	任意字段
M	题名或关键词
K	关键词
A	作者
C	分类号
S	机构
J	刊名
F	第一作者
T	题名
R	文摘
L	栏目信息
I	基金资助

续表

代码	字段
Z	作者简介
Y	参考文献

注:其中 Y 参考文献、栏目信息在快速检索的检索入口选择项中没有,但是在传统检索中有。

表 3-2　逻辑运算符

逻辑运算符	*	+	-
代表意义	并且、AND	或者、OR	非、NOT

（2）传统检索:点击主页"传统检索"按钮进入传统检索界面。

1）选择检索入口:除了提供与快速检索相同的 12 项检索入口外,还提供了任意字段与参考文献两项检索入口。

2）限制检索范围

① 学科类别:分类导航系统参考《中国图书馆分类法》(第五版)进行分类,每一个学科分类都可按树形结构展开,利用导航可以缩小检索范围,提高查准率和查询速度。

② 数据年限:收录年限从 1989 年至今,检索时可进行年限选择限制。

③ 期刊范围:包括全部期刊、重要期刊、核心期刊、工程索引(EI)来源期刊、科学引文索引(Science Citation Index,SCI)来源期刊、CA(Clarivate Analytics 公司,前身为汤森路透,现在简称为 CA)来源期刊、中国科学引文数据库(Chinese Science Citation Database,CSCD)来源期刊、中文社会科学引文索引(Chinese Social Sciences Citation Index,CSSCI)来源期刊。缺省的选项为全部期刊,即检索全部期刊的文献。可点击选择其中一种来限定检索的范围。若点击"SCI 来源期刊",则仅检索 SCI 收录的期刊。

3）在输入框中输入检索词或检索式,选择精确或模糊,点击"搜索"即可。

4）辅助检索功能

① 同义词库:勾选页面左上角的"同义词",选择关键词字段进行检索,可查看该关键词的同义词,检索中使用同义词功能可提高查全率,只适用于关键词、题名或关键词及题名检索项。

② 同名作者库:勾选页面左上角的"同名作者",选择检索入口为作者(或第一作者),输入作者姓名,点击"检索"按钮,即可找到输入作者名的作者单位列表,可以查找需要的信息以作进一步选择。只适用于作者和第一作者检索项。

（3）高级检索:点击主页"高级检索"按钮进入高级检索界面,提供向导式检索和直接输入式检索两种方式。

1）向导式检索:在检索框内输入检索词,选择检索项、逻辑运算、匹配度、限定字段扩展信息后点击"检索"即可。点击"重置"按钮可重新设置检索条件。

检索规则:①检索时严格按照由上到下的顺序进行,检索时可根据检索需求进行检索字段的选择;②检索字段的代码见表 3-1;③逻辑运算符见表 3-2;④扩展功能:左侧所有按钮均可实现相应的功能。只需在前面的输入框中输入需要查看的信息,再点击相应的按钮,即可得到系统给出的提示信息查看同义词,如输入"AIDS",点击查看同义词,即可检索出 AIDS 的同义词:艾滋病等,用户可以全选,以扩大检索范围。

查看变更情况:可输入刊名,点击查看其变更情况,系统显示该期刊的创刊名和曾用刊名,可以获得更多的期刊信息。

查看分类表:点击查看分类表,会弹出分类表页,操作方法同分类检索。

查看同名作者:点击查看同名作者,以列表形式显示不同单位同名作者,用户可以通过选择作者单位来限制同名作者范围,最多勾选数据不超过 5 个。

查看相关机构:可以输入"中华医学会",点击查看相关机构,即可显示以中华医学会为主办(管)机构的所属期刊社列表。最多勾选数据不超过 5 个。

扩展检索条件:点击"扩展检索条件",可根据需要以时间条件、专业限制、期刊范围进一步限制检索范围,获得符合检索需求的检索结果。

2）直接输入式检索:在检索框中直接输入逻辑运算符、字段标识符等,点击"扩展检索条件"并对相关检索条件进行限制后点击"检索"按钮即可。

检索式输入有错时检索后会返回"查询表达式语法错误"的提示,点击浏览器的"后退"按钮则返回检索界面重新检索。

检索规则:逻辑运算符和检索代码同"向导式检索";无括号时逻辑与"*"优先运算,有括号时按照先括号内后括号外的顺序运算,括号不能作为检索词进行检索;扩展检索条件同"向导式检索"中的"扩展检索条件"。

（4）分类检索：分类检索相当于传统检索的分类导航限制检索，不同之处在于，它采用的是《中国图书馆分类法》(第五版)的分类体系，并细化到最小一级分类，能够满足读者对分类细化的不同要求。

分类检索的检索方法为点击主页"分类检索"按钮进入分类检索界面。首先在左边的分类列表中按照学科类别逐级点开查找，在目标学科前的方框中打上"√"并点击">>"按钮将类别移到右侧的方框中，即完成该学科类别的选中，如果想取消选中的所选分类方框中的某个类目，可以先在所选外类框中点击选中此类目，然后点击"<<"按钮即可。之后在页面的检索框处选择检索入口并输入检索条件，即可在选中的学科范围内进行检索。

（5）期刊导航：点击主页"期刊导航"按钮进入期刊导航检索界面。

1）期刊搜索：提供两种检索入口，分别是刊名和国际标准连续出版物号(ISSN)，刊名入口提供的是模糊搜索，刊号入口提供的是精确搜索，在检索入口点选刊名或 ISSN 号，然后在检索式输入框中输入刊名或 ISSN 号，点击"查询"即可。

2）按刊名字顺查找：按期刊名首字母字顺进行查找。点击 A~Z 的任一字母，系统将列出以该字母开头的所有刊物，其中核心期刊以"★"标注，系统还提供一个"★核心期刊"按钮用来点击列出所有查询结果中的核心期刊，若点击此按钮则按钮变成"★核心期刊"且仅显示核心期刊。

3）期刊学科分类导航：在期刊学科分类导航中点击任一学科类别，就可以查看到该学科所涵盖的所有期刊。若点击学科类别前"核心期刊"或"核心期刊和相关期刊"类目，则限制此次查询结果中的期刊为"核心期刊"或"核心期刊和相关期刊"。

（6）二次检索：在已经进行了检索操作的基础上进行再次检索，以得到理想的检索结果。若选择"重新搜索"，可以开始一轮新的检索，若选择"在结果中检索""在结果中添加"和"在结果中去除"之一，则可在已进行的检索结果基础上再进行检索。

在结果中检索：检索结果中必须出现所有检索词，相当于布尔逻辑的"与""AND""*"。

在结果中添加：检索结果中至少出现任一检索词，相当于布尔逻辑的"或""OR""+"。

在结果中去除：检索结果中不应该出现包含某一检索词的文章，相当于布尔逻辑的"非""NOT""-"。

二次检索的检索选项除了包括全部快速检索

的检索选项外，还提供更多的限制选项。

（三）检索结果显示及全文下载

1. 检索结果显示　检索结果默认的显示方式为"概要显示"，其内容包括文章的标题、文章的前两位作者及文章出处(刊名、出版年、卷、期、页码)，可通过显示方式处选择"文摘显示"或"全记录显示"。检索结果默认为每页显示 10 条；也可在显示方式处根据需求改成 20 条、50 条；对于检索结果中的文章，可逐页翻阅，也可用跳转功能跳转至希望阅读的页码，提供对应检索条件的"相关检索"内容浏览。

点击"加入电子书架"选项可将勾选中的文章保存到"我的数据库"的电子书架中；点击"保存检索式"选项可将当前检索操作的表达式保存在"我的数据库"的检索历史中。点击概览页面上的文章标题，可查看该篇文章的细览页面。

2. 文章下载　在检索结果的概览页面上勾选文章，首先点击全文下载按钮，选择期望下载的题录文摘(概要显示、文摘显示、全记录显示)，然后点击下载按钮，完成后点击"继续检索"选项可返回至检索页面继续进行检索操作。

若选择下载全文，则将出现全文下载列表，在列表中点击全文下载图标即可；若点击加入电子书架则可将文章保存至"我的数据库"。

3. 文章打印　首先勾选文章后点击"打印"按钮，选择打印的文章内容(概要显示、文摘显示、全记录显示)并确认打印，当文章内容以 txt 格式显示在页面上时，根据页面提示打印即可。

4. 全文处理　系统可提供 PDF 格式以便用户对检索结果进行全文处理，用户需要安装 PDF 阅读软件才能操作。

三、万方数据知识服务平台

（一）概述

万方数据知识服务平台以科技信息为主，涵盖经济、金融、文化、教育等相关信息的网上数据库联机检索系统。

万方数据知识服务平台目前有 100 多个数据库，分为学位论文全文、数字化期刊、会议论文全文(中文版和英文版)、标准、法律法规、专利、科技信息、商务信息等，是目前国内最为庞大的数据库集散地之一，可以提供各类资源的免费题录或文摘检索，从而为不同用户提供全方位的信息服务。本节主要介绍该系统的数字化期刊全文数据库。

数字化期刊全文数据库作为国家"九五"重点科技攻关项目，由万方数据自主建设，是万方数据资源系统的重要组成部分。目前收录了理、工、农、医、哲学、人文、社会科学、经济管理和科教文艺等8大类100多个类目的5 000多种核心期刊，并实现全文上网、论文引文关联检索和指标统计。自2001年开始，数字化期刊已经囊括了我国所有科技统计源期刊和重要社会科学类核心期刊，成为中国网上期刊的第一大门户。

（二）数据库检索

1. 数据库登录 通过万方数据资源系统主页或镜像站点登录数据库。目前大多数高等院校的镜像版主要由数字化期刊全文数据库、中国学术会议论文全文数据库和学位论文全文数据库等几部分组成，并通过统一平台实现了跨库检索服务。本节以数字化期刊全文数据库为例介绍万方数据资源系统的使用方法。

2. 数据库检索 点击万方数据知识服务平台主页的"数字化期刊全文数据库"超链接或"学术期刊"栏目进入数字化期刊全文数据库界面，按照期刊分类方式浏览数据库，并可实现刊名检索、经典检索和专业检索等多种检索途径。

（1）期刊分类浏览

1）按学科浏览：以树形结构分为8大类及其下属的94个类目。8大类分别是哲学政法、社会科学、经济财政、教科文艺、基础科学，医药卫生、农业科学和工业技术，每个大类下面又分出相应的子类别。选中其学科类别后，后续的任何检索操作都局限于此类别下的期刊。

2）按地区浏览：显示期刊的按地区分类树，在"按地区"的分类树中点击选中某个地区，在其右侧将显示出该地区的所有期刊信息。

3）按首字母浏览：显示期刊的按首字母分类树，在"按首字母"分类树中点击选中某个字母，在其右侧将显示出该字母的所有期刊信息。

（2）经典检索

1）选择检索字段：提供的检索字段有论文标题、作者、刊名、年、关键词、摘要和PDF全文。根据具体需求选择字段进行检索。

2）输入关键词：在检索文本框中输入所需的检索关键词。

3）添加检索条件：根据检索结果点击"增、删检索条件"按钮增加或删减检索条件。

4）选择逻辑运算符：逻辑运算符用于确定2个或2个以上检索关键词之间的关系，可选择"与""或""非"三者之一。

5）选择年限：点击选中"限定年度范围"前的复选框，然后点击年限下拉列表框选择起止年份，可以在限定的年份范围内检索。

6）执行检索：点击"检索文章"按钮执行检索。

（3）专业检索：点击经典检索界面下的"专业检索"进入专业检索界面，构造检索表达式。

1）关系运算符

①"="相当于模糊匹配，用于查找匹配一定条件的记录。如论文题名="肺癌研究"，表示查找论文题名是"肺癌研究"这个字符串或是包括"肺癌研究"的一串字符串。

②"exact"：能精确匹配一串字符串。如作者exact"王明"，是查找作者是王明的记录。

③"all"：当检索词中包含多重分类时，它们分别被扩展成为布尔运算符"AND"的表达式。

④"any"：当检索词中包含多重分类时，它们分别被扩展成布尔运算符"OR"的表达式。

2）关系修饰符：通配符"*"表示匹配任意0个或多个字符，如果表示单个字符"*"，可用转义字符"*"来表示。

3）布尔运算符

AND：用"与"组合检索项，表示查找包括这两项的记录。如艾滋病AND治疗，表示查找包括艾滋病和治疗的记录。

OR：用"或"组合检索项，表示查找包括这两项或仅其中任一项的记录。如艾滋病OR AIDS，表示查找包括艾滋病和AIDS或其中之一的记录。

NOT：使用"非"查找包括某一项而非另一项的记录。如诊断NOT治疗，表示查找包括诊断但不包括治疗的记录。

检索步骤：①利用关系运算符、关系修饰符、布尔表达式和检索词构造检索表达式；②填写检索条件；③点击"检索文章"按钮执行检索。

（4）刊名检索：在刊名检索查询框中输入要查找的刊名或刊名所包含的关键词，点击"检索期刊"按钮，就可检索出已被收录的该刊名或含有该关键词的刊名，再点击"刊首页"即可进入该刊主页，在主页上可以按刊期列表浏览相应期刊或者按照相应的检索字段在该期刊中进行检索。

（5）二次检索：点击检索结果界面"继续检索"按钮，出现二次检索对话框，检索词输入及限定条件设置与经典检索的步骤完全相同，但需在"结果中检索"前面的方框中打"√"后再点击"检索"按钮完成二次检索。

（三）检索结果显示及全文下载

1. 浏览

（1）概览页：检索结果页面分为4部分。

1）左侧为检索结果和浏览历史。

2）右侧自上而下依次为：二次检索界面，可以进一步精选文献；检索表达式、检索用时、命中记录数和每页显示结果数；检索结果显示格式：①简单格式显示：论文标题、作者、数据来源和年，卷（期）；②详细格式显示：论文标题、作者、数据来源、年、卷（期）、摘要、相似文献和引用分析及查看全文链接。

（2）细览页：点击论文标题链接即可进入细览页，页面详细显示所选论文的标题、摘要、作者、刊名、英文刊名、年，卷（期）、分类号、关键字、DOI、数据库名、相似文献、引用分析、查看和浏览全文链接等内容。

2. 保存题录 系统提供3种题录保存格式，分别为详细格式、XML（可扩展标记语言）及参考文献，题录保存操作的全过程在检索结果的简单页面即可完成。

保存题录的操作步骤：选择题录→点击选择简单格式旁的"您选择了 X 条记录"→点击"导出"按钮→选择导出格式（详细格式、XML、参考文献）→选择导出方式（导出至检索软件、导出至文献管理软件，复制到剪贴板、保存）→打印（或复制保存）。

3. 全文下载及浏览 系统提供两种途径供用户下载浏览全文：一是从详细格式界面浏览，可以通过点击论文标题后的图标或论文标题后的"查看全文"选项浏览全文；二是从细览页浏览，点击"查看全文"浏览全文，然后点击"下载全文"下载 PDF格式全文，下载的全文需要通过安装相应阅读软件才能打开。

4. 检索历史 点击检索入口处的"检索历史"链接，可以查看最近的检索历史，包括数据库名和检索表达式，在检索历史页面上通过点击预检索的表达式可直接执行该表达式的检索。

（四）个性化服务

个性化服务功能能够帮助用户迅速找到所需要的资源和功能，并将用户搜索和筛选的结果保存下来，在每次访问时，可以通过用户自己的个性化主页直接获取所需的资源和常用的系统功能，从而节省大量的时间。通过网站平台免费注册后，可进入个性化服务页面，默认模块包括我的收藏室、用

户信息、我的账户、购物车以及购物卡和手机支付。我的收藏室收藏保存用户有用的资源，以便日后查阅。在用户信息中显示"会员姓名""电子邮件"和"注册时间"等信息，并可通过点击"修改信息"来修改个人信息；我的账户显示用户目前的账户信息；购物车显示用户存放的资源信息。用户可根据喜好改变各模块在页面中的位置，还可进行个性化定制，从而形成独特的个性化页面。

四、中国知网

（一）简介

中国知网数字出版平台集成、整合了各类型的数据资源，形成了十大文献出版总库，每个总库包含各自的总库检索平台，平台中显示相关的子总库，提供基于这些资源的导航和检索功能，在文献总库的基础上，针对各行业用户，设计了 7 个知识仓库。本节主要介绍中国学术期刊网络出版总库。

中国学术期刊网络出版总库是目前世界上最大的连续动态更新的中国学术期刊全文数据库，收录了自 1994 年至今（部分刊物回溯至创刊）国内出版的近 7 400 种学术期刊，其中核心期刊、重要评价性数据库来源期刊近 2 700 种，内容覆盖自然科学、工程技术、农业、哲学、医学、人文社会科学等各个领域，按出版内容分为 8 个专业总库和 10 个专辑（基础科学、工程科技Ⅰ、工程科技Ⅱ、农业科技，医药卫生科技、哲学与人文科学、社会科学Ⅰ、社会科学Ⅱ、信息科技、经济与管理科学），10 个专辑又进一步细分为 168 个专题和近 3 600 个子栏目。至2022 年 5 月，累计全文文献总量 5 920 余万篇。

中国学术期刊网络出版总库以互联网和光盘两种载体传播，按"中心网站版""镜像数据库版""光盘版"三种版本定期连续出版。

其产品形式有 Web 版（网上包库）、镜像站版、光盘版、流量计费等，中心网站及数据库交换服务中心数据每日更新，各镜像站点通过互联网或卫星传送数据可实现每日更新，专辑光盘每月更新。

（二）数据库检索

1. 数据库登录 通过中国知网主页或镜像站点登录。购买了使用权的单位可直接登录，无需输入用户名和密码，可免费检索和下载资源。个人用户通过购买阅读卡，注册后检索和下载资源。在地址栏输入网址回车进入中国知网数字出版平台，点击"进入总库检索"链接进入中国学术文献网络出版总库界面，点击"中国学术期刊网络出版总库"链

接进入该库检索界面。

2. 文献检索 首次登录成功后的默认界面为文献检索界面。

（1）选择查询范围：根据需要"全选"，也可选择一个或几个学科领域。

（2）设置检索控制条件：包括发表时间（在本刊正式发表的时间）；来源期刊：可以直接输入，也可点击（…）弹出"期刊选择"对话框输入刊名；限制来源类别：全部期刊、EI 来源期刊、SCI 来源期刊和核心期刊；限定期刊年：可以在 1979 年以前—现在年间任意限定，也可不限定；限定期刊的刊期：可在 01~24 期间任意限定，也可直接输入；支持基金：限定支持文献发表的基金，可以直接输入，也可点击（…）弹出"基金选择"对话框输入基金名称；限制（第一）作者：可同时对作者或/和第一作者及其单位进行限定。精确指检索结果完全等同或包含与检索字/词完全相同的词语；模糊指检索结果包含检索字/词或检索词中的词素。

（3）输入内容检索条件

1）全文检索项：在"在全文"下拉框中选择"同一句"或"同一段"选项，在其后的检索框中输入检索词；若一个检索项需两个检索词作控制，如全文中包含"AIDS"和"疫苗"，可选择在第一个框中输入"AIDS"，在第二个检索框中输入"疫苗"；若检索词多于 2 个，点击检索项前的"+"，添加另一个全文检索项，输入检索词即可。其中"同一句"指检索词限定在同一个句子中出现，"同一段"指检索词限定在同一文本段落中（5 句之内）出现。

2）其他检索项：其他检索项包括主题、篇名、关键词、全文、摘要、参考文献和中图类号。

当选择多个检索项，并在相应项内输入检索词时，可选择它们之间的逻辑关系（"并且""或者"和"包含"）进行组合检索，它们的优先级相同，即按先后顺序进行组合。根据检索词的多少增加或减少检索行。点击"+"增加一检索行；点击"−"减少一检索行，检索词输入方法参考全文检索项。

在检索框中输入一个关键词后，点击检索框后的扩展按钮，选择最近输入的 10 个检索词。点击所需要的检索词，则该检索词自动进入检索框中。

在检索框中输入一个关键词后，点击检索框后的扩展按钮，系统会推荐中心词为该关键词的一组扩展词。

在全文检索项可以设置词频，词频指检索词在检索项中出现的频次。词频默认为空，表示至少出现 1 次，如果为数字，如为 3，则表示至少出现 3 次，以此类推。

不同检索项在检索过程中具有不同的价值和作用，将其区分，可以全面地利用各种检索项构造检索式，提高查准率；任何检索项都可成为独立的检索表达式，也可与其他检索项组合。

添加完所有检索项后，点击按钮执行检索。

（4）专业检索：专业检索使用逻辑运算符和关键词构造检索式进行检索，用于图书情报专业人员查新、信息分析等工作。点击"编写检索式"按钮，在文献检索界面弹出专业检索界面。

检索步骤：①选择检索范围；②设置检索控制条件；③填写检索条件；④点击"检索文献"进行检索。

构造检索条件注意：①用专业检索语法表中的运算符构造表达式；②多个检索项的检索表达式可使用"AND""OR""NOT"逻辑运算符进行组合，且三种逻辑运算符的优先级相同，可用英文半角圆括号"（ ）"改变组合顺序；③所有符号和英文字母，都必须使用英文半角字符；④逻辑运算符前后要空一个字节；⑤字符计算按真实字符（不按字节）计算字符数，即一个全角字符、一个半角字符均算一个字符。

（5）期刊导航：检索点击"期刊导航"按钮进入期刊导航检索界面。提供专辑导航、世纪期刊导航、核心期刊导航、数据库刊源导航、期刊荣誉榜导航、中国高校精品科技期刊导航、刊期导航、出版地导航、主办单位导航和发行系统导航。

（6）二次检索：在当前检索结果内进行的检索，主要作用是进一步精选文献。当检索结果太多，需要从中精选出一部分时，可使用二次检索。检索词输入与限定条件设置与文献检索完全相同，添加完所有检索项后，点击"在结果中检索"按钮进行检索。

（三）检索结果处理

1. 分组 按学科类别、期刊名称、资助基金、研究层次、文献作者、作者单位和中文关键词对检索结果进行分组。

2. 排序 可以按照相关度（检索结果与检索词相关程度）、发表时间（发表时间先后）、下载频次（文献被下载次数）、被引频次（文献被引次数）和浏览频次（文献浏览次数）进行排序。

3. 显示

（1）显示条数：提供 3 个选项（10，20 和 50）。

（2）显示格式

1）列表显示：篇名、作者、刊名、年/期、被引频次、下载频次和浏览频次。

2）摘要显示：篇名、作者、作者单位、刊名及年/期、关键词、摘要、下载频次和浏览频次。

3）详细显示：点击篇名进入该篇名详细显示界面，显示中文标题、英文标题、作者、作者单位、摘要（中文/英文）、关键词（中文/英文）文献出处、DXT（数字对象标识）、参考文献、本文引用网络和本文其他相关文献（相似文献、同行关注文献、文献分类导航、相关作者文献、相关机构文献）等。

4. 题录保存 提供 6 种题录保存格式，分别为简单、详细、引文格式、自定义、查新、RefWorks。题录保存操作全过程在检索结果简单页完成。系统允许在一个题录文件中最多保存 50 条题录。保存题录的操作步骤：选择题录（全选、单选）→存盘→选择存盘格式→预览→打印（或复制保存）。

5. 全文下载及浏览 系统提供两种途径下载浏览全文：一是从列表显示页或摘要显示页下载及浏览，点击题名前的"保存"按钮，即可下载浏览 CAJ 格式全文；二是从详细显示页下载及浏览，点击 CAJ 下载和 PDF 下载按钮，可分别下载浏览 CAJ 格式、PDF 格式的全文。

6. 其他功能

（1）检索历史：检索筛选历史，按时间先后顺序，在本次检索的基础上，记录分组筛选的操作和在结果中检索的历史，可以直接点击筛选历史查看前次的检索结果；检索式历史，记录了输入的检索式的历史，可以点击"查看检索历史"进行回溯检索。

（2）词条在工具书中的解释：提供检索词在各种工具书中的权威解释，可全面地了解输入的关键词。

（3）当前检索词的相似词：提供与输入检索词相似的部分词，以修正或补充检索词的不足。

（4）当前检索词的相关词：提供与输入检索词相关的一组词，帮助重新构造更加有效的查询式。

（5）收藏检索式：将重要的和检索结果较好的检索式收藏到个人数字图书馆。

五、其他医学影像信息技术网络资源

（一）Ovid SP 数据库

Ovid 是 Wolters Kluwer Health（威科集团医疗健康）旗下的公司，也是全球信息解决方案的提供商，专为医疗、科学和学术领域的临床医生、专业人员、学生以及研究工作者提供有关内容、工具和服务的可定制解决方案，使研究者得以更敏捷、更快速、更有效率地执行工作。Ovid 在医学科学院、学术研究图书馆和图书馆联盟、医院和保健系统、制药、工程和生物科技公司，以及健康维护组织（HMO）和临床实践中应用广泛。其资源主要由三个部分组成，即资料库系统（databases@Ovid）、临床各科专著及教科书（books@ Ovid）和期刊全文数据库（journals@ Ovid full text，OVFT）。主要资源介绍如下：

1. OVFT OVFT 目前收录了 1 000 种医学电子期刊全文，出版单位包括牛津大学出版社（Oxford University Press）、Plenum、Harcourt Blackwell Science 等，其中有核心期刊 350 余种，被 SCI 收录 300 余种，被美国医学专业组织 Brandon Hill 收录 100 余种，OVFT 还将其中的生物医学核心期刊以专集形式出版，其中比较著名的包括 LWW（*Lippincott Willians & Wilkins*），BMJ（*British Medical Journal*），OUP（*Oxford University Press*）和 AMA（*American Medical Association*）等。OVFT 收录期刊的年限最早回溯至 1993 年，更新频率较快，无出版时差。

（1）LWW 电子期刊：LWW 是世界第二大医学出版社，其临床医学及护理学专业尤其突出，2002 年，Ovid 公司推出了 LWW 的医学期刊全文数据库专集，共计收录了 279 种医学期刊的全文，是目前国内使用最多的医学全文资源之一。

（2）BMJ 电子期刊：英国医学学会（British medical association，BMA）是世界较为著名的医学会之一，所属于 BMA 的 BMJ Publishing Group Ltd（BMJPG），出版 23 种医学期刊，其中 21 种期刊被 SCI 收录，质量较高。

（3）OUP 电子期刊：OUP 是世界上规模最大的大学出版社，其出版的图书、期刊品质较高，备受专家和学者的信赖和赞誉。OUP 出版物涉及的学科范围广泛，几乎覆盖所有主要领域（基础医学和临床医学），且 45 种期刊被 SC1 收录，期刊影响因子也较高。

2. Databases@Ovid 提供 300 多个人文、科技、社会、自然方面的数据库，其中多个数据库与生物医学相关，主要有：美国国立医学图书馆的 MEDLINE 数据库；美国生物科学信息服务社出版的生物学文献数据库（BIOSIS previews）；循证医学数据库（EBM reviews）是收录临床实证资料的数据库，也称临床实证医学评论数据库，主要提供给临床医生和临床研究员使用。

3. Books@Ovid 提供近 40 个不同出版商发行的并以临床为专题的 160 多本重要医学参考书。

（二）Wiley InterScience 数据库

约翰威立国际出版公司（John Wiley &sons）的出版物除了图书与期刊外还包括各类参考工具书，出版公司在生命科学、医学、化学、高分子及材料学、工程学等学科领域的学术文献出版方面较权威。

Wiley InterScience 简称 WIS，是 John Wiley &sons inc 学术出版物的在线检索平台。全面提供基于网络访问的出版内容，可通过网址访问，通过 IP 控制访问权限。提供学术期刊（journals）、电子图书（online books）、参考工具书（references works）、主题数据库（databases）、实验室指南（current protocols）和收藏集（collections）在线服务。WIS 提供 590 多种学术期刊的检索、浏览及全文下载服务，具体学科涉及化学化工、生命科学、医学、高分子及材料学、工程学、数学及统计学、物理及天文学、地球及环境科学、计算机科学、工商管理、法律、教育学、心理学、人文及社会科学等 14 个主题，其中相当一部分为国际权威学会会刊，期刊的学术质量高，是相关学科的核心资料，被 SCI、SSCI 和 EI 收录的核心期刊有 200 多种。多数期刊提供 1997 年以来的数据，随时更新，提供早于论文出版时间的"EarlyView"服务。WIS 提供超过 2 000 种专为网络环境制作的电子图书，且每年增加 200 余种与出版时间同步的图书。此外，WIS 还提供近 50 种大型参考工具书、10 多个主题数据库、实验室指南和收藏集的在线服务。提供灵活适用的检索方式，既可外类检索，也可跨库检索。其实验室指南全部涉及生化实验的范畴，收藏集将一系列相关的产品集合在一起，最大程度地方便查阅相关主题的内容。目前 WIS 提供三类近 40 个相关主题的收藏集。登录 WIS 界面，读者可以通过按"产品分类"及"专业外类"进行浏览。此外，WIS 提供个性化的服务。用户可以通过注册建立"个性化服务"主页。

（三）Elsevier（Science Direct）数据库

爱思唯尔科学公司（Elsevier Science）将其出版的 1 800 多种期刊全部数字化，建立了 Science Direct 全文数据库，并通过网络（science direct online，SDOL）提供服务。该数据库收录以理、工、医为主，内容涵盖了数学、物理、化学、天文学、医学、生命科学、商业及经济管理、计算机科学、工程

技术、能源科学、环境科学、材料科学和社会科学等 20 多个学科。其中大部分全文可回溯至 1995 年，通过 Science Direct 研究人员可以浏览 650 多万篇 HTML 格式的论文全文，检索科学技术医学（science technology medical，STM）数据库的 6 000 多万篇论文摘要，并可以链接到许多 STM 出版社的文献。是中国目前使用率最高、下载量最多的科学数据库。

（四）Micromedex Healthcare Series 数据库

医药学资源库（Micromedex）医药信息系统（Micromedex Healthcare Series，HCS）筛选提炼了国际上 3 000 余种医学期刊信息，并为临床需求提供实时准确的药物信息、疾病信息、毒物信息、传统医学信息以及对患者的卫教信息等。其编辑由来自 20 多个国家的临床医师、药师、护理人员和药理研究专家等组成，对所有信息汇总后组织编撰并以光盘或网络版的形式定期更新出版。Micromedex 医药信息系统提供美国国会审查医药法案时的标准参考资料。值得强调的是该系统面向医疗人员提供全方位综合的可直接应用于临床实践的最新信息，属于事实型、知识型数据库。在该数据库中查询到的信息不但可以指导临床实践，解决临床中遇到的各种实际问题，而且能更新专业知识，提高专业技能。

（五）ProQuest Medical Library 数据库

ProQuest Medical Library，PML 是由美国 Bell & Howell Information and Learning 公司（原 UMI 公司）出版的网络全文医学期刊数据库。以 MEDLINE 作为索引，收录了 1997 年至今的 800 多种（截至 2008 年 2 月）带有完整全文图像的医疗卫生及相关专业的重要期刊，涵盖了儿科学、神经病学、药理学、心脏病学、牙科学、妇产科学、矫形外科学、肿瘤学、护理学、外科手术、物理治疗等上百种专业刊物，以学术性期刊为主，也含部分商业性出版物，期刊来源较广，收录学术出版商（如 Springer Link）以及美国医学会（American Medical Association）、英国皇家医学会（British Royal Medical Association）、澳大利亚医学协会（Australian Medical Association）和澳大利亚皇家护理学联盟（Royal Australian Nursing Federation）等专业学（协）会出版社出版的期刊，且大多数为核心期刊，被许多二次文献数据库所收录。

六、医学影像公开数据集

医学影像公开数据集指的是面向所有用户的

医学影像的数据集合或资料集合,是一种由影像数据所组成的集合,常见的有:

1. 肺结节数据库(LIDC-IDRI)。
2. 乳腺图像数据库(DDSM MIAS)。
3. 小型乳房X光数据库。
4. 右心室MRI数据(RVSC)。
5. OsiriX数据库。
6. 生物医学成像国际研讨会(ISBI)。
7. NITRC的IBSR数据集。

(崔晶蕾　黄　昊　莫宏伟　欧阳雪晖)

第四章　医学影像信息系统运维管理技术

第一节　医学影像信息系统用户管理

用户是被授权使用或负责维护信息系统的人员，用户权限是允许用户操作应用系统中某些功能点集合的权力范围，角色是应用信息系统中用于描述用户权限特征的权限类别名称。

医学影像信息系统的各级用户根据其岗位性质、业务范围定义角色分类，并进一步根据工作角色确定工作权限，用户角色主要包括影像登记/发放员、影像护士、影像技师、影像诊断医师、影像工程师及信息工程师等。

一、影像诊断医师

影像诊断医师包括影像诊断报告初写医师和影像诊断报告审核医师。在医学影像信息系统中，影像诊断医师的用户角色和主要职能有：①调阅受检者电子申请单信息、病史及诊疗信息等，对受检者的信息及检查部位进行核对；并对照检查申请单中临床医师提供的临床表现和检查要求，判断申请进行的影像学检查能否满足疾病诊疗的要求，可根据检查与诊断的目的，要求临床医师补充受检者的详细病史；②在影像诊断工作站上浏览影像进行质量评估，判断是否存在各种伪影或干扰因素，能否满足诊断的需要；③影像诊断报告初写医师在影像诊断工作站上调阅影像检查申请单中临床医师提供的关于受检者的初步诊断等内容，通过调阅受检者的既往病史完成诊断报告的书写；④影像诊断报告初写医师可在系统中添加备注和传阅，可根据影像质量的情况要求影像技师重新检查或补充检查；⑤影像诊断报告审核医师在影像诊断工作站上完成诊断报告的审核、电子签名认证、报告的签发；⑥被授权的高年资影像诊断报告审核医师具有召回已审核签发报告的权限，避免医疗风险和差错的发生；⑦根据诊断结果标记诊断阴性或阳性，标记受检者

是否需要跟踪随访，标记该病例是否具有教学与科研价值。

二、临床医师

在医学影像信息系统中临床医师的用户角色和主要职能有：①在医生工作站中调阅患者的既往病史及现有的各类临床检查、检验结果，在系统中提交对患者病情的初步诊断意见以及需要鉴别诊断的内容；②在医生工作站系统开具影像检查电子申请单，明确检查目的、检查部位、检查类型、检查项目名称以及是否存在检查禁忌等；③在医生工作站中直接调阅、浏览其负责诊疗的患者历次影像学检查的影像及诊断报告，以便分析患者病情，制订诊疗方案。

三、影像技师

在医学影像信息系统中，影像技师用户角色的主要职能有：①在检查室的技师工作站上，从已到检登记的受检者队列中选择当前的受检者，信息推送至叫号系统，叫号系统扩音设备在候检区呼叫该受检者；②根据受检者标识核对受检者信息，调阅医院信息系统（HIS）传输给医学影像信息系统的影像检查电子申请单信息，也可调阅受检者门、急诊与住院的既往病史与临床检查、检验、病理的结果，从而完成对受检者的个人身份信息及检查部位等检查信息的核对与确认；③在影像成像设备上通过工作列表（work list）从医学影像信息系统服务器调取当前受检者的信息，完成受检者在成像设备上的注册登记；④基于临床医师的影像检查医嘱，按照影像检查规范要求对受检者进行影像学检查；⑤对影像学检查获得的影像结果进行初步质量评估，一是判断是否存在各种伪影或干扰因素，二是结合受检者的病情和影像学表现判断是否需要增加扫描序列补充扫描；⑥完成当前受检者的影像检查后，负责

将检查获得的影像成功上传至医学影像信息系统服务器;⑦负责将受检者的影像进行打印前的影像后处理、测量和排版工作,排版完成的文件可以选择直接传送至医用激光打印机打印,或者传送至影像检查报告与胶片集中/自助打印系统的服务器;⑧负责将直接打印好的影像胶片整理核对后,归档到每位受检者的档案袋中保存,并送至影像科室服务窗口等待进一步与影像诊断报告合并归档或者在自助打印服务工作站上操作影像胶片核对匹配软件,完成影像胶片打印文件的审核、校对、匹配、归档存储。

四、影像护士

在医学影像信息系统中,影像护士用户角色的主要职责有:①向受检者及其陪伴亲属介绍影像学增强检查的过程和注意事项,当面询问有无过敏史及是否遵医嘱进行检查前的准备;②负责做好对比剂的过敏试验,观察受检者的反应情况并做好记录;③在行冠脉 CTA 检查之前,充分做好增强检查前的基本护理、心理护理以及药物准备;④负责静脉留置针(套管针)穿刺,预设对比剂注射通道;⑤负责注射用针筒以及生理盐水和对比剂药物的准备,并及时登记医用耗材、器械、药物的使用数量和生产批号等信息;⑥协助影像技师完成增强检查,检查过程中如出现不良反应,应遵照紧急预案,协助医师进行现场处置及抢救;⑦定期检查抢救车药品、器械、物品的有效期及配置数量,并做好记录。

五、影像登记/发放员

影像登记/发放员包括在装备影像成像设备的各个专业科室服务窗口负责接待受检者、处理影像检查业务流程各项事务的窗口服务人员。

在医学影像信息系统中,影像登记/发放员用户角色的主要职责有:①为受检者划价、收费、预约、登记、分诊、窗口集中发布检查结果等,由于与医院信息系统(HIS)的集成和影像检查电子申请单的应用,登记人员无需手工录入受检者的基本信息与医嘱信息,但是应核对受检者基本信息与医嘱信息的工作,登记人员有权调阅受检者的既往病史、禁忌证、过敏史、严重肾功能不全病史、近期的检验结果,核对增强检查的受检者是否有禁忌证,以便告知受检者近期是否适宜进行影像增强检查;②登记人员主动进行影像检查资源的灵活调配,为受检者重新分配检查室;③负责胶片和检查结果的发放,在有自助打印服务的检查科室,协助受检者或家属完成报告与胶片的自助打印。

六、影像工程师

影像工程师负责影像成像设备的维修、预防性维护、装备管理等工作。在医学影像信息系统和医院设备管理信息系统中,影像工程师的用户角色和主要职能有:①在医学影像信息系统和医院器材设备管理信息系统中设置维护反映设备状况的数据字典;②在医学影像信息系统中设置设备的完好待用状态,确保设备能投入临床使用;③通过医学影像信息系统中的数据统计分析设备的使用率、完好率;④负责在医学影像信息系统或医疗机构设备管理信息系统中及时记录设备的维修、维护和巡检记录。

七、信息工程师

信息工程师负责医学影像信息系统软硬件设备的维修、维护、系统管理等工作。在医学影像信息系统中,信息工程师用户角色的主要职能有:①管理医学影像信息系统数据库,设置各类数据字典,定期清理数据库日志文件;②负责医学影像信息系统软硬件设备的维修、维护、巡检、管理、升级、扩容等工作,保障医学影像信息系统长期可持续、安全、有序正常运行;③负责增加修改、停止、删除用户的账户密码、功能权限以及影像检查项目的名称;④负责保障医学影像科室的网络畅通,负责规划、设置、管理医学影像信息系统所有设备、工作站及医用激光胶片打印机的 IP 地址;⑤负责维护、设置、管理医学影像信息系统与医疗机构信息系统以及医疗设备之间相关接口(例如 DICOM、HL7 接口)的通信参数设置与访问权限;⑥承担医学影像信息系统电子认证证书管理员的职责,负责填写并提交影像报告审核医师等数字证书用户的申请资料,负责发放、更新、吊销电子认证证书。

第二节　影像存储与传输系统管理

一、影像归档管理

影像存储与传输系统(picture archiving and communication system,PACS)是计算机网络技术及图像处理技术在临床医学中的重要应用,是利用计算机技术将各种类型、不同型号的医学影像设备的图像信息采集并转换成统一格式的文件进行处理、存储、传输，并可以在普通计算机上进行医学影像的浏览、存储、管理和传输，使临床医师通过医师工作站可以即时查阅以往只有影像科室才能看到的医学影像信息，实现了医学影像资源的共享，降低了诊断成本，并使远程会诊成为可能。它利用影像存储与传输系统实现医学影像资料的数字化管理，提高了医疗机构的整体管理水平和管理质量，节约了成本，减少了人为差错，是医疗机构实现规范化管理、进行质量控制的必备条件，也极大限度地缩短了受检者的就诊时间，提高了医疗机构的整体医疗质量和诊疗效率。

影像归档管理包含核心服务系统和归档、存储管理。核心服务系统可支持 UNIX、Lunix 及 Windows 操作平台，支持 Oracle、ms SQL 及 DB2 等关系型数据库，支持系统对于影像、存储、数据库、备份服务器以及客户终端的实时监控。它能够保存系统中硬件及软件的所有错误、修复及升级记录。核心服务器故障时，确保用户仍可以从"DICOM Sever"取得影像；存储设备故障时，"DICOM Sever"仍可从影像设备获取影像；当整体网络发生故障时，提供网络和本地单机的切换方案，优先保证检查工作不停顿，当系统从故障中恢复后，可提供故障期间数据的自动转移方案。归档、存储管理的存储系统具有高安全性、可靠性和容灾能力，可支持在线、近线及离线存储与管理，可设定存储管理策略，支持自动和手动方式管理。存储在离线系统上的图像数据，在需要访问时，能够在很短时间之内恢复至在线存储系统。支持采用集中式数据库及独立影像储存管理机制，记录所有影像的储存位置，支持影像的分级存储。可根据用户的需求，设置存储设备的影像删除策略。图像存储支持非压缩、JPEG、JPEG2000 无损、有损压缩及文件级的压缩方式。

目前各医疗机构在影像存储与传输系统中设置了一线存储、二线存储，均采用自动归档模式。一线存储一般使用光纤磁盘架构，速度快，吞吐量大，可支持大量用户同时访问下载和上传图像。一般保存最近三个月内的影像数据。通常全院对这些数据的访问比较频繁。二线存储一般使用 SATA 或者其他较光纤磁盘廉价的磁盘组成的阵列存储，性能不如一级存储，但是容量可以很大，提供三个月之外的全部影像数据的访问，通常全院对这些数据的访问概率比较小。由于一线存储空间较固定，所

以需要定期将一线存储上较旧的介质数据迁移到二线存储。归档程序每天自动将以前未归档的介质复制到二线存储，在达到清除标准时再将一线存储上的介质清除，同时修改数据库标识将介质实际指向改至二线存储上。

归档过程中需要注意的事项：

1. 数据安全　为保障数据安全，自动归档时一定要开启离线备份功能，保证每份影像数据都有两份备份，一份为在线备份，另一份为离线备份。

2. 存储方式的选择　可选择大容量磁盘安装在归档程序所在的计算机或者服务器上进行本地备份，备份满后需手工更换。也可选择 NAS 存储作为远程备份。

3. 备份方式的选择　一种是针对一线存储设置归档前备份介质，另一种是清除一线介质前备份介质，两种备份途径可任选一个，或者两种备份途径都选择，但需要分别设置不同的备份位置，这样将保证有两份备份离线数据。

4. 日常检查　为保障归档程序能够正常运行，需要每日对归档程序的运行状态、服务器存储空间进行检查。

检查一线服务器存储空间是否接近饱和，如接近饱和将影响影像存储与传输系统上传图像。需确认是否运行了归档程序，并确认正确设置了该一线存储清除介质的日期以及归档程序确实按规则进行了归档。检查二线服务器存储空间是否接近饱和，如接近饱和将不能正常归档到二线存储。二线存储接近饱和前应购买新存储，并联系维护工程师，使新存储添加到影像存储与传输系统存储系统中。

二、数据生命周期管理

（一）概念

数据全生命周期管理是指根据数据价值随时间推移的演化关系，提供高效、低成本、安全、访问便捷的管理架构。数据全生命周期管理贯穿于数据产生（开发设计、投产变更）、数据使用（采集、修改、存储、调阅）、数据保管（备份、恢复、测试）、数据销毁等各个环节，建立数据安全管理制度，规范数据的产生、获取、存储、传输、分发、备份、恢复和清理的管理，以及存储介质的台账、转储、抽检、报废和销毁的管理，保证数据的保密、真实、完整和可用。在管理过程中，检测系统管理数据、鉴别信息和重要业务数据在采集、传输、使用和存储过程中的完整性，并采取必要的恢复措施。采用加密或其他有

效措施实现系统管理数据、鉴别信息和重要业务数据采集、传输、使用和存储过程的保密性。

数据的生命周期管理目标有：

1. 规范管理 通过规范数据的生命周期管理，提高数据的整体管理水平，满足监管要求。

2. 提高效率 提高系统资源的使用效率，确保系统安全、稳定、高效运行。

3. 优化存储结构 优化数据存储结构，有效控制在线数据规模，提高数据访问效率。

4. 数据支撑 做好历史数据管理，为运营分析等提供数据支撑。

（二）特点

医学数据的主要特点：

1. 海量数据 大数据的储存，是传统数据仓库的几十到上百倍。

2. 数据多样性 大数据包括各种复杂结构的数据，形成结构化、半结构化和非结构化混合，关系数据、数据仓库并存的数据多样性。

3. 数据及时性 数据创建、处理和分析的速度快，要求实时挖掘分析获取需要的信息，以支撑医疗业务需要。

4. 数据价值高 海量的医疗大数据的价值越来越受到社会的关注，医学大数据的利用也成为了行业内研究的焦点。

在数据管理的整个生命周期中，不同阶段的数据管理特点不同，其性能、可用性、保存等要求也不相同。通常情况下，在其生命周期初期，数据的使用频率较高，需要使用高速存储，确保数据的高可用性。随着时间的推移，数据的重要性逐渐降低，使用频率会随之下降，应将数据进行不同级别的存储，为其提供适当的可用性及存储空间。最终，大部分数据将不会再被使用，可以将数据清理后归档保存，以备需要时使用。

（三）影像存储与传输系统数据生命周期管理

1. 影像存储与传输系统数据特点

（1）数据的异质性：医学影像、患者表述、医师的表述都是疾病诊断、预后及治疗的基础，也是影像存储与传输系统数据全生命周期管理应注意的问题。

（2）数据的多样性：医学影像数据、诊断数据存在多样性是医学影像数据的显著特征，如"同病异影，同影异病"等。

（3）数据的时效性：医学数据都具有时间性特征，只有定位在特定时间序列里的医学影像数据，才具有更高的临床诊疗价值。

（4）数据的隐私性：医学数据不可避免地涉及患者的隐私，医学数据创造、使用和挖掘过程中有义务和责任在保护患者隐私的基础上进行相关操作。

2. 影像存储与传输系统数据生命周期的阶段

（1）数据创建阶段：数据的价值通常会随着时间逐渐降低，信息生命周期管理就是根据应用的要求，数据提供的时间及数据和信息服务的等级，提供相适应的数据产生、存储、管理等条件，以保障数据的及时供应。

（2）数据保护阶段：从数据处理产生以来，对于数据保护的需求一直没有发生变化：需要防止数据受到无意或者有意的破坏。很多需要大量存储的应用，都需要 7×24h 运作和在线。系统的可用性在一定的程度上取决于数据的可用性，即使在技术上服务器和网络都是可用的，但是如果应用系统不能访问到正确的数据，用户将认为它是不可用的。数据生命周期管理将按照数据和应用系统的等级，采用不同的数据保护措施和技术，以保证各类数据和信息得到及时、有效的保护。

（3）数据访问阶段：数据生命周期管理的主要目标是确保信息可以支持影像业务和为医疗机构提供长期的价值。因此，数据必须便于访问且能够在多个业务环节和业务应用之间共享。此外，医学影像数据必须可以为多种业务流程提供数据共享，因此这个阶段将成为信息生命周期管理与业务流程管理的交叉点。

数据存储基本可以分为三类：每天都需要访问的数据；需要随时访问，但访问频繁和访问速度要求不高的数据；偶尔需要查询或访问的数据。

这三种分类体现为在线、近线和离线三种访问方式：

1）在线方式：在线存储之所以非常重要，是因为它可以在网络中提供对信息的即时访问，在线存储为业务系统提供日常业务处理所需要的数据和信息。因此，在线存储要求高性能、大容量、高扩充能力，以保证业务系统的快速处理。

2）近线方式：需要定期访问但访问频率和速度要求不高的数据应当以近线方式保存。通过这种方式，可以实现较为及时且成本较低的数据访问。近线存储设备的价格比在线存储低，但数据访问的速度要慢一些。

3）离线方式：可以将访问速度要求不高、存放的时间较长、访问的频率更低的数据存放在价格更低的存储介质和设备上或云介质上,当数据需要被访问时,才将其恢复到在线存储设备中。

(4)数据归档阶段:归档管理也叫存储管理,同时也是系统的影像存储管理,包括归档信息设置、服务器信息设置和归档操作等功能,通过定义数据及影像的存储规则,根据规则采用手动或自动归档等方式,将影像存储与传输系统的数据和影像从一级在线存储转移到二级存储或备份到数据备份设备上(离线存储)。

三、数据迁移管理

(一)概念

随着信息技术的发展,当信息系统不能满足业务需求时,就需要进行更换或升级。在信息系统的长期运行过程中,数据库中存储了大量数据,为了保证数据的连续性和完整性,在医疗机构更换或升级信息系统时,要将更换系统前的在用系统数据库中存储的数据完整、安全、准确地迁移到新系统中,从而能够在新更换的系统中获取旧系统的数据,保证受检者检查信息的连续性,这个过程就是数据迁移。从应用系统的角度,数据迁移是将被替换系统中的历史数据通过清洗、转换,装载到新系统中,并可以在新系统中进行查看;从存储的角度,数据迁移是将数据从一个存储网络设备转移到另一个存储网络设备的过程。对于医学影像信息系统的数据迁移,需要迁移的信息数据主要包括受检者的基本信息、影像检查诊断报告数据、科室管理数据、检查设备成像时产生的医学影像数据等。受检者的基本信息、影像检查诊断报告数据、科室管理数据等都存放在 SQL Server 或 Oracle 关系型数据库中,而成像数据一般以 DICOM 文件的形式保存在独立的存储或磁盘阵列中。

由于不同厂商生产的影像存储与传输系统数据存储逻辑结构不尽相同,数据迁移不可避免地可能影响历史数据的使用,主要包括以下几种情况:历史数据中数据内容不完整,如某一个关键字段未设置成必填项,历史数据中可能因各种情况造成数据缺失;旧影像存储与传输系统数据结构不完全满足新影像存储与传输系统数据结构要求。因管理要求精细化等需求带来的对影像存储与传输系统数据逻辑结构的调整可能造成新系统中的某些关键字段在旧系统中没有对应的内容,致使新系统在遇到处理这些历史数据时不能提供完整的数据支持。

1. 数据迁移存在的风险 数据库系统进行迁移后,由于环境的变化,会对业务产生或多或少的影响,需要明确可能产生的风险,并尽力将其降至最低。

一般情况下,可能存在如下风险:

(1)业务中断的风险:在进行系统迁移时,必须进行旧系统向新系统的切换,这一切换过程将导致业务暂时性中断。不同的迁移方式可能产生不同的中断时间,短则数秒,长可达数小时甚至数天。一般来说,新旧系统的差异化越小,迁移手段越先进,停机时间就越短。

(2)程序修改的风险:若系统进行异构迁移,例如从现有数据库平台迁移至异种数据库平台,由于不同平台之间在程序逻辑、SQL 语法上有差别,因此需要对应用程序进行一定程度的修改,一方面将大大增加迁移工作量,成本激增,影响整个项目进度;另一方面可能引入一些错误(bug),给系统的正常运行埋下隐患。

(3)日常运维的风险:进行数据迁移后,由于新旧系统的差异,必须对运维人员进行相关的培训,才能保证系统的稳定运行。一般来说,同种数据库平台在技术上是一脉相承的,因此原有技术人员经过简单的新特性培训就能很好地适应新平台的运维工作。若进行异构迁移,由于不同平台的运维技术差异极大,现有的运维团队必须花费大量的时间和精力进行学习以达到要求,因此在一段时间内很难保证运维质量。这种情况是对原有人力资源的浪费,甚至需要招募新的技术力量,增加了运维成本,相反如果使用同一品牌数据库将规避日常运维风险并使投资得到保护。

2. 数据迁移遇到的挑战

(1)最小化业务中断时间:即使是有计划的业务中断也将会对企业造成巨大的损失,比如电信行业计费系统的停止、营业账务系统的服务中断等,都会直接造成对外业务服务的中断,大大降低服务质量和客户满意度等。据业界估计,80% 的停机时间都来源于计划的下线,其中包括硬件迁移等。因此尽量缩短迁移过程所需要的时间是提高系统连续运行的关键,目前普遍要求在 3~5h 内完成迁移,并且尽量不影响正在运行的业务系统。因此,如何保证在异构环境下的迁移,并且缩短迁移的时间和业务中断时间是数据迁移的关键环节之一。对数据库的压力要在可控范围内,如果遇到业务高峰可以将迁移过程暂停,保证数据库有充足的计算资源,当峰值过后数据迁移可重新启动。

（2）数据一致性：当前环境下对数据迁移的要求比较高，在迁移过程中系统可中断时间较短，在这种情况下，在大数据量的迁移过程中数据会更新，就会造成数据不一致，不准确的数据迁移等于无用，必须保证数据一致性。

3. 数据迁移的准备　同品牌数据库的数据迁移性价比是最高的，理论上只是在 Oracle 数据库之间迁移数据，前端程序不需要重写与测试，Oracle 数据库在数据迁移之前，需要收集应用系统对应的数据库信息进行调查和分析，综合评估出最适合的迁移方法，涉及的因素包括：①数据库大小；②每天产生的日志量；③业务高峰期时段；④高可用性要求；⑤与其他系统的关联性；⑥应用服务器 Oracle 客户端升级；⑦与哪些系统有数据交换，如果有是否需要考虑一起升级；⑧网络安全域；⑨可停机时间；⑩可用带宽；⑪数据库版本；⑫主库与备库的配置。

以上这些因素都需要在迁移前重点考虑，基于这些因素制定迁移方案。不同数据量选用不同的迁移策略，根据数据量来划分，5TB 以下的数据划分在小数据量范围内，5TB 及以上划分在大数据量范围内。针对不同数据量两种策略可以同时存在，以下为两种迁移策略：

策略一：小数据量迁移的情况下，采用数据泵（Oracle Data Pump）+ 软件（Oracle Golden Gate）的方法进行数据迁移，数据泵进行数据初始化，软件进行增量数据追平，这种迁移的优势在于如果数据满足软件挖掘日志的前提，数据访问正常的情况下就可以进行数据迁移，在业务高峰期时，可以暂停数据迁移，保证关键业务不受影响，错峰后可以重启数据迁移，保证数据一致性不受影响，并且两端的操作系统可以是异构的，如：源端是 HP 小型机架构，目标端是"Oracle Solaris"架构。

策略二：在源端与目标端采用不同主机架构的情况下，选用"Data Guard"+ 数据泵 + 软件的方法进行数据迁移，使用"Data Guard"将源端数据镜像至中间库，然后使用数据泵将镜像数据导入目标端，再利用软件将变化数据追平，优势在于即使源端与目标端使用异构操作系统，也可以在保证高性能的同时不影响业务。

（二）数据迁移过程

医院原有影像存储与传输系统的数据量较大，同时新数据又在不断产生，这就要求在作好新旧系统更换的同时又不影响医院业务的正常开展。因此，数据迁移过程非常重要。数据迁移的过程可分为数据迁移前的准备、数据迁移的实施和数据迁移后的校验三个阶段。

1. 数据迁移前的准备

（1）分析新旧数据库之间的差异性，明确在数据存储以及字段类型方面不兼容的现象。

（2）将旧服务器系统中的现有应用数据库进行时间点的分割，将时间点以前的数据转移至历史数据库，保证在系统切换时数据库为当前有效的最小容量。

（3）编写数据迁移的测试计划，记录解决在数据迁移过程中出现的技术问题。

（4）针对数据迁移程序方式，进行数据迁移的测试工作，通过严格的测试过程，记录各自的优缺点和效率，确定数据迁移的方式。

（5）制订数据迁移的应急措施和回溯机制，对原有数据做好本机及异地备份，在数据正式转换前，进行测试并校验无误后，再导入正式数据库，发生数据丢失、损坏时可以从原数据库再次迁移。

2. 数据迁移的实施

（1）确认停机时间，通知相关部门停止业务。

（2）更改旧服务器连接用户的密码，防止联网产生新的数据，导致迁移过程中数据丢失。

（3）启动数据迁移的批处理，确认每个步骤都正确。

（4）如果出现异常情况，定位问题并解决；如果无法确认问题所在，且无法在短时间内解决，则将服务器的状态回溯至旧服务器系统，恢复旧服务器连接并通知相关部门。回溯机制是当数据迁移的过程失败，导致无法启用新服务器系统时的一种还原机制，保障能够还原到数据迁移前的原始状态。如果发生数据迁移失败的现象，将旧服务器的网线重新连接，并复原 IP 地址和连接用户及密码；客户端测试连接，恢复旧服务器系统。

（5）如果数据迁移正常，则更改新服务器的 IP 地址，方便客户端的连接。

（6）进入迁移后的校验程序。

3. 数据迁移后的校验

（1）制定相应的数据迁移检验方式，将新旧系统数据对比检查，通过数据库的应用程序，对相同指标的数据进行查询，并比较最终的查询结果。

（2）挑选有代表性的数据表，通过命令检查表的一致性，将新服务器系统的数据库表结构和旧服务器进行比较,确认没有出现数据表断链等现象。

四、系统质量控制管理

(一)质量控制管理的重要性

随着医学影像技术的不断深入及医学影像学、信息学、电子学等学科的不断融合,医学影像成像设备生成的数字化医学影像信息越来越丰富,在临床诊断和疾病治疗中发挥的作用越来越重要。因而影像科对临床医师电子申请单、技师拍片图像质量、技师三维重建图像、一线医师报告、审核报告等方面的质量提出了更高的要求,成为科室质控管理、持续提高科室质量与安全管理水平的主要目标。

(1)医学影像质量控制管理可规范科室人员的操作行为,优化流程,降低科室运行成本,提高科室工作效率、服务质量和管理水平。

(2)医学影像质量控制管理可提高影像检查和诊断的精准性,提高医疗质量和受检者满意度。

(3)医学影像质量控制管理可增强影像科室与临床科室的沟通,促进检查电子申请单、诊断报告单、数字图像的质量提升,做好医技和临床诊疗的交接,双方相辅相成,避免产生差错,提高服务质量和工作效率。

(二)医学影像质量控制系统功能设计

1. 设计原则

(1)整体性:各子系统要做到无缝连接,每个模块都应按照医学信息标准化(HL7 和 DICOM3.0)的统一标准进行运作,在进行联系时就有"共同语言",不会因为"语言"不同而造成各子系统间无法沟通。

(2)标准化:按照国家卫生部 2002 年发布的《医院信息管理系统规范》的要求以及国家信息管理的标准,医院信息系统(HIS)按 HL7 数据交换标准;其中 CIS(临床信息系统)按 ICD-10.SNOMED、结构化电子病历 XML 设计;影像存储与传输系统按 DICOM3.0 标准,MPPS 通信协议;LIS(检验信息系统)按 ASTM 协议等国际信息交换标准等,选择符合以上要求并通过国家有关权威部门认证和卫生主管部门评审的标准化软件系统。

(3)开放性:利用目前已有或即将开发完成的一些比较规范的程序,实现系统的接口,从而提高信息的共享和整合能力。

(4)安全性:对超级用户实行互相监督和访问、删改的痕迹保留和永久性备份保留的安全机制,以确保有关过程的安全性。

(5)先进性:系统应该处于国内领先水平,具备在使用后五年内的生存能力,并且在可持续发展性上要具有较大的发展空间和升级空间,无论是对操作平台的选择,还是软件功能的编制,都要有一定程度的超前性。

2. 设计方法

(1)采用标准和开放的技术:系统采用的各种硬件设备和软件系统均遵循国际标准或工业标准及国际流行标准,符合开放性的设计原则,使其具备优良的可扩展性、可升级性和灵活性。

系统所采用的具体实现的技术,应基于行业标准和得到广泛使用并已规范的行业标准的技术和架构,有利于降低技术风险以及对特定供应商的依赖性;有利于保持系统的向后兼容性、可集成性和可扩展性。

(2)采用面向对象的技术:面向对象方法(object-oriented method)是将面向对象的思想应用于软件开发过程中、指导开发活动的系统方法,简称 OO(object-oriented)方法,是建立在"对象"概念基础上的方法学。对象是由数据和容许的操作组成的封装体,与客观实体有直接对应关系,一个对象类定义了具有相似性质的一组对象。而继承性是对具有层次关系的类的属性和操作进行共享的一种方式。所谓面向对象就是基于对象概念,以对象为中心,以类和继承为构造机制,来认识、理解、刻画客观世界和设计、构建相应的软件系统。

面向对象方法作为一种新型的独具优越性的新方法正引起全世界越来越广泛的关注和高度的重视,它被誉为"研究高新技术的好方法",更是当前计算机领域关注的重点。

面向对象技术的发展已经成熟,基于面向对象技术的开发语言和应用框架已被证明可以大大提高信息系统开发和建设的效率,提高架构的合理性和可扩展性。

(3)采用基于组件的技术:传统的 Client/Server 结构、群件、中间件等大型软件系统的构成形式,都将在组件的基础上重新构造。在组件技术的概念模式下,软件系统可以被视为相互协同工作的对象集合,其中每个对象都会提供特定的服务,发出特定的消息,并且以标准形式公布出来,以便其他对象了解和调用。组件间的接口通过一种与平台无关的语言(interface define language,IDL)来定义,而且是二进制兼容的,使用者可以直接调用执行模块来获得对象提供的服务。

3. 功能设计

（1）质控内容：对电子申请单、图像质量、报告质量、审核报告质量等各个环节进行质控评分并及时统计跟踪结果，对科室整体质量的提升及薄弱环节的整改起着重要作用。

1）申请单质控：①病史内容过于简单或空白申请单质控；②假病史、错误病史、过期病史、与现病情不符；③遗漏重要病史（例如手术史）；④检查目的不明确；⑤检查项目申请错误。

2）图像质量质控：①受检者及检查部位是否正确；②检查技术是否得当、操作是否规范；③影像是否符合诊断要求；④体位设计或定位是否准确；⑤成像参数设置是否恰当；⑥有无伪影；⑦检查序列图像是否齐全，显示方式是否正确。

3）照片排版质控：①是否显示阳性病变，是否遗漏；②排版图像是否正确；③排版版式是否符合照片排版要求和规范。

4）三维重建质控：①重建部位或采用重建技术是否符合申请单要求；②三维重建图像有无遗漏需要重建的主要阳性病变；③重建图像能否满足诊断要求；④重建技术是否得当；⑤重建图像是否具有良好的对比度，图像大小合适、美观；⑥重建图像应无假阳性或假阴性病变。

5）医师报告质控：要求做到①报告用语规范精炼，使用专业术语，无错别字；②病变描述全面，包括大小、部位、解剖关系、强化方式等；诊断内容全面、恰当，（除主要阳性病变外）无漏诊和误诊；③诊断思路清楚，有必要的鉴别诊断和合理建议。应避免：①主要阳性病变漏诊或误诊，报告左右写反，定位错误；②简单套用模板，出现男女性器官写反或受检者有外科术史，但报告中器官仍存在等情况；③报告单出现重要错字、漏字引起歧义或诊断错误；复查片未与上一次检查结果对比描述（无法获得上次的检查结果除外）；④诊断项诊断缺失或报告中描述的阳性病变未在诊断项中诊断；⑤报告中受检者的信息或影像存储与传输系统的上传图像与申请单明显不符。

（2）质控方式

1）随机质控：基于日常影像诊断的随机质控，根据抽样规则及概率标记检查，在影像诊断工作站提交报告时弹出质控窗口，评分完成后方可提交报告。

2）集中质控：科室按阶段、有组织地进行集中质控。

（3）质控项目评分

1）规范类：如申请单书写规范。

2）评分类：如图像质量分析、报告质量、审核报告质量。

（4）质控评分结果查询：质控评分完成后，可以在检查列表中查看评分结果。

五、系统容错技术

容错技术最早由约翰冯诺依曼（John VON Neumann）提出。所谓容错是指在出现一个或者几个硬件或软件方面的故障或错误的情况下，计算机系统能够检测出故障的存在并采取措施容忍故障，不影响正常工作，或者在能够完成规定的任务的情况下降级运行。

容错最基本的方法是冗余技术，所谓冗余就是超过系统实现正常功能的额外资源。冗余包括硬件冗余、软件冗余、时间冗余和信息冗余。

（一）硬件冗余

硬件冗余包括静态硬件冗余、动态硬件冗余和混合冗余。静态硬件冗余常见的形式是三模冗余（TMR），其基本原理是：系统输入通过三个功能相同的模块，产生三个结果送到多数表决器中进行表决，即三中取二的原则，如果模块中有一个出错，而另外两个模块正常，则表决器的输出正确，从而可以屏蔽一个故障，三模冗余的缺点是，如果三模块的输出各不相同，则无法进行多数表决；若有两个模块出现一致的故障，则表决的结果会出现错误。

（二）软件冗余

由于硬件系统的故障主要来自生产和使用阶段，因此容错可以通过相同部件的重复，即相同资源的累积设置来实现；而软件故障主要来自说明、设计和实现阶段，因此程序的简单重复不能实现容错，它只能防止硬件损坏或者环境干扰等引起的物理性故障，而不能防止软件本身缺陷造成的故障。实现软件容错的基本方法是将若干个根据同一需求说明编写的不同程序（即多版本程序），在不同空间同时运行，然后在每一个设置点通过表决或接收测试进行试验。

（三）时间冗余

时间冗余的基本思想是重复执行指令或者一段程序来消除故障的影响，以达到容错的效果，它是用消耗时间来实现容错的目的。根据执行的是一条指令还是一段程序，分成两种方法：一种是指令复执。当检测出故障时，重复执行故障指令，若故障是瞬时的，则在指令复执期间可能不会出现，程序就可以继续向前运行。指令复执必须保留上一指令结束的状态。另一种是程序回滚。该方法不是重复执行一条指令，而是重复执行一小段程序。在整段程序中可以设置多个恢复点，在程序出现错误的情况下可以从一个个恢复点处开始重复执行程序。首先检验一小段程序的计算结果，若结果出现错误则回滚再重复执行该部分，若一次回滚无法解决则多次回滚直至故障消除。

（四）信息冗余

信息冗余技术是通过在数据中附加冗余的信息位来达到故障检测和容错的目的。通常情况下，附加的信息位越多，其检错纠错的能力就越强，但是这同时也增加了复杂性和难度。信息冗余最常见的有检错码和纠错码。检错码只能检查出错误的存在，不能改正错误，而纠错码能检查出错误并纠正。常用的检错纠错码有奇偶校验码、海明码、循环码等。

六、影像数据备份管理

（一）数据备份的概念

数据备份是对数据库中的部分或全部数据进行复制，形成副本，存放到一个相对独立的设备上，如磁盘、磁带，以备将来数据库出现故障时使用。

数据备份的类型：

1. 全备份　指系统中所有的数据都通过备份进程备份。全备份的备份时间最长，这种方法的好处是恢复时间快。恢复时间缩短是因为已经有了所有的数据备份，要做的就是做一次全恢复。

2. 差异备份　指系统管理员在一个周期内进行一次全备份，在其他时间做差异备份。这种备份方法的恢复时间较长，不但要从全备份中恢复数据，还需要将每天的变化量恢复到系统中。

3. 增量备份　指在一个周期内进行全备份，每天增加备份当天的数据变化。增量备份需要的备份时间最短，但是，恢复时间却很长而且很复杂。在恢复的过程中，不但需要恢复第一次的全备份，还需要使用每天变化量的备份，一次恢复一天的数据，直至最近一次所做的增量备份为止。

（二）备份的基本要求

医疗数据是最重要的系统资源，数据丢失将会使系统无法连续正常工作。数据错误则将意味着不准确的事务处理。可靠的系统要求能立即访问准确信息。将综合存储战略作为计算机信息系统基础设施的一部分实施不再是一种选择，而已成为必然的趋势。数据备份系统应该遵循稳定性、全面性、自动化、高性能、操作简单、实时性等原则。备份系统先进的特性可提供增强的性能，易于管理，广泛的设备兼容性和较高的可靠性，以保证数据的完整性。广泛的选件和代理能将数据保护扩展到整个系统，并提供增强的功能，其中包括联机备份应用系统和数据文件，先进的设备和介质管理，快速、顺利的灾难恢复以及对光纤通道存储区域网（SAN）的支持等。本地完全数据备份至少每天一次，且备份介质需要于场外存放。提供异地数据备份功能，利用通信网络将关键数据定时批量传送至异地备用场地。对于核心交换设备、外部接入线路以及系统服务器进行双机、双线的冗余设计，确保从网络结构、硬件配置上满足不间断系统运行的需要。

备份的基本要求包括：

1. 可用性　对数据进行备份是为了保证数据的一致性和完整性，消除系统使用者和操作者的后顾之忧，保证恢复之后的数据可以使用。

2. 稳定性　数据备份方法的主要作用是为系统提供一个数据保护的方法，因此该方法本身的稳定性和可靠性就是最重要的。首先，备份软件一定要与操作系统 100% 兼容，其次，当事故发生时，能够快速有效地恢复数据。

3. 全面性　在复杂的计算机网络环境中，可能包括了各种操作平台，并安装了各种应用系统。要保证选用的备份软件支持各种操作系统、数据库和典型应用。

4. 自动化　很多系统由于工作性质的原因，对何时备份、用多长时间备份都有一定的限制，在下班后的空闲时间系统负荷轻，适于备份，但这会增加系统管理员的负担，由于精神状态等原因，会给备份安全带来潜在的隐患。因此，备份方案应能提供定时的自动备份。在自动备份的过程中，还要有日志记录功能，并在出现异常情况时自动报警。

5. 高性能　随着业务的不断发展，数据越来越多，更新越来越快，在系统空闲时间来不及备份如此多的内容，在工作时间备份又会影响系统性能。这就要求在设计备份时，应尽量考虑到提高数据备份的速度。

6. 实时性　有部分关键性的任务要求 24h 不停机运行，在备份时，有一些文件可能仍然处于打开状态，所以在进行备份时，要采取适当的措施，保证正确备份系统中的所有文件。实时备份将会对业务系统的性能产生一定的影响，如何采取有效的技术手段避免备份对服务器系统、数据库系统、网络系统的影响，是需要重点考虑的问题。

（三）备份介质

1. 廉价磁盘冗余阵列（RAID） 廉价磁盘冗余阵列（RAID）提供了相当的基于服务器网络的数据保护和可靠性。RAID同时提供对千兆字节存储信息的快速访问。当其中某个器件（驱动器、磁盘等）出现故障时，RAID的冗余设计可以保证磁盘阵列操作的正常进行。

尽管RAID比光介质存储设备和磁带昂贵，但在任何需要容错性和快速在线数据访问的地方，它都能提供最佳的数据保护，比如在一个在线数据库或业务处理环境中。

RAID能够保护由硬件故障造成的突发数据丢失。然而，RAID并不是一个数据备份工具。RAID数据要定期备份到光介质或磁带上，从而提供一个附加的数据存储安全网络。

2. 光盘机 光盘机（MO drive）的准确翻译应为磁光盘机，一般有3.5in和5.25in两种，单片MO的容量从230M到2.6GB，甚至更高。MO的最大特点是读写速度快，相对普通磁带机而言MO采用随机存储方式。此外，MO的数据保存时间长，由于MO只有在极高温度下（如激光照射）才能够修改数据，加上有外壳保护，不像CD-ROM容易被划伤，数据可保存20年以上。

3. WORM（一次刻写多次读取）介质 是永久备份和归档的理想工具。可重写（可擦除）介质能够取代日常备份用的磁带，在数据短期存储的情况下可以进行擦除或修改操作，使记录介质得以重复使用。有多种类型的WORM和可重写光盘可供使用。通常使用的5.25in（1in=2.54cm）介质每盘提供2.6GB的存储容量，12in盘可存储15GB的数据。当需要进行长期数据存储（15年以上存储期）或快速（30s以内，包括自动光盘机/自动光盘库操作）访问不足1MB的文档时，使用光存储设备。

4. 光盘库 光盘库（MO jukebox）类似磁带库，只是采用光盘机和光盘片，是最佳的自动存储设备，成本较磁带库高。

5. 磁带 磁带为各种场合的需要提供了兼顾容量和性能的数据备份。低端Travan级磁带介质，单盒可容纳4GB的数据量，其传送速度为514kB/s。高端数字线性磁带（DLT）每盒能处理35GB的数据

量，它每秒提供5MB的数据吞吐量。在其他场合应用的是诸如DAT一类的主流磁带技术。在压缩数据模式下，所有的存储容量和数据吞吐速率都可以加倍。磁带的备份容量远大于其他方式。磁带可通过磁带机进行读写。磁带机是最常见的大容量备份设备，目前存在许多制式，包括QIC、4mm、8mm、3480/3490、DLT、DST等，所有磁带设备都采用线性数据流存储方式。

6. 磁带库 磁带库（tape library）是一种自动存储设备，磁带库设备有多个磁带插槽，一个或多个磁带机和一个或多个由SCSI指令控制的机械臂，存储量大，配合数据存储管理软件实现存储管理的全自动化。

（四）数据库恢复

数据库恢复是指在数据库发生故障时，使用数据库备份还原数据库，使数据库恢复到无故障状态。根据数据库恢复时使用的备份不同，恢复分为物理恢复和逻辑恢复。物理恢复是利用物理备份来恢复数据库，即利用物理备份文件恢复损坏文件，是在操作系统级别上进行的。逻辑恢复指利用逻辑备份的二进制文件，使用导入工具将部分或全部信息重新导入数据库，恢复损毁或丢失的数据。

根据数据库恢复程度的不同，恢复可分为完全恢复和不完全恢复。完全恢复是利用备份使数据库恢复到出现故障时的状态。不完全恢复是利用备份使数据库恢复到出现故障时刻之前的某个状态。

数据库的恢复分3个步骤：首先使用一个完整备份将数据库恢复到备份时刻的状态；然后利用归档日志文件和联机重做日志文件中的日志信息，采用前滚技术重新备份以后已经完成并提交的事务；最后利用回滚技术取消发生故障时已写入日志文件但没有提交的事务，将数据库恢复到故障时刻的状态。

（五）数据保密

数据的保密性指保护数据库，防止不合法地使用而造成数据泄露，一般可通过数据库加密技术实现。所谓数据库加密技术是指借助一定的方式加密计算机传输和存储中的数据，有效保护数据和内容的一种技术。伴随着经济及科技的发展，信息网络在越来越多的领域中得以应用，但如果在网络使用过程中，一些商业或个人信息遭到破坏或盗窃，会造成不可设想的后果，因此应用数据加密技术具有非常重要的现实意义。借助先进的科学技术加密网络传输文件，可以将数据库中的内容转换成密文，

这类密文只有极少数的人能够破解，通过这种做法，数据库的安全性可以大大提升，降低了数据被窃取的可能。

数据库加密技术主要分为三大类：前置代理及加密网关技术、应用层加密技术、基于视图和触发器的后置代理技术。

1. 前置代理及加密网关技术　该技术的思路是在数据库之前增加一道安全代理服务，访问数据库的用户必须经过该安全代理服务，在此服务中实现如数据加解密、存取控制等安全策略；然后安全代理服务通过数据库的访问接口实现数据在库中的最终存储。安全代理服务存在于客户端应用与数据库存储引擎之间，负责完成库中数据的加解密工作，加密数据存储在安全代理服务中。

2. 应用层加密技术　应用层加密的主要技术原理是通过加密 API（JDBC、ODBC、CAPI 等）对敏感数据进行加密，将加密数据存储到数据库的底层文件中，在进行数据检索时，将密文数据取回客户端，再进行解密。

3. 基于视图和触发器的后置代理技术　这种技术的核心思想是充分利用数据库自身提供的应用定制扩展能力，分别使用其触发器扩展能力、索引扩展能力、自定义函数扩展能力以及视图等技术以满足对数据进行存储加密，加密后的数据检索对应用无缝透明等最主要的需求。

七、影像信息系统安全管理

（一）信息安全概述

在信息化社会中，信息技术的广泛应用，互联网和移动互联网的深入普及，使得信息安全成为信息系统规划和建设运营时需要考虑的重要问题。缺乏信息安全保障的信息系统，将会给生产经营、社会管理服务、个人资产、个人隐私等方面带来严重的损害。由于信息泄露和信息系统非法入侵，金融安全、国防安全甚至国家安全都有可能面临非常严重的危险。

当前较为常见的信息安全问题主要表现为：计算机病毒泛滥、恶意软件入侵、黑客攻击、利用计算机犯罪、网络有害信息泛滥、个人隐私泄露、钓鱼网站、电信诈骗等犯罪活动。另外，随着物联网云计算三网融合，大数据等新一代信息技术的广泛应用，也给信息安全提出了新的需求和挑战。信息安全包括以下内容：

1. 私密性　信息不被未授权知晓的属性。

2. 完整性　信息是正确的、真实的、未被篡改的、完整无缺的属性。

3. 可用性　信息可以随时正常使用的属性。

信息必须依赖其存储、传输、处理及应用的载体存在和流转。因此针对信息系统安全可以划分为以下 4 个层次：设备安全、数据安全、内容安全和行为安全。信息系统的设备安全是信息系统安全的物质基础，是信息系统安全的首要问题，主要包括设备的稳定性、设备的可靠性和设备的可用性。在很多情况下，即使信息系统设备没有受到损坏，其数据安全也可能已经受到了侵害，如数据泄露、数据篡改等，由于危害数据安全的行为具有较高的隐蔽性，数据应用用户往往并不知情，因此危害性很高。内容安全是信息安全在政治法律道德层次上的要求，信息内容在政治上是健康的，符合国家法律法规，符合中华民族优良的道德规范，除此之外，广义的内容安全还包括信息内容保密、知识产权保护、信息隐私和隐私保护等诸多方面，如果数据中充斥着不健康、违法、违背道德的内容，即使它是保密未篡改的，也不能说是安全的，因为这会危害国家安全、社会稳定、精神文明，因此必须在确保信息系统设备安全和数据安全的基础上，进一步确保信息内容的安全。

1. 信息安全技术　信息安全技术包括硬件系统安全技术、操作系统安全技术、数据库安全技术、软件安全技术、网络安全技术、密码技术、恶意软件防治技术、信息隐藏技术、信息设备可靠性技术等，其中硬件系统安全和操作系统安全是信息系统安全的基础，密码和网络安全是关键技术。

2. 信息安全等级保护　2007 年，公安部、国家保密局、国家密码管理局、国务院信息工作办公室发布了《信息安全等级保护管理办法》，根据这个办法，国家信息安全等级保护，坚持自主定级、自主保护的原则，信息系统的安全保护等级应根据信息系统在国家安全经济建设社会生活中的重要程度，信息系统遭到破坏后对国家安全社会秩序公共利益以及公民法人和其他组织的合法权益的危害程度等因素确定，将信息系统的安全保护等级分为以下 5 级：

第 1 级：信息系统受到破坏后，会对公民法人和其他组织的合法权益造成损害，但不损害国家安全、社会秩序和公共利益。使用单位应当依据国家有关管理规范和技术标准进行保护。

第 2 级：信息系统受到破坏后，会对公民法人和其他组织的合法权益产生严重损害，或者对社会秩序和公共利益造成损害，但不损害国家安全。国家信息安全监管部门对该级信息系统信息安全等级保护工作进行指导。

第3级：信息系统受到破坏后，会对社会秩序和公共利益造成严重损害，或者对国家安全造成损害。国家信息安全监管部门对该级信息系统信息安全等级保护工作进行监督检查。

第4级：信息系统受到破坏后，会对社会秩序和公共利益造成特别严重的损害，或者对国家安全造成严重损害。国家信息安全监管部门对该级信息系统信息安全等级保护工作进行强制监督检查。

第5级：信息系统受到破坏后，会对国家安全造成特别严重损害。国家指定专门部门对该级信息系统信息安全等级保护工作进行专门监督检查。

（二）数据安全和隐私保障

1. 数据安全　数据安全包括数据独立性、数据安全性、数据完整性、并发控制、故障恢复等方面。

（1）数据独立性：包括物理独立性和逻辑独立性两个方面：物理独立性是指用户的应用程序与存储在磁盘上的数据库中的数据是相互独立的；逻辑独立性是指用户的应用程序与数据库中的逻辑结构是相互独立的。一般情况下，操作系统中的对象是文件，而数据库支持的应用要求更为精细。通常比较完整的数据库对数据安全性采取以下措施：

1）将数据库中需要保护的部分与其他部分相隔。

2）采用授权规则，如账户、口令和权限控制等访问控制方法。

3）对数据进行加密后存储于数据库。

（2）数据完整性：包括数据的正确性、有效性和一致性。正确性是指数据的输入值与数据表对应域的类型相同；有效性是指数据库中的理论数值满足现实应用中对该数值段的约束；一致性是指不同用户使用的同一数据是相同的。保证数据的完整性，需要防止合法用户使用数据库时向数据库中加入不合语义的数据。

（3）并发控制：如果数据库应用要实现多用户共享数据，就可能发生在同一时刻多个用户存取数据的情况，这种事件称为并发事件。当一个用户取出数据进行修改，在修改存入数据库之前如有其他用户再取此数据，那么读出的数据就是不正确的。这时就需要对这种并发操作施行控制，排除和避免这种错误的发生，保证数据的正确性。

（4）故障恢复：由数据库管理系统提供一套方法，可及时发现故障和修复故障，从而防止数据被破坏。数据库系统应能尽快恢复运行时出现的物理上或是逻辑上的错误故障，比如对系统的误操作造成的数据错误等。

2. 数据安全分类

（1）数据存储安全：建立健全数据备份/恢复和应急处理机制，确保网络信息系统的各种数据实时备份，当数据资源受到侵害破坏损失时，及时启动备份恢复机制，能够保证系统快速恢复，从而保障整个网络信息系统的正常运转。

对于一些重要的或敏感的数据，如含有受检者的身份信息的数据（如姓名、地址、身份证号等），含有资金账户、财务信息、受检者电子病历等细节信息，以及其他业务敏感文件资料或敌对势力想方设法获取的医疗专利成果技术信息与数据等，在进行离线存储时，一方面要确保存储设备的物理安全性，另一方面应尽量采取可靠的手段进行加密存储，最大程度地保护核心数据信息不被泄露。

（2）设备冗余和应用备份：关键业务数据访问路径上的任何一条通信链路、任何一台网关设备和交换设备，与关键业务处理和数据访问有关的任何一台应用服务器、数据库服务器等，都应当采用可靠的冗余备份机制，以最大化保障数据访问的可用性和业务的连续性。

（3）数据传输安全：采用必要的加密技术对数据进行传输加密，保证所传输的私有信息数据的保密性、完整性、真实性。

（4）管理安全：如前所述，管理安全主要考虑的是"人"的因素，即在安全建设及维护的过程中，如何通过"人"来对技术进行安全的"操作"和"配置"，在医疗机构信息网络管理方面需要建立完善且可以落地的安全管理体系：

1）需要建立完善的机房管理制度，确保只有授权的人员才能进入重要的安全区域内。

2）需要建立完善的网络与安全人员管理制度。

3）需要定期进行培训，提升网络管理人员的技术水平，还需要对全员进行安全意识的培训。

4）需要对重要的信息资产进行统一的管理，防范信息资产被破坏或窃取。

3. 隐私保障　隐私是指公民个人的与公共利益无关的私人事项及其物化资料。在医疗机构中，受检者的个人信息和隐私保护非常重要，所有与受检者关联的信息资料、医疗资料等都只能在信息合法授权的情况下由指定的医务人员浏览,而相关的医务人员有义务为受检者保守隐私。在医院信息系统和医学影像信息系统中,要以统一的方式对受检者的信息资料进行配置授权、执行保护策略、获取记录授权机制。

（1）系统设置基于角色的权限管理。

（2）建立系统日志管理,能够查看用户查询内容、登录退出时间。

（3）系统应具备保证数据安全的功能。重要数据,系统提供有痕迹的更正功能,预防利用计算机犯罪。

（4）重要数据资料的管理要遵守国家有关保密制度的规定。从数据输入、处理、存储、输出等环节严格审查和管理,不允许通过影像存储与传输系统非法扩散。

（5）重要保密数据,要对数据进行加密处理后再存入机内,对存储磁性介质或其他介质的文件和数据,系统提供相关的保护措施。

（6）可根据角色设置控制界面按钮及各种控件显示、失效、隐藏。

（7）引进痕迹学,对所有操作均进行保存。

（三）加密技术

信息加密涉及信息论、计算机科学和密码学等多个领域的知识,它的主要任务是研究计算机系统和信息的保护方法以实现系统内信息的安全性、保密性、完整性和真实性。为了保证信息的安全性需要采用信息加密技术提取信息的特征码或特征矢量,并与有关信息封装在一起,信息的合法拥有者可以利用特征码对信息的完整性进行校验;需要采用加密算法对信息使用者的身份进行认证、识别和确认,以对信息的使用进行控制。加密前的原始数据称为明文,加密后的数据称为密文,从明文到密文的过程称为加密。加密在加密密钥的控制下进行。

由于数据以密文形式存在于信息系统中,且只有合法用户才能掌握密钥。因此,即使密文被非法窃取,未授权者没有密钥也不能得到明文,不能理解它的真实含义,从而达到确保数据保密性的目的。

加密技术包括两个元素:算法和密钥。密钥加密技术的密码体制分为对称密钥体制和非对称密钥体制两种。对称加密以数据加密标准算法为典型代表,非对称加密通常以 RSA 算法为代表。

1. 对称加密技术 对称加密以数据加密标准（data encryption standard, DES）算法为典型代表,对

称加密采用了对称密码编码技术,它的特点是文件加密和解密使用相同的密钥,即加密密钥也可以用作解密密钥,这种方法在密码学中称为对称加密算法。对称加密算法使用起来简单快捷,密钥较短,且破译困难。

2. 非对称加密技术 非对称加密也被称为公钥密码体系。非对称加密算法使用完全不同但又完全匹配的一对钥匙,即公钥和私钥。在使用非对称加密算法加密文件时,只有使用匹配的一对公钥和私钥,才能完成对明文的加密和解密过程。非对称加密算法的具体工作原理是,如果发信方想发送只有收信方才能解读的加密信息,发信方必须首先获取收信方的公钥,然后利用收信方的公钥加密原文;收信方收到加密密文后,使用自己的私钥才能解密密文。由于不对称算法拥有两个密钥,因而特别适用于分布式系统中的数据加密。

（四）身份认证

身份认证是指用户在访问系统资源时,系统确定该用户是否具有对资源的访问和使用权限,进而使计算机和网络系统的访问策略能够可靠、有效地执行,防止攻击者假冒合法用户获得资源的访问权限,保证系统和数据的安全,以及授权访问者的合法利益。

身份认证技术有以下六种:

1. 用户名 + 口令认证 系统为合法用户建立用户名和对应口令,通常情况下,用户名和口令存放于数据库中,用户登录时,服务器从数据库中读取口令,并验证用户和口令是否匹配。这种认证方式是互联网早期的应用模式。它使用简单,应用广泛,容易被客户接受。然而其安全性依赖于口令的保密性,口令一般较短且是静态数据,容易猜测,且易通过窥探、字典攻击、穷举尝试、网络数据流窃听等方式被攻击。

2. 智能卡 智能卡是将微处理器、卡内操作系统、存储器和固有程序固封于基片中的卡片,尺寸较小易于携带,使用简捷。微处理器具有一定的逻辑运算和数据处理能力,可以验证和处理外部提供的信息及卡内的一些操作。存储器用于存储固有程序和信息数据,对外可以提供信息读取,对内可以提供于处理器操作。智能卡可以大量地存储用户信息。

3. 动态口令 动态口令采用专用硬件,内置密码生成芯片运行专门的密码算法,根据当前时间或使用次数生成当前密码。认证服务器采用相同的算

法计算当前的有效密码。用户使用时需要将动态令牌上显示的当前密码输入客户端计算机，由于用户每次使用的密码都不相同，无法利用这个密码来仿冒合法用户的身份。该方式遵循了用户采用用户名＋口令进行身份认证的使用习惯，并采用动态口令的方式解决黑客攻击问题。

4. 生物识别方式 生物特征认证是指采用每个人独一无二的生物特征来验证用户身份的技术。常见的有指纹识别、虹膜识别等。目前生物识别技术在军工、矿井、门禁、考勤等方面应用广泛。从理论上说，生物特征认证是最可靠的身份认证方式，因为它直接使用人的物理特征来表示每一个人的数字身份，不同的人具有不同的生物特征，因此几乎不可能被仿冒。但认证时需要单独的生物特征采集设备，如指纹录入设备、虹膜读取设备等，成本较高；生物识别技术也是一种单向认证技术，并且没有数字签名功能。

5. 数字证书 数字证书采用公钥体制，即利用一对互相匹配的密钥进行加密、解密。每个用户设定一个特定的且仅为本人所知的私有密钥（私钥）进行解密和签名，同时设定一个公共密钥（公钥），并由本人公开，为一组用户所共享，用于加密和验证签名。当发送一份保密文件时，发送方使用接收方的公钥对数据加密，而接收方则使用自己的私钥解密，这样信息就可以安全无误地到达目的地。通过数字的手段保证加密过程是一个不可逆的过程，即只有用私钥才能解密。公开密钥技术解决了密钥发布的管理问题，用户可以公开其公钥，而保留其私钥。一般情况下证书中还包括密钥的有效时间、发证机关（证书授权中心）的名称、该证书的序列号等信息。数字证书就是网上的数字身份证，基于公钥基础设施（public key infrastructure，PKI）构架的数字证书认证方式可以有效保证用户的身份安全和数据安全。数字证书是由可信任的第三方认证机构颁发的一组包含用户身份信息（密钥）的数据结构，PKI体系采用加密算法构建了一套完善的流程，保证数字证书持有人的身份安全，身份认证时需要输入证书文件的保护口令。

采用了PKI的认证技术，安全性较高，数字证书文件一般为PKCS#12格式，该文件保存在用户的主机上，使用时需要输入文件的使用口令，身份认证过程可以支持单向/双向认证模式。

6. "USB Key" "USB Key"是一种USB接口的硬件设备，它内置单片机或智能卡芯片，可以存储用户的密钥或数字证书，利用"USB Key"内置的密码算法实现对用户身份的认证，可以实现强身份认证，支持单向/双向认证模式，安全性高。

采用了基于PKI的身份认证方式，使用"USB key"作为证书载体，确保证书无法被复制，从而确保证书的唯一性，对用户的密钥提供高强度的安全保护。

（五）网络防火墙

防火墙是实用性很强的网络安全防御技术，它阻挡对网络的非法访问和不安全数据的传递，使得本地系统和网络免于许多网络安全威胁，在网络安全中防火墙主要用于逻辑隔离外部网络与受保护的内部网络。防火墙技术早在1994年就被RFC1636列为信息系统安全机制不可缺少的一项措施。

1. 定义 从狭义上说，防火墙是指安装了防火墙软件的主机或路由器系统，从广义上说防火墙还包括整个网络的安全策略和安全行为。所有的从外部到内部或从内部到外部的通信都必须经过它；只有内部访问策略授权的通信才能被允许通过；系统本身具有很强的可靠性。总之，防火墙是一种网络安全保障手段，是网络通信时执行的一种访问控制尺度。其主要目标是通过控制入出一个网络的权限，并迫使所有的链接都经过这样的检查，防止一个需要保护的网络遭受外界因素的干扰和破坏，在国际上防火墙是一个分离器、一个限制器，也是一个分析器，有效地监视了内部网络和因特网之间的任何活动，保证了内部网络的安全。在物理实现上，防火墙是位于网络特殊位置的一组硬件设备，防火墙可以是一个独立的系统，也可以在一个进入网络互联的路由器上实现防火墙。

2. 基本类型

（1）包过滤防火墙：又被称为访问控制表，它根据定义的过滤规则，审查每个数据包，并确定数据包是否与规则匹配，从而决定数据包能否通过，这种防火墙可以与现有的路由器集成，也可以用独立的包过滤软件实现。数据包过滤对用户透明、成本低、速度快、效率高，但如果为了提高安全性而使用很复杂的规则，效果也会大大降低。

（2）应用网关防火墙：应用网关是指在网关上执行一些特定的应用程序和服务器程序，实现协议过滤和转发功能，它工作在应用层上，能针对特别的网络应用协议，制定数据工具逻辑。当远程用户希望和一个正在运行网关的网络进行连接的时候，该网关就会阻塞这个远程连接，并对连接的各个域进行检查,若符合指定的要求,就会在远程主机和内部主机之间建立一个桥,这个桥就可以设置更多的控制,并可以提供比较成熟的日志功能,但使用效率不高。

(3)代理服务防火墙:主要使用代理技术来阻断内部网络和外部网络之间的通信,达到隐蔽内部网络的目的,其主要策略是不允许外部主机连接到内部安全网络,允许内部主机使用代理服务器访问因特网主机,只有那些认为可以信赖的代理服务才允许通过。它包含三个模块,代理服务器、代理客户和协议分析模块。它对于每项服务代理可能要求不同的服务器,且不能保证受保护的内部网络免受协议弱点的限制,并且代理不能改进底层协议的安全性,不利于网络新业务的开展。

(4)状态检测防火墙:也叫自适应防火墙或动态包过滤防火墙,它具有很高的效率,这种防火墙能通过状态检测技术动态记录维护各个连接的协议状态,并且在网络层和 IP 之间插入一个检查模块,对 IP 包的信息进行分析检测,以决定是否允许其通过防火墙。它引入了动态规则的概念,可以动态地打开和关闭网络端口,减少了网络攻击的可能性,使网络的安全性得到了提高。

(5)自适应代理服务:自适应代理根据用户的安全策略,动态适应传输中的分组流量。它整合了动态包过滤防火墙技术和应用代理技术,本质上是状态检测防火墙,它通过应用层验证新的连接,若新的连接是合法的,可以被重新定向到网络层,因此这种防火墙同时具有代理技术的安全性和状态检测技术的高效率。

3. 基本组成　防火墙包括安全操作系统、过滤器、网关、域名服务、函件处理五部分。

(1)安全操作系统:防火墙本身必须建立在安全操作系统之中,由安全操作系统来保护防火墙的源代码和文件免遭入侵者的攻击。

(2)过滤器:外部过滤器保护网关不受攻击,内部过滤器在网关被攻破后提供对内部网络的保护。

(3)网关:提供中继服务,辅助过滤器控制业务流。可以在其上执行一些特定的应用程序或服务器程序,这些程序统称为代理程序。

(4)域名服务:将内部网络的域名和因特网相隔离,使内部网络中主机的 IP 地址不会暴露给因特网中的用户。

(5)函件处理:保证内部网络用户和因特网用户之间的任何函件交换都必须经过防火墙处理。

(六)物理安全标准规范

国家信息安全等级保护制度第三级要求的物理安全技术要求如下:

1. 物理位置的选择　本项要求包括:

(1)机房和办公场地应选择在具有防震、防风和防雨等能力的建筑内。

(2)机房场地应避免设在建筑物的高层或地下室,以及用水设备的下层或隔壁。

2. 物理访问控制　本项要求包括:

(1)机房出入口应安排专人值守,控制、鉴别和记录进入的人员。

(2)需进入机房的来访人员应经过申请和审批流程,并限制和监控其活动范围。

(3)应对机房划分区域进行管理,区域和区域之间设置物理隔离装置,在重要区域前设置交付或安装等过渡区域。

(4)重要区域应配置电子门禁系统,控制、鉴别和记录进入的人员。

3. 防盗窃和防破坏　本项要求包括:

(1)应将主要设备放置在机房内。

(2)应将设备或主要部件进行固定,并设置明显的、不易除去的标记。

(3)应将通信线缆铺设在隐蔽处,可铺设在地下或管道中。

(4)应对介质分类标识,存储在介质库或档案室中。

(5)应利用光、电等技术设置机房防盗报警系统。

(6)应对机房设置监控报警系统。

4. 防雷击　本项要求包括:

(1)机房建筑应设置避雷装置。

(2)应设置防雷保安器,防止感应雷。

(3)机房应设置交流电源地线。

5. 防火　本项要求包括:

(1)机房应设置火灾自动消防系统,能够自动检测火情、自动报警,并自动灭火。

(2)机房及相关的工作房间和辅助房应采用具有耐火等级的建筑材料。

(3)机房应采取区域隔离防火措施,将重要设备与其他设备隔离开。

6. 防水和防潮　本项要求包括:

(1)水管安装不得穿过机房屋顶和活动地板下。

（2）应采取措施防止雨水通过机房窗户、屋顶和墙壁渗透。

（3）应采取措施防止机房内水蒸气结露和地下积水的转移与渗透。

（4）应安装对水敏感的检测仪表或元件，对机房进行防水检测和报警。

7. 防静电 本项要求包括：

（1）主要设备应采用必要的接地防静电措施。

（2）机房应采用防静电地板。

8. 温湿度控制 机房应设置温、湿度自动调节设施，使机房内温、湿度的变化在设备运行所允许的范围之内。

9. 电力供应 本项要求包括：

（1）应在机房供电线路上配置稳压器和过电压防护设备。

（2）应提供短期的备用电力供应，至少满足主要设备在断电情况下的正常运行要求。

（3）应设置冗余或并行的电力电缆线路为计算机系统供电。

（4）应建立备用供电系统。

10. 电磁防护 本项要求包括：

（1）应采用接地方式防止外界电磁干扰和设备寄生耦合干扰。

（2）电源线和通信线缆应隔离铺设，避免互相干扰。

（3）应对关键设备和磁介质实施电磁屏蔽。

（七）系统安全标准规范

国家信息安全等级保护制度第三级要求的系统安全（主机安全）技术要求如下：

1. 身份鉴别 本项要求包括：

（1）应对登录操作系统和数据库系统的用户进行身份标识和鉴别。

（2）操作系统和数据库系统管理用户身份标识应具有不易被冒用的特点，口令应有复杂度要求并定期更换。

（3）应启用登录失败处理功能，可采取结束会话、限制非法登录次数和自动退出等措施。

（4）在对服务器进行远程管理时，应采取必要措施，防止鉴别信息在网络传输过程中被窃听。

（5）应为操作系统和数据库系统的不同用户分配不同的用户名，确保用户名具有唯一性。

（6）应采用两种或两种以上组合的鉴别技术对管理用户进行身份鉴别。

2. 访问控制 本项要求包括：

（1）应启用访问控制功能，依据安全策略控制用户对资源的访问。

（2）应根据管理用户的角色分配权限，实现管理用户的权限分离，仅授予管理用户所需的最小权限。

（3）应实现操作系统和数据库系统特权用户的权限分离。

（4）应严格限制默认账户的访问权限，重命名系统默认账户，修改这些账户的默认口令。

（5）应及时删除多余的、过期的账户，避免共享账户的存在。

（6）应对重要信息资源设置敏感标记。

（7）应依据安全策略严格控制用户对有敏感标记重要信息资源的操作。

3. 安全审计 本项要求包括：

（1）审计范围应覆盖服务器和重要客户端上的每个操作系统用户和数据库用户。

（2）审计内容应包括重要用户行为、系统资源的异常使用和重要系统命令的使用等系统内重要的安全相关事件。

（3）审计记录应包括事件的日期、时间、类型、主体标识、客体标识和结果等。

（4）应能够根据记录数据进行分析，并生成审计报表。

（5）应保护审计进程，避免受到未预期的中断。

（6）应保护审计记录，避免受到未预期的删除、修改或覆盖等。

4. 剩余信息保护 本项要求包括：

（1）应保证存放在硬盘上或内存中的操作系统和数据库系统用户的鉴别信息所在的存储空间，被释放或再分配给其他用户前已经完全清除。

（2）应确保系统内的文件、目录和数据库记录等资源所在的存储空间，被释放或重新分配给其他用户前已经完全清除。

5. 入侵防范 本项要求包括：

（1）应能够检测到对重要服务器进行入侵的行为，能够记录入侵的源 IP、攻击的类型、攻击的目的、攻击的时间，并在发生严重入侵事件时提供报警。

（2）应能够对重要程序的完整性进行检测，并在检测到完整性受到破坏后具有恢复的措施。

（3）操作系统应遵循最小安装原则，仅安装需要的组件和应用程序，并通过设置升级服务器等方式使系统补丁及时得到更新。

6. 恶意代码防范 本项要求包括：

（1）应安装防恶意代码软件，并及时更新防恶意代码软件版本和恶意代码库。

（2）主机防恶意代码产品应具有与网络防恶意代码产品不同的恶意代码库。

（3）应支持防恶意代码的统一管理。

7. 资源控制 本项要求包括：

（1）应通过设定终端接入方式、网络地址范围等条件限制终端登录。

（2）应根据安全策略设置登录终端的操作超时锁定。

（3）应对重要服务器进行监视，包括监视服务器的 CPU、硬盘、内存、网络等资源的使用情况。

（4）应限制单个用户对系统资源的最大或最小使用限度。

（5）应能够对系统的服务水平降低到预先规定的最小值进行检测和报警。

（八）网络安全标准规范

国家信息安全等级保护制度第三级要求的网络安全技术要求如下：

1. 结构安全 本项要求包括：

（1）应保证主要网络设备的业务处理能力具备冗余空间，满足业务高峰期需要。

（2）应保证网络各个部分的带宽满足业务高峰期需要。

（3）应在业务终端与业务服务器之间进行路由控制建立安全的访问路径。

（4）应绘制与当前运行情况相符的网络拓扑结构图。

（5）应根据各部门的工作职能、重要性和所涉及信息的重要程度等因素，划分不同的子网或网段，并按照方便管理和控制的原则为各子网、网段分配地址段。

（6）应避免将重要网段部署在网络边界处且直接连接外部信息系统，重要网段与其他网段之间采取可靠的技术隔离手段。

（7）应按照对业务服务的重要次序来指定带宽分配优先级别，保证在网络发生拥堵时优先保护重要主机。

2. 访问控制 本项要求包括：

（1）应在网络边界部署访问控制设备，启用访问控制功能。

（2）应能根据会话状态信息为数据流提供明确的允许/拒绝访问的能力，控制粒度为端口级。

（3）应对进出网络的信息内容进行过滤，实现对应用层 HTTP、FTP、TELNET、SMTP、POP3 等协议命令级的控制。

（4）应在会话处于非活跃一定时间或会话结束后终止网络连接。

（5）应限制网络最大流量数及网络连接数。

（6）重要网段应采取技术手段防止地址欺骗。

（7）应按用户和系统之间的允许访问规则，决定允许或拒绝用户对受控系统进行资源访问，控制粒度为单个用户。

（8）应限制具有拨号访问权限的用户数量。

3. 安全审计 本项要求包括：

（1）应对网络系统中的网络设备运行状况、网络流量、用户行为等进行日志记录。

（2）审计记录应包括事件的日期和时间、用户、事件类型、事件是否成功及其他与审计相关的信息。

（3）应能够根据记录数据进行分析，并生成审计报表。

（4）应对审计记录进行保护，避免受到未预期的删除、修改或覆盖等。

4. 边界完整性检查 本项要求包括：

（1）应能够对非授权设备私自联到内部网络的行为进行检查，准确定位，并对其进行有效阻断。

（2）应能够对内部网络用户私自联到外部网络的行为进行检查，准确定位，并对其进行有效阻断。

5. 入侵防范 本项要求包括：

（1）应在网络边界处监视以下攻击行为：端口扫描、强力攻击、木马后门攻击、拒绝服务攻击、缓冲区溢出攻击、IP 碎片攻击和网络蠕虫攻击等。

（2）当检测到攻击行为时，记录攻击源 IP、攻击类型、攻击目的、攻击时间，在发生严重入侵事件时应提供报警。

6. 恶意代码防范 本项要求包括：

（1）应在网络边界处对恶意代码进行检测和清除。

（2）应维护恶意代码库的升级和检测系统的更新。

7. 网络设备防护 本项要求包括：

（1）应对登录网络设备的用户进行身份鉴别。

（2）应对网络设备的管理员登录地址进行限制。

（3）网络设备用户的标识应唯一。

（4）主要网络设备应对同一用户选择两种或两

种以上组合的鉴别技术来进行身份鉴别。

（5）身份鉴别信息应具有不易被冒用的特点，口令应有复杂度要求并定期更换。

（6）应具有登录失败处理功能，可采取结束会话、限制非法登录次数和当网络登录连接超时自动退出等措施。

（7）当对网络设备进行远程管理时，应采取必要措施防止鉴别信息在网络传输过程中被窃听。

（8）应实现设备特权用户的权限分离。

（九）应用安全标准规范

国家信息安全等级保护制度第三级要求的应用安全技术要求如下：

1. 身份鉴别　本项要求包括：

（1）应提供专用的登录控制模块对登录用户进行身份标识和鉴别。

（2）应对同一用户采用两种或两种以上组合的鉴别技术实现用户身份鉴别。

（3）应提供用户身份标识唯一和鉴别信息复杂度检查功能，保证应用系统中不存在重复用户身份标识，身份鉴别信息不易被冒用。

（4）应提供登录失败处理功能，可采取结束会话、限制非法登录次数和自动退出等措施。

（5）应启用身份鉴别、用户身份标识唯一性检查、用户身份鉴别信息复杂度检查以及登录失败处理功能，并根据安全策略配置相关参数。

2. 访问控制　本项要求包括：

（1）应提供访问控制功能，依据安全策略控制用户对文件、数据库表等客体的访问。

（2）访问控制的覆盖范围应包括与资源访问相关的主体、客体及它们之间的操作。

（3）应由授权主体配置访问控制策略，并严格限制默认账户的访问权限。

（4）应授予不同账户为完成各自承担任务所需的最小权限，并在它们之间形成相互制约的关系。

（5）应具有对重要信息资源设置敏感标记的功能。

（6）应依据安全策略严格控制用户对有敏感标记重要信息资源的操作。

3. 安全审计　本项要求包括：

（1）应提供覆盖每个用户的安全审计功能，能对应用系统重要安全事件进行审计。

（2）应保证无法单独中断审计进程，无法删除、修改或覆盖审计记录。

（3）审计记录的内容至少应包括事件的日期、时间、发起者信息、类型、描述和结果等。

（4）应提供对审计记录数据进行统计、查询、分析及生成审计报表的功能。

4. 剩余信息保护　本项要求包括：

（1）应保证存放在硬盘上或是在内存中的用户鉴别信息所在的存储空间被释放或再分配给其他用户前已经完全清除。

（2）应保证系统内的文件、目录和数据库记录等资源所在的存储空间被释放或重新分配给其他用户前已经完全清除。

5. 通信完整性　应采用密码技术保证通信过程中数据的完整性。

6. 通信保密性　本项要求包括：

（1）在通信双方建立连接之前，应用系统应利用密码技术进行会话初始化验证。

（2）应对通信过程中的整个报文或会话过程进行加密。

7. 抗抵赖　本项要求包括：

（1）应具有在请求的情况下为数据原发者或接收者提供数据原发证据的功能。

（2）应具有在请求的情况下为数据原发者或接收者提供数据接收证据的功能。

8. 软件容错　本项要求包括：

（1）应提供数据有效性检验功能，保证通过人机接口输入或通过通信接口输入的数据格式或长度符合系统设定要求。

（2）应提供自动保护功能，当故障发生时自动保护当前所有状态，保证系统能够进行恢复。

9. 资源控制　本项要求包括：

（1）当应用系统的通信双方中的一方在一段时间内未作任何响应，另一方应能够自动结束会话。

（2）应能够对系统的最大并发会话连接数进行限制。

（3）应能够对单个账户的多重并发会话进行限制。

（4）应能够对一个时间段内可能的并发会话连接数进行限制。

（5）应能够对一个访问账户或一个请求进程占用的资源分配最大限额和最小限额。

（6）应能够对系统服务水平降低到预先规定的最小值进行检测和报警。

（7）应提供服务优先级设定功能，并在安装后根据安全策略设定访问账户或请求进程的优先级，根据优先级分配系统资源。

八、系统性能管理

（一）性能测试

系统性能测试是指通过特定方式，对被测系统按照一定策略施加压力，获取系统响应时间、每秒钟处理完成的交易数量（transaction per second, TPS）、吞吐量、资源利用率等性能指标，核心原理是通过将生产时的工作量应用于部署系统，以保证生产系统的性能满足用户操作过程的使用。

系统性能包括执行效率、资源占用、稳定性、安全性、兼容性、可扩展性、可靠性等。从用户角度来说，软件性能就是软件对用户操作的响应时间。从开发人员角度来说，主要关注软件性能架构设计是否合理、数据库设计是否合理、代码是否存在性能方面的问题、系统中是否有不合理的内存使用方式。从系统管理员角度来说，软件性能方面主要关注的是系统运行时服务器的状态，如 CPU 利用情况、内存使用情况、系统是否支持扩展、系统支持多少用户访问。

1. 性能测试类型

（1）负载测试：指通过逐步增加系统负载，测试系统性能的变化，并最终确定在满足性能指标的情况下，系统所能承受的最大负载量的测试。

（2）疲劳强度测试：指采用系统稳定运行情况下能够支持的最大并发用户数或者日常运行用户数，持续执行一段时间业务，通过综合分析交易执行指标和资源监控指标来确定系统处理最大工作量强度性能的过程。

（3）大数据量测试：指对特定存储、传输、统计、查询业务的测试。

2. 性能测试步骤

（1）确定测试目标：测试目标一般包含应用系统要达到的性能指标、系统处理的最大并发用户数；系统运行高峰时期响应时间小于多少秒；TPS 不小于多少；服务器资源利用率不超过 80%；$7 \times 24h$ 运行，无明显的内存泄露现象。

（2）测试监控项：操作系统监控包括 CPU、内存、文件系统空间监控；中间件监控包括执行线程数、数据库连接数、查看队列状态、查看 Weblogic（一个基于 JAVAEE 架构的中间件）启动的内存大小、Jvm 大小以及输出；数据库监控包括索引监控、资源池监控、避免全表扫描任务监控。

（二）性能分析

性能分析可从以下几方面进行：

1. 硬件性能分析
一般指 CPU、内存、磁盘 I/O 方面的问题，分为服务器硬件问题、网络问题、服务器操作系统问题（参数配置）、中间件问题（参数配置、数据库、Web 服务器等）、应用问题（SQL 语句、数据库设计、业务逻辑、算法等）。

2. 应用软件性能分析
一般指对应用服务器、Web 服务器等应用软件的性能分析，还包括数据库系统。例如：中间件平台上配置的 JDBC 连接池的参数设置不合理，造成的问题。

3. 应用程序性能分析
指对开发人员新开发出来的应用程序的性能分析。例如，程序架构规划不合理，程序本身设计有问题，造成系统在大量用户访问时性能低下而造成的问题。

4. 操作系统性能分析
指对 Windows、UNIX、Linux 等操作系统的性能分析。例如，在进行性能测试，出现物理内存不足时，虚拟内存设置不合理，虚拟内存的交换效率就会大大降低，从而导致行为的响应时间大大增加，这时认为操作系统上出现性能问题。

5. 网络设备性能分析
指对防火墙、动态负载均衡器、交换机等设备的性能分析。

例如，在动态负载均衡器上设置了动态分发负载的机制，当某个应用服务器上的硬件资源达到极限时，动态负载均衡器会将后续的交互请求发送到其他负载较轻的应用服务器上。若在测试时发现动态负载均衡器没有起到分发负载的作用，可以认为是网络方面的问题。因性能测试的原因非常复杂，性能分析的角度也非常多，以上仅涉及了几种性能分析角度，真正的性能测试和分析需要综合考虑各种因素。

（三）性能控制

性能控制也就是性能优化。进行性能控制前，首先要进行性能测试，较为精准地定位问题，并进行性能分析，分析系统性能问题，并根据其性能指标和所处层级决定选择优化的方式方法。

1. 性能优化的步骤

（1）确定问题

1）很多程序的性能问题都是通过代码写出来的，因此对于发现问题的模块，应该首先检查一下应用程序代码。

2）数据库配置经常引起整个系统运行缓慢，一般大型数据库都需要 DBA 进行正确的参数调整后才能投入使用。

3）操作系统配置不合理可能引起系统问题。

4）硬件设置包括硬盘速度、内存大小等都是容易引起问题的原因,因此这些都是分析的重点。

5)网络负载过重导致网络冲突和网络延迟。

(2)分析问题:确定问题后,首先要明确这个问题影响的是哪些方面,如响应时间、吞吐量。系统资源监控的结果是否正常;CPU的使用是否到达极限;I/O情况如何;是多数用户还是少数用户遇到了问题;如果是少数用户,这几个用户与其他用户的操作有什么不同;问题是否集中在某一类模块中;是客户端还是服务器出现问题;系统硬件配置是否够用;实际负载是否超过了系统的负载能力;通过多方面的分析可以深入了解系统问题,进而分析出真正的原因。

(3)确定调整目标和解决方案:根据分析问题的原因,制订一个合理的性能提升目标,并有针对性地从执行效率、资源占用、稳定性、安全性、兼容性、可扩展性、可靠性等方面制订切实可行的解决方案。软件性能架构设计的合理性、数据库设计的合理性、代码是否存在性能方面的问题、系统中是否有不合理的内存使用方式、系统运行时服务器的状态(如CPU利用情况、内存使用情况等)、系统是否能够实现扩展、系统支持用户访问数等,都是制订解决方案应考虑的因素。

(4)测试解决方案:对通过解决方案调优后的系统进行基准测试。基准测试是指通过设计科学的测试方法、测试工具和测试系统,实现对一类测试对象的某项性能指标进行定量的和可对比的测试。

(5)分析调优结果:系统调优是否达到或者超出了预定目标,系统是整体性能得到了改善,还是以系统某部分性能来解决其他问题。如果达到了预期目标,调优工作就基本完成了。

2. 性能优化应注意的问题

(1)在应用系统的设计开发过程中,应始终将性能放在考虑的范围内。

(2)确定清晰明确的性能目标。

(3)保证优化后的程序运行正确。

(4)系统的性能更大程度上取决于良好的设计,优化技巧只是一个辅助手段。

(5)优化过程是迭代渐进的过程,每一次优化的结果都要反馈到后续的代码开发中去。

(6)性能优化不能以牺牲代码的可读性和可维护性为代价。

九、数据挖掘与分析

数据是指某一目标定性、定量描述的原始资料,包括数字、文字、符号、图形、图像以及它们能够转换成的数据等形式。信息是向人们或机器提供关于现实世界新的事实的知识,是数据、消息中所包含的意义,是对事实、概念或指令的一种表达形式。数据处理的基本目的是从大量的、可能是杂乱无章的、难以理解的数据中抽取并推导出对于某些特定的人群来说是有价值、有意义的数据。

医疗数据统计和分析主要是为了提高医务人员诊疗水平、辅助医院管理人员决策、加速科研成果落地、为受检者提供精准化的医疗服务。包括临床辅助决策、单病种大宗病例统计分析、治疗方法与疗效比较、精准诊疗与个性化治疗、不良反应与差错分析提醒、健康预测与预警、精细化管理决策支持、科研结果验证、辅助用药分析与药物研发等。

从大量的医疗数据中通过算法搜索隐藏于其中的信息的过程就是数据挖掘和分析。下面介绍医疗数据挖掘和分析的相关技术:

1. 数据仓库设计原则 数据仓库的建设是一个长期的过程,它将伴随医院的整个生命周期,随着业务的发展而不断变化。业务数据的增加、数据分析需求的改变,都将对原有数据仓库的构造形成冲击,因此,在进行数据仓库的设计时应依照以下原则,以确保数据仓库的稳定性、可靠性和可扩展性。

(1)集成性:数据仓库是多种数据源数据集中后的数据集合,能够将来自多个数据源的数据的浏览和分析集成一体,这就需要在解决统一命名规范、存储格式、度量单位等问题的基础上,提供统一视角入口的体系框架方案。

(2)安全性:提供比较完善的安全性控制,分别对不同业务领域、不同级别层次的用户提供其权限许可范围的分析信息。

(3)可扩展性:用户可以从简单易行的体系架构开始实施,并结合后期的扩展要求,轻松、平滑地扩展现有体系架构以适应未来的需求。同时体系框架设计应该和医院信息框架的总体规划相结合,使其具备更好的可扩展性。

(4)开放性:采用的技术应该支持开放接口或标准的技术,如TCP/IP、ODBC、MOLAP/ROLAP;设计工具应支持各种设计模式,如星型模式、雪暴模式或是标准的ER设计等;数据集中还应该支持医院已有的异构数据源。

(5)高性能:优异的数据加载和查询/统计/分析速度,是数据仓库成功与否的标志之一。

2. 数据仓库模型设计

（1）建设内容：数据模型设计是数据仓库构造的最关键内容，决定了数据仓库的结构，数据采集的粒度是数据整理的标准，决定了数据展现的能力和效率。

数据模型设计包括逻辑数据建模、物理数据建模、OLAP 立方体建模和数据挖掘建模。设计数据仓库与设计联机事务处理（OLTP）系统有很大的不同。数据仓库的设计目的是组织大量的稳定数据以便于分析和检索，实现快速访问信息，便于分析和创建报表。维度建模用于数据仓库的设计中，目的是合理地组织数据，提高分析和汇总大量数据的查询效率。

（2）模型组织：数据仓库的维度建模需要针对零散的业务进程创建个别的模型，不需要复杂的模型。例如，可以将外资医院类型创建为一个模型，私营医院创建为另一个模型。每个模型捕获事实数据表中的事实，以及那些事实在链接到事实数据表的维度表中的特性。由这些排列产生的架构称为星型架构或雪花型架构，这些在数据仓库设计中很有效。维度建模将信息组织到结构中，这些结构需要对应于分析者希望对数据仓库数据使用的查询方法。

1）维度：确定对某个事实或者某个量度进行考察和分析的角度或方向，例如"时间""区域"。

2）粒度：可以理解为维度的具体体现，用于进一步限定或描述相应的维。维可以按照一定的粒度划分为具有层系的结构，这种结构所包含的层数，是信息表达粒度的一种指征，它反映了对相关数据的表达可以详尽到何种程度，例如"时间"维度中的粒度可以是年、月、日；粒度是对数据综合程度高低的一个衡量。粒度越小，细节程度越高，综合程度越低，查询的种类越多；反之粒度越大，细节程度越低，综合程度越高，查询的种类越少。

3）指标：也称关键性能指标、事实或关键事务指标，是多维衡量数据信息的工具。每一个指标代表了业务对象所固有的一个可供分析的属性。指标是典型的数量、容量或将通过同标准的比较查明的款项。这些数据点可用于业务信息的定量比较。

（3）数据仓库模型：根据医疗机构数据仓库系统的应用需求，在数据仓库模型的选择上可以采用星型和雪花型两种架构，解决不同的分析要求。

星型模型是一种多维的数据关系，它由一个事实表（fact table）和一组维度表（dimension table）组成。每个维度表都以一个维作为主键，所有这些维则组合成事实表的主键，事实表主键的每个元素都是维度表的外键，可以把事实看成是各个维交叉点上的值。在星型模式的维度进行进一步规范化时，星型模式就演进为雪花模式。在星型架构中，每个维度表都有一个主键直接链接到事实数据表中。在雪花型架构中，一个维度表分解为多个表，每个表都有连接到主维度表的相关性维度表。在主要的设计中，选择星型架构，因为星型架构包含的用于信息检索的连接更少，并且更容易管理。

（4）数据挖掘模型：数据挖掘模型的内容包括数据挖掘所需的每月的基础性宽表和应用于各个特定数据挖掘模型的数据挖掘模型宽表。要求使用数据挖掘工具完成关联、聚类、分类、预测等方面的分析开发。

1）事实数据表：每个数据仓库或数据集市都包括一个或多个事实数据表。星型架构或雪花型架构的中心是一个事实数据表，用以捕获衡量单位业务运作的数据。

2）聚合表：是包含事实数据表的汇总信息的表。当 SQL 作为查询机制使用时，这些表可用于提高查询性能。

3）维度表：包含描述事实数据表中的事实记录的特性。有些特性提供描述性信息；有些特性则用于指定如何汇总事实数据表数据以便为分析者提供有用的信息。维度表包含帮助汇总数据的特性的层次结构。

数据模型维度信息包括所属数据模型名称、维度名称、维度标题、维度类型。其中维度类型有三种，分别是①普通维度：普通描述信息的维度即普通维度，如药品类型、年维度、月维度等；②指标维度：将所有指标看成是一个特殊的维度，维度名称可以定义为一个固定的名称，如"DimTarget"，具体各个指标是这个维度下的具体粒度；③属性维度：将那些描述某个一般维度属性的维度信息独立定义，如药品属于一般维度，但它的属性包括药品类别、药品类型、生产厂商、管制药品、贵重药品、出口药品信息是其他普通维度所没有的，所以将他们区分开来。这些属性维度在"模型粒度信息表"中定义其所具体描述的一般维度的定义。

3. 数据加工过程设计

（1）加工原理：数据加工体系完成的功能是按照预先规定好的规则将数据从各个数据源导入数据中心的数据存储中。数据加工体系包括两个部分：

数据加工中心和数据加工规则。数据加工中心主要负责加工任务的管理和调度,按照用户的设定调用相关的加工规则对目标数据进行处理。数据加工规则主要定义了数据的抽取、导入导出规则,是加工体系中的运行实体。

(2)加工流程:数据加工体系的主要工作流程为数据中心管理员定义数据加工体系所要进行数据抽取的源和目标(数据源创建),用户在创建工作时需要从这些数据源中选定该工作的输入数据源和输出数据源。作为系统初始化步骤,数据中心管理员需要创建工作组,并且为工作组分配用户。经过分配的用户才能在其工作组内选择资源、创建工作和安排任务调度计划。创建了工作以后,用户需要为工作指定运行的时间(任务创建)。定义完成后,加工中心按照任务的优先级将任务加入到相应的运行队列中。当到达指定的运行时间时,加工中心将启动和执行任务中定义的工作(任务调度),并且将工作和任务的处理结果记录生成相关的日志。用户可以查看任务的等待或者执行情况。同时,加工中心也会根据系统工作和任务的运行状况发出预警。

4. OLAP 模型设计

(1)OLAP 数据组织:OLAP 数据库对各集市数据集作面向业务主题的高密度数据存储,用以 OLAP 分析处理。从数据的逻辑存储形式看,OLAP 数据库一般包括 ROLAP(基于关系型数据库建立的多维数据库)和 MOLAP(采用专门的多维数据库构建的立方体),以及 HOLAP(综合以上两种技术的应用)。

1)MOLAP:是基于多维数据库的 OLAP 技术,以多维数据库为核心。数据由度量、维度、维度层次组成,在 MOLAP 进行数据存放时,数据并不是按照维度表和事实表分开存放,使用主键、外键等进行完整性约束的。在多维数据库中,将所有的数据一起存放,类似于存放着一张包含了维度和事实的大表,并为了使查询更加优化、分析更加有效和实用而汇总并处理了来自业务系统的基本事实。比如,业务系统中原来只有当天某一零售店的销售数量、销售价格和成本。在 MOLAP 中就会计算并存放每一个时间周期、每一个营销区域的销售量、销售金额和相应的利润。

从物理存储形态看,MOLAP 使用多维数组存储数据。多维数据在存储中将形成“立方体(cube)”的结构,在 MOLAP 中对“立方块”的“旋转”“切块”“切片”是产生多维数据报表的主要技术。

MOLAP 的优点是采用专门的多维数据立方体方式分析,分析速度快、效率高;其缺点是构建立方体需要耗费较长时间、并占用大量的存储空间,灵活性较差,一旦分析需求发生变更,需要重新对立方体进行建模、构造。

2)ROLAP:是基于关系数据库的 OLAP 实现,以关系数据库为核心来模拟多维数据环境。它有两种基本的模型:星型模型和雪花型模型。星型模型由一个事实表和多个维表组成,各个维表以事实表为中间媒介联系在一起。维表之间没有联系。而雪花型模型可以认为是星型模型的一种拓展。在雪花型模型中和事实表相连的维度表不只是一层。

ROLAP 的优点是基于关系数据库生成,较为节省存储空间,可以进行比较灵活的建模和构建;但是查询分析需要对数据库进行 SQL 查询,速度和效率较差。ROLAP 将多维数据库的多维结构划分为两类表:一类是事实表,用来存储数据和维关键字;另一类是维表,即对每个维至少使用一个表来存放维的层次、成员类别等描述信息。

3)HOLAP:综合采用了 ROLAP 和 MOLAP 两种技术,根据不同的分析对象要求,灵活采用这两种分析技术。一般将较为基本、明细的数据放在 ROLAP 中,而将较为综合的数据放在 MOLAP 中。

(2)OLAP 分析处理:OLAP 分析处理是基于 OLAP 数据库,利用多维数据建模工具,对装载入 OLAP Server 数据库中的各种集市高密度数据集,作面向业务主题的高密度数据建模,根据数据集市的应用方向不同建立不同的分析主题模型等。

从技术角度看,OLAP 分析工具提供了两种分析功能,即钻取分析(drill-down & roll-up)和交叉分析(slice & dice,也叫切片分析)。钻取分析是指按照同一个维度的不同层次进行分析。交叉分析是指通过转换不同的维度进行多角度的分析。

(3)OLAP 分析功能:OLAP 的基本多维分析操作有钻取(roll up 和 drill down)、切片(slice)和切块(dice)以及旋转(pivot)、钻过(drill across)、钻透(drill through)等。OLAP 的目标是满足决策支持或者满足在多维环境下特定的查询和报表需求,它的技术核心是“维”这个概念。

钻取是改变维的层次,变换分析的粒度。它包括向上钻取(roll up)和向下钻取(drill down)。“roll up”是在某一维上将低层次的细节数据概括到高层次的汇总数据,或者减少维数;而“drill down”则相反,它从汇总数据深入到细节数据进行观察或增加新维。

切片和切块是在一部分维上选定值后,关心度量数据在剩余维上的分布。如果剩余的维只有两个,则是切片;如果有三个,则是切块。

旋转是变换维的方向,即在表格中重新安排维的放置。

5. 数据存储管理 每个数据都有其特定的含义与表示的内容,结合时间序列,数据价值的表现有所不同。结合数据生命周期管理,进行数据的存储管理,才能发挥系统性能的最佳状态,保持数据价值最大。

所谓数据生命周期管理,即根据数据的价值不同,将其存储在不同的介质之上。信息的重要性不可否认,由于缺少存储机制等设置因素,数据被保留的时间越来越长,而且被删除的数据也越来越少,造成存储管理的复杂和成本的不断上升。事实上,数据具有生命周期,不同的时期有其存在的不同意义。一般而言,在一个数据诞生的前几周内,数据的价值最高,因而应当将其存储在读取效率较高的磁盘系统之上;而随着时间的推移,该数据的价值将随之降低,此时,应该将其转移到成本较低的介质之上,如磁带系统。

数据中心的建设是一个螺旋上升的过程,随着业务的增长,其应用有可能增加,数据建设方面,从数据积累的角度来看,数据量必然随着时间的推移而日益增加。根据系统实际运行过程中,综合考虑数据的访问量、硬件存储环境等,分析数据的价值,制定数据存储管理策略。实现业务数据包括文件数据、应用数据的基于策略的自动管理,包括数据的分类、数据的备份、数据的发布、数据的迁移、数据的归档、数据的删除,实现全面的数据存储管理自动化。提高现有存储资源的利用率,提高数据的可用性。满足数据保管方面当前和今后的法规要求。自动的数据存储管理减少了人为差错的可能性,提高了数据的安全性和可用性。

第三节 数字化影像科的工作流与信息流

一、数字化影像科的工作流

(一)工作流的概念

工作流(workflow)是业务过程的部分或整体在计算机应用环境下的计算模型,其表示的是对流程中的任务以何种逻辑或者规则串接起来,并以何种模型进行表示和计算。工作流解决的主要问题是利用计算机使在多个参与者之间按照某种预定义的规则传递文档、信息或任务的过程自动进行,从而实现某个预期的业务目标,或者促使此目标的实现。简单来讲,工作流就是一系列相互衔接、自动进行的业务活动或任务。一个工作流包括一组任务(或活动)及它们的相互顺序关系,还包括流程及任务(或活动)的启动和终止条件,以及对每个任务(或活动)的描述。例如,在日常办公中,当撰写好某份报告之后,可能需要将其提交给领导进行审阅或批示;审批意见可能需要汇集并提交给另外一个人,以便对报告进行进一步的修改。这样,可能会形成同一篇文档在多个人之间的顺序或同时传递。对于这种情况,我们可以使用工作流技术来控制和管理文档在各个计算机之间自动传递,而非手工传递。这就可以称之为工作流。

(二)工作流的发展

工作流技术起源于 20 世纪 70 年代中期办公自动化领域的研究,由于当时计算机尚未普及,网络技术水平还很低以及理论基础匮乏,这项新技术并未取得成功。1983—1985 年间,在图像处理领域和电子邮件领域出现了早期的含有工作流特征的商用系统。

进入 20 世纪 90 代以后,随着个人计算机、网络技术的普及和推广,以及信息化建设的日益完善,工作流技术的研究与开发进入了一个新的热潮。1993 年 8 月,第一个工作流技术标准化的工业组织——工作流管理联盟(Workflow Management Coalition, WFMC)成立。1994 年,工作流管理联盟发布了用于工作流管理系统之间相互操作的工作流参考模型,并相继制定了一系列工业标准。与此同时,关于工作流技术的学术研究也十分活跃,许多原型系统在实验室里开发出来。进入 21 世纪以来,工作流技术已得到广泛认可,与之相关的标准规范、工作流引擎及商业产品不胜枚举。人们在开发推广工作流产品的同时,更加注重工作流的理论研究,推动着该项技术走向成熟。

(三)工作流的特点

1. 图形化、可视化设计流程图。
2. 支持各种复杂流程。
3. 组织结构级处理者指定功能。
4. B/S 结构,纯浏览器应用。

5. 强大的安全性特征。

6. 表单功能强大,扩展便捷。

7. 灵活的外出、超时管理策略。

8. 处理过程可跟踪、管理。

9. 丰富的统计、查询、报表功能。

10. 与邮件系统集成。

(四)工作流管理的优点

实施工作流管理可以提高企业或组织运营效率、改善企业或组织资源利用、提高企业或组织运作的灵活性和适应性、提高工作效率、集中精力处理核心业务、跟踪业务处理过程、量化考核业务处理的效率、减少浪费、增加利润、充分发挥现有计算机网络资源的作用。实施工作流将达到缩短企业或组织运营周期、改善企业或组织内(外)部流程、优化并合理利用资源、减少人为差错和延误,提高劳动生产率等目的。

实施工作流的优点如下:

1. 将要处理的事项自动传递到个人电脑。

2. 不再需要对员工进行流程的培训,平滑实现流程变更。

3. 员工只需将精力集中在处理与己相关的数据上。

4. 随时获取历史数据。

5. 随时生成处理效率报表。

6. 达到无纸化办公的目标。

7. 科学管理更进一层,办公效率明显提高。

8. 提升企业或组织的核心竞争力。

9. 通过流程自动化与数据库集成,以及各类表单统计查询功能,提高决策能力。

(五)数字化影像科的工作流

数字化影像科的工作流程依赖于影像存储与传输系统、放射信息系统信息流程的数字化工作流程来引领,我们称其为数字化工作流程。在数字化工作流程中,每一位参与者的角色、每一个工作岗位,以及每一项工作过程,都是依据各种状态的变化与触发而顺序完成的。受检者在影像科室就诊接受影像学检查,通过一系列数字化工作流程,包括开具医嘱、缴费、预约登记、导医候诊、影像检查、领取检查结果等,完成影像学检查。

数字化影像科的工作流指的是医疗机构中的影像科工作人员在工作正常运转时所需执行的步骤以及这些工作步骤之间的关系,是对医学影像工作流程及其各操作步骤之间业务规则的抽象和概括的描述。随着医疗机构业务量的不断增加,需要对每个业务环节的工作流进行分析,找到影像工作效率或质量的瓶颈,并进行优化。工作流的优化需要从使用用户、设备、临床、影像科室、医疗机构间等多个角度进行分析,按照不同角色的特点进行定制优化。

1. 正常情况下的影像工作流

(1)临床科室:临床科室发出影像检查申请(手写或电子申请单)。

(2)住院护士工作站(门诊收费站):收费确认。

(3)登记工作站:接收到医院信息系统(HIS)中的申请信息,对受检者进行预约、申请单确认、手写申请单扫描记录、申请、拍片分配等登记工作。

(4)影像采集工作站收到确认申请单后,完成受检者姓名汉字信息自动翻译,对受检者进行影像采集,并自动传送至在线存储单元。

(5)一线医师影像工作站:根据医师的工作权限从受检者列表中选择受检者调出影像书写诊断报告,在书写报告过程中,可获得受检者的历史检查影像和诊断报告,供书写报告参考。

(6)审核医师影像工作站:根据其工作权限审核一线医师报告,审核医师可以拒签或对一线医师的报告进行修改,并保留对报告的修改痕迹。

(7)报告打印输出。

(8)特殊情况下可对受检者的影像进行全科会诊,并可记录和回顾会诊中的讨论内容。

(9)临床医师在医师工作站中直接查阅影像,无须退出系统,在医院信息系统(HIS)医师工作站软件系统中直接浏览影像、处理影像、阅读诊断报告等。

2. 非正常情况下的影像工作流 急诊受检者或其他情况的急症受检者,无需进行登记流程,这在每家医疗机构都是存在的。其工作流如下:

(1)特殊受检者(急诊或其他情况的急症受检者)不经过登记。

(2)设备检查:输入受检者基本信息,进行影像采集,并自动传送至在线存储单元。

(3)一线医师影像工作站:根据受检者列表选择受检者调出影像书写诊断报告。

(4)审核医师影像工作站:审核一线医师报告,审核医师可以拒签或对一线医师的报告进行修改,并保留对报告的修改痕迹。若在急诊情况下,可由一线直接输出报告,并在系统中用特殊颜色标记急诊检查。

(5)报告打印输出。

（6）临床医师在医师工作站中直接查阅影像，无须退出系统，在医院信息系统（HIS）医师工作站软件系统中直接浏览影像、处理影像、阅读诊断报告等。

（六）影响工作流效率或质量的问题

1. 重复的工作步骤使工作流效率降低 影像工作站中多个相同操作积累下的重复性工作，会导致工作效率低下的情况发生。例如：

（1）影像医师需要对每个受检者启动影像病例对比功能，如果这些需要对比的影像病例不能自动启动，影像医师需要用鼠标至少点击一下每个受检者信息，如果影像医师每天需要阅读几百个病例的影像，这种低效率的效应会积累放大。

（2）影像医师在影像诊断工作站上书写影像诊断报告时，如果每位受检者的检查类型、所采用的扫描序列等信息都需要手工录入，将是极大的工作量。

2. 手动数据录入 如果某个工作流程需要手动打字录入数据信息，其工作流的速度必然变慢、效率降低，而且容易出差错，尤其是当输入的内容是数字和英文字母时。例如：受检者在影像科室服务窗口办理预约登记业务时，工作人员需要手工输入受检者就诊卡号或病案号、姓名、性别等受检者基本信息。

通过优化数字化工作流可减少受检者的就诊环节，优化医疗岗位的工作程序，加快检查时间，减少受检者候诊时间以及不必要的纠纷，提高了影像业务流程的工作效率和服务质量，提高受检者的满意度和社会效益。

二、数字化影像科的信息流

信息流是在空间和时间上向同一方向运动的一组信息，它有共同的信息源和信息接收者，即是由一个分支机构（信息源）向另一个分支机构（地址）传递的全部信息的集合。信息流畅与否，决定着企业或组织生产经营活动能否正常运行。当信息不受限制地从一个地点流动到另一地点，帮助企业或组织实时获取信息，并促使企业或组织创造出真正的经济效益时，才具有最高的价值和意义。其关键是打造闭环的信息流。不仅要打破企业或组织内部的各种信息孤岛，实现数据的收集整合、加工分析、信息的传递应用，以及信息数据的再加工、应用的反复"循环"，还要将企业或组织内部的信息流与企业或组织外部上下游用户的需求信息结合起来，形成"内外融合"的闭环"大信息流"。信息流具有速度、质量等特征，反映着企业或组织的 IT 基础水平。信息流速度慢，企业或组织无法及时获取所需信息。而系统数据不完整或得到的数据不一致，又将严重影响信息流的质量，进而影响业务系统的成败。只有高质量的信息数据不受任何限制平稳地流向所需位置，才能最终实现按需应用的理想。这对企业或组织各层系统的无缝集成提出了更高的要求。为此，建立了丰富的实施信息流的技术方案体系，包括数据层集成、应用层集成、垂直业务处理层集成、发布层集成以及通用建模和开发工具的应用。"信息流"是企业或组织发展的基本脉络。

将影像检查医嘱申请、医嘱执行、预约、登记、影像获取、影像存储、影像后处理、影像诊断、生成报告所有过程中的完整信息贯穿整个流程即形成了数字化影像科的信息流。

（一）预约登记工作站信息流

通过与医院信息系统（HIS）的数据接口，可以直接从医院信息系统（HIS）中获得受检者的基本信息、受检者的检查预约信息等。这些数据和医学影像相结合，用于影像存储与传输系统和放射信息系统中的各种信息管理。

受检者的基本信息包括录入住院号（门诊号）、影像号、姓名、性别、年龄等信息，对于初诊受检者，上述信息必须录入，复诊受检者在输入住院号（门诊号）之后，将自动从数据库中得到影像号、姓名、性别、年龄等信息。

受检者的检查信息包括录入设备名称、检查部位、检查项目、申请科室和检查时间等信息。

（二）影像采集信息流

影像技师根据临床要求，结合影像设备成像性能及受检者的具体病情，通过合适的技术手段获得准确的影像信息，上传至 PACS，供影像医师诊断分析。

（三）影像后处理信息流

由放射信息系统和影像存储与传输系统对需要进行影像后处理的影像学检查进行准备。影像诊断医师在影像后处理工作站通过查询获得由放射信息系统生成后处理的工作列表。影像诊断医师在影像后处理工作站的工作列表中按顺序选择任务，根据要求进行相应的影像后处理（包括影像的多平面重建，冠状动脉 CT 血管造影影像重建、三维显示等），处理完成后的结果存储在本地并发送至影像存储与传输系统服务器。影像后处理工作站发送影像后处理工作的状态信息（准备、进行中或完成）至放射信息系统。

（四）影像诊断信息流

由放射信息系统和影像存储与传输系统对需要进行影像解读并出具诊断报告的影像学检查进行准备。提供工作列表：影像诊断医师在影像诊断工作站通过查询获得由放射信息系统生成的诊断报告工作列表。影像诊断医师在影像诊断工作站的工作列表中按顺序选择任务，根据影像显示的信息对影像检查结果进行描述和记录；结合受检者的既往病史等信息对影像学检查作出诊断报告；初写报告与审核签发报告中的所有描述和记录（包括病灶的标记和测量等）均存储并发送至放射信息系统和影像存储与传输系统。报告工作站发送报告工作的状态信息如报告初写（进行中）、报告审核（进行中）、报告签发（完成）至放射信息系统。

（五）信息查询与管理信息流

受检者信息查询管理是查询受检者信息的综合管理工具。

1. 基本信息查询 根据受检者的影像号、姓名、年龄、性别、设备类型、检查状态、检查时间等条件进行查询，显示符合条件的受检者列表，供医师进行诊断、阅片等操作。

2. 高级查询 高级查询可用于科研、教学特定条件下的影像资料查询，根据受检者的住院号（门诊号）、检查部位、检查项目、申请科室、科研病例、特殊病例、一线医师姓名、二线医师姓名等条件进行查询。

3. 模糊查询 输入诊断描述、诊断结果中的一个或几个关键字（利用特殊符号分离，实现与、或条件），系统将对满足条件的关键字进行模糊查询。

4. 影像质量评价及工作量统计

（六）诊断报告管理信息流

（1）医师根据系统赋予的权限，阅读、书写或审核医学影像报告。

（2）受检者信息录入（补分诊）：在急诊情况下不经分诊而进行的检查，可以由诊断医师补录受检者的分诊信息，或修改经过分诊的受检者错误信息。

（3）诊断医师根据受检者的诊断部位调用已定义的典型报告模板，模板调入后可进行简单编辑，快速生成影像诊断报告；使用标注：在审核医师确认报告中，使用标注功能，可以保留审核医师对一线医师报告的删除和添加信息，一线医师可看到审核医师的批注信息；会诊记录：记录历次会诊内容，便于会诊后的回顾。

（4）当二线医师认为一线医师的诊断是错误的或没有办法修改时，可以拒绝确认，返回到一线医师处重新诊断。

（5）照片输出（DICOM 网络打印）：DICOM 打印功能是影像存储与传输系统的重要功能之一，各种数字医疗设备生成的医学图像，最终要保存在系统服务器中，但受检者的诊断图像，需要硬拷贝输出。该功能是将各种医学图像文件用 DICOM 网络打印机输出到医用胶片或医用打印纸上。其主要功能如下：

1）添加图像：选择要打印的图像文件，调入到系统中，等待处理及打印输出。

2）删除图像：删除不需要打印的图像。

3）图像拼接、拆分：将几幅图像拼接到一个显示单元中或逆操作。

4）打印预览：打印效果预览。

5）网络设置：设置与 DICOM 打印机的网络连接方式。

6）打印设置：设置输出图像的显示信息，设置打印参数、行数和列数等。

第四节 医学影像信息系统与其他信息系统集成

随着医疗信息化的发展，各级医疗机构逐步建立了各类医院信息系统，如医院信息系统（HIS）、电子病历、实验室信息管理系统、医院信息平台等。各类医疗信息系统一般都由不同供应商提供，标准和规范的不统一，使各医疗系统产生的数据无法共享，造成了一个个信息孤岛和信息烟囱，使得医疗机构内部和协作的医疗机构间的数据交换产生了巨大的阻碍，导致临床工作效率降低。解决信息孤岛，实现各业务系统间数据互联互通和共享已成为医疗信息化发展过程中的迫切需求。

一、医学影像信息系统与医院信息系统及电子病历的整合

医院信息化融合建设的目标是通过统一的规划，用标准化、规范化的接口、优化的流程提供先进的、便捷的、人性化的医疗服务，提高医院的整体经营效益与社会效益，打造现代化的数字医院，实现

系统集成化、系统智能化、无纸化、无胶片化、流程优化、管理数字化的目标。

（一）影像存储与传输系统-放射信息系统集成

目前主流的影像信息系统，影像存储与传输系统与放射信息系统均采用核心级集成，使用统一的用户权限管理，用户只需一次登录即可同时使用影像存储与传输系统和放射信息系统。

放射信息系统驱动影像存储与传输系统，医师打开检查报告界面时，可同时将对应的受检者影像自动调出，也能够在医师调阅影像时，点击查看对应的检查报告。

（二）医学影像信息系统与医院信息系统的集成

医院信息系统（hospital information system, HIS）是指利用计算机软硬件技术、网络通信技术等现代化手段，对医院及其所属各部门的人流、物流、财流进行综合管理，对在医疗活动各阶段产生的数据进行采集、储存、处理、提取、传输、汇总、加工生成各种信息，从而为医院的整体运行提供全面的、自动化的管理及各种服务的信息系统。

医院信息系统（HIS）与影像存储与传输系统在各自独立的系统中，均设置了独立的业务流程。受检者在接受检查的过程中，需要在医院信息系统（HIS）中完成基本信息注册、挂号、开立医嘱、缴费、预约，在影像存储与传输系统中需要完成受检者的信息录入、分诊登记、检查、报告领取，在以上环节中，受检者需要在多部门进行各类手续的办理，且完成检查后医师无法及时获取受检者的影像和检查报告。独立系统下的传统流程，使得整个医疗过程效率低下，且容易产生医疗差错。

为了实现影像存储与传输系统、放射信息系统与医院信息系统（HIS）间的受检者信息交换，通过院内集成平台技术实现了影像存储与传输系统、放射信息系统和医院信息系统（HIS）系统的数据融合，医院信息系统（HIS）可以共享影像存储与传输系统、放射信息系统中的检查报告、费用、图像等信息，全院信息网络中的任何一个工作站，均可在医院信息系统（HIS）的同一界面下浏览患者的图像，查看此患者相应的临床信息；同样，由于在医院信息系统（HIS）中的信息项增加了患者的影像信息，临床科室作医嘱或诊断时，可打开患者的影像信息作为辅助参考；影像医师在诊断工作站书写影像诊断报告时，可自动获取 HIS 中受检者的相关信息，包括检查信息、病历、医嘱等；实现远程医疗功能：支持影像数据的远程发送和接收。

（三）医学影像信息系统与电子病历的集成

电子病历是以电子化方式管理的有关个人健康状态和医疗保健行为的信息，它包括：病案首页、病程记录、检查检验结果、医嘱、手术记录、护理记录等信息和文档，其中既有结构化信息，也有非结构化的自由文本，还有图形图像信息。涉及患者信息的采集、存储、传输、质量控制、统计和利用。在医疗机构中作为主要的信息源，提供超越纸张病历的服务，满足医疗、法律和管理需求。

电子病历系统是指为人们提供各种医疗卫生服务过程中采集、存储、传输、提取和处理卫生信息的计算机与通信处理系统，包括各种医疗知识获取和辅助诊断决策等功能。

将电子病历与影像存储与传输系统集成，可将不同结构的医疗数据统一规划管理，实现对影像存储与传输系统相关医疗数据，如受检者的基本信息、影像信息、报告信息高度集成，避免归档过程中的重复劳动。

可以将影像浏览工作站作为电子病历的功能模块嵌入电子病历系统中，方便工程师查阅影像图片信息，从而辅助医师形成病历信息，并实现结构化的存储和归档。

对于已归档的既往影像信息和报告数据，电子病历通过院内集成平台与影像存储与传输系统互联互通，医师可根据受检者的唯一主索引信息，检索既往影像信息和报告信息，缩短了整体就诊、诊断、检查、治疗的时间，提升了诊疗效率，也提升了医疗质量。

（四）医学影像信息系统与医院信息平台集成

近几年来，医院院内信息平台逐步建立和完善，并支撑部分业务在院间流转，因此建立统一的院内注册、服务体系，成为一种趋势，最终目的是进行更高层次的业务应用（数据分析、决策支持等）和院内、院际协同应用等工作。依托信息平台进行系统间的集成与交互，严格遵循国家卫生管理部门相关标准，提供基于标准数据集、数据元素以及各类专用术语库的交互与集成等公共服务，解耦的同时，充分考虑未来的扩充、整合和复用，使医院的信息系统能够不断地容纳新的系统并保持系统的整体性，同时保障医院信息系统的持续性发展和高效率运行。影像存储与传输系统-放射信息系统可通过患者唯一标识来调用信息平台的检查申请数据信息和报告信息，以实现影像检查电子申请单、预约、收费、预约安排回执以及影像检查状态跟踪，影像报告浏览等功能。

二、集成的类型与方法

（一）采用 HL7 实现

HL7（health level 7）是医疗信息交换第七层协定的简称，是美国 HL7 组织在 1987 年开始为了医疗保健行业内的电子数据交换而制定的一个电子数据交换标准，其目标是在不同的医疗应用程序之间实施公用的接口，规范临床医学和管理信息格式，降低医院信息系统互联的成本，提高医院信息系统之间数据信息共享的程度。

HL7 并没有提供一个完全的"即插即用"解决方案，因为在医疗机构的传输环境中有两个重要的影响因素，一是医疗机构的传输环境中缺乏处理的一致性；二是产生的结果需要在用户和厂商间进行协商。

因此，它提供的是一个可在较大范围内选择数据和处理流程的灵活系统，并尽可能包括所有已知的程序［触发器（trigger）］、数据［段（segment）和域（field）］要求。在 HL7 通信协议中，消息（message）是数据交换的基本单位。HL7 的消息是自动生成的，它将 HL7 标准文档自动转化为一个 HL7 规则数据库和部分程序数据结构代码。实现一个通信标准的具体工作是生成数据结构，以及实现一个构造器（builder）和一个解析器（parser）。数据结构表现了标准中各个数据对象的相互关系。构造器将数据结构中的数据转化成能在电子数据交换媒介中传输的数据串。而解析器能够将数据串解析回原来的数据结构。在临床中不同业务流程对应着相应的 HL7 消息服务。

通过 HL7 消息传递实现影像存储与传输系统与医院信息系统（HIS）的信息交换，适用于医院信息系统（HIS）已提供 HL7 接口的方式。

HL7 接口实现影像存储与传输系统、放射信息系统集成与医院信息系统（HIS）消息传递示例：

（1）消息 1：ADT/A01（入院/就诊通知）。

（2）消息 2：ORM/O01（普通订单，新订单）。

（3）消息 3：ORM/O01（普通订单，取消订单）。

（4）消息 4：DFT/P03（明细后财务交易）。

（5）消息 5：ADT/A03（出院/结束就诊）。

（6）消息 6：（价格修改）。

（二）通过中间表实现

若为业务系统还没有 HL7 接口的情况，可以通过数据库接口实现影像存储与传输系统与放射信息系统与信息系统的集成，也就是中间表的方式，在医院信息系统（HIS）或影像存储与传输系统-放射信息系统上创建一系列的视图与存储过程。HIS 通过门急诊或住院医师工作站下达医嘱，然后通过视图与存储过程方式把受检者信息以及检查项目申请信息传输给影像存储与传输系统-放射信息系统，在放射信息系统工作站审核检查和预约，再通过视图方式把审核预约结果信息回传给 HIS，进行分诊，将受检者和检查项目的信息通过 DICOM 工作列表传输到影像成像设备，将受检者基本信息、检查项目、检查室传输到排队叫号系统进入排队序列，完成检查后，影像科医师在影像存储与传输系统工作站查询、检索、浏览影像，完成报告书写和审核签发，临床医师通过医师工作站调用、浏览受检者影像和检查报告，受检者在自助胶片和报告打印机上扫描检查号或受检者 ID 领取结果。影像存储与传输系统-放射信息系统和 HIS 数据库接口集成方式采用数据库中间表的方法。接口内容：

1. 受检者管理 与现有的住院登记系统联网，从住院登记系统中得到受检者的申请信息和基本信息。

2. 检查申请 医师可以在网上完成对本科室受检者各类影像检查临时医嘱的申请，申请将直接传到影像存储与传输系统的分诊系统，并记录检查申请的日期、时间、申请医师、确认护士等，并可随时进行相应的查询和统计。

3. 临床医师影像及报告查询 在影像及检查报告生成后，在各类医师工作端，可以根据受检者的影像检查医嘱调入受检者的影像及诊断报告，提供与影像存储与传输系统诊断工作端相同的影像显示、诊断、相关检查查询等功能。

中间表方式集成是根据受检者的个人信息与受检者检查项目等信息建立中间表完成集成，无需改造程序代码，开发简单。然而，该接口方式直接调用生产库数据，对信息系统软硬件资源的性能和配置要求较高，也更容易产生集成问题。

（三）通过其他接口实现

组件对象模型（component object model，COM）是微软公司于 1993 年创建的一种软件组件结构标准。目的是使应用程序更易于定制。把一个庞大的应用程序分成多个模块，每一个模块都保持功能独立性，在协同工作时，通过相互之间的接口完成实际的任务。我们把每一个这样的模块称为

COM 组件，这些组件可以在不同的计算机上用不同的程序设计语言单独开发，单独编译，单独调试和测试。当所有的组件开发完成后，将它们组合在一起就得到了完整的应用程序。COM 是微软的"Activex""Directx"以及"OUE 技术"的基础，它被设计成一个动态互变组件的规范，为 Windows 程序模块之间的相互通信提供了统一的标准，只要客户和组件共同遵循这一规范，双方就可以透明地通信。用 COM 开发出来的组件实际上是一些小的二进制代码，可以为应用程序、操作系统以及其他组件提供一些服务。多个 COM 组件对象可以连接起来以形成应用程序或组件系统，并且该组件可以在运行时、不重新连接或编译应用程序的情况下被卸载或替换掉。

COM 组件有两种，一是进程内组件，它是一个动态连接库（DLL）文件；二是进程外组件，是一个可执行程序（EXE）文件。当另外的组件或普通程序（即组件的客户程序）调用组件的功能时，首先创建一个 COM 对象，然后通过该对象所实现的 COM 接口调用它所提供的服务。进程内组件是 DLL 程序，当客户调用进程内组件程序的方法时，进程内组件和客户程序在同一进程地址空间内，客户程序得到的接口指针直接指向组件的"Vtable"，效率非常高。

COM 采用接口的方式将影像存储与传输系统/放射信息系统与医院信息系统（HIS）划价模块集成，HIS 划价模块启动时，放射信息系统/影像存储与传输系统将同时启动，接收用户 ID，但放射信息系统处于隐藏状态，当 HIS 划价模块退出时，放射信息系统将同时退出。系统登录后，仅显示 HIS 划价界面，影像科室医师进行检查申请、修改申请、添加药品和材料等操作，当要进行某项检查时，点击预约按钮，HIS 登记界面显示的此项医嘱的所有患者信息、检查信息将通过 COM 接口送到 HIS 登记界面，当登记人员完成预约后再通过调用 HIS 的 COM 接口返回，同时标记该检查已预约，避免再次预约。

通过 COM 接口融合，HIS 开发简单，只需增加一个 COM 组件，并通过 HIS 工作站将信息直接传给影像存储与传输系统/放射信息系统登记模块，开发时间短，技术非常成熟、稳定，系统集成紧密无缝，且系统集成实时性好。

三、信息流程管理

（一）概念

流程管理是以规范化地构造端到端的业务流程为中心，以持续提高组织业务效率为目的的系统化方法。它是一个操作性的定位描述，指的是流程分析、流程定义与重新定义、资源分配、时间安排、流程质量与效率测评、流程优化等。流程管理为用户需求而设计，因而需要随着内外环境的变化而被优化。

信息系统是帮助流程管理有效执行的工具，信息系统可以满足流程管理的统一设计、集中管理和分散使用的全部要求，为流程管理提供技术保障。信息流程管理就是信息系统内部以用户为中心，不同权限、角色端到端的流程运转过程。信息流程管理的核心是流程，流程是任何医疗机构运作的基础，医疗机构所有的业务都需要流程来驱动，信息系统是标准化流程的工具。同一医疗机构内的不同部门，不同人员都是靠流程来进行协同运作，信息系统支撑的业务流程在流转过程中也会产生相应的数据。

（二）信息流程管理的内容及遵循原则

信息流程管理的原则中有树立以用户为中心的理念；明确流程的用户是谁、流程的目的是什么、流程流转的时间节点、流程流转的空间、流程流转的内容；信息流程要保持端到端的流程，以解决不同角色和部门间的断层和职能重复问题；明确各信息流程的使用角色，解决业务活动责任问题；在突发和流程外的情况下，从用户的角度明确判断事情的原则；关注结果，基于流程的产出要制定可量化的衡量指标，定期对流程效率进行评价和流程优化。通过精细化的流程管理可以提高受控程度、工作效率，提高资源利用率，实现管理的快速复制。管理流程的目的是控制风险、降低成本、提高服务质量、提高工作效率、提高对风险的反应速度，最终提高顾客满意度和组织的市场竞争能力。

（三）信息流程设计步骤

流程管理是为了让业务过程更规范，使业务过程和所涉及的各项规章制度的要求可以固化到信息系统中，信息流程设计步骤如下：

1. 建立信息流程设计团队　组建信息流程设计团队，团队应包含的角色有流程各使用环节的相关人员、流程管理部门的相关人员、信息流程规划人员、信息流程设计人员、信息流程开发人员，各角色协同，进行流程梳理、流程优化和改进、流程设计和开发及后续信息流程执行的保证。

2. 信息流程管理目标的确认　规划信息流程的目的是信息流程管理应遵循的核心，我们首先需要了解最高管理者的信息流程管理的需求和目标，以便确定整体的设计目标。根据设计目标形成整体方案和详细的计划，以便分配流程管理任务和确定人员分工、确定实施计划和进度。

3. 信息流程架构顶层设计 通过信息流程架构顶层设计，明确和统一流程活动的各个要素，统一流程语言和规范。

4. 确定流程负责人 顶层规划完成后，根据顶层架构设计中各流程的所属职责和部门范围，确定流程负责人，该负责人需要组织确定该流程的作业规范、业务流转和数据流向的正确性，并给出明确的技术需求。

5. 任务分解 根据已确定的实施方案，进行工作任务分解，细化到每一个子流程的建立，确保每个子流程的活动、涉及资源、输入内容、产出物、使用人、责任人、管理人等内容的完善。

6. 信息流程开发和实现 按照前期确认的架构、实施方案、工作任务分解，利用计算机技术进行各流程相关功能的开发，并进行测试和试运行。

7. 信息流程的培训和使用 当信息流程开发、测试、试运行结束后，进行信息流程的正式使用前培训。培训要求流程涉及的各相关操作人员和管理人员共同参加。

8. 监控信息流程使用情况 将设计的全部流程的使用情况，利用信息系统预设的指标进行监控。所有流程管理者可通过监控功能查看流程使用情况，确保流程得到有效执行。同时，执行时出现问题后用户能有效反馈、及时修改，真正实现流程管理的协同。只有建立完善的流程管理体系，并得到有效执行后才能实现真正意义上的维护和持续改进。

信息系统最大的优势在于依据制度固化业务流程，提升业务流程的执行效率。使用信息系统这个工具可以非常有效地提高流程管理体系的运行效率，是流程管理体系的助推剂，能起到事半功倍的效果。

第五节 图像压缩处理技术

一、图像压缩概念

图像数据是用来表示图像信息的，如果不同的方法为表示相同的图像信息使用了不同的数据量，那么在使用了较多数据量的方法中，有些数据必然代表了无用的信息，或者是重复表示了其他数据表示的信息，这些数据称为冗余数据。

图像压缩是指以较少的比特有损或无损地表示原有像素矩阵的技术，也称图像编码。目的就是把原来较大的图像用尽量少的字节表示和传输，并且要求复原图像有较好的质量。利用图像压缩技术，可以减轻图像存储和传输的负担，使图像在网络上实现快速传输和实时处理。

图像压缩编码技术可以追溯到1948年提出的电视信号数字化，至今已有70多年的历史。在此期间出现了多种图像压缩编码方法，特别20世纪80年代后期后，由于小波变换理论、分形理论、人工神经网络理论、视觉仿真理论的建立，图像压缩技术得到了前所未有的发展，其中分形图像压缩和小波图像压缩是研究的热点。

二、压缩技术分类

压缩技术一般分为无损压缩和有损压缩两类。无损压缩，指使压缩后的数据进行重构（或者称为还原，解压缩），重构后的数据与原来的数据完全相同；无损压缩用于要求重构的信号与原始信号完全一致的场合。典型的算法有霍夫曼编码（Huffman code）、算术编码、行程长度编码等。其特点为压缩比较低，为 2∶1~5∶1，一般用来压缩文本、数据。有损压缩，是指使用压缩后的数据进行重构，重构后的数据与原来的数据有所不同，但不影响使用者对原始资料表达信息的理解。典型的算法有混合编码的 JPEG 标准、MPEG 标准等。其特点为：压缩比高，为几十到几百倍，一般用于图像、声音、视频压缩。

三、常用图像压缩方法

（一）行程长度编码

在数据压缩的使用过程中，一个常用的算法是行程长度编码（run length encoding，RLE），也称行程长度压缩算法或游程长度压缩算法。对于一个待压缩的字符串而言，我们可以依次记录每个字符及重复的次数。这种压缩，对于相邻数据重复较多的待压缩数据比较有效。例如，如果待压缩字符串为"AAABBBBCBB"，则压缩结果可以用（A，3）（B，4）（C，1）（B，2）来表征。对于拥有大面积，相同颜色区域的图像，用 RLE 压缩方法非常有效。当然，如果相邻字符重复情况较少，压缩效率就会比较低。

行程长度编码的压缩方法对于自然产生的图

片来说可行性有限，因为自然图片像素点错综复杂，同值像素连续性差，但是对于大多数由计算机生成的图像来说，图像的色块大，同值像素点连续较多，行程长度编码对是一种较好的编码方法。行程长度编码有算法简单、无损压缩、运行速度快、消耗资源少等优点。

（二）霍夫曼编码

霍夫曼编码是 1952 年为文本文件建立的一种常用的压缩方法。其基本原理是频繁使用的数据用较短的代码代替，很少使用的数据用较长的代码代替，每个数据的代码各不相同。这些代码都是二进制码，且码的长度是可变的。该编码依据变长最佳编码定理，应用 Huffman 算法而产生。

可由下面的步骤得到霍夫曼码的码表：

（1）把信源中消息出现的频率从小到大排列。

（2）每一次选出频率最小的两个值，作为二叉树的两个叶子节点，将两个值的和作为它们的根节点，这两个叶子节点不再参与比较，新的根节点参与比较。

（3）重复步骤（2），直到最后得到和为 1 的根节点。

（4）将形成的二叉树的左节点标 0，右节点标 1。将从最上面的根节点到最下面的叶子节点途中遇到的"0，1"序列串起来，就得到了各个符号的编码。

用霍夫曼编码的过程如图 4-1 所示，其中圆圈中的数字是新节点产生的顺序。

信源上各个消息从 S0 到 S7 的出现概率分别为 4/14，3/14，2/14，1/14，1/14，1/14，1/14，1/14。计算编码效率为 98.5%，编码的冗余只有 1.5%，可见霍夫曼编码的效率很高。

具体以一段字符串"abfabcaecedba"为例，如图 4-2 所示，首先生成信源中不同信号的频率表，然后根据信号频率向上生成树形结构，直到最后只剩下 1.0 的频率为止。从上到下读取从最终的 1.0 频率点到每个信号所经过的"树枝"的 0/1 值，即可生成对应原始信号的编码。从这个例子可以看出，由于可能出现频率相同的信号，霍夫曼编码的结果并不一定是唯一的。一般来说，要尽量保障出现频率大的信号，其编码长度要尽量短。

可见产生霍夫曼编码需要对原始数据扫描两遍，第一遍扫描要精确地统计出原始数据中每个值出现的频率，第二遍是建立霍夫曼树并进行编码，由于需要建立二叉树并遍历二叉树生成编码，因此数据压缩和还原速度都较慢，但简单有效，因而得到广泛的应用。

（三）LZW

LZW 压缩算法又称为"串表压缩算法"，是一种由 Abraham Lempel、Jacob Ziv 和 Terry Welch 发明的无损压缩方法，该方法是通过建立一个将字符串和其对应的记号构成的表（把已经出现过的字符串映射到记号上），用较短的代码表示较长的字符串来实现压缩。该算法通常用于 GIF，也可以用于 PDF 和 TIFF，Unix 中的"压缩"命令，以及其他用途。LZW 压缩算法将每个第一次出现的串放在一个串表中，用一个数字来表示串，压缩文件只存贮

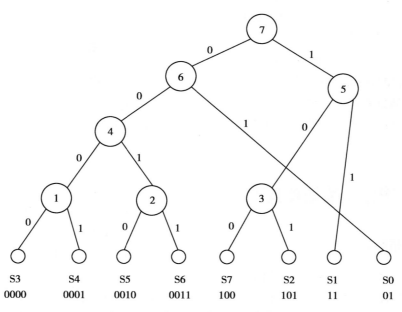

图 4-1　霍夫曼编码的二叉树示意图

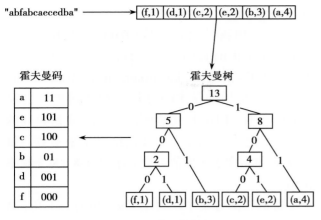

"abfabcaecedba"

霍夫曼码

a	11
e	101
c	100
b	01
d	001
f	000

图 4-2　霍夫曼编码实例

数字,不存贮串,从而使文件的压缩效率得到较大的提高。LZW 是可逆的,所有原始信源的信息全部保留。该算法实现简单,并且在硬件实现中具有非常高的吞吐量潜力。

1. 基本原理　LZW 压缩算法的工作原理是读取一系列符号,将符号组合成字符串,并将字符串转换成代码。因为代码比它们替换的字符串占用的空间少,所以数据得到了压缩。

解码是通过从压缩文件中取出每个代码,并在代码表中翻译找到它们所代表的一个或多个字符来实现的。

2. 工作机制　LZW 压缩算法使用代码表,通常选择代码表条目数量为 4 096。代码表中的 0~255 代码通常被用来分配表示来自输入文件的单个字节。

当编码开始时,代码表只包含前 256 个条目,表的其余部分为空。压缩是通过使用代码 256~4 095 表示字节序列来实现的。随着编码的继续,LZW 识别数据中重复出现的序列,并将它们添加到代码表中。

如"print"字符串,如果在压缩时用 266 表示,只要再次出现,均用 266 表示,并将"print"字符串存入串表中,在图像解码时遇到数字 266,即可从串表中查出 266 所代表的字符串"print",在解压缩时,串表可以根据压缩数据重新生成。

3. 实现流程　首先我们规定:P 为前缀字符串;C 表示在待编码字符串中匹配到的 P 前缀字符串的下一个字符,称为后缀字符;P 在字典表中的代码为"code[P]"。LZW 编码流程如图 4-3 所示,解码流程如图 4-4 所示。

4. 应用举例　为了简化事例,假设一串文本 S=BABAABAAA 只由 A、B 组成,初始情况下字典

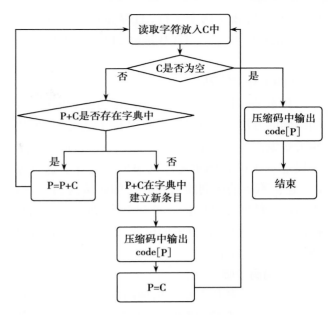

图 4-3　LZW 编码流程

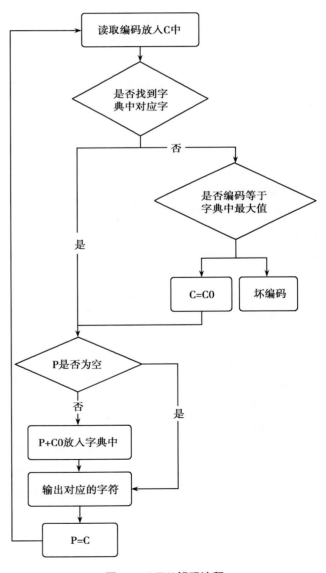

图 4-4　LZW 解码流程

91

中只有 A 和 B 这两个字符,且存储在字典 "table" 中,code(A)=65,code(B)=66,已输出的压缩串为空。

(四)算术编码

算术编码是一种无损数据压缩方法,也是一种熵编码的方法。与霍夫曼编码压缩方法类似,但比霍夫曼编码更加有效,接近压缩的理论极限。算术编码适合于由相同重复序列组成的文件。这种方法,是将不同的序列映射到 0~1 的区域内,该区域表示可变精度(位数)的二进制小数,越不常见的数据需要的精度越高(更多的位数),这种方法比较复杂,因而不太常用。

1. 编码步骤

(1)按照各信源信号出现的频率,将[0,1]这个区间分成若干段,那么每个信号源就会有自己的对应区间。

(2)将[0,1]这个区间设置为初始间隔。

(3)待处理的信号按照一个一个信号源读入,每读入一个信号,就将该信号源在[0,1]上的范围等比例地缩小到最新得到的间隔中。

(4)依次迭代,不断重复进行步骤(3),直到信号中的信源信号全部读完为止。

2. 解码步骤

(1)给待解码的数据获取创建一个编码解码表,由于是在同一个类中完成的,那么把该对应表作为类的一个属性就可以实现获取表了。

(2)判断待解码的数据在哪个范围内,将该范围对应的信源信号输出即可。

(3)重复步骤(2),直到达到计算机的精度为止。

为了正确进行解码,需要对解码的次数进行限定,即确定解码后的信源信号长度,然后再进行解码。

(五)JPEG 标准

JPEG 标准与其他的标准不同,它定义了不兼容的编码方法,在它最常用的模式中,是带失真的,一个从 JPEG 文件恢复出来的图像与原始图像总是不同的,但有损压缩重建后的图像常常比原始图像的效果更好。JPEG 的另一个显著特点是它的压缩比例相当高,原图像大小与压缩后的图像大小相比,比例可以从 1% 到 80%~90% 不等。这种方法的压缩效果也比较好,适合多媒体系统。

JPEG 压缩编码算法的主要计算步骤如下:

1. 8×8 分块 将原始图像分为 8×8 的小块矩阵,每个矩阵里有 64 个像素。

2. 正向离散余弦变换(forward discrete cosinetransform,FDCT) 数据压缩中有很多变换,比如卡-洛变换(karhunen-loeve transform,KLT),这里用的是 FDCT。和快速傅里叶变换(FFT)一样,FDCT 也是将信号从时域到频域的变换,不同的是 FDCT 中变换结果全是实数。每 8×8 个原始像素灰度值都变成了另外 8×8 个频率幅值。

将低频部分集中在每个 8×8 块的左上角,高频部分在右下角,所谓 JPEG 的有损压缩,一般计划损失的是变换后的高频部分。因为图像中有这样一个前提:低频部分比高频部分要重要得多,去除 50% 的高频信息对于编码信息而言可能只损失了 5%。

3. 量化(quantization) 所谓量化就是用像素值除以量化表对应值所得的结果。量化表左上角的值较小,右上角的值较大,这样就起到了保持低频分量、抑制高频分量的目的。JPEG 使用的颜色是 YUV 格式,Y 分量代表了亮度信息,UV 分量代表了色差信息。相比而言,Y 分量更重要一些。我们可以对 Y 采用细量化,对 UV 采用粗量化,以进一步提高压缩比。所以量化表通常有两张,一张是关于 Y 分量的;一张是关于 UV 分量的。

4. 对直流系数(DC)进行编码 使用差分脉冲编码调制(DPCM)对直流系数(DC)进行编码。编码信息分两类,一类是每个 8×8 矩阵 F 中的[0,0]位置上的元素,这是直流系数(DC),代表 8×8 个子块的平均值,JPEG 中对 F[0,0]单独编码,由于两个相邻的 8×8 子块的 DC 系数相差很小,所以对它们采用差分脉冲调制编码技术(DPCM)可以提高压缩比,也就是对相邻的子块 DC 系数的差值进行编码。

5. 对交流系数(AC)进行编码 使用行程长度编码(RLE)对交流系数(AC)进行编码。编码信息的另一类是 8×8 块的其他 63 个子块,即交流系数(AC),对其采用行程长度编码(RLE)。为了保证低频分量先出现,高频分量后出现,以增加游程中连续 "0" 的长度,这 63 个元素采用了 "Z" 字形(Zig-Zag)的排列方法。(图 4-5)

6. 压缩 为了进一步提高压缩比,可以使用熵编码(如 Huffman 编码)对 DPCM 编码后的直流系数以及 RLE 编码后的交流系数作进一步压缩。JPEG 压缩的解码过程为其逆过程。

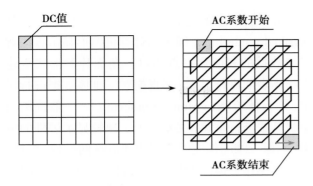

图 4-5 Z 形编码

四、图像后处理技术

(一) 窗口技术

所谓窗口技术，原理上是根据预知的病灶或观察目标在该类设备上通常呈现的灰度值范围，获得需要显示的灰度值的窗口大小 [即窗宽 (window width，WW)] 和灰度中心位置 [即窗位 (window center，WC)]，从而将窗口内的图像像素值转换成显示时的最亮和最暗灰度范围内的值，高于窗口灰度范围的部分置为最亮，低于窗口灰度范围的部分置为最暗。在窗口技术中，窗宽是指需要显示图像的范围，调节窗宽主要影响对比度，窗宽越大，所显示的图像灰阶层次覆盖就越多，组织对比减少，细节显示越差，而窗位表征显示区域的灰度中心位置。

窗口技术在数学上表达就是图像真实像素值与显示值之间的转换，见公式 4-1：

$$G(V) = \begin{cases} 0 & V < c - \dfrac{W}{2} \\ \dfrac{g_m}{w}\left(V + \dfrac{W}{2} - C\right) & C - \dfrac{W}{2} \le V \le C + \dfrac{W}{2} \\ g_m & V > C + \dfrac{W}{2} \end{cases}$$

公式 4-1

式中，V 为图像像素值，G 为显示器的显示值，g_m 为显示器所能显示的最大显示值，W 为窗宽，C 为窗位。

窗宽、窗位的调整是数字医学图像后处理工作中的一项常规内容，又是数字医学图像显示技术中最重要的功能。正确选择和运用窗口技术是使图像显示更具有目的性和提高诊断率的重要手段。

在图像的后处理软件中，常见的调节窗宽与窗位方法包括如下两种：

1. 预先设定好的配置 选择需进行调窗处理的图像，然后选择后处理软件中的相应按钮，在预设好的脑窗、肺窗、骨窗、纵隔窗、软组织窗等选项中进行选择。

2. 调节窗宽窗位 选择工具栏中"调节窗宽窗位"的选项，并使用鼠标在图像上拖动直接进行调窗操作。

以胸部普通 X 线成像为例，如果感兴趣区在肺部，可缩小窗宽，调整窗位使肺纹理结构与肺野有良好的对比度，细节显示清晰。此时纵隔结构、心影重叠结构因亮度过高而细节显示不良。反之，如感兴趣区位于肋骨、胸椎，则可适当增大窗宽，调整窗位，使感兴趣部位的细节显示良好。

在 CT 检查中，窗宽是 CT 图像上显示的 CT 值范围。通常在 CT 值范围内的组织和病变均以不同的灰度显示，CT 值高于此范围的组织和病变，无论高出程度有多少，均以白影显示，无灰度差异；反之，低于此范围的组织结构，不论低的程度有多少，均以黑影显示，无灰度差别。增大窗宽，则图像所示 CT 值范围加大，显示具有不同密度的组织结构增多，但各结构之间的灰度差别减少。减小窗宽，则显示具有不同密度的组织结构减少，然而各结构之间的灰度差别增加。

(二) 图像放大、减影和滤过

为观察图像显示中微小病变和细微的解剖结构，可采用放大技术。图像放大有两种形式：一是放大扫描，即缩小扫描野；二是电子放大。后处理中的图像放大不同于扫描时放大，它是一种基于数字影像的放大，随着放大倍数的增加，图像的清晰度也随之下降。另外，放大的图像还需适当调节窗宽窗位，以利于更好地观察图像。

减影一般需在两幅成像位置相同的图像间进行，通常选择一幅图像作为减影像，另一幅作为被减影像，将两幅图像相减，即得到有减影效果的图像。该处理方式的主要意义是增强图像间的差别，比如在行数字减影血管造影时先拍摄一张静态血管影像作为模板 $f(x, y)$，再注射造影剂拍摄活体图像 $h(x, y)$，两者相减后就得到了血管结构的影像 $g(x, y)$，见公式 4-2。

$$g(x, y) = f(x, y) - h(x, y) \qquad 公式 4-2$$

再通过增强对比度的方式，就能获得非常清晰、不受其他组织影响的动态血管造影。单幅图像也能应用这种方法，只需把最低有效位置生成模板，再用原图减去模板，也能得到类似的效果。

滤过处理是计算机采用不同的图像算法对图像重新进行处理以达到某种效果的后处理方法。根据滤过的效果不同有平滑、平均、边缘增强和阴影显示等。

上述三种方法中，临床上最常用的是图像放大，通常是为了诊断的需要，用以弥补扫描时的某些不足。

（三）多平面重组和三维重建

多平面重组（multiplanar reconstruction，MPR）和三维重组（3D reconstruction）也是常见的医学图像后处理方式，实际上都是在横断面扫描的基础上，经图像后处理后的不同方式显示图像的一种功能。

多平面重组是将数据从某个平面（通常是轴向）获得的成像模态转换到另一个平面的过程，最常见的是基于在轴向平面上用容积 CT 进行薄层扫描获得的数据，但也可以在任何平面和任何能够进行横断面成像的模式下进行扫描，包括在磁共振成像、正电子发射断层扫描和断层扫描所获取的数据基础上进行。

所采集的数据，例如来自轴向平面的数据，可以被转换成非轴向平面，例如冠状面、矢状面或任意方向平面。此外，借助各种软件，可以对数据进行多种操作。其中一种方法被称为曲面重组（curved planar reformation，CPR），可以用来跟踪结构，通常是血管，并生成沿其短轴横切结构的平面（二维）图像。这在 CT/MR 血管造影（CTA）中非常有用。

在三维重组方式中，通过横断面图像的重建可获得逼真的、立体感的显示。这种组建方式和平面重建一样，都需在薄层扫描的基础上，才能获得比较满意的图像，通常扫描层厚越薄，重建的效果越好。

三维重组的四个步骤：

1. 数据获取　通过医学成像设备（CT、MRI、超声等）对人体进行扫描而得到一组二维断层图像。

2. 可视化预处理　将某些断层图像中的噪声进行滤波以提高信噪比。对三维体数据中包含的不同对象进行选择，并实施缩放、平移、旋转、删除、改变其物理属性（颜色、透明度、发射系数等）、剖切等操作，其中对数据正确的分类与分割是对病变体或器官做定性与定量分析的基础，也为后续的可视化做必要的数据整理与准备工作。

3. 三维建模过程　完成将三维体数据变为几何数据（物体表面的几何描述）的功能。

4. 绘制过程　常见的重组算法有①面绘制（surface rendering），即采用计算机图形显示算法对三维数据的表面数据点通过三角面片的形式重建出物体表面进行显示；②直接对三维体数据进行显示，称为体绘制（volume rendering）。一般选用面绘制算法进行重建，主要是为了减轻显示硬件的负担，确保三维图像能够实现快速流畅的呈现、旋转、渲染等操作。但随着显卡等硬件性能的快速提升，现在体绘制已经成为三维重组最常用的算法。

第六节　远程医学技术

一、远程医疗技术

远程医疗（telemedicine）是 20 世纪 70 年代提出的一个概念，字面意思是"远距离治疗"，利用信息和通信技术增加获得护理和医疗信息的机会，改善患者的结果。

从广义上讲，远程医疗是指使用远程通信技术、全息影像技术、新电子技术和计算机多媒体技术发挥大型医学中心医疗技术和设备优势，为医疗卫生条件较差的及特殊环境提供远距离的医学信息和服务。它包括远程诊断、远程会诊及护理、远程教育、远程医疗信息服务等所有医学活动。从狭义上讲，远程医疗包括远程影像学、远程诊断及会诊、远程护理等医疗活动。在 2007 年的一项研究中，世界卫生组织对"远程医疗"采用了以下宽泛的描述："在距离是一个关键因素的情况下，由所有医疗专业人员提供的医疗保健服务，该服务利用信息和通信技术交流有效信息，用于疾病和伤害的诊断、治疗和预防、研究和评估，以及保健提供者的继续教育，所有这些都是为了促进个人及社区人群的健康"。

许多定义强调，远程医疗是一门开放的、不断发展的科学，因为它纳入了新的技术进步，并响应和适应社会不断变化的健康需求和背景。有些学者将远程医疗与远程保健区分开来，前者仅限于由医生提供服务，后者指的是由一般卫生专业人员提供的服务，包括护士、药师等。然而，在大多数情况下，远程医疗和远程保健是同义词，可以互换使用。

与远程医疗密切相关的四个要素如下：

（1）目的是提供临床支持。

（2）需要克服地理障碍，连接不在同一物理位置的用户。

（3）涉及使用各种类型的通信技术。

（4）目标是改善健康状况。

远程医疗概念提出后，一直处于缓慢发展的状态，更多时候是一种概念上的医疗方式，并未得到大规模的应用。20世纪80年代后期，随着现代通信技术的不断提高，借助卫星、互联网进行远程数据传输成为了可能，于是大量的学校和企业加入了远程医疗的发展行列。20世纪90年代以来，由于多媒体通信技术的发展，远程医疗的应用有了技术保障，发展尤为迅猛。进入21世纪之后，远程医疗呈现小型化趋势，走入家庭和社区。通过互联网、移动互联网、云计算、物联网等多种技术，逐渐出现了远程血压仪、远程心电仪、远程胎心仪等仪器，而远程医疗的发展也开始从救治向预防和康复全面延伸。

远程医疗就医流程与传统就医流程对比如图4-6所示。

诊断病情需要高稳定性、高速的视频传输网，对于远程医疗来说，目前亟须解决的问题是远程视频传输问题。一些远程医疗解决方案能够提供视频专用的传输网络，保障远程会诊高清体验，通过极简运维保障业务提升效率，重点保障视频业务，为关键业务带宽预留和隔离通道，保证会诊流量顺利通过，提供端到端的视频加速，对业务流量质量进行分析，快速定位业务故障，提供按需融合的远程医疗云操作系统，实现故障的智能化处理等。

远程医疗技术呈现出以下发展趋势：

1. 各项新技术的日益发展和融合 各项新技术的日益发展和融合使远程医疗技术的工作质量不断得到提高。通信和信息技术发展迅猛，新技术层出不穷，人们不断地尝试新的技术和手段，尽快地运用于远程医疗实践，从而力图突破传统技术的发展障碍和瓶颈。尤其是目前各国都在加快信息高速公路的建设，网络视频会议系统等产品越来越多。另据报道，目前一种仅为美国军方使用的"超宽带"技术，其传输速度达每秒60千兆比特。诸如此类的技术假如运用于远程医疗，则远程医疗技术的工作质量将得到大幅度的提高。

2. 应用领域不断向社区和家庭拓展 应用范围更加广泛。远程医疗技术的应用领域，从最初的高科技领域到后来的军用、民用，最终它将会向社区和家庭渗透，普及到每个老百姓身边。而远程医疗技术的应用范围则从小范围到跨医院、跨省、跨国，最终会形成基于互联网、电子商务、移动通信技术的全球医疗、保健网络，使人们随时随地都能得到所需要的医疗服务，更好地解决看病难的问题。远程医疗的最终目标是"在任何时间和任何地点，都可使伤病员和医务人员获得世界上的医疗技术"。可以看出，目前远程医疗技术正朝着这一目标发展。

3. 网络的日益发展 网络的日益发展使全球的医疗资源通过网络形成网上"虚拟医院"，医疗资源得以最大限度地共享和利用。"虚拟医院"是指通过计算机网络提供求医、电子挂号、预约门诊、预定病房、专家答疑、远程会诊、远程医务会议、新技术交流演示等服务。"虚拟医院"具有存储量巨大

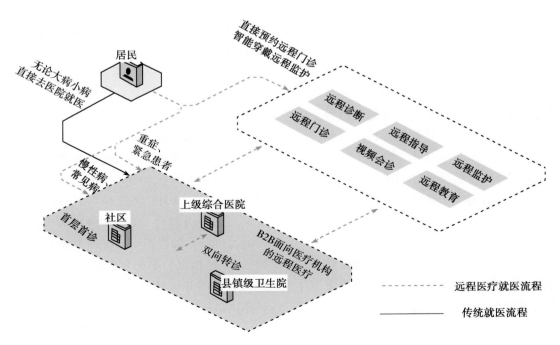

图4-6 远程医疗就医流程与传统就医流程对比

的计算机多媒体系统,患者的多种图像资料等都存储在光盘上,并随时可以传送到医院的任何一个工作站。医生可以在任何时间、任何地点轻而易举地通过网络迅速得到患者的全部病史资料,从而迅速确诊病情,对症治疗。

二、远程医疗服务

远程医疗服务是指医疗机构之间利用通信技术、计算机及网络技术,与医疗技术相结合而开展的异地、交互式的指导、检查、诊断、治疗等医疗会诊活动的行为。

国家卫生健康委员会对远程医疗服务的定义是:远程医疗服务是一方医疗机构(以下简称邀请方)邀请其他医疗机构(以下简称受邀方),运用通信、计算机及网络技术(以下简称信息化技术),为本医疗机构诊疗患者提供技术支持的医疗活动。医疗机构运用信息化技术,向医疗机构外的患者直接提供的诊疗服务,属于远程医疗服务。

远程医疗服务的行业定义:以计算机技术、遥感、遥测、遥控技术为依托,充分发挥大医院或专科医疗中心的医疗技术和医疗设备优势,对医疗卫生条件较差的及特殊环境下的人群提供远距离医学信息和服务,是一项旨在提升医疗服务能力、降低医疗开支、满足更多人的医疗保健需求的医疗服务。

远程医疗服务包括远程医学咨询、远程会诊、远程手术、远程医学教育培训、远程学术交流在内的各类服务,特别是通过卫星定位,遥控机器人实施远程实时手术、检查和治疗的远程医疗也已经成为可能,这与医患双方面对面式的传统诊疗模式产生了巨大差异,以往各种医疗卫生法律法规都不足以使远程医疗服务这一新生事物得到全面的规范。

我国从20世纪90年代就开始规范和推广远程医疗服务,陆续出台了相关政策,规范和指导了远程医疗的资质管理、医疗责任控制等内容。相关的远程医疗政策包括1999年1月,原卫生部颁布实施《关于加强远程医疗会诊管理的通知》、2009年7月,原卫生部颁布实施《互联网医疗保健信息服务管理办法》、2010年2月,原卫生部颁布《2010年远程会诊系统项目建设管理方案》、2014年8月,原国家卫生和计划生育委员会发布《关于推进医疗机构远程医疗服务的意见》、2014年12月,原国家卫生和计划生育委员会发布《关于印发远程医疗信息系统建设技术指南的通知》、2015年1月原国家卫生和计划生育委员会下发《关于同意在宁夏、云南等

5个省区开展远程医疗政策试点工作的通知》、2018年4月,国务院办公厅发布《关于促进"互联网＋医疗健康"发展的意见》。2018年国家卫生健康委员会发布的《远程医疗服务管理规范(试行)》。

三、远程医疗服务的发展现状

根据2009年WHO调查的结果表明,就已建立服务的国家比例和提供远程医疗服务的国家比例而言,中上、中下和低收入国家提供远程医疗的进展远不如高收入国家。在调研中强调的远程医疗的四个主要领域(远程放射学、远程病理学、远程皮肤病学和远程心理学)中,远程放射学这种相对简单的存储转发式的远程医疗解决方案的建立率最高。

(一)促进远程医疗发展的因素

WHO认为可以利用有效的机构来帮助确定国家层面的远程医疗政策的愿景和目标,并指导本国国内的远程医疗实施工作。然而,在调研当中,只有30%的国家认为本国有这样一个发展和促进远程医疗的国家级的机构,20%的国家认为已经制定和实施了国家远程医疗政策。这些结果表明,需要优先建立一个国家层面的远程医疗管理机构或机关,以指导远程医疗解决方案的开发、实施和评估战略。这项工作最好通过所有利益相关者(决策者、卫生行政人员、卫生专业人员、学术机构和社区)之间的合作来完成。这可以确定远程医疗在当前卫生系统中的地位,并确定远程医疗可以弥补的卫生保健差距,也就能够更好地为远程医疗服务进行恰当的定位。在一个地区或社区内工作的团队最有能力理解具体的地区或国家临床方法、法律框架和卫生服务提供的文化方法。

远程医疗解决方案需要进行严格的评估,以便为政策和战略提供信息。评价应被作为任何远程医疗项目设计的一个必要和重要的组成部分,评价框架应对所有远程医疗利益攸关方有意义,包括远程医疗政策的决策者、负责质量管理的卫生保健管理人员和负责提供基于循证指南的医疗护理的卫生保健专业人员。WHO将这种"知识转化"定义为"相关利益攸关方综合、交流和应用知识,以加快全球和地方创新在加强卫生系统和改善人民健康方面的效益"。使用以公平为导向的框架对相关干预措施进行有效的知识转化,使之适应特定受众,这可能是推进远程医疗普及的一个良好战略。

(二)远程医疗发展的障碍

据WHO报告,实施远程医疗解决方案最常见

的障碍是人们普遍认为远程医疗方案实施费用太高。虽然有些方案确实如此，但也有一些其他方案可以利用现有基础设施实施，因此相对便宜。例如，带宽有限的地区可以考虑使用电子邮件服务等异步存储转发措施，以便成功地在各种医学专业和不同环境中提供远程医疗。尽管如此，这一发现强调有必要利用现有资源和基础设施，并在社区范围内引入其他简单、低成本的远程医疗解决方案，为评估和进一步采用提供基础。启动成本应尽可能低，以增加承诺资金支持创新应用的可能性。

基础设施不发达也是远程医疗发展的常见障碍，发展中国家特别提到了这一点。为了解决这一问题，基础设施的发展应在医疗健康的应用场景之外的其他方面造福社会，如电子政务、电子商务或电子学习。例如，为远程医疗服务开发的应用程序可以用于与政府有关的会议和规划，或者可以用于连接该地区的学校，以增强教育体验。了解电子基础设施如何增强社区复原力，以及远程医疗应用如何不仅成为电子基础设施的受益者，而且成为社区成员日益增多的电子应用的积极贡献者，将是确保远程医疗项目长期可持续性的一项非常重要的工作。

许多发达国家报告了对法律问题的关切，例如确保远程医疗患者信息保密有关的问题，这也为支持制定法律政策提供依据。

（刘新平　费晓璐　李广武　高　伟）

第五章　医学影像信息系统的临床应用

第一节　医学影像信息系统临床应用的意义

影像归档和通信系统（PACS）起源于 20 世纪 80 年代，主要应用于医院的医学影像科（放射科），任务是将日常产生的各种医学影像（包括各种 X 线机、CT、磁共振、SPECT/PET、超声、红外仪、显微仪等医疗设备产生的图像）通过各种接口（模拟接口、DICOM 接口、网络接口）以数字化的方式存储，且在一定的授权下能够很快调回使用，同时增加一些辅助诊断管理功能。它在各种影像设备间传输数据和组织存储数据，在临床诊疗中发挥着重要作用。

目前 PACS 技术的发展主要体现在以下四个方面：①几乎所有的新型影像设备的内部存储格式都已标准化为 DICOM3.0，通过此标准接口进行数据传输和对接，使用户可以随时增减和更改图像内容，更换 PACS 时无需相关厂商进行数据转换，只要求新 PACS 能支持相应的数据格式即可；②采用标准压缩算法进行图像文件压缩，大多采用通用的图像压缩算法，如 JPEG（joint photographic experts group）、无损 JPEG、JPEG2000、JPEG-LS 和 Deflate 等；③采用在线和备份两级存储模式，备份是为了防止火灾、地震等意外发生，在线存储采用硬盘冗余存储磁盘阵列（redundant arrays of independent drives，RAID）加网络附属存储（network attached storage，NAS）或存储区域网络（storage area network，SAN）方式，摒弃了以往的在线（online）、近线（near-line）和离线（off-line）三级存储模式；④以构建人工智能影像数据平台为目标，评价影像工作站优劣的一个重要指标是能否通过此工作站快速获得全部影像和诊断信息，需要影像处理与扫描序列无缝链接，自动执行无需人工干预，以疾病为导向的工作流程，自动进入以疾病或解剖部位定制的工作模式，为医生量身定制其所需的诊断工作模块，任意顺序集成相关影像处理软件，同时要求带有诊断书签功能，能自动记录医生的每次病变测量、病变标记，方便跨科室医生间的交流和上级医生复核报告。

PACS 在医院临床应用中起着举足轻重的作用，其融合了数字成像技术、计算机技术和网络通信技术于一体，目前已经扩展至整个医院信息系统（HIS）中，应用意义主要有以下四个方面：

一、有利于医生快速获取患者信息

PACS 对影像图片、病历资料的保存有利于医生快速获取患者信息，通过比对患者的影像资料和参考病例，便于医生掌握患者的病情，提高诊疗质量。在影像科、病理科、超声科等科室之间的通信、共享信息模式中，PACS 也发挥了重要的作用，如临床医生可以通过 PACS 快速获取患者的各种历史影像资料、参考病历以及治疗方式，帮助医生根据历史检查结果及时做出诊断，并确定相关治疗方案，提高诊疗质量和效率，减少患者的就医流程。

二、有利于优化诊疗流程

PACS 作为综合性信息共享系统，一方面可以优化诊疗流程，降低医生的劳动强度，如 PACS 可以根据各科室医生的级别、执业范围将患者进行合理分流，实行危重症患者优先制度，减少医疗资源的浪费，缩短患者等待检查时间，提高诊疗的工作效率。另一方面 PACS 可以提供图像处理工具，医生可以充分利用 PACS 对图像进行测量、计算、图像重组等，对患者做出全面且安全系数更高的诊疗建议。

三、有利于远程会诊以提高各级医院诊疗水平

PACS 可以建立起医疗信息、资源共享网，实现

基于云平台的大数据管理中心，为下级或偏远地区的医院提供优质的远程医疗服务。医生可以根据诊断的需要，在不同地点同时调阅不同时期、不同成像系统产生的图像，并通过 PACS 进行处理后进行多学科的会诊治疗，提高医生的诊断水平和会诊质量、效率，加快会诊速度，为患者提供全面且安全的诊疗服务。

四、有利于降低医院运营成本

PACS 采用计算机网络技术存储管理影像资料，与传统胶片存档和手工管理的方式相比，能快速处理、检索、储存图像信息，利用数字化的存储方式节约胶片存储空间，降低图像保存和管理成本，提高医院图像存储的管理水平。PACS 还能借助现代化手段提高医院的管理水平，实现医生与医生、医生与患者之间的高效沟通，缩短患者的诊断与治疗时间，提高病床周转率，为医院带来显著的经济效益。

第二节 医学影像信息系统在影像科及全院的应用

目前，PACS 已经与 RIS、HIS 融合，形成医学影像信息系统，广泛应用于各级医院中，而且随着互联网技术及 5G 网络技术的发展，正向区域级和全院级方向拓展。在 PACS 发展早期，其在影像科内部实现了点与点之间的影像数据存储和传输，实现了影像科的数字化和信息化，但产生了科室级的医学影像信息孤岛。随着医院信息系统（hospital information system，HIS）、电子病历系统（electronic medical record，EMR）和实验室信息系统（laboratory information system，LIS）等医院信息化的快速发展，科室级的 PACS 已经与 HIS、EMR 和 LIS 等集成和融合，PACS 应用的范围也延伸至临床科室，接入的医学设备也越来越多，功能也从最初的图像存储与传输，发展到参与医疗的流程设计和质量控制管理中。

一、PACS 在影像科的应用

PACS 在影像科的应用主要分为两部分，即本地影像诊断数据的应用和区域医学影像中心的应用。本地影像诊断数据指的是医疗机构内部所产生的影像数据，利用 PACS 进行诊疗服务；区域医学影像中心数据指的是区域级医疗联合体或分级诊疗联合体所产生的影像数据。PACS 在医疗机构内应用后，X 线、CT、DSA、MRI 和超声等影像学检查的预约时间、取片时间、取报告时间显著缩短，影像科的检查流程设计、图像处理水平和诊断报告质量也显著提升，实现了影像科与其他临床科室信息的交互。

20 世纪 70 年代至 80 年代，远程放射学系统通常作为大型远程医疗项目的一部分，由政府资助进行研究。到 20 世纪 90 年代初，随着数字通信技术的发展和人们对远程医疗服务的需要，远程放射学作为远程医疗最成熟的应用开始进入临床。至 1999 年，虚拟放射服务已成为现实，远程放射系统已经成为 PACS 的一个重要组成部分，从某种意义上来说，远程放射系统是 PACS 的扩展，是 PACS 在空间的延伸，可包含在 PACS 之内，也可自成系统。通常意义下，PACS 是指局限于医院内或影像科内的图像存储和传输系统，属于局域网通信，而远程放射系统是通过多媒体通信技术和医学信息技术，如与高分辨力的静态和动态图像、声音、数据和文字等相结合而产生的一种新的系统。利用各种诸如卫星线路、公用数据网、因特网和电话线路等通信介质作为载体，可以进行远程的多种医疗卫生活动，如远程医疗、远程放射学、远程病理学、远程教育等。远程放射学系统的基本构成包括各种医学影像设备和图像显示处理设备（工作站、阅读站、观察站）、远程通信设备和图像硬拷贝设备（如激光相机等）。远程放射系统有三种：①低速、窄带远程放射系统。它以普通的 PACS 为基础，以多媒体 PC 为平台，传输速率由微机配备的调制解调器（modem）的速率（144~366kbps）决定，它的优点是投资少、通信费用低，由于传输速率慢、监视器分辨力有限，所以仅适于静态图像的远程会诊。②中速远程放射学系统。它以综合业务数字网（integrated services digital network，ISDN）为骨干，以计算机工作站为平台并配备 X 线胶片数字化仪。ISDN 建立在公共交换电话网络（public switched telephone network，PSTN）的基础上，通过一对用户线为客户提供多种综合业务，包括电话、数据、图像、电视会议等，它可在普通市话线路上实现基础速率带宽（64~128kbps）的传输，在干线网实现主速率带宽（1.92Mbps）的传输，计算机工作站通过基础速率接口（basic rate interface，BRI）或基群速率接口（primary rate interface，PRI）上网。ISDN 适合于分散用户间歇型通信，这类系统除了对普通

X线、CT、MR等图像的远程会诊外,还可对动态超声心动图、CT/MR三维后处理动态图像进行会诊。③宽带高速远程放射系统。它以异步传输模式(asynchronous transfer mode, ATM)为基础,是一种以信息元为单位应用于网络主干的高速网络技术,在同一网络上可以高速传输包括图像数据、音视频数据等信息,其速率可达24Gbps,随着5G通信技术的发展,高速远程放射系统将得到广泛的应用。

二、PACS在全院的应用

从全院级影像数据中心角度出发,建设一套基于多影像融合的全院级PACS是满足医院影像业务开展的有效手段,它采用先进的系统流程设计、数字成像技术和计算机技术,基于多影像融合遵循DICOM标准研究开发。基于多影像融合的全院PACS集成了先进的图像处理技术和信息存储技术,具有快速的图像读取、信息存储和图像后处理功能,可以充分实现网络资源共享。此外,基于多影像融合的全院级PACS运用先进的信息技术手段,对关键技术进行了集成创新和应用创新,包括系统架构设计、多影像融合技术、图像压缩技术的开发、三维重组技术的应用以及信息存储系统设计等,将在大中型医院得到广泛应用。

(一)基于智能客户端的系统架构设计

信息系统的实现最终要落实到具体的应用平台,对系统开发技术的运用恰当与否、系统结构是否合理,直接影响到系统的性能、可靠性、可扩充性和管理能力。全院级PACS采用基于智能客户端的设计模式构建系统架构,该模式是由新一代Microsoft.NET架构支持的应用程序,它利用用户端计算机本地的处理资源,并可智能地连接到利用Web服务进行通信的分布式数据源。"胖客户端"(C/S模式)和"瘦客户端"(B/S模式)作为当前主流的应用程序模式在包括PACS在内的各类信息系统中广泛应用。智能客户端既具有"胖客户端"提供丰富用户体验的优点,又具有"瘦客户端"易于管理的优点,同时避免了两者各自的局限性。智能客户端需要在用户计算机上装入并运行程序,因此与"胖客户端"一样,可以给予用户丰富的体验、高级的功能以及快速的响应;同时,它又易于管理,可以集中部署和设计,并提供远程访问,具有"瘦客户端"的优点。为了保证最快的响应速度,智能客户端只交换所需要的数据,可以在线和离线工作。

(二)PACS及服务器架构

1. PACS服务器架构 两台PACS中心服务器通过双机软件搭建成双机热备份的架构,如两台服务器中的任何一台出现故障,另一台服务器就会自动接管故障服务器的工作,以保证PACS业务不间断,将服务应用部署到多个相同性能的节点上,所有的服务通过一个负载节点按照流量分发,负载均衡通过将客户端请求分散在多台地址重定向应用服务器上,从而提高了系统的整体性能和扩展能力。

2. PACS分级存储系统设计 在PACS的发展过程中也暴露出一些新的问题,如医院影像设备的数量和影像数据存储量激增,对PACS而言,数据量一般都比较大(TB级),大部分医院数据存储量每年呈现跃层式增长,考虑到每年8TB左右的数据量,以及不断扩充新的设备,在线数据要求不少于1年,离线数据需要全部备份,因此,迫切需要设计一种可靠、灵活的大容量存储系统以满足PACS的快速发展。全院级PACS应采用一种基于虚拟化数据管理平台的分级存储方案,通过标准化的链接技术和统一的复制、镜像、快照等存储技术来实现海量数据的快速移动、简单管理和无缝集成,从而为提供标准化存储服务打下坚实的架构基础。一级存储为在线存储,用于PACS的数据库和短近期医疗图像的存储,满足大容量、高性能、高可靠性等特性要求;二级存储为近线存储,用于存储不常用的历史数据,可帮助医院通过扩展自己的存储基础架构以满足数据增长的要求,通常采用数据迁移技术自动将在线存储中不常用的数据迁移到近线存储设备上,数据访问的频率不高,但可以保证数据共享和快速在线访问;三级存储通常采用离线归档的方式,对整个医院长期的历史图像进行归档,要求设备可靠、安全性好、容量大、成本低、便于管理。

3. 虚拟化数据管理平台设计 全院级PACS比较复杂,不但包括大量的软硬件,而且系统的应用数据存储需求也在不断发展和变化。PACS存储系统的设计需要具备扩展性、灵活性和对异构存储环境的支持。但目前医院PACS存在设备异构化严重、海量数据的移动困难、管理复杂、投资成本高等问题,鉴于此在存储设计中,可以利用存储虚拟化技术解决异构体系架构等问题。通过存储虚拟化,用户不必关心存储环境中底层物理环境的复杂性和设备异构与否、协议是否统一等问题。虚拟化使存储的统一管理成为现实,用户可以通过选择完善的存储技术来满足临床需求。

（三）PACS 网络设计

为了避免单点故障，可使用 2 台光纤交换机、4 块光纤卡和 12 根光纤线链接中心存储与两台 PACS 服务器，两条链路可采用负载均衡模式，连接到 PACS 服务器的任何一条链路出现故障都不会影响 PACS 的正常工作，服务器会将故障链路的所有业务自动切换到另一条链路上。骨干网采用 1 000M 接口，保证到桌面可得到 100M 带宽，在安全性及浏览速度上可以满足医院影像诊断的需要。

（四）图像融合技术实现多源影像数据协同应用

医学影像学检查包括 CR、DR、DSA、CT、MRI、PET、SPECT 和超声等，各种检查均有自身的特点、优势和适用范围，也都存在着一定的局限性。医学影像融合（image fusion）技术的研究和应用，进一步拓展了影像学检查的范围。影像融合是信息融合技术在影像学领域的应用，它利用计算机技术，将影像学检查所得到的图像信息进行数字化处理，将多源影像数据协同应用，进行空间配准后，产生融合影像信息，以获得研究对象的一致性描述，同时融合各种检查的优势，达到计算机辅助诊断的目的。图像融合是指不同图像之间的空间配准和叠加，分为转换、对位（配准）和融合显示三个步骤。图像融合可分为同机图像融合和异机图像融合两种方法。同机图像融合中待融合的两幅图像是由同一台设备获取。而异机图像融合的图像来源于不同的显像设备。临床核医学图像融合的显像设备主要有 SPECT-CT、PET-CT 和 PET-MRI。

三、云服务和医学影像云

（一）概念

云服务（cloud serving）是基于互联网相关服务的拓展、使用和交付模式。云服务通过互联网提供动态、易扩展、虚拟化的资源信息并获取所需服务。这种服务可以是 IT 基础设施服务、软件服务、互联网应用服务，也可以是其他服务。云服务意味着计算能力可以作为一种商品通过互联网进行流通和交易。云服务是分布式计算、效用计算、负载均衡、并行计算、网络存储、热备份冗杂和虚拟化等计算机技术混合演进并跃升的结果。

医学影像云（medical imaging cloud）是指以医学影像信息的云存储数据基础，以医学影像云计算应用服务为核心，以虚拟化和大数据技术为支撑，通过云传输方式，为医疗机构、医疗保险部门和受检者提供多种形式的在线云影像服务模式。医学影像云具有可扩展、易于使用、按需配置的特点。与传统服务模式相比，医学影像云服务能够大幅降低购买和维护 IT 服务设施的经济成本与时间成本。

（二）医学影像云的发展

近年来，美国、加拿大、澳大利亚等一些国家先后投入巨资开展国家和地方级以区域影像数据共享为核心的区域影像协同平台建设。这些举措的主要推动力来自于伦理上的需求，最大限度地保证公民的医疗质量和安全性，以提升整体医疗服务质量和可及性、降低医疗费用和医疗风险。欧洲部分国家及日本等也在进行类似的区域影像协同平台建设。基于区域影像协同平台实现的电子胶片（医院无胶片化）、影像诊断托管（医院将影像诊断工作托管给外部医院或医疗集团）、影像大数据分析等应用已经在美国等国家得到广泛应用且已有成熟的建设和运营模式。相应的模式也必然成为未来中国医学影像领域的发展趋势。自 2022 年 2 月国家卫生健康委、国家中医药局、国家医保局、中央军委后勤保障部卫生局联合印发《医疗机构检查检验结果互认管理办法》以来，多个省份已启动省级云影像平台建设。江苏省卫生健康云影像平台逐渐启用，用手机就能轻松查到影像报告。截至目前，全省 86% 的公立医疗机构接入省影像平台，共计 1 697 家。

2006 年以来区域影像系统逐渐在国内开始建设，主要着眼于优化行业资源配置，促进优质医疗资源纵向流动。经过多年的发展，目前在技术应用上呈现出云平台化的趋势，如某直辖市依托政务云建设区域影像中心，以区域 PACS 为基础，支持医学影像、图文报告、音视频信号实时全面同步，能够提供远程诊断、教学和质量控制等多种应用。在服务对象上呈现出公众化的趋势，如某市市政府组织厂商免费搭建医学影像云后，每年向厂商支付一定的费用为市民购买影像服务，市民可以随时随地免费查询电子胶片。在投资方式上呈现出社会化的趋势，如某省由政府、医院、系统集成服务商、硬件平台提供商、软件平台提供商、通信运营商共同组建政府与社会资本合作（public private partnership，PPP）运营机构，在每家缺乏设备的基层医院投入 1 台 DR 和胶片智能终端，每 5 家基层医院投入 1 台 CT，满足基层居民的基本医学影像检查、远程诊断和自助胶片打印等需求。在政策探索上呈现出多元化的趋势，如某地级市以市第一人民医院为核心，实现诊断中心与全市 52 个基层医疗机构间的影像集中诊断,建立乡镇、县、市三级影像诊断模式,患者的收费标准按照基层医疗机构收费标准和报销比例执行。

(三)医学影像云平台建设

医学影像云平台是以云计算、云存储、云传输为技术方案建立的医学影像信息云服务平台,完成一定区域内医学影像资源的虚拟化整合、集成与应用、管理,提供基于互联网的在线医学影像云服务和医学影像大数据服务。医学影像云平台的建设规划,应与区域卫生健康信息化应用管理体系融合,尤其是与居民电子健康档案相关联,通过居民健康卡的统一注册索引功能得到普及应用。

(四)互联网+医学影像应用服务

"互联网+"就是互联网+产业,例如互联网+医疗。但这并不是简单的两者相加,而是以互联网平台为基础,利用云计算、云存储、云传输、虚拟化、大数据等信息技术,使互联网与各个传统产业(例如医疗)进行深度跨界融合,打造云服务平台。充分发挥云服务平台在生产要素与资源配置中的优化和集成作用,推动产业转型升级,并不断创造出新产品、新业务与新模式,提升实体产业的创新力和生产力。在互联网+创新浪潮的推动下,出现了越来越多的医学影像公有云或医学影像共享云的方式。在遵循法规和隐私保护的前提下,打破医学影像数据之间的壁垒,将海量的、分散的影像数据通过互联网联通起来,形成医学影像大数据,在海量影像大数据的基础上,传统的机器学习和数据挖掘技术得到了新的推动力,正在焕发新的生命力。

医学影像信息是患者的重要健康数据,医疗机构可以利用患者入院前的影像数据开展疾病的前期研究,可以利用患者入院后的影像数据对患者的病情监控。患者则可以随时关注、掌握本人的健康状况,也可以随时使用这些影像数据向医师咨询,总之医学影像数据是居民个人健康档案的重要组成部分。

(五)基于云计算的医学影像存储系统整体架构

基于云计算的医学影像存储系统平台是一个复杂的、涉及众多技术的系统,该系统主要包含医院网关(前置机)、平台服务器、公用访问接口、应用程序、存储设备和客户端程序等,各部分协作完成影像检查业务流程,其中云存储是医学影像云平台的关键部分。

传统的云存储架构利用紧耦合对称架构,这种架构的设计旨在解决高性能计算(high performance computing,HPC)问题,目前架构多采用松弛耦合非对称架构,集中元数据和控制操作,这种架构并不非常适合高性能HPC,但是可解决云部署的大容量存储需求。

云影像依赖于云存储,在当前互联网+5G时代,网络传输已经不是阻碍数据交换的关键问题,相对来说存储层在云存储中更受关注,是云存储最基础的部分。存储设备可以是FC光纤通道存储设备、NAS和互联网小型计算机系统接口(internet small computer system interface,iSCSI)等IP存储设备,也可以是SCSI或SAS等DAS存储设备。云存储中的存储设备往往数量庞大且分布于不同地域。彼此之间通过广域网、互联网或FC光纤通道网络连接在一起。存储设备之上是一个统一存储设备管理系统,可以实现存储设备的逻辑虚拟化管理、多链路冗余管理,以及硬件设备的状态监控和故障维护。云存储包含基础管理层、应用接口层和访问层:①基础管理层是云存储最核心的部分,也是云存储中实现最难的部分。基础管理层通过集群、分布式文件系统和网格计算等技术,实现云存储中多个存储设备之间的协同工作,使多个的存储设备可以对外提供同一种服务,并提供更强、更好的数据访问服务。②应用接口层是云存储中应用灵活的部分,不同的云存储运营单位可以根据实际业务类型,开发不同的应用服务接口,提供不同的应用服务。③访问层,任何一个授权用户都可以通过标准的公用应用接口来登录云存储系统,享受云存储服务。云存储运营单位不同,提供的访问类型和访问手段也不同。

云存储不单单是存储而且是一种服务,就如同云状的广域网和互联网一样,云存储对使用者来讲,不是指某一个具体的设备,而是指由许多个存储设备和服务器所构成的集合体。使用者使用云存储,并不是使用某一个存储设备,而是使用整个云存储系统带来的一种数据访问服务。云存储的核心是应用软件与存储设备相结合,通过应用软件来实现存储设备向存储服务的转变。

(六)云计算在医学影像信息系统中的应用

云计算在医学影像信息系统中的应用应考虑以下三个方面的问题,包括①安全问题:是用户关注的首要问题之一,由于云中数据是可共享的,需要考虑数据的访问权限和用户的访问权限。无论是个人还是企业使用的计算机都存在一些安全隐患,可能发生数据泄露或恶意入侵等情况,对于医疗行业来说,影像资料和病历资料均属于患者的隐私,在云端进行这些数据的共享,如何确保用户的隐私和权限是需要重点考虑的问题。②经费投入问题:建立一套完善的云计算系统需要大量的资金支持,同时还要进行后期的维护和升级,构建好完善、安全、可靠的云计算系统,才能更好地促进医教研协同发展,这是医院领导层决策时需要考虑的问题。③技术问题:将云计算应用于医学影像领域有着良好的发展前景,但也要考虑到技术上面临的难题。建立云计算系统需要硬件平台的支持,还要购买大量的计算机和服务器,由于医院的特殊性,技术人员还要处理软硬件的维护需求,处理随时可能出现的软硬件故障,保证系统能够正常使用,这一点对于服务商和用户来说都很重要。

第三节 医学信息系统集成带来的优越性

随着医疗信息化技术的发展,医疗系统一体化的呼声越来越高。很多医院陆续上线了 HIS、LIS、EMR 后,希望摒弃以往落后的影像存储通信模式,应用 HIS、LIS、EMR 与 PACS 集成一体化的系统来加强医学影像资料的管理和共享。

目前医院大多采用一体化的院内集成平台方式将 HIS 数据、LIS 数据、EMR 数据、PACS 数据进行互联互通,实现一点采集多点共享,HIS 可以采集患者主诉、现病史、体格检查、家族病史、遗传病史等诊疗数据,通过院内集成平台将数据传递至 PACS 后可以辅助影像科室进行相关检查;LIS 可对患者的检验检查数据进行收集、处理、判断及分析,同时将相关的结果数据与 PACS 结合,最终为临床提供诊疗依据。EMR 按照病历要求对患者的检验检查数据和其他临床数据进行汇总,最终生成医院的临床数据中心。

一、PACS 与 HIS 的集成

科学的集成目标设定是实现 HIS、PACS 集成的基础和前提。医院行政管理部门应做好统一的规划,对医院内外部资源进行有机整合,简化诊断和治疗的相关流程,为患者提供更为人性化的医疗服务,不断提升医疗服务质量,为医院经济和社会效益的不断提升奠定良好的基础。在设定集成目标时,医院应着重考虑:①避免出现信息孤岛,促进各

类信息系统朝着集成化的方向发展;②尽可能增加智能设备的应用,尽量减少人工操作,充分发挥信息系统的辅助价值,如医生开具处方时,设置智能提醒,在 EMR 中显示检验和影像检查结果;③构建电子病历系统、电子处方系统,使用电子申请单,构建数字化阅片中心,尽早实现无纸化办公;④实施数字化管理方法,利用大数据技术对医院日常经营中的各类数据进行统计和分析,提取对医院发展有用的信息,为医院管理工作提供参考依据。

为了促进 HIS、PACS 的集成,中间表、HL7(health level seven)和 DICOM 接口目前得到了广泛应用。①HL7 已成为美国国家标准学会(American national standards institute,ANSI)的行业标准,被作为不同医疗软件之间传输电子数据的协议,实际上,HL7 属于接口标准格式的范畴,是医院信息系统接口的主要形式,能够借助于不同的编码对相关数据信息进行传输,与网络信息包传输具有一致性的特点。HL7 的发展历程较长,应用技术较为成熟,与国际标准要求相符,但开发时间较长。②利用院内集成平台建立在 HIS、PACS 的互联互通机制,HIS 在医嘱下达后,向影像诊断系统发送患者信息,在 PACS 审查过后,通过院内集成平台向 HIS 系统发送审核信息,并将其传输到具体的检查设备,影像科查看图像信息后,提交诊断报告。中间表方法的开发过程较为简单,不需要在 HIS 系统中修改源代码。③DICOM 接口由 HIS 和 PACS 共同完成,在启动 HIS 和 PACS 后,如果需要进行影像检查自助预约,借助于 DICOM 接口即可将患者信息传送至 HIS 界面,并经由 DICOM 接口返回预约界面。DICOM 接口只需添加 DICOM 组件即可完成开发,技术较为成熟,系统集成度高,且开发时间较短。

二、PACS 与 EMR、LIS 的集成

医学影像学资料作为重要的医学诊断依据,在电子病历中的重要性日渐突出。随着各级医院电子病历系统应用的逐渐深入,如何在电子病历系统中集成 PACS 功能成为医院和厂家共同关注的问题。按照通行的理解,电子病历应集成患者的全部信息,包括 HIS 提供的患者基本信息以及临床信息系统(clinical information system,CIS)各子系统提供的数字、文字、图形、影像、声音等多媒体信息和统计分析结果。获得授权的用户在任何地点、任何时间都能调阅共享所有的这些集成信息。

临床科室开具的申请单有时只简单地介绍了

受检者的基本情况,甚至只有寥寥数语,反映不了患者的真实情况,许多患者由于医学知识欠缺对自己的病情也不十分清楚,而传统的纸质病历一般都在临床科室严格保管,查阅起来费时费力,这给影像科医师书写影像诊断报告造成了极大的不便。PACS 与 EMR 系统集成后,影像科医师在 PACS 工作站上可直接登录 EMR 系统,实时查询患者的病史、手术史及临床医师对患者所采取的治疗措施,极大地方便了影像医师书写诊断报告,例如医师在为肿瘤患者行全身骨静态显像时,若发现可疑阳性病灶,可立即调阅电子病历,查阅有无相关疼痛病史、相关的外伤史或手术史。

PACS 与 LIS 的集成使得影像医师可直接登录检验查询工作站,随时查看患者的历次检验结果并进行对比,还可设置危急值提示功能,为及时、准确发出影像诊断报告提供了方便。

在实际的实施过程中,PACS 与 EMR、LIS 的系统集成仍然面临很多难点。一是影像数据规模的问题。医学影像的数据量很大,如果在 EMR 系统中再保存一份拷贝,会给 EMR 的存储管理带来巨大的压力,也会造成存储的冗余和浪费;二是影像数据一致性的问题。海量医学影像数据加上复杂的数字化阅片技术,使得各级用户对影像数据提出了更高的要求,如何保证数字化影像在不同时间、不同地点有一致的显示,是保证影像信息准确性的重要前提。"DICOM 持续对象的 Web 访问"(Web access to DICOM persistent object, WADO)技术为 EMR 或者其他系统中嵌入 DICOM 影像数据提供了较好的支持。WADO 技术基于标准的 HTTP 协议,使用 HTTPGET 方法,支持 HTTP 1.1 的服务器,使 WADO 实现不依赖于特定的 Web 服务器。DICOM 影像对象的定位策略,能够对影像传输、质量控制和显示设置予以明确。对于统一资源定位系统(uniform resource locator, URL),在正常情况下,既定的 WADO URL,返回来的结果是一致的,WADO 作为 DICOM 标准中的子集,能够保证不同 PACS 间兼容的访问接口,这也为其他系统(包括 EMR)集成 PACS 影像提供了良好的支持。在 WADO 技术的支持下,在 EMR 中集成 PACS 变得相对简单。PACS 发布的对象不再是简单的影像对象,而是 WADO URL,即在 PACS 阅片诊断模块中集成 WADO 发布功能,将影像科医生选择的需要发布的影像区域和各种参数生成打包。EMR 系统保存的是 WADO URL,而不是体积庞大的影像本身。为了保证影像结果的可靠性,还可以将校验值同样保存起来(如 MD5 值),访问的时候进行对比校验。如果不一致,则需要高一级别管理员的介入。在 EMR 中使用 WADO 来访问影像,不再需要额外的 DICOM 浏览器,直接看到是与影像科一致的结果。从效果上看,EMR 中存放着诊断影像的快捷方式,可直接访问需要的影像数据。这种能够保证一致性的按需访问策略,是 EMR 中集成 PACS 影像的较好选择。

WADO 技术的局限性在于它难以实现良好的交互。对影像的任何一点调节(如区域放大,窗宽/窗位的调整等)都会生成新的 WADO URL,PACS 服务器需要重新进行计算和传输。如果需要在 EMR 中向医生提供再次处理影像的功能,首先要面对的是处理带来的网络带宽压力(每一次参数的变化,都意味着一张新的图像质量在网络上传输)。要缓解带宽的压力,最直接的考虑是引入有损压缩。加拿大的一项研究讨论了怎样在有损压缩的前提下保证影像质量。这项研究在 Sunnybrook 医院进行,有 9 个省份的 100 名放射科医生参与,使用的 PACS 基本涵盖了业界的主流产品。通过对有损压缩的医学图像综合使用客观测量和主观对比评价,并考虑了不同科室的需求。考虑到 EMR 系统中集成的图像并非用于诊断,可以选择更高的压缩值。选择有损压缩的方式解决了网络传输流量问题,在实际交互中还可以利用一些技术办法进行加速。目前业界已经有厂商在 WADO 上引入 Web 服务(Web service),或者使用其他的二进制 Web 调用方式来提供专有的访问借口。客户端通过异步 JavaScript 和 XML(asynchronous javascript and xml, AJAX)或 FLASH 等更有利于交互的方式,在 EMR 系统中也能实现灵活方便的影像处理。这种集成策略在效果上要好于标准的 WADO,但是兼容性略有降低,需要 PACS 供应商和 EMR 供应商都进行一定的改进。可以预见,随着 EMR 和 PACS 应用的不断推进,将会有越来越多的更强大、更灵活的影像集成策略,在 EMR 中自如地浏览、处理医学影像会成为 EMR 系统的标准配置要求。

医院在信息化建设过程中通过系统集成解决了信息孤岛的问题,但随着医院全面的信息化,必然带来系统的增加及接口数量的增加,使系统融合的工作量呈指数级上升,影响了系统的可维护性,增加了系统的耦合度。当集成的一方程序更新换代时,要求与其集成的其他方接口也跟着改动,增加了医院的运营和管理成本。因此,需要更新思路,打破常规,目前医院信息系统大多采取统一的院内集成平台方式来进行信息化的集成。基于主数据管理的院内集成平台就像一个"插排",以统一集成引擎、HL7 引擎为基础,形成统一的应用集成框架即"插口",包括代理服务、适配器、目录服务、共享交换服务、流程服务、安全服务、信息服务、协作服务等。支持异构应用系统的集成可形象地比喻为"电器插到插排取电"。并且可以提供方便易用的配置工具,为数据采集和交换提供基础服务。同时,基于主数据管理的医院信息系统集成平台的目标是提供通用性的、分层次的信息和应用集成能力,提供统一的内外相关信息系统集成环境。集成平台主要实现以下四种功能:①实现医院内部各种信息的集成,包括互通、整合处理和统一的信息门户;②实现医院内部各种应用的集成;③实现医院内外应用的集成,提供统一的对外集成环境,包括与区域卫生信息平台、疾病直报信息系统、医保管理信息系统等外部信息系统与内部相关应用系统的集成;④实现对外服务的各种数据和流程的集成,提供统一的对外交流合作和信息发布渠道。

在系统集成设计的过程中,应明确整体架构,为后续集成设计提供科学的方案,为各类信息系统的顺利集成奠定坚实的基础。首先,应做好系统开发商的合理选择工作。由于所选择的开发商不同,导致系统存在接口设计缺陷和维护难度大等问题,也在一定程度上加剧了融合的困难。例如,部分患者受字段信息不清晰的影响,容易导致诊疗流程的复杂化。因此,医院应选择售后服务良好的系统供应商,为信息系统的后续维护提供保障。其次,应明确接口的管理责任并合理划分接口管理权限责任。再次,应最大限度地实现多个信息系统之间的互联互通,定期对软硬件系统进行更新和升级,完善电子申请单的构建,实现医疗无纸化,体现系统融合的重要价值。

通过完善电子申请单、电子病历系统、远程影像中心等的建设,有效解决了信息孤岛问题。但伴随着信息化程度的日渐加深,接口增加,也会成为系统的负担,进而对维护系统功能的正常运行形成挑战。因此,在信息技术迅猛发展的形势下,医院应重视创新管理思路,突破常规管理模式的束缚,将大数据作为着眼点,致力于为患者提供优质的诊疗服务,做好数据采集和交换工作,完成数据信息的共享,为患者打造安全放心的服务。与此同时,应着重强化信息系统的集成化能力,营造良好的集成环境,在医院内部构建互通体系,实现对各类信息数据的整合和分析,并加强与医院外部因素和内部因素的联系,建立起医院与其他医疗卫生服务平台的联系,着力拓展信息发布的渠道,确保各个科室均能够接收到 HIS 发出的数据信息,杜绝信息不对称现象的发生,促进融合的常态化发展。

第四节　医学影像信息系统的日常维护

随着医院信息化建设的发展,部署的信息化硬件系统和软件系统越来越多,系统集成度也越来越高,如何采用正确的方法进行系统维护和保养,对医院信息部门的管理水平和技术水平提出了更高的要求。

一、PACS 的日常维护

1. 通信与传输管理　维护人员需要对已经完成的图像通信与传输过程有一定的了解,并且明确每个工作站和服务器中的有关参数配置,然后由专人对每台设备中的具体参数做出统一管理和调配。对 IP 地址、主机名称,还有 DICOM 应用标题、端口号等内容做好记录,以便系统出现问题时,能够及时恢复,在人员出现变动时,也可以方便交接工作,保证工作的承接性。

2. 监控与管理　运用 PACS 进行影像数据备份的监控与管理,有利于及时动态地监测数据的运行状况,对于一些近期图像或者是经常使用的图像,可以通过 PACS 数据库管理系统,将其存放于磁盘阵列上。对于一些不常使用的历史图像,可以将其存入到存取速度较慢的离线存储设备中,从而保证图像的长期归档。除此之外,针对布局在不同区域的各个组件,有必要进行远程系统设置,在每日特定的时间段,由系统自动完成服务器数据到备用服务器的全备份。从以往的经验来看,确定图像在线存储以供随时调阅的时间一般为一年。

3. 用户和管理员的专业素质培养　PACS 的终端用户有影像医师、影像技师、临床医师等,他们的计算机应用水平和使用 PACS 的熟练程度也各有差异,在使用 PACS 时往往会存在这样或那样的问题,对于系统管理员及用户来讲,由于 PACS 涉及计算机及网络、图像处理、临床医学、影像医学等多方面知识,管理员应熟悉医学影像知识、计算机网络知识以便做好网络维护工作,影像诊断医师应熟练掌握图像调阅、图像处理和书写诊断报告等软件的使用。

4. 使用防火墙与代理服务器确保 PACS 网络安全 使用防火墙隔绝内部网络与外部网络。计算机病毒(computer virus)是网络安全的最大威胁,是编制者在计算机程序中插入的破坏计算机功能或者数据代码而影响计算机正常使用的、能自我复制的计算机指令或者程序代码。计算机病毒具有传播性、隐蔽性、感染性、潜伏性、可激发性、表现性或破坏性。网络病毒和网络攻击型病毒是系统安全的主要隐患。为保障 PACS 的安全应做到:①建立完善的网络安全管理制度并有监督和反馈;②定期使用杀毒软件杀毒并更新病毒库;③采用防灾备份系统,各种检查图像信息首先存储于本机硬盘,然后自动上传至二级服务器和中心服务器,最后离线存储。

5. 工作站 USB 接口的限制与管理 为了保障 PACS 的安全稳定,需将各工作站的 USB 接口屏蔽。USB 接口的限制管理分为以下三种:①利用更改注册表禁用 USB 接口;②利用 BIOS 设置禁用 USB 接口;③使用专业软件禁用 USB 接口,这种方法需购买软件产生一定的费用。医院可根据具体情况进行方法的选择。

6. 及时更新操作系统及影像工作站的漏洞及补丁 早期的工作站大多采用 Windows XP 操作系统,XP 系统漏洞和错误(bug)较多且目前已经停止更新,根据实际的维护经验,可以在某个前置服务器上开设只读共享服务,建立共享文件夹,并在工作站利用计划任务和批处理程序下载并安装升级补丁,只需要把更新的系统补丁放置到服务器上,每台工作站就可以在第一时间内更新。

7. PACS 服务器数据库的备份 在数据库备份方面除了要将数据库备份到服务器上还必须定期备份数据库到其他安全的设备以防万一。PACS 的管理和维护是一个复杂、艰巨的工作,PACS 故障会打乱影像科及全院的工作流程,严重影响影像科和临床工作的开展。

二、PACS 常见问题及维护保养经验

(一)医学影像资料无法上传到服务器

当出现影像信息不能上传到服务器时,首先要清楚是单台还是多台设备不能上传,一般是由于服务器后台处理软件没有及时反应,或多台影像设备同时向服务器中传输影像数据造成了传输渠道的堵塞。有效的解决方式是退出正在运行的系统重启该软件,如果这种方法依旧无效,可以同时按"Ctrl+ALT+DEL"键激活关闭程序窗口。如果依旧不能解决,可以注销或重新启动服务器。在服务器出现故障时,所传输的医学影像信息往往不能够自动恢复,需要重新激活传输。

(二)网络原因造成数据丢失

管理好、使用好 PACS 是医院和影像科信息化建设的重要工作,PACS 服务器和存储设备一般由医院信息管理部门和服务商共同进行维护,医学影像资料是患者重要的就诊信息,应长期保存(目前规定应保存 30 年以上)并避免丢失。

相关工作人员需每天检查服务器的硬件设施是否正常工作,重点观察有无报警信息。定期查看 Windows 事件日志,发现问题或错误警告应及时维护处理。在检查日志的过程中,需确认工作的正常性,并且检查网络日志,对患者信息进行记录,如果有图像资料传送失败,则需删除日志后重新传输。正常工作日要有针对性地检查数据备份情况,并定期对服务器杀毒。

(三)PACS 故障的应急处理

当 PACS 主系统突然出现故障时,往往所有的 PACS 终端都不能与之通信,终端用户应及时通知医院信息部门查找原因并排除。如果故障不能及时排除应启动应急预案并进入手工操作模式。相关部门应制定切实可行的应急预案,确保在 PACS 故障时影像科的工作能正常进行,患者的一般信息和图像资料保存完整,待系统恢复后需及时上传保存。

三、RIS 的日常维护

随着医院信息化建设的发展,放射科信息系统(radiology information system,RIS)在大中型医院得到了广泛应用。相较于传统的管理手段和工作模式,RIS 的功能更加强大和完善,能大大提高影像科的工作效率和管理水平。当出现软件故障时要及时对患者的重要信息和诊断报告进行备份,以免误操作造成资料的丢失。

RIS 的维护主要涉及软件系统和硬件系统的可用性和安全性。在保证系统正常运行的同时更要保证系统的安全。系统维护分静态维护和动态维护。

静态维护主要指定期对整体设备进行检查。对于硬件系统,要检查其性能、老化情况以及机房的温度和湿度是否存在安全隐患,保持机房和设备

的清洁,防止污染。对于软件系统,要定期进行数据更新和整理,最主要的是对数据库中的数据进行整理并备份,必须配备多台服务器进行整理操作,并配备备用服务器以便及时更换。系统日常管理工作要实行科主任负责制,专人管理,建立日常维护记录和故障记录,详细记录维护情况和故障出现的时间、故障代码以及应急情况下所做的检查和维修,并要求厂家工程师或医院信息工程师在现场维修保养后填写维修保养内容以及设备存在的隐患和改进措施。也要注意保护患者的个人信息,患者的重要资料采用加密的方式存储于数据库中,避免黑客攻击。

动态维护主要指系统运行过程中对系统的实时维护。硬件系统如果出现故障要及时停止操作,启动应急流程,同时通知其他各部门并联系厂家工程师,尽快查找故障原因并及时排除故障。网络出现故障时要及时通知科内网络管理员和医院信息工程师,分析并尽快解决问题,确保完成基本的检查与报告。院内应配备专门的故障检修人员。软件动态维护主要指操作人员在操作过程中及时发现问题并上报,并由专业软件维护人员进行检修和维护。

RIS 的日常维护需做好如下工作:

1. 各模块的检查和数据更新与校对 RIS 的主要模块有信息管理模块、信息查询模块、图像调用模块以及信息处理模块等,这些模块关系着整个系统能否正常运作,所以相关的技术人员应每天对每个模块进行定期检查,查看是否正常运作,或者是否出现了异常现象。对于每一个模块中的信息应做好及时更新及校对工作。尽管计算机出错的概率较低,也必须做好完备的检验工作。

2. 计算机病毒的查杀 目前计算机病毒已经发展到了一个非常高的水平,可谓无网不入、无孔不钻,特别是对于 RIS 这种存储着众多患者和影像科重要资料和信息的系统而言更应该注意防止计算机病毒的侵入。病毒库应及时更新并定期查杀病毒,严禁在图文报告工作站上接入移动硬盘或优盘,一旦内网中某台计算机感染了病毒,应及时切断 RIS 与其的关联,保证整个系统的安全,避免二次感染。

3. 对 RIS 硬件系统定期检查和保养 应加强 RIS 硬件系统的管理和维护保养,特别是一些使用期限较长的存储设备应及时备份数据,及时更换超期服役的设备以保证整个系统的正常运行。除了配备 UPS 不间断电源外,要保证医院双路供电或购置一套应急的发电设备以应对断电风险。

4. 严格控制使用人员的权限 对于每一位终端用户都应分配合理的权限,每个人只能在自己的权限内操作。同时对一些重要的数据进行加密,最大程度限制和保证系统内数据的安全。

5. 定期备份数据 定期备份 RIS 数据,一旦系统软件或硬件出现故障可以及时恢复数据以保证相关工作的正常运行。备份可以一周进行两次或一周一次,具体频率视医院的数据密集程度而定。

6. 严格控制机房温度和湿度 RIS 服务器及存储设备一般部署在医院信息部门的机房中,要按照机房管理规定严格管理和监控机房和机柜的温度和湿度,并要做好记录。

四、RIS 的故障应对

1. 及时报告部门主管和技术人员 即使有了很好的日常维护工作,也无法保证整个 RIS 运行系统不出现任何意外或故障,RIS 的故障会严重影响影像科的日常工作。系统一旦出现故障,首先应及时报告部门主管和相关技术人员,技术人员应第一时间赶到现场或远程分析故障原因,使系统能在最短的时间内修复并保证数据的完整性。还应加强技术人员的业务培训和考核工作,不断提高业务水平。

2. 启用已备份的数据 有时故障排除需要一定的时间,为了使日常工作不受到太大影响可由相关负责人授权立即使用已备份的数据进行日常工作,在进行授权的同时也应该保证数据和资料的安全。

3. 及时更新数据 在使用备份数据时,也应该注意对数据的及时更新以便在系统恢复正常运行后能够将数据重新补入数据库。

(周学军)

第六章　5G 网络技术在医学影像领域的应用

第一节　5G 网络技术概述

一、技术背景

第五代移动通信网络（5th generation mobile networks，5G），是最新一代蜂窝移动通信技术。5G 网络的性能目标是高数据速率、低延迟、节省能源、降低成本、提高系统容量和大规模设备连接。其主要优势在于，数据传输速率远高于以前的蜂窝网络。

近年来，许多国家及相关企业纷纷对 5G 技术的研发投入大量资源。为了在 5G 技术发展中抢占先机，中国、美国、日本、韩国等国家纷纷开展了针对 5G 需求、关键技术、标准及频谱等方面的研究。同时，国际电信联盟（international telecommunication union，ITU）、第三代合作伙伴计划（3rd generation partnership project，3GPP）、电气电子工程师学会（institute of electrical and electronics engineers，IEEE）等标准化组织也先后启动了面向 5G 概念及关键技术的研究工作，旨在加速推动 5G 标准化进程。

在国内方面，华为对 5G 相关技术的研究工作始于 2009 年，并在之后的几年里成功研制出了 5G 原型机基站。2013 年，华为宣布将在 2020 年为用户提供可用于商用的 5G 移动网络，且速度可达 20Gbps。2016 年，华为以极化码（polar code）战胜了美国高通主推的低密度奇偶校验码（low density parity check code，LDPC）及法国的 Turbo2.0 方案，成为 5G 控制信道增强移动宽带（enhanced mobile broadband，eMBB）场景编码方案。2017 年 11 月，工业和信息化部发布《关于第五代移动通信系统使用 3 300~3 600MHz 和 4 800~5 000MHz 频段相关事宜的通知》，确定了 5G 系统的工作频段。2017 年 11 月下旬工业和信息化部发布通知，正式启动 5G 技术研发试验第三阶段工作，并力争于 2018 年年底前实现第三阶段试验基本目标。2017 年 11 月，国家发展和改革委员会发布《关于组织实施 2018 年新一代信息基础设施建设工程的通知》，要求 2018 年在不少于 5 个城市开展 5G 规模组网试点，每个城市 5G 基站数量不少 50 个、全网 5G 终端不少于 500 个。2018 年 12 月，工业和信息化部正式向中国联通、中国移动、中国电信发放了 5G 系统中低频段试验频率使用许可。2019 年 4 月，中国电信江苏公司、国网南京供电公司与华为成功完成了基于真实电网环境的电力切片测试。

在国际方面，2014 年，日本电信营运商宣布将与厂商共同合作研发 5G 技术，并在 2020 年为用户提供传输速度达到 10Gbps 的 5G 网络。2014 年 5 月，韩国企业宣布开发出了基于 5G 核心技术的移动传输网络，并已进行 5G 网络的商业推广。2016 年 8 月，电信传媒公司在加拿大完成了 5G 信号的测试。在测试中使用了 73GHz 范围内的频谱，数据传输速度也达到了 4G 网络的 6 倍。2016 年 10 月，5G 基带芯片 X50 发布。2017 年 12 月，在国际电信标准组织第 78 次全体会议上，5G 新空口（new radio，NR）首发版本正式发布。2018 年 6 月，5G NR 独立组网（standalone，SA）方案在 3GPP 第 80 次全体会议正式完成并发布。2018 年 6 月，3GPP 全体会议批准了 5G NR 独立组网功能冻结。此次 SA 功能冻结，不仅使 5G NR 具备了独立部署的能力，也带来了全新的端到端架构，开启了一个全连接的新时代。2018 年 6 月，5G 移动通信服务在全球首次实现商用。2019 年 6 月，中国正式进入 5G 商用元年。

二、网络技术简介

5G 技术使用的是超高频频谱，比以往电信业使用的频谱（如 2.6GHz）高出许多。3GPP 定义了 5G 的三大应用场景。其中，增强移动宽带（enhance mobile broadband，eMBB）指超高清视频等大流量移动宽带业务,海量机器类通信(massive machine type of communication,mMTC)指大规模物联网业务,超可靠低延迟通信(ultra-reliable and low latency communications,URLLC)指如无人驾驶、工业自动化等需要低时延、高可靠连接的业务。5G 不仅应具备高速度,还应满足低时延这样更高的要求。5G 通信已经不仅仅是人与人之间的通信。随着物联网、工业自动化、无人驾驶等业务的引入,5G 通信已经开始转向人与物的通信,以及机器与机器之间的通信。5G 的三大应用场景对通信提出了更高的要求,在这三大场景下,5G 具有 6 大基本特点。

(一)高速率

相较于 4G,5G 的第一个显著特点就是更高的数据传输速率。随着网络性能的提升,虚拟现实(virtual reality,VR)、超高清视频等业务能够得到更好地使用,用户的体验也能够得到有效提升。在 5G 下,各种对网络数据传输速率要求较高的通信业务才能得到有效推广。

单个 5G 基站应当能够支持 20Gbps 的下行链路以及 10Gbps 的上行链路。当然,5G 的峰值速率和用户的实际体验速率并不一定相同,不同时期、不同技术等因素都会影响 5G 的传输速率。随着新技术的使用,5G 的传输速率还有提升空间。这意味着用户可以每秒下载一部高清电影,可以享受流畅的 VR 视频。

(二)泛在网

泛在网有两个层面的含义。一是广泛覆盖,一是纵深覆盖。无所不包、广泛存在是 5G 时代网络业务的特点。为了支持更加丰富的业务,满足更多复杂场景的应用需求,5G 的覆盖需要更广、更深。

广泛是指社会生活以及人类所能到达的各个地方,都需要有网络覆盖。对于人迹罕至的自然环境,在 5G 时代,通过广泛的网络覆盖,可以大量部署各种监控设备及传感器,对环境、空气质量甚至地貌变化进行监测。

纵深是指在已有网络覆盖的前提下,提升网络的品质,提供高品质的深度覆盖。5G 的到来,可广泛覆盖以前网络品质不好的地点,这样也可使更多的新型智能设备得到推广。

一定程度上,泛在网比高速度还重要,只是建一个少数地方覆盖、速度很高的网络,并不能保证广大普通 5G 用户的体验,而泛在网才是 5G 体验的一个根本保证。虽然在 3GPP 的三大场景没有描述泛在网,但是泛在的要求是隐含在所有场景中的。

(三)低功耗

5G 要支持大规模物联网应用,就必须要有功耗方面的要求,从而尽可能减少物联网产品在通信过程中消耗的能量。随着技术的发展,越来越多的可穿戴设备被人们接受。但许多可穿戴设备的性能也存在着一定的问题,而影响了使用者的体验。以智能手表为例,充电间隔较短一直是影响使用体验的重要原因。5G 为物联网产品的通信提供了新的技术,以便降低设备通信过程所消耗的能量,有助于促进物联网产品的快速普及。增强机器类通信(enhance machine type communication,eMTC)基于长期演进(long term evolution,LTE)协议演化而来,为了更加适合物与物之间的通信,也为了更低的成本,对 LTE 协议进行了裁剪和优化。eMTC 基于蜂窝网络进行部署,其用户设备通过支持 1.4MHz 的射频和基带带宽,可以直接接入现有的 LTE 网络。eMTC 支持上下行最大 1Mbps 的峰值速率。而窄带物联网(narrow band internet of things,NB-IoT)构建于蜂窝网络,只消耗大约 180kHz 的带宽,可直接部署于全球移动通信系统(global system for mobile communications,GSM)网络、通用移动通信系统(universal mobile telecommunications system,UMTS)网络或 LTE 网络,以降低部署成本、实现平滑升级。

(四)低时延

在现有的 4G 环境下,人与人之间通信的时延是几十或上百毫秒。而 5G 对于时延的要求是 1ms。提出如此严格的要求,是为了满足无人驾驶、工业自动化等新场景的需求。在 5G 时代,新领域、新应用的发展对网络提出了更高的要求。

高速行驶的无人驾驶汽车,需要实时接收控制中心的信号并作出反应。当控制中心向无人驾驶汽车发送刹车指令时,只有极低的时延才能保证汽车及时做出制动动作。无人驾驶飞机与控制端之间的通信同样需要极低的时延。这是因为较大的时延可能导致高速飞行的无人驾驶飞机发生碰撞事故。工业自动化过程中,如果想要提高机械设备的运行精度,使机械设备快速、准确地完成很精细的动作,也需要极小的时延。要满足低时延的要求,需要在 5G 网络建构中使用各种技术手段。边缘计算这样的技术也会被采用到 5G 的网络架构中。

(五)万物互联

万物互联是将人、流程、数据和事物结合在一起,使得网络连接变得更加相关并更有价值。在传统通信中,终端是非常有限的,在固定电话时代,电话是以人群为定义的。而手机时代,按个人应用来定义终端,终端数量爆发。到了 5G 时代,终端不是按人来定义,因为每个人、每个家庭可能拥有数个终端。

目前,我国已经实现 5G 终端的广泛覆盖。通信业对 5G 的愿景是每一平方公里,可以支撑 100 万个移动终端。未来接入到网络中的终端,将不仅是手机。日常生活中的每种个人用品都有可能接入网络,成为智能产品。家中的门窗、门锁、新风系统、卫浴洁具、厨房电器等都可能进入智能时代。社会生活中大量以前不联网的设备也会进行联网工作,变得更加智能化。5G 的覆盖,将为人们的生活带来更多的便利。

(六)重构安全

5G 是万物互联的时代,安全问题也越来越复杂,尤其是金融、医疗、交通等应用场景对 5G 网络的安全性要求极高。安全需求无处不在,保障信息安全是发展 5G 的基本前提。传统的互联网要解决的是信息高速、无障碍地传输,自由、开放、共享是互联网的基本精神,但是在 5G 基础上建立的是智能互联网。智能互联网不仅要实现信息传输,还要建立起一个社会和生活的新机制与新体系。

5G 三大应用场景的业务在速率、连接、时延等方面需求差异很大,安全服务需求也各不相同,针对不同场景,需要分类别差异化地提供网络安全服务。在 5G 的网络构建中,在底层就应该解决安全问题,从网络建设之初,就应该加入安全机制,信息应该加密,网络并不应该是开放的,对于特殊的服务需要建立起专门的安全机制。网络不是完全中立、公平的。在网络保证上,普通用户上网,可能只有一套系统保证其网络畅通,用户可能会面临拥堵。但是对于智能交通体系,需要多套系统保证其安全运行,保证其网络品质,在网络出现拥堵时,必须保证智能交通体系的网络畅通。而这个体系也不是一般终端可以接入并实现管理与控制的。

第二节 5G 网络技术原理

一、5G 技术的基本特征

(一)对于 5G 的要求

下一代移动通信网络联盟(Next Generation Mobile Networks Alliance,NGMN)认为,5G 除了简单地提供更快的速度,还需要满足新的使用案例需求,如物联网、广播类服务,以及在发生自然灾害时的生命线通信。NGMN 定义了 5G 网络的以下要求:

(1)以 10Gbps 的数据传输速率支持数万用户。

(2)以 1Gbps 的数据传输速率同时提供给在同一楼办公的许多人员。

(3)支持数十万的并发连接以用于支持大规模传感器网络的部署。

(4)频谱效率应当相比 4G 被显著增强。

(5)覆盖率比 4G 有所提高。

(6)信令效率应得到加强。

(7)延迟应显著低于 LTE。

(二)5G 技术创新

(1)4G 使用 64-QAM 或 256-QAM 的调制以压缩传输数据,5G 则采用 512-QAM 或 1024-QAM 的调制,从而实现更高的频谱利用效率并提高传输速率。

(2)5G 可采用毫米波通信,目前 4G 使用 700MHz、900MHz、1 800MHz、2 600MHz 等低频段,虽然电波衍射能力比较高但是在低频上的频谱资源却相当有限。毫米波的频谱宽度更高,而且更容易找到连续频谱,使空白频谱非常容易获取。

(3)波束指向配合多输入多输出(multi-input multi-output,MIMO)相控数组天线,利用电磁波空分复用和路径不同的多天线系统,从而提高传输速率。

(4)波束自适应和波束成形,能够提高特定方向的波瓣优化传输距离。

(5)使用以氮化镓或砷化镓为原材料制作的射频天线和功率放大器,这种射频天线在更高的频段具有更高的能源效率,从而降低设备的功耗。

(6)为了适应工业物联网、无人驾驶汽车、商用无人机等新技术的应用,网络时延将降低到 1ms 以下。

二、5G 技术的核心原理

5G 作为新一代的移动通信技术,它的网络结构、网络能力和要求都与以往的通信技术有很大不同,有大量技术被整合在其中。其核心技术简述如下:

(一)高频段传输

传统移动通信的工作频段主要集中在 3GHz 以下,这使得频谱资源十分有限。在毫米波、厘米波频段,可用频谱资源丰富,可以实现极高速短距离通信,支持 5G 容量和传输速率等方面的需求。

高频段在移动通信中的应用是未来的发展趋势,业界对此高度关注。足够量的可用带宽、小型化的天线和设备、较高的天线增益是高频段毫米波移动通信的主要优点,但也存在传输距离短、穿透和绕射能力差、容易受气候环境影响等缺点。射频器件、系统设计等方面的问题也有待进一步研究和解决。

(二)新型多天线传输

多天线技术经历了从无源到有源,从二维到三维,从高阶 MIMO 到大规模阵列的发展,可有效提升频谱效率,是目前 5G 技术的重要研究方向之一。

由于引入了有源天线阵列,基站侧可支持的协作天线数量得到增加。此外,原来的二维天线阵列拓展成为三维天线阵列,形成新颖的 3D-MIMO 技术,支持多用户波束智能赋型,减少用户间干扰,结合高频段毫米波技术,将进一步改善无线信号覆盖性能。

目前研究人员正在针对大规模天线信道测量与建模、阵列设计与校准、导频信道、码本及反馈机制等问题进行研究,未来的大规模天线阵列将显著降低发射功率,实现绿色节能,提升覆盖能力。

(三)同时同频全双工

利用同时同频全双工技术,在相同的频谱上,通信的收发双方同时发射和接收信号,与传统的时分双工(time division duplexing,TDD)和频分双工(frequency division duplexing,FDD)方式相比,从理论上可使空口频谱效率提高 1 倍。全双工技术能够突破 FDD 和 TDD 方式的频谱资源使用限制,使得频谱资源的使用更加灵活。然而,全双工技术需要具备极高的干扰消除能力,这对干扰消除技术提出了极大的挑战,同时还存在相邻小区同频干扰问题。在多天线及组网场景下,全双工技术的应用难度更大。

(四)终端直通

传统的蜂窝通信系统的组网方式是以基站为中心实现小区覆盖,而基站及中继站无法移动,其网络结构在灵活度上有一定的限制。随着无线多媒体业务的不断增多,传统的以基站为中心的业务提供方式已无法满足海量用户在不同环境下的业务需求。

终端直通(device to device,D2D)技术无需借助基站就能够实现通信终端之间的直接通信,拓展

网络连接和接入方式。由于短距离直接通信,信道质量高,D2D 能够实现较高的数据速率、较低的时延和较低的功耗;通过广泛分布的终端,能够改善覆盖,实现频谱资源的高效利用;支持更灵活的网络架构和连接方法,提升链路灵活性和网络可靠性。目前,D2D 采用广播、组播和单播技术方案,未来将发展其增强技术,包括基于 D2D 的中继技术、多天线技术和联合编码技术等。

(五)密集网络

在未来的 5G 通信中,无线通信网络正朝着网络多元化、宽带化、综合化、智能化的方向演进。随着各种智能终端的普及,数据流量将出现井喷式的增长。未来数据业务将主要分布在室内和热点地区,这使得超密集网络成为实现未来 5G 的 1 000 倍流量需求的主要手段之一。超密集网络能够改善网络覆盖,大幅度提升系统容量,并且对业务进行分流,具有更灵活的网络部署和更高效的频率复用。未来,面向高频段大带宽,将采用更加密集的网络方案,部署小区/扇区将高达 100 个以上。

与此同时,愈发密集的网络部署也使得网络拓扑更加复杂,小区间干扰已经成为制约系统容量增长的主要因素,极大地降低了网络能效。干扰消除、小区快速发现、密集小区间协作、基于终端能力提升的移动性增强方案等,都是目前密集网络方面的研究热点。

(六)新型网络架构

目前,LTE 接入网采用网络扁平化架构,缩短了系统时延,降低了建网成本和维护成本。未来 5G 可能采用集中化或云化无线接入网(centralized radio access network or cloud radio access network,C-RAN)架构。C-RAN 是基于集中化处理、协作式无线电和实时云计算构架的绿色无线接入网构架。C-RAN 的基本思想是通过充分利用低成本高速光传输网络,直接在远端天线和集中化的中心节点间传送无线信号,以构建覆盖上百个基站服务区域,甚至上百平方公里的无线接入系统。C-RAN 架构适于采用协同技术,能够减小干扰,降低功耗,提升频谱效率,同时便于实现动态使用的智能化组网,集中处理有利于降低成本,便于维护,减少运营支出。

第三节　5G 技术在医疗领域应用

5G 不仅是 4G 的延伸,更是真正意义上的融合

网络。5G 到来后，技术革新不断推动医疗发展，高清视频与高清音流等数据的双向传递都不会受到限制。5G 将为医疗行业的跨越式发展提供技术革新的赋能，并催生新的医疗生态系统。5G 技术的应用在智慧医疗领域主要体现为移动医疗设备的数据互联、远程手术示教、超级救护车、高阶远程会诊、远程遥控手术等。

一、基于 5G 的可穿戴设备远程监控

据弗若斯特沙利文（Frost & Sullivan）报告显示，医疗机构中医疗级可穿戴设备的市场规模从 2015 年的 51 亿美元达到 2020 年的 189 亿美元。基于 5G 的医疗智能互联以更低廉的成本提供更有效的预防护理，同时允许卫生保健管理人员优化其资源的使用。这可能会彻底改变目前受限于医学专家地理位置的医疗服务。5G 的高可用性及其对大量连接的支持，将有助于通过可穿戴设备来监测穿戴者的不同生物特征参数。这类解决方案将变得越来越普遍，基于人工智能的医疗平台将分析从这些设备收集的数据，以确定患者当前的健康状况，提供量身定制的健康建议，并预测潜在的健康问题。

在远程健康监测中，可穿戴设备（如心电监护仪和血糖监护仪）需要以低速率对中央数据存储库进行高频更新。常用的网络在连接大量此类设备时无法提供所需的技术支持，而 5G 可以解决这一挑战。因为 5G 能更好地支持连续监测和感官处理装置，这使得患者的持续监测成为可能，也加速医院向家庭护理模式的转型。在电池寿命方面，5G 能使设备消耗更少的电能，这是远程监测的关键。

5G 在医疗可穿戴设备领域的运用，能够更大程度上克服传统可穿戴设备的诸多缺陷。可穿戴医疗健康设备当前作为最贴近人体实时监测健康数据的装置，监测得到的数据是人体最为隐秘的信息之一。但当前行业缺乏统一的安全标准，用户数据安全难以得到有效保障。同时，由于用户在数据安全意识上的缺失，用户的隐私权面临极大挑战。5G 网络相对而言足够安全，能够更加有效地保证用户的信息安全。

二、基于 5G 的远程会诊

远程会诊在国内已逐步普及，但受到现有网络传输速率、时延等因素的限制，远程会诊的使用效果仍有提升的空间。而像远程手术这类应用，由于医生手部动作、图像传输、力量反馈都必须高度同步，现有网络环境的支持也同样存在不足。而随着 5G 时代的来临，其大带宽、低延时、高可靠性的优势，将在技术层面为远程医疗提供强有力的支撑。随着 5G、人工智能（artificial intelligence，AI）、混合现实（mixed reality，MR）、增强现实（augmented reality，AR）等前沿技术的应用，通过远程会诊甚至远程手术，上级医院或相隔万里的外国专家也可以直接为偏远、基层地区疑难重症患者提供远程指导或直接提供远程诊疗服务。

随着 5G 时代的到来，以往仅在科幻电影里出现的全息投影、远程会诊等高科技医疗方式都将成为现实。5G 将比现有 4G 技术更便捷，只需一部手机或一台电脑，就能获得与面对面会诊相同的效果。卡顿、音画不同步等影响通信体验的缺点，也将被有效消除。例如，应用 5G 智慧急救指挥平台，专家不需要到达现场，只需要佩戴 VR 眼镜，站在 5G 智慧急救指挥平台前，即可看到救护车内的实时全景，全面掌握患者的急救情况。在靠近高速公路的远程医学救援服务站里，配备了各类常用药品、检查器材和急救设备。远程医学救援服务站接入上级医院的会诊系统，实现远程会诊、远程医疗教育以及权限内的医疗资源共享。一旦高速公路上出现意外，就近的服务区可以提供前期医疗救助，尽量去争取抢救生命的时间。

第四节　5G 医学影像应用

一、5G 超声系统

基于 5G 的远程超声诊断系统运用了机器人技术、实时远程控制及高分辨力超声成像等前沿科技，患者端的机器人机械臂装置模拟医生手持常规超声探头，医生端医生则通过虚拟操作杆，远程遥控扫查患者，利用 5G 传输技术采图并作出诊断。检查过程中，两端视频语音交流效果如同处一个检查室。

5G 远程超声诊断系统几乎能够实现实时传输和操作，在突破传统超声诊断方式时空局限的同时，也为患者提供多重安全保证。而且，由于超声检查是无创性操作，此类系统的应用前景十分广阔，同时更加符合医学场景和伦理的要求。

目前，无论是操作手感还是图像质量，5G 远程超声诊断系统都基本满足了超声诊断的需求。在医疗上，该系统可以用于疑难患者的远程会诊，使基

层卫生机构以及边疆、离岛等偏远地区的患者也能得到超声专家的诊断。另外,随着技术的成熟,该系统还可以用于突发性公共事件中患者伤情的分级,为后续的急救提供参考。

二、5G 全息影像通信

目前,5G+MR 远程实时手术已成为可能。通过 5G 网络实时传送的高清视频画面,不在同一地点的手术指导医生和手术主刀医生可以共同完成手术。手术中,不同医生通过佩戴混合现实终端的"头戴智能设备"浏览全息影像,并协同制定最佳手术方案。同时,手术指导医生在全息影像中标记的信息,将会通过 5G 网络实时传输到主刀医生的视野中,效果犹如专家临场协作,传输速率的提高,将显著降低远程手术操作的延迟,极大提升医生操作体验与手术质量,也将助力远程医疗技术的真正普及。

三、5G 云影像应用

随着医学影像技术的不断发展,影像数据出现爆炸式增长,对医疗互联网系统的数据存储与处理能力提出了更高的要求。传统 PACS 存在数据调阅、数据共享等能力不足的问题,导致历史影像的应用价值难以充分发挥;同时,国家卫生健康委提出建立医联体、区域医疗制度,这对医学影像数据的协同性、共享性、可靠性等提出了要求。因此,医学影像数据平台化、云化是行业的发展趋势,借助 5G 大带宽、低时延、广连接的特点,偏远贫困地区无需配置太多高科技设备,仅需上传数据,将大量的人工智能分析和数据运算放在云平台进行处理,即可与大型教学医院实现远程沟通、教学、精准手术指导方面的无缝对接,可有效解决偏远贫困地区资金、设备、技术不足的问题,大幅度提升医疗服务质量。

(一) 影像云存储

实现医疗机构海量影像数据的存储与交互,实现数据多重容灾备份,使医疗机构能够在自然灾害、硬盘故障、黑客攻击、人为损坏等情况下,持续稳定地对外提供服务。

(二) 影像云应用

实现 PACS 云化,影像数据可在多家医疗机构间互通;支持影像云端诊断,其中的图像处理(图像对比、图像融合显示、三维重建等)功能帮助医生快速准确发现病灶并给出诊断意见,提升诊断效率;支持移动影像云,方便医生和患者随时随地调阅、查看影像资料和诊断报告,有利于医生与患者对病情进行充分的交流与互动。

(三) 医疗协同

助力构建区域影像云中心和远程影像会诊中心,实现指定区域内各医疗机构的影像数据集中存储、共享与协同,优化医疗资源分布,提升医疗服务质量和效率,助力分级诊疗制度落地。

(四) 医疗教育

依托医学影像云平台,可以实现在线影像教学、手术直播示教、VR/AR/MR 虚拟成像技术教学、在线影像专题研讨等功能,互动性强,打破地域限制,改善当前优质医疗教育资源分布不均的情况,降低国家医疗教育投入成本。

(五) 健康管理

基于影像云可以实现慢病管理、检验数据管理等云上服务,提供在线健康咨询、在线导诊、预约转诊、慢性病随访、延伸处方等服务。节约患者排队就医时间,减少医疗机构服务接待压力,快速高效完成自我健康咨询与管理。

(许　锋　薛晓琦　刘景鑫)

第七章　医学影像云技术

伴随互联网的飞速发展及网络带宽的飞速增长，云计算（cloud computing）应运而生。云是对互联网的一种比喻。美国国家标准与技术研究院（NIST）对云计算的定义是：云计算是一种按使用量付费的模式，这种模式提供可用的、便捷的、按需的网络访问，进入可配置的计算机资源共享池（资源包括网络、服务器、存储、应用软件、服务），只需投入很少的管理工作，或与服务供应商进行很少的交互就可以快速获取这些资源。

在2015年印发的《国务院关于促进云计算创新发展培育信息产业新业态的意见》中，提出要加快发展云计算，未来云计算将成为我国信息化重要形态和建设网络强国的重要支撑。在国家的大力支持下，2019年，中国信息通信研究院和互联网医疗健康产业联盟联合发布了医疗云计算可信选型评估结果。中国电信医疗混合云解决方案、医疗私有云解决方案、医学影像云解决方案，以优异成绩通过测评。云计算的快速发展助力医疗机构提升信息化的同时，也推动了"互联网＋医疗健康"的不断创新与发展。

第一节　云计算的核心技术

云计算是一种以数据为中心的、数据密集型的超级计算，具有大规模并行计算能力。以低成本的方式提供高可用性、高可靠性、动态伸缩规模的个性化服务为云计算的目标。为实现这个目标，需要并行计算、虚拟化技术、分布式海量数据存储技术和海量数据管理技术等若干关键技术支持。

一、并行计算

并行计算（parallel computing）即超级计算。云计算关注计算力和存储力两个重要方面，其中计算力依赖的技术就是并行计算。并行计算的快速发展为云计算提供了重要的支撑。

（一）并行计算的概念

在并行计算中，并行性是指把一个复杂的问题分解成多个能同时处理子问题的能力。并行计算是指同时使用多种计算资源解决计算问题的过程，是提高计算机系统的计算速度、扩大问题求解规模，解决大型而复杂计算问题的一种手段。并行计算是由运行在多个部件上的子任务共同合作来求解一个规模很大的计算问题。其基本思想是用多个处理器来协同求解同一问题，即将被求解的问题拆分成若干个部分，各部分均由一个独立的处理机来进行计算。

现实世界中存在大量有相互关联的可并行事件，相比于串行的计算模型，并行计算模型更有利于我们为现实世界建模。将运算量大、耗费时间长的大型串行任务，根据内在的相关性分解成多个相对独立的模块并行执行，从而节约运算时间。同时，大规模的运算集群可以由比较廉价的计算机组成来完成大规模的计算任务，从而节约大量成本。并行计算的目的是提高解决问题的速度，通过计算集群来扩大问题求解的规模，进而解决大型而复杂的计算问题，提高处理能力。

并行计算机系统（parallel computer system）是一种由多个处理器组成的，能够同时执行多个任务的，能够极大地提高计算机性能和可靠性的计算机系统。并行计算机系统既可以是专门设计的、含有多个处理器的超级计算机，也可以是以某种方式互联的若干台的独立计算机构成的集群，通过并行计算集群完成数据的处理，再将处理的结果返回给用户。

实施并行计算的基本条件包括以下三点：

1. 硬件　计算机由多个并行处理机组成，并且处理机之间通过网络能互相连接、相互通信。

2. 子任务　基于实际应用背景的计算问题可

以分解为多个子任务,这些子任务可以执行并行计算。并行算法设计指的就是将一个应用分解为多个子任务的过程。

3. 并行算法 实现并行算法,并行求解应用问题。

(二)并行计算机的发展

并行计算得以应用的重要前提是并行计算机的发展。并行计算机的发展主要来源于两个方面的需求:

1. 大规模科学与工程计算应用对并行能力的需求 这种需求是永无止境的,成为推动并行计算机快速发展的主要动力,同时加快推动了并行计算的产生。

2. 市场需求 市场需求是推动并行计算产生的另一巨大动力。在天气预报、核科学、石油勘探、地震数据处理、飞行器数值模拟等众多应用领域,都需要具有每秒执行万亿次甚至是百万亿次浮点运算能力的计算机,并行计算是满足它们实际需求的可行途径,进一步催生了并行计算机的产生。其中,问题求解的最大规模是并行计算机重要的指标之一。

在并行计算机中,以工作站集群(cluster of workstations,COW)为原型的并行计算机由大规模商用普通 PC 机构成的集群为主。其特点包括集群中(cluster)每个结点包含多个商用处理器,并且结点内部能够共享存储;采用商用集群交换机通过前端总线连接不同的结点,结点间分布存储;各个结点采用 Linux 操作系统、GNU 编译系统和作业管理系统。以此为基础,并行计算得到了快速的发展。

(三)并行计算与云计算

云计算是一种数据密集型的超级计算,离不开并行计算技术、虚拟化技术和大数据技术等关键技术的支持。

云计算需要解决的问题包括:计算资源的透明虚拟化和弹性化、存储资源的透明虚拟化和弹性化、数据安全的保障、向开发者提供完善的 API 并实现终端用户向云计算的平滑过渡。

其中,计算的弹性化和存储的弹性化体现在,云计算将一切隐在云端,普通用户不再需要关心数据存在哪里,不再需要关心数据安全,不再需要关心应用程序是否需要升级,不再需要关心计算机病毒的危害,这一切工作都由云计算负责解决。云计算使得普通用户拥有享受高性能计算的机会,因为

云计算中心几乎可以提供无限制的计算能力。云计算的计算能力的实现是从计算机的并行化开始的,即把多个计算机并联起来,从而获得更快的计算速度,这是一种很简单也很朴素地实现高速计算的方法,也被证明是相当成功的方法。

大规模并行计算机出现后,云计算面临两个重要问题:昂贵的系统部署费用和不可忽视的结点失效问题。在云计算时代人们不再追求服务器的高性能、全配置,"能用就行"成了云计算时代的对服务器的要求。因此,云计算的基础架构采用了以 COW 为原型的由大规模商用普通 PC 机构成的集群为主的体系架构。在云计算架构下单点失效成为系统认可的常态,任何的单点失效都不会影响系统对外提供服务。即云计算在构建系统架构时就将系统的结点失效考虑了进去,实现了基于不可信服务器结点的云计算基础架构。

(四)并行算法设计

并行算法设计包括了并行算法的设计、算法库和测试库,主要思想是分而治之。

并行算法是适合在并行计算机上实现的算法,好的并行算法应充分发挥并行计算机的潜在性能。并行程序设计模型(parallel program model)是一种程序抽象的集合,是建立在硬件和内存体系结构层次之上的概念。比较常用的程序设计模型有:消息传递模型、共享变量模型和数据并行模型。

目前,并行计算的消息传递模型应用更广泛,代表性技术是消息传递接口(message passing interface,MPI)。MPI 采用提供并行库的方式,它是消息传递函数库的标准规范,支持 Fortran、C 和 C++。

消息传递并行程序设计要求用户必须通过显式地发送和接收消息来实现处理机间的数据交换。每个并行进程均有自己独立的地址空间,相互之间访问不能直接进行,必须通过显式的消息传递来实现。这种编程方式是大规模并行处理机和集群采用的主要的编程方式。由于消息传递程序设计要求用户很好地分解问题,组织不同进程间的数据交换,因此并行计算粒度大,特别适合于大规模可扩展并行算法。目前,消息传递是并行计算领域的一个非常重要的并行程序设计方式。

二、虚拟化技术

随着近年多核系统、集群、网格甚至云计算的广泛部署,虚拟化技术在应用上的优势日益体现。

通过使用虚拟化,不仅可以降低 IT 成本,而且可以增强系统的安全性和可靠性,虚拟化的概念逐渐深入到人们日常的工作与生活当中。

(一)虚拟化技术的概念

虚拟化是指通过虚拟化技术将一台计算机虚拟为多台逻辑计算机。在一台计算机上同时运行多个逻辑计算机,每个逻辑计算机可运行不同的操作系统。也就是说,虚拟化技术是模拟物理的计算机资源,例如,CPU、内存、存储、网络等用户可见的物理的硬件资源。用户通过虚拟化技术在使用这些资源时,除了不能物理接触外,其他都与使用物理计算机没有任何区别。

一个计算机系统在应用虚拟化技术前后的对比,如表 7-1 所示。

表 7-1 虚拟化技术应用前后对比

应用前	应用后
一台计算机安装一个操作系统	虚拟化层上安装多个操作系统
应用程序独占硬件平台	模拟多个硬件系统
存在兼容性和安全性问题	各个操作系统相互独立,兼容性更好
CPU 等硬件资源使用率低	提高了硬件资源使用率
扩展与维护困难,维护成本高	易于扩展与维护,维护成本低
程序运行速度更快	程序运行速度稍慢

(二)虚拟化技术的分类

通常所说的虚拟化技术是指服务器虚拟化技术。而除此之外,还有网络虚拟化、存储虚拟化以及应用虚拟化。

1. 服务器虚拟化 服务器虚拟化(server virtualization)是将服务器物理资源抽象成逻辑资源,形成的虚拟服务器运行不同的操作系统,并且各自独立,用户不再受限于物理上的界限,因此提高了整体资源的利用率。

服务器虚拟化通过软件模拟具有完整硬件系统功能的、运行在一个完全隔离环境中的计算机系统,称为虚拟机(virtual machine,VM)。虚拟机将操作系统和应用程序进行打包,从而使操作系统和应用具备良好的移动性。

2. 网络虚拟化 网络虚拟化将不同的网络硬件和软件资源结合成一个虚拟的整体。网络虚拟化通常包括虚拟局域网和虚拟专用网。

3. 存储虚拟化 存储虚拟化是将各种不同的存储设备有机地结合起来使用,从而得到一个容量很大的"存储池",可以供给各种服务器进行灵活使用,并且数据可以在各存储设备间灵活转移。

4. 应用虚拟化 应用虚拟化通常包括两层含义,一是应用软件的虚拟化,将应用软件从操作系统中分离出来,通过压缩后的可执行文件来运行,减少维护成本,提高安全性;二是桌面的虚拟化,将计算机桌面进行虚拟化,提高桌面使用的灵活性。PC 机,手机等设备均可通过网络访问虚拟桌面。

(三)虚拟化技术与云计算

云是一系列自动化软件进行管理的虚拟资源池,能够帮助用户按需对这些资源进行访问。云计算的使用者和开发者可以通过互联网使用虚拟化资源。虚拟化技术把单个资源抽象成多个给用户使用,借助虚拟化技术,用户能以单个物理硬件系统为基础创建多个模拟环境或专用资源。

云计算能够通过私有云为不同部门提供帮助或通过公共云帮助公司访问一个自动置备的资源池。应用程序和数据在不同层次以不同方式展现给用户。通过虚拟化技术,云计算把计算、存储、应用和服务都变成了可以动态配置和扩展的资源,才能够实现在逻辑上以单一整体的服务形式呈现给用户。

在云计算提供服务时,虚拟化技术为云计算提供技术支持。云计算和虚拟化技术相互搭配能够更好地解决客户需求。一方面,在云计算的部署方案中,虚拟化技术可以使 IT 资源的应用更加灵活。另一方面,在虚拟化技术的应用过程中,云计算也提供了按需索取的资源和服务。因此,虚拟化技术是云计算中非常重要的核心技术。

三、分布式海量数据存储技术

随着信息化建设的不断发展,各项信息业务每天产生海量的数据,这些数据格式复杂,基数大。庞大的数据量使得传统数据库面临诸多问题,如数据库容量无法支撑系统、并行取数据困难、访问效率低及数据库的并发访问数太多等。为解决以上问题,分布式海量数据存储技术即云存储应运而生。

(一)云存储技术

云存储是将网络上各种不同的存储设备通过应用软件集中起来协同工作,通过集群技术、网络技术或分布式文件系统等技术,共同对外提供数据存储和业务访问功能的系统。

云储存技术将数据存储在虚拟服务器上,由第三方的组织进行存储管理。当云计算系统将大量数据的存储和管理作为运算和处理的核心时,云计算系统中就需要配置众多的数据存储设备,此时云计算系统就转变为一个以数据存储和管理为核心的云存储系统。

云存储系统的结构包括存储层、基础管理层、应用接口层及访问层。云储存是由许许多多的存储设备和服务器所构成的集合体,核心是应用软件和存储设备的结合,将存储设备转变为存储服务。

(二)实现基础

云存储系统是一个多设备、多应用、多服务协同工作的集合体。云存储系统的使用者需要通过 ADSL、DDN 等带宽接入设备来连接。宽带网络的充足发展让使用者获得足够大的数据传输带宽,实现海量数据的传输。此外,使用 Web2.0 技术,云存储的使用者可以通过 PC、手机等多种设备实现数据的集中存储和共享。

云存储中使用应用存储技术,在存储设备中集成了应用软件的功能,可以看作是服务器和存储设备的集合体。大量减少了云存储中服务器的数量,进而降低了系统的建设成本,减少了可能由服务器带来的单点故障和性能瓶颈,减少了数据传输的环节,提高了系统性能和效率,保证了整个系统的高效稳定运行。

云存储在多个存储设备之间通过集群技术、分布式文件系统等技术,实现多个存储设备之间的协同工作。多个存储设备可以对外提供相同种类的服务。在云计算系统中采用分布式存储的方式存储数据,将多个小文件分为多个副本的存储模式实现数据的冗余存储,用低配机器代替超级计算机的性能来保证低成本及分布式数据的高可用、高可靠和经济性。

数据压缩技术、重复数据删除技术、数据加密技术、点对点技术也为云存储提供了必要的支持。

(三)云存储与云计算

云存储是一个以数据存储和管理为核心的云计算系统。云储存致力于向用户提供在线存储服务。如果配置了大容量的数据存储设备,那么云计算系统就可以对大数据进行存储和管理,同时在基础管理层也相应地添加了许多功能,这些功能的目的是加强存储数据的管理和保护数据的安全。

云存储为用户节省了设备部署与存储的支出。用户向云服务提供商支付一定的费用就可以直接享受整个云存储系统的数据访问服务,所以,云存储是云计算系统的基础。

云计算技术可以为用户提供高效网络服务,可以在几秒钟之内就处理以千兆为单位的数据。在云计算系统中,通过大量的服务器共同处理用户提交的运算申请,并且给出运算结果,是系统的核心任务。云存储对于使用者来说,是一种服务,也可以看作是一个拥有大容量空间的云计算系统。

四、海量数据管理技术

云计算系统对大数据集进行处理和分析,向用户提供高效的服务。因此,数据管理技术必须能够高效地管理大数据集。云计算数据管理技术还需要解决如何在规模巨大的数据中找到特定数据的问题。

应用于云计算的数据管理技术常见的是"BigTable"。"BigTable"技术是为了管理结构化数据而设计的分布式存储系统,是一个大型的分布式数据库。它实际上是一个很庞大的表,规模可以超过 1PB,它将所有数据都作为对象来处理,形成一个巨大的表格。现在有很多应用程序建立在"BigTable"之上,而基于该模型实现的"Hadoop HBase"也在越来越多的应用中发挥作用。

第二节 云计算系统可提供的服务形式

从用户体验的角度,云计算主要分为三种服务模式:

1. 基础设施即服务(infrastructure as sevice, IaaS) 该服务侧重于硬件资源服务,注重于计算资源的共享,消费者通过互联网可以从完善的计算机基础设施获得服务。

2. 平台即服务(platform as a service, PaaS) 该服务侧重于平台服务,以服务平台或者开发环境提供服务。

3. 软件即服务(software as a service, SaaS) 该服务侧重于软件服务,通过网络提供软件程序服务。

一、基础设施即服务

基础设施即服务建立虚拟的计算和数据中心,将计算单元、存储器、I/O 设备、带宽等计算机基础设施,集中起来成为一个虚拟的资源池,为整个网络提供服务。基础设施即服务提供接近于裸机(物理机或虚拟机)的计算资源和基础设施服务。主要功能包括资源抽象、数据管理、负载管理、资源部署、安全管理及计费管理。

基础设施即服务的典型代表是 Amazon 的云计算服务(amazon web service, AWS),包括弹性计算云(elastic computing cloud)EC2 和简单存储服务 S3(simple storage service)两个云计算平台。收费的服务项目包括存储服务器、带宽、CPU 资源以及月租费。

当用户想运行成批的程序组,但是没有合适的软硬件环境时,云计算是一个很好的选择。2007年,美国纽约时报曾租用 Amazon 云计算平台,共租用了 100 个 EC2 结点,运行了 24h,处理了 4TB 的报刊原始扫描图像,生成了 1.5TB 的 PDF 文件。每节点每小时费用为 10 美分,整个计算任务仅花费了 240 美元(100 结点 ×24h× \$0.1),与应用纽约时报的服务器相比,节约了数月的时间和昂贵的费用。

基础设施即服务的关键技术及解决方案是虚拟化技术。使用虚拟化技术,将多台服务器的应用整合到一台服务器上的多个虚拟机上运行,利用率大大提高。计算虚拟化提高了服务器资源的利用率,安全可靠地降低了数据中心的总成本(total cost of ownership, TCO)。

二、平台即服务

平台即服务是把应用服务的运行和开发环境作为一种服务提供的商业模式。开发人员无需过多考虑底层硬件,在平台即服务提供的软件研发平台中,可以方便地使用很多在构建应用时必要的服务。如开发人员可以将一个大容量的文件上传到网络平台(cloud front)上,并且允许 25 000 个用户使用 3 个月的时间。

平台即服务的优势在于,开发、部署及维护都相对简单。提供良好的开发环境,以 API 的形式提供丰富的服务。平台即服务具有可伸缩的特性,不仅能优化系统资源,还能自动进行调整,应用突发的流量。平台即服务能够提供应用层的管理和监控,并精确计算在使用中所消耗的资源进行计费。

例如,某应用引擎提供了一种 PaaS 类型的云计算服务平台,专为软件开发者制定,该引擎是由"Python"应用服务器群、"BigTable"数据库访问及"GFS"数据存储服务组成的平台,它能为开发者提供一体化的、提供主机服务器及可自动升级的在线

应用服务,为用户编写应用程序提供应用运行及维护所需要的一切平台资源。开发者更容易创建及升级在线应用,而不用花费精力在系统的管理及维护上。

应用引擎的服务形式使开发人员可以编译基于"Python"的应用程序,可免费使用基础设施来进行托管,最高存储空间达 500MB,超过此上限的存储空间,以 CPU 内核的使用时长及存储空间的使用容量按一定标准向用户收取费用。

平台即服务的关键技术包括分布式的并行计算和大文件分布式存储。分布式并行计算技术是为了充分利用广泛部署的普通计算资源,从而实现大规模运算和应用的目的,真正将传统运算转化为并行计算,为客户提供并行服务。而大文件分布式存储是海量数据存储在廉价的不可信结点集群架构上数据安全性及运行性的保证。

三、软件即服务

软件即服务是一种基于互联网提供软件服务的应用模式,即提供各种应用软件服务。用户无需购买软件,只需按使用时间和使用规模付费。不需安装相应的应用软件,打开浏览器即可运行,并且不需要额外的服务器硬件,实现软件(应用服务)按需定制。对于用户来说,SaaS 省去了在服务器和软件授权上的开支;对供应商来说,只需要维持一个应用程序就足够了,这样能够降低成本。软件即服务主要面对的是普通用户。

软件即服务的主要功能包括:随时随地访问 Saas,支持公开协议,提供一定的安全机制来保护用户及多用户机制(multi tenant)。

软件即服务采用软件租赁的形式,与传统的销售软件永久许可证的方式有很大不同,这种模式也是未来管理软件的发展趋势。

对于广大的中小型企业来说,软件即服务是一种采用先进技术实施信息化的较好途径。企业无需购买软硬件,建设机房、招聘 IT 人员,即可通过互联网使用信息系统。就像打开自来水龙头就能用水一样,企业根据实际需要,向 SaaS 提供商租赁软件服务。

软件即服务的关键技术是多租户技术,这种技术使得软件提供成为一种互联网服务。云计算要求硬件资源和软件资源能够更好地共享,要具有良好的伸缩性,任何一个用户都能够按照自己的需求进行客户化配置而不影响其他用户的使用,同时无需

花费大量的精力建设和维护用户设置。多租户技术也降低了用户使用软件应用的门槛。

四、服务模式之间的关系

IaaS、PaaS 和 SaaS 三种服务模式之间的关系可以从以下两个方面分析：

（一）从用户体验角度分析

SaaS 主要面向的是普通用户，对普通用户而言，在任何时候或者任何地点，只要连接上互联网，通过浏览器就能直接使用在云端上运行的应用，而不需要顾虑软件安装等琐事，并且可以免去初期高昂的软硬件的投入。PaaS 主要的用户群体是开发人员，为了支撑着整个 PaaS 平台的运行，供应商需要提供四大功能：友好的开发环境、丰富的服务、自动的资源调度、精细的管理和监控。IaaS 主要的用户是具有专业知识的系统管理员。IaaS 供应商需要在 7 个方面对基础设施进行管理以便为用户提供资源，它们分别是资源抽象、资源监控、负载管理、数据管理、资源部署、安全管理和计费管理。从用户体验角度而言，它们之间的关系是独立的，因为它们面向的是不同类型的用户。

（二）从技术角度分析

云计算的服务层次是根据服务类型来划分的，与大家熟悉的计算机网络体系结构中层次的划分不同。从技术角度而言，它们有一定的集成关系，即 SaaS 基于 PaaS，PaaS 基于 IaaS，但并不是简单的继承关系。因为 SaaS 可以是基于 PaaS 或者直接部署于 IaaS 之上的，PaaS 可以构建于 IaaS 之上，也可以直接构建在物理资源之上，也就是说某一层次可以单独完成一项用户的请求而不需要其他层次为其提供必要的服务和支持。云计算系统按资源封装的层次分为对底层硬件资源不同级别的封装，从而实现将资源转变为服务的目的。

第三节 医学影像云服务

一、医学影像云服务平台

云计算（cloud computing）是分布式计算的一种，是指通过网络"云"将巨大的数据计算处理程序分解成无数个小程序，然后，通过多部服务器组成的系统进行处理和分析，得到结果并返回给用户。云计算早期，简单地说，就是简单的分布式计算，解决任务分发，并进行计算结果的合并。因而，云计算又称为网格计算。通过这项技术，可以在很短的时间内（几秒钟）完成对数以万计的数据的处理，从而达到强大的网络服务。

从最基础的技术层面而言，云计算的基础架构已成型，分布式云存储、云计算及高性能云计算集群、云数据库、云安全技术等均已实现，同时网络的数据承载能力、网络质量和网络覆盖可及性，已能满足现代医院信息化、互联网医疗机构移动互联网医疗应用，另外智能终端处理能力、显示能力完全成熟，终端多样性已能满足医疗大数据（包括大数据影像）的使用，应用软件技术（云端＋客户端）已经逐渐发展完全；而且基础医院及以上医院影像设备的全数字化约 100% 可直接接入网络，中大型医院大数据产生能力已经成为医疗常态，图像后处理引擎技术的进步与高性能计算技术的发展和 DICOM 标准的发展，特别是"streaming"技术的发展与普及，已为影像云奠定了坚实的技术基础。

医学影像云平台是指基于网络平台，建立跨医院和医疗机构的医学影像平台，为区域内所有医疗机构提供医学影像数据和应用服务，实现医学影像数据的共享和诊疗过程的协同。

医学影像云平台框架主要由展示层、业务层、数据层、基础建设层组成。其中展示层包括医生入口、审核医生入口、管理入口；业务层由影像数据采集系统、数据服务管理、移动影像诊断软件、医学影像系统、医学图像存储组成；影像平台数据层主要是成员医疗机构影像数据仓库和中心医院影像数据仓库；基础建设层通过公有云或私有云进行数据交换及业务协同。

通过建设医学影像云，利用云计算和互联网技术，对接现有医疗机构的信息系统，实时获取医学影像数据，打通医疗机构之间的壁垒，采用互联网思维实现医学影像检查数据的共享和医疗机构间的业务协同，增加医院及区域数据存储空间，在医院内部及医院之间实现影像数据的共享，并在此基础上实现远程医疗和远程诊断，最终能够实现基于大数据的人工智能，从而提高医生的诊断能力，同时可以为居民卫生健康服务提供数据和决策支撑依据。逐步合理布局区域内的医疗资源，助力分级诊疗的实现。

二、医学影像云服务形式

从影像云的部署方式来看，又分为公有云、私有云、混合云三种。

（一）公有云

公有云通常指第三方提供商用户能够使用的云，一般可通过互联网使用，可能是免费或成本低廉的。这种云有许多实例，可在当今整个开放的公有网络中提供服务。公有云的最大意义是能够以低廉的价格，提供有吸引力的服务给最终用户，创造新的业务价值，公有云作为一个支撑平台，还能够整合上游的服务（如增值业务，广告）提供者和下游最终用户，打造新的价值链和生态系统。它使客户能够访问和共享基本的计算机基础设施，包括硬件、存储和带宽等资源。

（二）私有云

私有云（private cloud）是为一个客户单独使用而构建的，因而提供对数据、安全性和服务质量最有效的控制。该公司拥有基础设施，并可以控制在此基础设施上部署应用程序的方式。私有云可部署在企业数据中心的防火墙内，也可以将它们部署在一个安全的主机托管场所，极大地保障了安全问题，目前有些企业已经开始构建自己的私有云。

（三）混合云

混合云是公有云和私有云两种服务方式的结合。由于安全和控制原因，并非所有的企业信息都能放置在公有云上，这样大部分已经应用云计算的企业会使用混合云模式。很多企业将选择同时使用公有云和私有云，有一些企业也会同时建立公众云。因为公有云只会向用户使用的资源收费，所以集中云将会变成处理需求高峰的一个非常廉价的方式。比如对一些零售商来说，他们的操作需求会随着假日的到来而剧增，或者是有些业务会有季节性的上扬。同时混合云也为其他目的的弹性需求提供了一个很好的基础，比如，灾难恢复。这意味着私有云将公有云作为灾难转移的平台，并在需要的时候去使用它。这是一个极具成本效益的理念。另一个理念是，使用公有云作为一个选择性的平台，同时选择其他的公有云作为灾难转移平台。

三、医学影像云服务发展趋势

目前国内的医学影像基本以院内建设方式为主，大部分影像数据在院内局域网使用，仅限在医技科室内或医院院内使用；影像数据的调阅是基于本地运行的PACS进行存储、管理完成的。

（一）当前存在的问题

分析当前现状，总结发现存在以下几点突出问题：

1. 发展极度不平衡 等级以上医院的PACS应用比例不超过50%，不同地区的二、三级医院的PACS发展阶段和发展水平差距很大。据中国医院协会信息管理专业委员会（CHIMA）统计，PACS目前在等级医院中的渗透率不超过50%，其中科室级为60%~70%，多科室或院级为50%~60%，区域级为10%~20%，在基层医疗机构中PACS的建设更不完善。

2. 存储方式落后 大多数医院采用本地存储，如主流三级医院以集群NAS系统为主，采用三级存储方式；主流二级医院采用IP-SAN存储；其他医院仍在采用统一存储系统，依赖PACS服务器自带的文件系统。PACS服务器的文件系统成为性能瓶颈，业务体验差，安全可靠性差，扩容困难。医院独立维护多采用单点存储，缺少冗余备份，传统的存储架构，无法满足实时业务需求和新影像技术发展的要求。

3. 调阅不方便 在线信息量少，查询速度慢，历史影像文件面临海量近线、离线文件，多采用光盘库或磁带库的存储方式，不能提供即时调阅甚至无法调阅。

随着医联体、独立影像中心的发展，影像数据跨区域及更方便的数据共享诊断需求的出现，个人医疗健康档案的建立需求迫切，如何利用互联网、大数据和云计算技术，将医学影像数据从院内应用向区域应用，由本地存储向云存储迁移，从而实现远程会诊、远程影像诊断等区域医疗应用，成为当前医疗行业亟待解决的问题。

（二）医学影像云的发展趋势

医学影像云的发展分为三个阶段：从院内私有云向混合云、区域医疗云逐渐过渡，最终实现公有云。

第一阶段：以医院自建私有云方式为主，医疗机构整合院内医疗信息系统的应用，在继挂号、问诊、缴费等非医疗核心业务基础上，将HIS、CIS、EMR等迁移到院内自建私有云，并逐渐试点将成熟度高的PACS向院外公有云迁移。在云应用使用初期，医生对于医疗数据的安全十分看重，特别是在科研方面，医生不太愿意将信息存放于云平台上。

目前，医院私有云的内容主要包括办公系统、体检系统等非医疗核心内容，但对EMR、HIS、LIS等系统的上云，医院比较保守。

在医疗用户对云形态的选择中，等级医院更倾向于部署私有云，且以自建私有云的方式为主。基层医疗机构及专科医院更容易接受公有云。发展初期，私有云、混合云仍然是医疗云较为长期的阶段性方案。

第二阶段：在云计算技术的成熟应用及医联体区域影像中心、远程医疗等医疗协作、共享等需求的共同驱动下，医疗云逐步向混合云转变，医院将仅保留部分敏感医疗数据，而将其他数据向院外公有云迁移。

将 HIS/CIS/HRP 等核心业务系统部署在本地节点或者行业云的专属云，将医疗大数据、人工智能、影像云等创新业务直接部署在行业云。

移动 APP、云 PACS、OA 等非核心业务部署在行业云或专属云。

第三阶段：最终随着互联网医疗、远程医疗、区域医疗的持续开展，院外业务成为主要医疗应用场景，逐步走向区域医疗云和公有云。未来，公有云将是主流选择。随着云计算技术的进一步成熟和医疗机构对云计算接受度的不断提高，未来几年医疗云将会继续保持高速增长，医疗核心业务系统将会逐步向云端迁移。

四、基于云计算的区域影像中心

区域影像中心是指区域范围内多家医疗机构联网，实现区域范围内影像的集中存储和管理、影像（包括其他检查）资料的全面共享，可供卫生管理部门、疾控、临床、患者方便地调阅的网络信息系统。

区域影像中心有如下几个方面的要求：

（1）实现区域范围内患者资料、影像检查资料（包括放射、超声等）的全面共享。

（2）实现对下级特别是基层医院影像检查的集中诊断和集中审核，实现区域内影像设备和人才资源的全面共享，从而全面提高区域范围的影像诊断质量和服务水平。

（3）提供对疑难检查病例的会诊支持。

（4）患者能够在区域范围内任何一家医疗机构获得相同质量的影像诊断服务，从而方便患者就近就诊，避免了重复检查。另外能够让患者方便地在网上查询自己的影像检查资料。

（5）实现科研素材、业务学习资料的方便获取，解决了基层医院影像诊断医生工作、培训难以两全的难题，可以使影像从业人员在工作中学习，快速提高业务素质。

（6）可以建立区域的影像读片资料库和典型病例库供教学和科研使用；建立区域内各医院的阅片质量追踪数据库；建立统一的传染病统计和报卡服务等。

（7）促进区域内的医疗信息化建设，为今后构建基于居民健康档案的卫生信息服务平台奠定基础。

区域影像中心主要面向卫生健康委员会等医疗管理部门和医疗集团，区域影像云中心基于云计算实现区域内的影像集中存储、高性能影像处理、区域影像大数据分析、影像共享，支持区域内外的大数据调阅及海量历史数据快速查询。

基于区域影像中心，整合区域内各医疗机构的医学影像信息和服务，实现区域内影像设备及影像诊断专家资源的充分共享和协作，医学影像信息共享，提供远程阅片、远程报告等功能。均衡医疗资源、提高基层医院诊疗水平、提高影像设备利用率、提升医疗服务质量和效率。

五、医学影像远程调阅和诊断服务

（一）影像云存储

影像云存储主要针对已建 PACS/RIS 的大型医院，通过前置机将影像数据传输到云端，实现影像数据的云端存储和云端调阅。前置机通过接口对接，可从现有 PACS 获取影像数据，也可直接通过影像设备获取数据。根据数据的重要程度和使用频度不同，采取分级存储策略，将近期（一般为 3~12 个月）的数据同步到块存储上，将冷数据（一般超过 1 年）保存到对象存储中。

影像云平台提供异地数据灾备服务，提供相同的存储服务，可定时或实时地将主存储的影像文件传输至异地进行备份，消除单点故障，有效保护异地数据安全。

（二）云 PACS

云 PACS 针对未建 PACS 的医院或者已建 PACS 但对 PACS 有替换需求的医院，通过前置机采集影像数据传输到云端，解决医院的 PACS 应用需求，具体内容见图 7-1。在影像数据云端存储的基础上提供云 RIS 功能，包括从预约登记、排队叫号、拍片检查、影像诊断、报告审核的影像科室整体工作流；以及提供云端 PACS 功能，包括病例列表、浏览历史病例、浏览图像、处理图像、存储与打印图像、报告、实时会议（基于影像的音视频交互会诊）、DICOM 传输等工作流。

影像云平台提供基本的云端影像即时调阅功能，影像存储在云端，在云端对图像处理分析，进

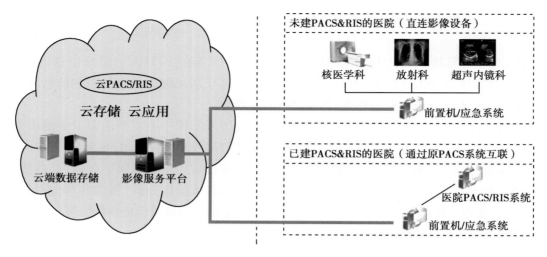

图 7-1 云 PACS

行阅片操作(如图像缩放、窗位调整、标记和测量等)和图像辅助处理(图像对比、图像融合显示和三维重建等),还可提供临床应用功能(如影像智能分析、三维重建、高密度投影、一键去骨、虚拟手术、3D 打印和实例教学等),方便医生对影像数据进行分析,准确发现病灶,给出影像诊断意见。

(三)多终端数据调阅

采用影像云阅片可以实现全科影像秒级处理分析,满足多种智能终端设备的快速调阅、随时随地移动阅片和无胶片影像等应用需求,并为影像大数据、人工智能辅助阅片等提供了基础条件,具体内容见图 7-2。

采用云阅片的方式,将影像处理放在云端,客户端只需要进行图像解码和浏览,降低了对阅片客户端的硬件要求。客户端只需要处理后的数据而非完整数据,增强了数据的安全性;云端只需要返回屏幕显示区域的图像,减少了传输的数据量。

一方面,影像在云端,医生可以使用手机、电脑、平板等各种终端随时随地调阅影像数据,进行图像重建,查看处理影像资料,给出影像诊断报告,或审核其他医生的影像诊断结果,并签发诊断报告,通过云端辅助工具,提高了影像诊断报告的准确率,满足阅片和阅片审核要求。

另一方面,云胶片实现无胶片影像,云胶片是对电子胶片的云化存储,通过将患者的影像电子胶片和影像诊断报告进行云存储,由医疗机构通过短信等方式向患者提供电子链接,患者即可通过手机查看影像胶片和诊断报告。云胶片可以为患者节省胶片打印的金钱和时间成本,方便携带和共享;帮助医疗机构降低胶片的打印成本和硬件成本,提升医患沟通效率;为政府"双向转诊、分级诊疗"政策的推进提供基础,实现医患政府"三方共赢"。

(四)诊断服务

在影像云平台的基础上,远程影像中心面向

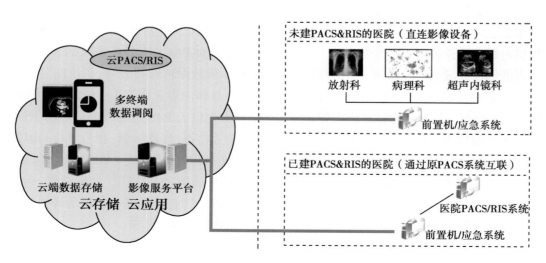

图 7-2 多终端数据调阅

医联体、区域影像中心，实现远程专家影像阅片及诊断，通过远程影像中心面向基层医疗机构提供疑难影像诊断、托管、审核服务；实现区域内、医联体内医院间影像信息的互通、共享，有效提高管理部门对影像数据的监管。主要有两种模式：

第一种，基层医疗机构针对疑难病例向远程影像中心发起诊断请求；用于医联体内应对疑难杂症、急症和大病的医疗服务，特定情况下还会有境外医疗机构和国际专家共同参与，是当前远程医疗最主要的应用方式。

第二种，基层医疗机构上传全部影像数据到云平台，通过远程影像中心，由中心医院统一阅片；医联体远程影像中心连接医联体内的所有医疗机构，基层医疗机构将影像数据传输到医联体影像中心，由医联体影像中心医师统一进行阅片审核，给出诊断报告。

在云端诊断的基础上，影像云平台还可以搭载云 AI 辅助诊断系统将 AI 能力无缝接入云端，为医生进一步诊疗决策提供临床建议。

目前常见的 AI 医学辅助诊断系统包括：胸部 CT AI 医学辅助诊断系统、脑卒中 AI 医学辅助诊断系统、乳腺 AI 医学辅助诊断系统、胸部平片 AI 医学辅助诊断系统、儿童生长发育 AI 评估系统和复杂关节 AI 辅助诊断系统等。

第四节 云影像的质控

目前，影像质量中的问题主要包括技师摄片质量质控、患者信息质控及伪影甄别等三个方面。

一、技师摄片质量质控

没有完善的技师摄片质量评估体系，需要人为评估，定期会集中对拍摄不合格的影像进行讨论，导致出现拍摄质量不合格的影像时无法及时补救，给患者和诊断医师都带来一定的损失。

二、患者信息质控

摄影技师由于工作量的原因难以对每名患者的信息进行充分检查，尤其是发生需要手工录入患者信息的情况，如果患者的年龄、姓名等基本信息录入失误，或者检查部位与申请单不符，将造成不必要的医患纠纷，对患者和医师双方都是不必要的损失。

三、伪影甄别

医学影像作为疾病诊断不可或缺的手段，其影像质量越高，诊断的精准性就越高，而如今由于患者呼吸、运动移位、金属异物、设备状况不佳等情况，会在影像中形成伪影，从而影响医生诊断的精准性。

影像云平台的质量控制可以结合人工智能技术，在影像同步推送至云平台时，启动人工智能算法自动对拍摄的影像进行质量评价，对于检测到不合格的影像实时给出结果反馈，提醒技师重拍，诊前质控包括以下内容：

（1）登记质控：校验登记信息与影像文件中的患者姓名、性别、检查部位是否一致，防止发生人单不一致而造成医疗事故的情况。

（2）胸部平片 AI 质控：当技师检查并完成后处理上传影像时，自动对胸部平片进行 AI 算法质控校验。当检出异常时，提示给技师。支持进行以下项目的质控：图像靠上、图像靠下、图像靠左、图像靠右、肩胛骨在肺野内金属异物。

（3）影像伪影 AI 质控：技师提交影像时，影像同步推送至云 AI 平台，人工智能算法自动识别标识影像上的运动伪影、设备伪影以及其他异物，帮助影像医生诊断时避免这些误差。

（4）影像云平台在质控方面，除了支持诊前质控外，还支持诊后质控。诊后质控包括阴阳性质控、技师等级质控、报告质控几个方面。

1）阴阳性质控：医院评定工作中，规定了大型设备检查阳性率，其中 CT 和 MRI 检查阳性率≥60%，大型 X 线设备检查阳性率≥50%，防止医生乱开单现象。

医师完成诊断报告时，支持对报告阴阳性进行定义。阳性率统计时支持按照不同患者来源分别统计，如体检、门诊、住院。

2）技师摄片等级质控：对技师拍片进行摄片等级评价，统计摄片等级。对优、良、次、废片部位进行统计，对技师的影像总体质量进行统计，不断改善技师的拍片质量，提高拍片效率。

3）报告质控，包括①临床符合率：影像诊断与出院临床诊断一致性质控；②病例学习：审核医师对报告的评估及修改情况质控，便于报告医师提升诊断水平；③出报告及时率：规定出具报告时间，及时性质控及统计。

（王欣萍　俞益洲　李广武　李秀丽）

第八章　区块链、物联网技术在医学影像中的应用

第一节　区块链技术概述

一、区块链的本质

从科技层面来看，区块链涉及数学、密码学、互联网和计算机编程等很多科学技术问题。从应用视角来看，它是一种特殊的分布式共享数据库，能够解决信息不对称问题，实现多个主体之间的协作信任与一致行动。

首先，区块链的主要作用是储存信息。任何需要保存的信息，都可以写入区块链，也可以从里面读取。

其次，区块链是完全"去中心化"的。任何人都可以架设服务器，加入区块链网络，成为一个节点。区块链的世界里面，没有中心节点，每个节点都是平等的，都保存着整个数据库。任何人向任意节点写入/读取数据，所有节点最终都会同步，保证区块链上所有区块的数据一致性。

其他的数据库都有管理员，但是区块链没有，是彻底无中心的数据保存方式。区块链技术也无法添加审核，因为它的设计目标是防止出现居于中心地位的管理当局。正是因为无法管理，区块链才能做到无法被控制。

分布式数据库是区块链的物理载体，区块链是交易的逻辑载体，所有核心节点都应包含该条区块链数据的全副本。区块链按时间序列化区块，且区块链是整个网络交易数据的唯一主体，只能进行添加操作，其他操作无效。区块链是基于非对称加密的公私钥验证的。共识过程（consensus progress）是演化稳定的，即面对一定量的不同节点的矛盾数据不会崩溃。共识过程能够解决二次发送问题。

二、区块链技术特征

区块链技术具有"不可伪造""全程留痕""可以追溯""公开透明""集体维护"等特征。基于这些特征，区块链技术奠定了坚实的"信任"基础，创造了可靠的"合作"机制。

尽管不同专家或机构对区块链有着不同的解读，但普遍认同区块链有着下面五条特征：

1. **去中心化**　由于区块链使用分布式核算和存储，不存在中心化的硬件或管理机构，任意节点的权利和义务都是均等的，系统中的数据块由整个系统中具有维护功能的节点来共同维护。

2. **具备开放性**　开放性指区块链系统是开放的，除了对交易各方的私有信息进行加密，区块链数据对所有人公开，任何人都能通过公开的接口，对区块链数据进行查询，并能开发相关应用，整个系统的信息高度透明。

3. **具备自治性**　区块链的自治性特征建立在规范和协议的基础上。区块链采用基于协商一致的规范和协议（如公开透明的算法），使系统中的所有节点都能在去信任的环境中自由安全地交换数据，使对"人"的信任改成对机器的信任，任何人为的干预都无法发挥作用。

4. **信息不可篡改**　一旦信息经过验证并添加到区块链，就会被永久地存储起来，除非同时控制系统中超过 51% 的节点，否则单个节点上对数据库的修改是无效的。正因为此，区块链数据的稳定性和可靠性都非常高，区块链技术从根本上改变了中心化的信用创建方式，通过数学原理而非中心化信用机构来建立信用，任何文件都可以在区块链上进行公证，拥有全球性的中心节点，变成全球都信任的东西。

5. **具备匿名性**　匿名性指节点之间的交换遵循固定算法，其数据交互是无须信任的，交易双方不用通过公开身份的方式让对方对自己产生信任，有利于信用的累积。

三、区块链算法规则

（一）区块

区块链由多个区块（block）链接在一起而构成。区块类似传统数据库的记录，每次写入数据，就是创建一个区块。每个区块包含两个部分：

1. 区块头（head） 区块头记录当前区块的特征值，存储了当前区块的多项特征值，包括当前区块头版本（nVersion），前一个区块头的哈希值（Hash PrevBlock），目标值（nBit），时间戳（nTime），随机数（nNonce）和 Merkle 树的根节点（Hash MerkleRoot）。

2. 区块体 区块体就是实际数据。

（二）哈希

"哈希"（Hash）是计算机通过特定算法对任意内容，计算出的一个长度相同特征值。区块链的哈希长度是 256 位，不论原始内容如何变化，都会计算出与之对应的 256 位的二进制数字。而且可以保证，只要原始内容不同，对应的哈希值必定不同。

区块与哈希值是一一对应的，每个区块的哈希都是针对"区块头"（head）进行计算的。区块头的各项特征值，按照顺序连接在一起，组成一个很长的字符串，再对这个字符串计算哈希。（公式 8-1）

$$Hash=SHA256（区块头）\qquad 公式 8-1$$

SHA256 是区块链的哈希算法，公式 8-1 只包含区块头，不包含区块体。哈希由区块头唯一决定。

哈希具有不可修改性：区块头中不仅包含当前区块体的哈希，还有上一个区块的哈希。如果当前区块体的内容改变了，或者上一个区块的哈希变了，一定会引起当前区块的哈希改变。这一点对于区块链的意义在于，如果有人修改了一个区块，该区块的哈希就一定会发生改变。为了使后面的区块还能与之连接（因为下一个区块包含上一个区块的哈希），就必须依次修改后面所有的区块，否则被改掉的区块就会脱离区块链。由于哈希的计算很耗时，短时间内修改多个区块几乎不可能发生，除非修改者掌握了全网 51% 以上的计算能力。

正是通过这种联动机制，区块链保证了自身的可靠性，数据一旦写入，就无法被篡改。

（三）采矿

为了保证节点之间的同步，新区块的添加速度不能太快。如果新区块生成速度太快，绝大多数区块生成者只能选择不停同步新区块，而无法将算力投入到寻找新区块之中，这将极大浪费了整个网络的计算能力。所以，区块链的规则让添加新区块变得很困难。设计方案是，平均每 10min 全网才能生成一个新区块，也就是 1h 只能生成 6 个。这个过程称为采矿（mining），因为计算有效哈希的难度，好比在全世界的沙子里面，找到一粒符合条件的沙子。

（四）随机数

当前区块的哈希仅由区块头决定。如果要对同一个区块反复计算哈希，区块头必然不停地变化，否则就不可能算出不一样的哈希。区块头里面所有的特征值都是固定的。为了使区块头产生变化，区块链规则故意增加了一个随机项，称为随机数（nonce），计算的作用其实就是猜出随机数，使得区块头的哈希可以小于目标值，从而能够写入区块链。随机数非常难猜，目前只能通过穷举法一个个试错。

（五）难度系数

区块头中包含一个难度系数（difficulty），决定了计算哈希的难度。区块链协议规定，使用一个常量除以难度系数就可以得到目标值（target）。显然，难度系数越大，目标值就越小。哈希的有效性跟目标值密切相关，只有小于目标值的哈希才是有效的，否则哈希无效，需要舍弃并重新计算。由于目标值非常小，哈希小于该值的机会极其渺茫，可能计算 10 亿次，才能计算成功。

（六）难度系数的动态调节

获取哈希值具有随机性，无法保证在准确的单位时间内产出一个区块。算法规定，难度系数每两周（2 016 个区块）调整一次。如果两周内，区块的平均生成速度比法定速度快了 10%，接下来的难度系数就要调高 10%；反之，如果平均生成速度比法定速度慢了 10%，接下来的难度系数就要调低 10%。难度系数越调越高，导致目标值越来越小，寻找指定哈希值就会越来越难。

（七）分叉

如果同时有两个区块加入，因为它们都连着前一个区块，就形成了分叉。此时采用的规则是，新节点总是采用最长的那条区块链。如果区块链有分叉，将看哪个分支在分叉点后面，先达到 6 个新区块，也被称为"六次确认"。按照 10min 一个区块计算，1h 就可以确认。由于新区块的生成速度由计算能力决定，所以这条规则规定了，拥有大多数计算能力的那条分支，就是正宗的区块链。

第二节 物联网概述

一、物联网的概念

1999年Ashton教授最早提出物联网（internet of things，IoT）的概念，是通过红外感应器、激光扫描器、射频识别（radio frequency identification，RFID）、全球定位系统等信息传感设备，按照特定的协议，把任何物品连接到互联网上，进行信息交换和通信，以实现智能化识别、跟踪、定位、管理和监控的一种网络。随着相关技术的发展，物联网所涵盖的范围也随之有了较大的拓展，它不仅是基于RFID技术的传感网络，而且还广泛应用传感器技术、纳米技术、智能终端技术等，包括任何时刻、任何地点、任何物体之间的互联，无所不在的网络和无所不在的计算。因此，物联网是指通过各种信息传感器、射频识别技术、全球定位系统、红外感应器、激光扫描器等装置与技术，实时采集任何需要监控、连接、互动的物体或过程，采集其声、光、热、电、力学、化学、生物、位置等各种需要的信息，通过各类可能的网络接入，实现物与物、物与人的泛在连接，实现对物品和过程的智能化感知、识别和管理。物联网是一个基于互联网、传统电信网等的信息承载体，让所有能够被独立寻址的普通物理对象形成互联互通的网络。简而言之，物联网就是使用网络技术将大量物体连接起来构建一个能够智能决策的网络，是广泛存在的智能化的感知网络。物联网面向实体世界，是对传统行业的核心、模式的深刻变革，是虚实交融的实体经济。它对传统行业的影响远超过互联网。

二、物联网的特点

从物联网的定义中可以看出物联网所具备的三个主要特点：泛在化、智能化、感知化。

（一）泛在化

泛在化是指物联网是广泛存在的，以无所不在、无所不包、无所不能为基本特征，实现在任何时间、任何地点、任何人、任何物都能顺畅地进行通信的功能。它实现了人与人、人与物、物与物之间按需进行的信息获取、传递、存储、认知、决策、使用等服务，具有超强的环境感知、内容感知等特性，为个人和组织提供泛在的、无所不含的信息服务和应用。

物联网一般包括两个层面：广泛覆盖和纵深覆盖。广泛覆盖是指人类足迹延伸到的地方，都需要被覆盖到，比如高山、峡谷也需要有网络存在，因为无论是智能交通还是其他业务，都需要通过稳定可靠的网络进行管理，在没有网络的地方是无法管理的。它还可以同步进行自然环境、空气质量、山川河流的地貌变化甚至地震的监测。纵深覆盖是指人们的生活中已有的网络部署，需要更高品质的深度覆盖。例如卫生间等狭小空间的网络质量不好，地下车库大多没信号，但这些特殊场所，也都需要拥有高质量的网络信号。未来，抽水马桶可以自动进行尿常规检查并传到云端，通过大数据对比，确定主人的健康情况，并改善其身体状况。

（二）智能化

智能化是指由现代通信与信息技术、计算机网络技术、智能控制技术等汇集而成的针对某个对象的应用，通常包括但不限于评估、诊断、预测和决策等功能。智能一般具有如下特点：①具有感知能力，即具有能够感知外部世界、获取外部信息的能力；②具有记忆和思维能力，即能够存储感知到的外部信息及由思维产生的知识，同时能够利用已有的知识对信息进行分析、计算、比较、判断、联想、决策；③具有学习能力和自适应能力，即通过与环境的相互作用，不断学习积累知识，使自己能够适应环境变化；④具有行为决策能力，即对外界的刺激做出反应，形成决策并传达相应的信息。

物联网的智能化，不单纯体现在单件产品的智能化，更多地体现在联网体系的智能化。物联网智能化的实现可以使用户获得隐藏在广阔且不断增长的数据海洋中有效依据的洞察力。由于传统的方法不能扩展到物联网的规模，因此，物联网必将依赖智能学习能力来帮助发现和筛选数据的相关性。

（三）感知化

感知是物联网的先行技术。物联网的稳定运行，离不开众多感知技术的加持。物联网的发展，与物体感应的能力演进密不可分。物联网智能设备的技术趋势是无接触化和无介质化。从原始的RFID近场识别、读卡模块识别等功能，到现在可以通过无接触红外测温和激光雷达、3D深度摄像头、超声波传感器和气压碰撞传感器等物联感知和感应技术被广泛应用在自助测温终端、测温人脸识别终端和智能机器人上，没有感知技术所获取的数据，云计算和大数据将"难为无米之炊"，物联网将走向"空心化"，智能制造等实体经济也就成为"空中楼阁"。这一切都需要性能更优的感知终端做支撑。

感应终端可以依据不同标准进行相应的分类。根据是否借助外部能量,感应终端分为有源传感器和无源传感器,前者需要外部能量维持工作,而后者则不需要。还可以基于性质(机械、化学等)的探测和测量方法分类。此外,根据信号特点感应终端分为模拟传感器与数字传感器,前者产生模拟或连续信号,后者则产生离散信号。

实现信息化,即获取决策信息,是物联网数字化世界的长期目标。物联网诞生以来,一个不容忽视的瓶颈依然存在,那就是信息的收集与处理。毋庸置疑,实现万物互联,对数据采集、处理等流程提出了更高的要求,以前的结构性传感器、固形物传感器早已不能满足需求。结合人工智能等新技术,传感器产品更新迭代的速度越来越快,智能传感设备、微机电系统(MEMS)传感设备将迎来暴发。微型化、智能化、网络化、集成化、多功能化是传感终端产业未来发展的主要方向。

三、物联网的技术支撑

物联网是一套复杂多变的系统,需要诸多技术支持以便正常运转。物联网的发展依赖于四项关键技术:

(一)感知与标识技术

感知与标识技术是指对物品进行有效的、标准化的编码与标识的技术手段,是信息化的基础工作。其作用是给予每个接入网络的物体一个身份,并被识别。目前,主要使用的有条形码技术、IC卡技术、射频识别(RFID)技术、光符号识别技术、语音识别技术、生物计量识别技术、遥感遥测技术、机器人智能感知等。

条形码是一种信息图形化表示方法,可以将信息制成条形码,然后用相应的扫描设备把其中的信息输入到计算机中。条形码分为一维条形码和二维条形码。条形码(barcode)是将宽度不等的多个黑条和空白按一定的编码规则排列,用以表达一组信息的图形标识符。常见的一维条形码是由黑条(简称条)和白条(简称空)排成的平行线图案。二维条形码是在二维空间水平和竖直方向存储信息的条形码。其优点是信息容量大、译码可靠性高、纠错能力强、制作成本低、保密与防伪性能好。

IC卡也称智能卡(smart card),是通过在集成电路芯片上写的数据来进行识别的。IC卡、IC卡读写器以及后台计算机管理系统组成了IC卡应用

系统。

射频识别(RFID)俗称电子标签,是一种非接触式的自动识别技术。RFID系统的组成包括:电子标签、读写器(阅读器)以及作为服务器的计算机。其中,电子标签中包含RFID芯片和天线。

传感器是各种信息处理系统获取信息的一个重要途径。利用各种机制将被观测量转换为一定形式的电信号,然后由相应的信号处理装置来处理,并产生相应的动作。常见的传感器包括温度、压力、湿度、光电、霍尔磁性传感器等。

(二)信息传输技术

信息传输技术指充分利用不同信道的传输能力构成完整的传输系统,使信息得以可靠传输的技术。其作用是将网络中具有身份的物体连接起来。有效性和可靠性是信道传输性能的两个主要指标。

信道分为有线信道和无线信道。有线信道又可进一步细分为架空明线、对称电缆、同轴电缆、光缆等;无线信道又可进一步分为地波传播、天波传播、视距传播等。不同信道有各自适用的频率范围。

(三)信息处理技术

信息处理技术是指采用某种方法和设备,按一定的目的和步骤对获取的原始信息进行加工,使之转变成可利用的有效信息的总称。对于信息收集所采集到的数据,进行抽取、转化的操作,找出数据之中的关联关系、重点标签等方面的关键词,使得数据按一定的逻辑进行排序存储,从而更加方便地展示。目前主要采用人工智能技术,将网络中采集到的数据进行归纳和分析,从而可以替代人工解决现实中发生的问题。

(四)信息安全技术

信息安全技术是整个物联网的保护伞,保证物联网免遭外界攻击。该技术着重强调信息本身的安全属性,主要包含:信息的机密性,信息不泄露给未授权者的特性;信息的完整性,保护信息正确、完整和未被篡改的特性;信息的可用性,信息可被授权用户访问,并按其要求运行的特性。

信息安全技术涵盖了防火墙技术。防火墙是建立在内外网络边界上的过滤机制。内部网络被认为是安全和可信赖的,而外部网络被认为是不安全和不可信赖的。防火墙仅让安全、核准的信息进入,同时抵制对企业构成威胁的数据。

信息加密技术的目的是保护网内的数据、文件、口令和控制信息,保护网上传输的数据。加密

是一种主动安全防御策略，用很小的代价即可为信息提供相当大的安全保护，是一种限制网络上传输数据访问权的技术。

身份认证技术是系统核查用户身份证明的过程，其实质是查明用户是否具有它所请求资源的使用权。

安全协议的建立和完善是安全保密系统走上规范化、标准化道路的基本因素。一个较为完善的内部网和安全保密系统，至少要实现加密机制、验证机制和保护机制。目前使用的安全协议有加密协议、密钥管理协议、数据验证协议和安全审计协议等。

入侵检测系统是一种对网络活动进行实时监测的专用系统。该系统处于防火墙之后，配合防火墙工作，用来检查所有通信记录和网络活动。入侵检测系统能够对网络上的信息进行快速分析或在主机上对用户进行审计分析，并通过集中控制台管理、检测。

第三节 区块链技术的应用

近几年来，区块链作为革命性的创新技术，已经应用于金融、保险、知识产权、供应链、医疗等领域，在医学影像领域也具有良好的应用前景。

一、基于区块链的影像数据存储

（一）图像存储

一些人主张将加密的健康信息直接存储于区块链本身。在图像共享方面，这种方法的缺点是放弃在医疗图像存储和归档方面的大量现有投资。此外，存储所有患者的加密（因此是不可压缩的）成像研究将导致一个巨大的区块链，对于运行在移动设备甚至现代工作站上的节点来说，数据量过大，无法下载、存储和验证。区块链的大小是一个正在积极研究的问题，并且已经被证明是一个限制因素，即使是存储简单事务数据的区块链，更不用说存储医学成像研究所需的巨大区块链。更重要的是，如果针对区块链上用于混淆健康记录的加密算法进行了成功的攻击，那么使用该密码加密的所有患者的健康信息都将公开，如果几十年后在加密方法或实现中发现了漏洞，则不能撤销或修改链中的早期块。基于这个原因，在本质上是分布式的公共数据库中只存储最少的必要元数据似乎是明智的。

（二）数据存储安全

数据存储安全是医疗区块链的重要特征。一般从公共信息、数据生成和数据接收三个方面分析医疗数据的安全存储。医疗数据的公开信息，如存储地址、医疗数据的哈希值、权限等，都记录在区块中。这些公开信息是可见的，但不能被篡改。利用散列算法对医疗机构产生的数据进行处理，对散列值进行签名，用患者的病历和签名对患者的公钥进行加密。这些数据存储在链下的云存储中。患者用自己的私钥解密密文，得到医疗机构记录的哈希值和签名。随后，新记录被加密并添加到现有记录中。区块链可以存储多种不同类型的患者数据，例如笔记、实验室值、来自可穿戴设备的数据、精准医学和基因组数据以及医学成像，并使其以去标识化批次的形式提供给机器学习算法，以供确认和关联。然后，智能合约可以在每次新的成像研究附加到区块链时运行机器学习算法，从而接近实时分析和增强。

（三）潜在缺陷

与传统数据存储方法相比，存在几个潜在的缺点，包括在公共分类账户中分配个人可识别医学影像数据的潜在问题、扩展区块链以及实施的成本效益。首先，虽然区块链中的数据可以去标识化和加密，但对整个数据集的分布式访问确实存在潜在危害或重新标识的风险。其次，还需要解决完全分布式系统因区块链小型应用程序而导致的速度和可扩展性问题。在区块链部署中，假设所有块都存储在系统内的每个客户端节点上。这种拥有大量数据的平台的成本效益尚未在生产环境中得到证明。需要评估硬件、实施和支持的综合支出，以确定是否可以实现该技术的投资回报。这些障碍表明，虽然区块链能够为数据交易提供透明度和真实性，但将当前的医学影像 IT 系统快速过渡到基于区块链的技术可能存在困难。

二、基于区块链的影像数据共享

（一）图像共享

尽管医疗保健系统和北美放射学会图像共享等一致倡议采用互联网，但在很多时候，如果图像是在医院系统之外获得的，则需要患者自己负责将光盘从一个医疗保健系统带到另一个医疗保健系统。通过将医学图像或其散列存储在区块链中，可以轻松地在医疗保健系统和提供商之间共享图像。

区块链共享图像可以通过公共（无许可）或私

有(许可)区块链进行。使用公共区块链，交易可以附加到区块链，允许其他医院系统查看患者的医疗图像。通过私有区块链，个人用户(例如医生)或团体(例如医院系统)可以通过交易获得查看图像的权限。这种实施可以消除医疗成像设施创建和导入光盘的需要以及患者运输光盘的需要，这可能会导致重复成像和有限医疗资源的不良利用。

有学者提出了一种区块链模型，其中的三个公钥/私钥交易通过定义图像的来源、定义相应的所有者(来源和患者)来实现安全的图像传输图像，并允许在验证后从其来源访问图像。在这个框架中，图像作为公钥/私钥集"发布"，由患者持有的私钥访问。携带这些交易的区块链用于验证请求方(例如医生或另一家医院)是否包含在允许访问特定成像研究的列表中，并且该特定研究对应于这些权限。

用于图像共享的区块链实施不会取代此类标准，而是会对其进行补充。例如，在以太坊网络上实现了商用医学图像共享平台 Nucleus.io。医学图像不存储在区块链本身中。而且，存储 DICOMweb URL 允许患者控制对他们自己数据的访问。诸如此类的实施可能允许以患者为中心拥有自己的医疗记录，而这些记录越来越依赖于成像。如果患者能在区块链中控制自己的影像数据，他们就可以轻松地授予医疗保健提供者查看那些使当前医疗保健系统之外的医生能够访问其数据的权限，并使他们能够轻松地寻求第二意见。由于数据存储在区块链中，因此原始数据是不可变的，无法更改。DICOM标准促进了加密的使用，但没有明确规定。因此，DICOM 具有独特的动态性，足以整合到许多不同的区块链平台中。

(二)追踪医疗设备

区块链技术的一个常见的医学影像数据共享是供应链管理。在医学影像中，区块链已经提出了药品供应链管理，该原理可应用于植入式医疗设备和假肢，尤其是关于设备的容量、放置日期、使用寿命或兼容性。例如，许多患者接受下腔静脉(IVC)过滤器放置并且无法回忆其放置的日期或情况。虽然通过注册系统等解决方案在一定程度上缓解了这种情况，但将设备信息与患者的成像数据打包在一起的能力可确保这些信息不会丢失，并且可以跟随患者到他或她的下一个位置。随时访问这些信息可以帮助介入医生进行程序规划，减少这些程序冗余成像的可能性，并可能排除二次干预的需要。

尽管数字成像和高速网络连接已经普及，但医疗图像共享的持久范式要求在提供者之间传递物理副本(如 CD 或 DVD)。在将数字资产誊写到光学媒体上时存在明显的低效率和固有的浪费，通常在接收站点的图像导入期间只读取一次。此外，该工作流对患者施加了不适当的责任，以确保图像在传输过程中不会丢失、损坏或被拦截。为了解决物理介质传输的缺点，北美放射学会(RSNA)开发了图像共享网络(ISN)，它代表了当前医学图像电子传输的技术水平。简而言之，参与 ISN 的网站通过第三方票据交换所集中分发图像。获取的图像被上传到"Clearing house"存储，并由秘密令牌的加密散列索引 30 天。在这个窗口中，患者可以授权个人健康记录(PHR)供应商通过泄露复制散列所需的令牌下载其数据。PHR 中存储的图像代表了光盘的虚拟模拟，患者随后可以允许其医疗保健提供者访问这些数据。

(三)个人医疗数据管理与运用

首先，每个人都有一个包含个人医疗数据的数字档案。数字档案的存储和访问通过区块链技术实现，每个人都拥有对本人信息的访问控制权。可访问、安全的电子信息可以更方便、更快捷地融入医疗机构的日常诊疗工作中。各种记录的标准化和数字化使医疗机构、患者和服务提供者之间能够共享信息。其次，个人医疗数据管理权限完全由用户控制。当服务提供者有需要时，可向患者提出访问和收集个人医疗数据的请求。个人可以授权服务提供者访问其部分病历，并可以随时撤回服务提供者的权利。

当前在中央数据库中存储图像并经常使用物理介质传输图像的方法不仅会导致患者路径延迟，甚至有会篡改数据的风险。这可通过特殊的区块链图像共享模型解决。在此框架中，图像作为公钥/私钥集"发布"，该公钥集由患者持有的私钥访问。携带这些交易的区块链用于验证请求方(例如医生或其他医院)是否包含在允许访问的特定成像研究的列表中，并且特定研究与这些权限相对应。

基于区块链的个人医疗数据应用程序可以在不违反隐私问题的情况下提供患者的医疗信息服务。目前，中国有很多医疗服务平台，可以帮助患者在去医疗机构前进行预约。由于缺乏医疗数据共享，他们无法有效地将不同的患者引导到不同的医疗机构。然而，基于区块链的个人医疗数据共享和访问控制可以在医疗服务领域发挥重要作用。例如，如果某人感到不适并想去医疗机构，其可以授权本人的医疗数据(如年龄、性别、家庭住址、个人症状、病历、治疗偏好等)以供医生参考。

三、区块链的医学应用案例

国内外多个区块链项目在医疗领域内已经落地并开始服务大众。北京市首个医疗救助服务区块链应用场景落地西城金融街。该区块链应用聚焦住院押金减免办理环节和出院即时结算服务事项,实现信息互通互认,审核全流程智能化管控。

昆山市药事管理服务平台利用区块链技术,保障医患隐私的同时,促进医疗信息的共享,形成安全、可信和便捷的医疗记录,保障了患者的用药安全。

湖南省首个健康链平台在湘雅常德医院上线运行。健康链是基于区块链技术的新型区块链智能管理系统,患者可在线获取本人的医疗数据、检验检查报告等,有效保护用户隐私。

某企业推出了一个涉及医院与医药零售人员的基于区块链的平台,为药品采购提供金融服务。通过对药品供应链全流程进行追踪和交易记录的安全加密,保证了业务数据的真实性,有效地降低了融资机构贷款风险,使企业的收款时间缩短到货物交付当天或隔天,减少了供应链上下游的资金周转时间,大大缓解了中小型药商的融资困难问题。

意大利圣拉斐尔医院利用区块链技术将所有的医疗数据上线,建立患者最全面真实的医疗档案且会随时进行更新,患者在任何一家医院都能直接调出自己的病例。

四、区块链的医学应用条件

区块链与传统数据库相比,其适用场景需要满足一定的条件,否则使用传统数据库更加便利、节约开销。

区块链技术作为存储手段有助于解决以下问题:①项目需要一个数据库来存储数据;②项目有很多数据来源;③项目中的数据来源互相不信任;④项目中的数据来源没有一个都信任的第三方。

区块链技术可以保密、准确且安全地存储患者的医疗健康信息,经过授权的医务人员几乎可以即时、简便地获取相关记录。因此,未来区块链技术将在医疗卫生领域发挥重大作用。

第四节　物联网技术的应用

近年来,物联网技术已经在许多领域应用。在个人健康、健身、饮食以及更广泛的医疗诊断和治疗产业也发挥越来越大的作用。

一、物联网技术的医学应用

随着全球营养和卫生状况的提升以及人类的预期寿命持续延长,这一领域所蕴含的市场非常巨大。传统意义上以事件为导向的保健模式并不符合规模经济,因此,具有预测性及前瞻性的新型模式将更贴近市场的需求,对卫生及健康指标进行持续监测有助于及早发现问题并做出应对,以免问题堆积后演变成慢性疾病。物联网技术应用于医疗卫生领域,将进一步改善医疗诊疗流程的服务效率和服务质量,提高医院综合管理水平,实现监护工作无线化,全面改变和解决现代化数字医疗模式、智能医疗及健康管理、医院信息系统等的问题和困难,并大幅度提升医疗资源共享程度,降低公众医疗成本。

国内外医院采用供应链管理解决医院采购问题。国外有报道,通过该系统,医院外科、ICU、急救部门将库存减少了13%。医院使用物联网系统管理患者注射,将患者腕带上的RFID标签与电子病历进行比较,以确认注射的正确性。医院将RFID标签贴在结核病患者身上,以便追踪到与患者接触的人。

某医院启用了一套RFID医院智能护理系统。智能护理系统确保了护士按照"三查七对"的规范操作,减少了护理差错,每位患者在入院时都会领到一条RFID腕带,作为就诊期间的"临时身份证",记录患者的姓名、性别、年龄、科室、床号、血型等基本信息和医嘱处理、检验、输液、注射等信息。而另一家医院采用了全闭环输液管理系统,通过智能输液监测器、室内物联网基站和物联网平台,完成医院输液流程全闭环管理。该系统可以实时监测输液余量,根据屏幕显示的输液量,做到提前备药,准时换液。该系统让医护人员实时掌握输液滴速,保证输液安全。还有很多三甲医院启用了婴儿防盗系统,通过为婴儿和母亲佩戴有源的RFID远距离标签,实现母亲和婴儿的匹配。母婴身份信息匹配管理功能包含在母亲标签中,婴儿标签一旦被佩戴至婴儿脚踝后,如果未经允许而私自取下,系统将自动产生报警信息。同时,系统可在婴儿活动空间内布置物联网AP用于婴儿信息的采集。配合在病区出入口安装出口监视器,实现了对婴儿全方位、全时段监控。

物联网在医学影像方面也有着广泛应用。例如，医院将 RFID 标签缝进 X 线防护背心，大大减少了找到相关设备所需的时间。医学影像设备联入物联网，可以对影像设备进行机电感知，对设备进行使用率分析，并进行有效能耗监控。这样可以提供医学检查时间管理、设备远程启动管理、特定人员管理和查询服务等。

医院铺设一套统一的医疗物联网，接入更多生态物联网应用系统，从而可以避免重复建设，简化网络系统架构，降低整体拥有成本和维护成本。

随着科学技术的发展，未来将在医学影像领域更多地应用物联网，借助智能设备实现数据的快速传输和获取，从而更加高效地为用户服务。

二、物联网技术在医学影像领域应用

1. 基于物联网的成像设备

（1）医用 X 线胶片扫描仪：采用专门的传感器设备从传统的胶片中提取影像，并通过物联网快速上传到云端，方便医生阅片及诊断。

（2）数字化口腔 X 线成像系统：通过专业的数字传感器获取口腔数字化 X 线摄影图像并传输到云端供医生使用。

（3）医用 X 线成像自动输出系统：采用 RFID 技术自动调取云服务器中存储的患者 X 线摄影图像，最终可以实现快速打印。

2. 基于物联网的影像存储
目前医院存在 X 线、CT、B 超、磁共振等多种影像检查设备，受限于资金和技术的限制，传统的影像设备没有考虑图像的存储问题。随着物联网技术的发展，影像资料的数字化存储变为一种可能。在影像设备采集到医学图像后，通过网络上传到云端，实现影像资料的安全存储。PACS 的建立是物联网技术在医学影像存储领域的重要应用。

3. 基于物联网的阅片系统
随着 PACS 的广泛应用，已经将医生的诊疗服务从传统的照片阅片诊断模式转换到软阅片模式，医生可以在显示器前完成医学诊断。目前医学诊断对医学影像的依赖程度逐渐提升，医学影像增长率空前，影像医生资源缺口也逐年提升，以物联网技术为基础的阅片系统可以有效缓解这一局面。医学图像通过网络传输到云端后，通过远程会诊、医学 AI 辅助诊断及医学图像后处理等技术可以有效提升阅片效率和质量。

4. 未来展望
物联网技术对于智慧医院管理的探索已经初见成效。医院影像设备的数量逐年增加，对这些设备的维护和管理一直是难点，基于物联网的医学影像设备维护平台和绩效管理平台可以有效解决这一难题：通过物联网将设备使用过程中的日志文件及时上传到云服务器，通过数据分析可以对影像设备进行远程可视化的健康管理。基于物联网技术下的医学影像设备物联网绩效管理平台，可以有效解决设备排程不科学的问题，提高设备管理能力，推进医院现代化管理。

（罗术通　刘景鑫　张永高　王　博）

第九章　医学 3D 打印技术

第一节　概　述

一、起源与发展

3D 打印（3D printing）也称为增材制造（additive manufacturing），是制造业领域一项革命性新兴技术。该技术的思想可追溯至 20 世纪 70 年代末国际上基于材料层层叠加成形的方法。20 世纪 80 年代后期，诞生了第一批 3D 打印相关专利。进入 90 年代之后，其工业应用市场也开始萌芽，打印塑料、金属、纸浆和陶瓷等材料的 3D 打印机先后被开发出来并投入使用。21 世纪初至今，3D 打印技术进一步扩展到生物医药、航空航天、能源和电子器件等前沿专业领域。互联网的快速发展和普及，使得普通消费者也得以接触到一些用户友好的计算机辅助设计软件，方便了 3D 的设计，揭开了消费级 3D 打印的序幕。各种开源 3D 打印社区、3D 打印文件共享网站和"按需打印"的 3D 打印企业如雨后春笋相继出现。近几年，随着该技术的不断成熟，3D 打印逐渐走出实验室，开始在工业应用和个性化定制服务等商业领域崭露头角。随着计算机技术和材料科学的快速发展，目前已经被广泛应用于各个领域。

二、3D 打印技术原理

3D 打印以数字模型文件为基础，通过计算机控制机械臂和打印喷嘴组成的给料系统，将专用的材料采用直写成形、激光烧结、熔融沉积、光固化和模板辅助成形等多种方式层叠堆积成形，制造出实体物品。3D 打印的理念是"增材制造"，直接根据计算机数字模型，通过材料叠加的方式来生产任意形态的 3D 产品，不需要前期制造模具，没有原材料的浪费，可提高研制效率并降低生产成本。

3D 打印是从数字文件直接制造出三维立体对象的快速成形过程。其工作原理是使用 3D 打印机，根据数字 3D 模型对应的二维横断面进行连续层面的制造，然后逐层堆叠来生成打印对象。类似于普通打印机，3D 打印机内也装有打印材料，而打印材料却是实实在在的原材料，比如金属、塑料、陶瓷等。3D 打印工作流程的第一步即是获取三维数字数据，三维数字数据可以通过计算机软件建模、三维扫描仪和逆向设计等获取。所采集的三维数字数据再转化为 3D 打印机可以识别的标准文件格式，目前 3D 打印常用的标准数据格式是标准镶嵌语言（standard tessellation language, STL）格式。STL 格式可将复杂的三维数据切分为水平面上的二维横断面数据，就如同将一个方块面包切割为若干数量的薄片。打印机性能和打印制作材料决定了二维薄片的层厚，层厚越薄，二维横断面薄片数量就越多，那么打印出来的 3D 产品就越接近于原始三维数据。3D 打印机读取了标准数据文件并进行分析处理后，利用相应的打印材料逐层打印这些二维横断面，然后将所有薄层进行堆积处理后形成最终的 3D 产品。

3D 打印技术是一项开创性的技术，被称为第三次工业革命的主要标志之一。其应用已从工业制造发展到当前的生物医学领域。在医学 3D 打印中，主要是基于医学影像数据进行三维重建，利用各种金属、聚合物和光敏树脂等原材料，分别通过逐层堆积的方式构建具有临床用途的实体。

三、医学影像与 3D 打印

近年来，3D 打印技术因其工艺精确度高、节省材料的特点在工业界的应用取得飞跃式增长，同时 3D 打印的这些优势在医学领域也有很大的应用前景，特别是人工器官、生物细胞打印等。目前，有很多学者都致力于研究和拓展 3D 打印在医学领域的应用。在 3D 医学打印中，首先要建立 3D 模型，通常为 3D 人体组织或者脏器模型，这些建模的数据一般来自患者的影像学数据，如 CT、MR 图像数据。这些医学影像数据为 DICOM 格式。

随着技术的发展，二维医学影像可以快速重建成三维医学影像。医学影像的三维重建是通过计算机对二维数字断层图像序列形成的三维数据进行处理，将其变换为具有直观立体效果的图像，来展示人体组织的三维形态。3D 医学影像数据与 3D 打印技术相结合，为现代医学发展开辟了一个新领域，促进了 3D 打印技术新的发展。

3D 打印具有高度的灵活性和精准性的制造方法，可以解决临床中高难度、个性化的设计需要，特别是人工器官、生物细胞打印等。联合医学图像后处理和 3D 打印技术，可以应用在更广泛的个人订制化医疗器具设计领域，例如骨科定制化植入物设计、术前手术路径及方案的精确规划等应用。总之，3D 医学影像与 3D 打印技术的结合，促进了现代医学向精准化和个性化发展。

第二节 工作流程

3D 打印工作流程分为前处理、打印及后处理三个阶段。前处理主要进行模型设计和打印数据准备及与打印工艺方法相对应的数据处理；打印过程一般都是设备根据设定的制作参数自动进行的；后处理阶段主要包括清洗、去除支撑、打磨及改性处理等。具体包括医学图像获取、三维建模、打印前准备、3D 打印模型、模型后处理、模型检查等。

一、医学图像采集

医学 3D 打印的第一步就是数据采集，目前医学 3D 打印的原始图像数据主要来源于电子计算机断层扫描仪（computed tomography，CT）、磁共振成像（magnetic resonance imaging，MRI）以及超声成像（ultrasound，US）。高质量医学影像数据的采集是非常重要的，直接决定了 3D 打印模型的精确度。决定医学影像数据质量的指标包括分辨力（resolution），层厚（slice thickness），伪影（artifacts）等。高分辨力的图像才能清晰显示不同组织解剖结构的差异，同时精细的解剖结构也需要低于 1mm 的薄层图像进行 3D 重建。有无运动伪影是评判医学图像好坏的第一步。所采集的这些医学影像原始数据常为 DICOM 格式，之后经过处理转换为 3D 打印机可以识别的格式。

二、图像后处理

在采集到满足要求的医学影像数据后，还需要进行一定的后处理。后处理的主要目的是在医学影像原始数据中提取出感兴趣区域，即分割技术。图像分割技术在医学影像领域已经有了很长的应用历史，常用的算法工具包括：阈值法（thresholding）、区域增长（region growing）以及手动勾画（manual sculpting）；此外，还会提取分割后数据的表面曲面图，即三维表面网格（mesh surface），这些图像后处理方法都可以通过开源平台软件实现。

三、生成三维模型

3D 打印将虚拟的 3D 模型数字文件直接打印为现实物品。在医学 3D 打印中，DICOM 图像文件需要被转换为打印机可识别格式后才能用来进行 3D 打印，即将 DICOM 文件生成 3D 可打印模型。在采集到所需的医学 DICOM 文件之后，首先进行图像分割等后处理，然后将分割后的数据转换为打印机可识别的格式。本质上，该过程是将 2D 图像转换为由表面网格（mesh surface）构成的 3D 三角形面（triangular facet）。目前最常用的打印机格式是 STL 格式。将医学 DICOM 数据经过一系列后处理转换为 STL 格式后，还需要进一步优化生成最终的 3D 模型。这个优化步骤通常是使用计算机辅助设计（computer aided design，CAD）软件对模型进行外表包装和平滑等操作，使得 3D 模型的外表更加均匀一致。

四、三维模型打印

3D 打印的关键步骤就是选择合适的打印机硬件和打印材料。在选择打印机技术时，需要考虑的因素包括：可用性、成本、速度、生物相容性以及所预期的用途。其中，最为关键的因素是所预期的用途，用于制作手术计划的模型和定制人体植入物所要求的打印技术是截然不同的。

第三节 图像采集

一、数据源的扫描技术要求

通常医学 3D 打印数据来源于 CT、MRI 或者超声等医学影像检查。原始医学图像的质量、对比分辨力、空间分辨力等都会影响 3D 模型的精确度和最终打印成品的质量。为了保证 3D 模型的高质量，原始数据的采集应尽量使用薄层高分辨的扫描技术，并避免一切可导致图像伪影的外部干扰因素。

二、CT 数据采集

3D 医学打印的对象通常为人体解剖组织，其数据来源主要是患者影像扫描所得数据，其中用得最多的就是三维 CT（computed tomography）容积成像数据。CT 成像技术使用 X 线在不同角度对人体检查部位进行投射，相对应的探测器接收穿过人体的 X 线，通过计算机重建系统重建出受检部位的二维横断面图像。这些横断面图像代表受检部位的断层解剖信息，受检部位的不同组织对于 X 线的衰减系数是不同的，组织的衰减系数可以转化为像素的衰减系数（hounsfield unit），在图像上的表现为不同的灰度值。通常密度较大的组织 X 线衰减系数大，有较大的 CT 值，图像上显示得更亮。例如，骨关节通常比周围软组织的 CT 值大，图像上更亮。CT 成像技术的成像速度快、空间分辨力高，在人体各个部位都有应用。但其不足是软组织对比度较差，同时有一定的电离辐射。CT 扫描过程中使用对比剂（contrast agent）可行 CT 增强和血管成像（computed tomography angiography，CTA）。增强 CT 可以获取感兴趣组织不同期相的信息，比如动脉期、静脉期等，可以加强病变组织与周围正常组织的对比，同时反映病变的血供情况。CTA 成像技术可在无创情况下对人体血管进行成像，目前已成为临床血管性疾病的首选检查项目。

3D 打印的最终产品质量很大程度取决于所采集原始数据的质量。只有获取高质量的 CT 图像，才能提高 3D 模型的质量，同时减少 3D 模型的后处理准备工作。影响 CT 图像质量的因素包括扫描层厚、层间距、重建算法及重建视野（field of view，FOV）等。对于 3D 打印模型，理论上来说 CT 数据层厚越薄越好，但应同时兼顾图像信噪比和辐射剂量；扫描层厚太薄，图像信噪比越差，一般 3D 建模建议使用小于 1.5mm 层厚。第二个因素就是层间距，CT 图像层间距的定义为相邻图像层中心的距离，只有层间距小于等于层厚才能保证两层图像之间没有间隔，没有信息的丢失；为了保证 3D 建模的质量，建议层间距小于层厚以减少容积效应伪影，一般可将层间距设置为层厚的 50%~80%。第三个因素是 CT 重建卷积核，即重建算法的选择，卷积

核直接决定 CT 图像的信噪比和对比度，低卷积核算法重建图像更平滑，噪声更低，但同时空间分辨力也越低；高卷积核重建算法重建图像空间分辨力更高，同时图像噪声更大。在 3D 建模中一般建议选择低卷积核算法重建图像。第四点就是重建视野（field of view，FOV），FOV 越小图像分辨力越高，对于感兴趣区域 FOV 应该尽可能小。另外，目前迭代重建技术也已经得到广泛应用，合理使用迭代重建也可以提高 CT 图像质量，有助于 3D 建模。总之，应在 CT 数据采集时合理操作，从源头上保证数据质量。

三、MRI 数据采集

MRI 数据也常用于 3D 打印的三维建模。MRI 技术利用人体内的氢质子作为信号源，人体处于静态强磁场下，对人体受检部位氢质子进行选择性激发，然后再采集这些被激发氢质子释放的电磁信号，最后重建出受检部位的二维横断面图像。MRI 没有电离辐射，图像具有非常高的软组织对比度，可清楚显示软组织解剖关系及相关病变。MRI 是一种多参数对比成像技术，各种不同对比的图像数据通过不同的脉冲序列技术获取。为了保证三维建模质量，一般推荐使用 3D 高分辨序列进行扫描。随着 MRI 技术的发展，自旋回波（spin echo，SE）和梯度回波（gradient echo，GRE）序列都可以实现三维高分辨扫描。我们可以根据检查目的和受检部位合理选择三维高分辨 T_1WI、T_2WI 技术，如增强检查一般用 3D T_1 GRE 序列，内听道检查常用 3D T_2 TSE 序列。

第四节　图像处理

一、数据处理流程

3D 打印所涉及的数据处理步骤：

（1）对原始数据感兴趣区域进行标记，即图像的提取与分割。

（2）将数据生成 3D 对象（3D object），这将使用计算机辅助设计（CAD）软件来完成。

（3）将其转换为 3D 打印机可以读取的特定文件格式。一般基于该特定 3D 打印机所采用的打印技术来指定文件格式。例如，如果打印机基于立体光刻技术（stereolithography technique），则必须将 CAD 文件转换为 STL 文件。

二、感兴趣区域提取与分割

因为医学影像检查除了感兴趣脏器还有周围其他组织，所以需要将感兴趣目标分割提取出来。感兴趣区域的提取与分割即是将感兴趣数据保留，其余数据都移除，可通过图像分割技术实现。通常是在二维图像上将感兴趣区域边界勾画出来，然后将这些提取的二维图像组成三维立体模型。进行图像分割的算法主要有自动、半自动以及手动三种类型，其中半自动是指首先行自动分割，然后再手动修正。

常用的分割算法有：阈值法、边缘检测以及区域增长。分割工作中，根据数据和分割对象，可以自由组合以上算法，全自动或者半自动地完成图像分割。这三种算法都基于图像中像素值（pixel value）的差异进行区分提取。阈值法是最常用的图像分割算法，利用感兴趣组织和周围解剖结构信号值的不同，将灰度值范围设置为感兴趣组织体素的信号值。在 CT 图像中，因为骨关节的 CT 值高于周围组织，这种算法对于 CT 图像中骨关节结构的分割非常有效。对于 MRI 数据，因为图像中像素的灰度值和组织密度没有直接关系，所以使用阈值法效果不佳，通常需要更为复杂的算法辅助，比如阈值动态调节。对于有异物伪影的数据，阈值法自动分割效果较差。区域增长，通常可以作为第一步来有效辅助分割任务。总之，图像分割就是将源图像中可辨别的信息提取出来，如果源图像中没有明显对比的组织是无法进行分割的。通过引入对比剂的增强扫描方法，能提高图像对比度，如 CT 增强图像可以使血管显影，在 MRI 中对比剂的使用可以进行血管和神经成像，多期相图像融合也可以提高组织对比度，有助于感兴趣区域分割。

三、数据格式转换

图像进行分割处理之后就可以得到感兴趣组织结构的 3D 图像数据，下一步就是将这个 3D 图像数据转换为 3D 打印机可以识别的格式。这个过程将 3D 图像数据转化为三维网格状面表达的三维模型，这个三维网状面由许多小的三角形网状格组成，并将这个三维网状面模型存储为一个 STL 文件格式。对于 3D 打印机来说，STL 文件格式是特定格式，类似于医学影像工作站对应的 DICOM 格式。医学影像工作站可以读取 DICOM 格式文件中的图像分辨力及像素值，正确地进行屏幕显示。同样

地，3D 打印机可以解读 STL 文件中的三角形网格信息，并打印出相应的物理实体。

在进行 DICOM 图像分割后，就需要将容积数据转化为 3D 网状面文件，只有这种格式才可被 3D 打印机识别读取。目前，许多图像分割软件也集成了数据格式转换功能。这个数据格式转换的过程比较抽象不容易理解，比较简单的理解方式就是在 3D 图像数据中，将感兴趣区域的体素提取处理，然后根据提取的 3D 数据的外表，使用一定数量的三角形网状格将这个 3D 数据的外表包裹起来。STL 文件主要就是存储这个由若干数量的三角形网状格组成的网状面信息。这里需要注意的一个参数就是三角形网状格的数量。我们可以使用任何数量的三角形网状格来组成 3D 模型的外立面，但是如果数量过少，就会导致 3D 模型的解剖细节不能被正确表达；如果数量过多，又可能使 3D 模型的外表过于粗糙。总之，需要根据解剖结构和使用用途合理使用三角形网状格的数量。

四、常用三维打印格式

目前，最常用的 3D 打印格式是 STL 文件格式。STL 是由 3D Systems 软件公司创立、原本用于立体光刻计算机辅助设计软件的文件格式，是数据传输的标准数据格式。如果没有接口模块（并非所有 CAD 软件都提供标准接口）而无法导出 STL 格式，则可以通过接口格式（如 STEP 或 IGES）将数据传输到其他 CAD 软件，然后输出 STL 格式文件。

STL 是一种独立于系统的文件格式，仅能表示几何坐标。STL 文件仅描述三维物体的表面几何形状，物体模型的边界曲面由三角形面片及其法向量描述；没有颜色、材质贴图或其他常见三维模型的属性。STL 数据集可以使用 ASCII 码或二进制表示存储，前者可读性强，后者数据量小。由于几何图形面片化的不可逆性，STL 数据格式往往不适合在 CAD/CAM 系统之间交换数据。

STL 文件格式对于 3D 打印机就像 DICOM 格式对于医学影像工作站一样。工作站软件可以解读存储在 DICOM 文件中的信号值，以便在显示器上以图像的形式显示它们。同样，3D 打印机驱动程序能够解读 STL 文件中的三角网格，从而制造它所表达的物理实体。

此外，还有增材制造文件格式（additive manufacturing file format，AMF）和增材制造过程的三维文件格式（3D manufacturing format，3MF）等

3D 打印格式。

五、常用 3D 打印图像处理软件

进行 3D 打印前,需要将获取的原始图像数据通过计算机辅助软件进行图像处理,进行 3D 建模(3D modeling)。3D 打印图像处理软件有很多种,既有商业的也有免费的,都可以用来设计 3D 模型。

常用 3D 打印套件主要包括:3D 模型重建、设计、修复;3D 打印数据预处理;3D 打印云平台软件;3D 打印仿真、拓扑优化等。3D 模型在 3D 设计软件中设计好后,若要进行 3D 打印,还需要将模型导入到 3D 数据预处理软件中,进行检查和修复,以保证可以被 3D 打印机成功打印。设计师设计的 3D 模型经常会存在一些问题,导致无法直接用于打印,因此 3D 数据预处理软件发挥着重要的作用。3D 打印云平台软件为用户提供最简化的 3D 打印流程,满足一切爱好、工作以及生产需求。3D 打印仿真、拓扑优化软件能够对增材制造产品进行静力学和动力学的拓扑优化和仿真,从而实现轻量化设计、优化结果的快速自动几何重构。

第五节　3D 打印技术类型

一、熔融沉积成形技术

熔丝沉积成形(fused deposition modeling,FDM),又称熔融沉积成形,是一种快速成形制造技术。FDM 可能是目前应用最广泛的一种工艺,很多消费级的 3D 打印机都采用这种工艺,因为它的性价比非常高且实现起来相对容易。FDM 的打印过程与二维打印机的打印过程很相似,只不过从打印头喷出的不是油墨,而是热塑性材料的熔融物。FDM 将热塑性材料(ABS,PA,POM)加热到熔融状态,使其呈现半流体状态,然后加热头会在计算机控制下沿分层截面数据进行二维几何轨迹运动,同时喷头将半流动状态的材料挤压出来,被挤出的材料经过黏结、冷却、固化形成有轮廓形状的薄层,经过层层叠加后形成三维的模型。熔融沉积成形技术已经基本成熟,大多数 FDM 设备具备以下特点:

(1)设备以数控方式工作,刚性好,运行平稳。

(2)x、y 轴采用精密伺服电机驱动,精密滚珠丝杠传动。

(3)实体内部以网格路径填充,使原型表面质量更高。

(4)可以对 STL 格式文件实现自动检验和修补。

(5)丝材宽度自动补偿,保证零件精度。

(6)挤压喷射喷头无流涎、高响应。

(7)精密微泵增压系统控制的远程送丝机构,确保送丝过程持续和稳定。

熔融沉积成形技术之所以能够得到广泛应用,主要是由于其具有其他快速成形工艺所不具备的优势,具体表现为以下几方面:

(1)成形材料广泛:熔融沉积成形技术所应用的材料种类很多,主要有 PLA、ABS、尼龙、石蜡、铸蜡、人造橡胶等熔点较低的材料及低熔点金属、陶瓷等材料,用来制作金属材料的模型件或 PLA 塑料、尼龙等零部件和产品。

(2)成本相对较低:因为熔融沉积成形技术不使用激光,与其他使用激光器的快速成形技术相比,制作成本低;除此之外,其原材料利用率很高并且几乎不产生任何污染,而且在成形过程中没有化学变化的发生,在很大程度上降低了成形成本。

(3)后处理过程比较简单:熔融沉积成形技术所采用的支撑结构很容易去除,尤其是模型的变形比较微小,原型制件的支撑结构只需要经过简单的剥离就能直接使用。但是,通过 FDM 创建的模型往往缺乏通过其他流程实现的精细细节;此外,用 FDM 制造的部件可能需要支撑结构。这些支撑结构主要用来防止模型在薄弱点坍塌,但是支撑结构可能会使得表面结构不连续,可能需要清洁和平滑等后处理工作。

目前 FDM 约占全球快速成形总份额的 30%,其主要用于模型设计验证、模具制造等方面。作为一种全新、快速的制造技术,FDM 能够快速将设计思想转化为新的产品,目前在包括汽车、建筑、教育科研、医疗、航空等领域得到广泛应用。

二、激光选区烧结成形技术

激光选区烧结(selective laser sintering,SLS)成形采用高功率激光器(例如,二氧化碳激光器)作为能量源将塑料、金属、陶瓷或玻璃粉末的小颗粒熔合成具有所需三维形状的块。SLS 打印时先将一层很薄(亚毫米级)的原料粉末铺在工作台上,接着在电脑控制下的激光束通过扫描器以一定的速度和能量密度,按截面层的二维数据对原料粉末进行扫

描，继而激光扫描过的粉末就烧结成实体片层，未扫描的地方仍然保持松散的粉末状。一层扫描完毕后，根据物体截层厚度升降工作台，铺粉滚筒再次将粉末铺平，然后再开始新一层的扫描，如此反复，直至扫描完所有层面。在实体构建完成并充分冷却后，需要将打印件取出，去掉多余粉末，再经过打磨、烘干等适当的后处理，即可获得最终产品。

SLS 工艺与光固化成形工艺具有相似之处，即都需要借助激光将物质固化为整体；不同的是，SLS 工艺使用的是激光束，材料由光敏树脂变成了塑料、陶瓷、金属或其复合物的粉末。与其他一些增材制造工艺相比，SLS 工艺在打印时不需要支撑结构来制造悬垂设计，由于正在构造的部件在任何时候都被未烧结的粉末包围，使得 SLS 工艺可以构造其他工艺所不能构造的几何形状。此外，由于机器的腔室总是充满粉末材料，因此通过"嵌套"的技术，多个部件的制造对设计的整体难度和价格的影响要小得多。

经过几十年的发展，SLS 技术已经在汽车、航空航天、医疗等诸多领域得到了广泛应用。总的来说，SLS 技术可以应用在快速原型制造、快速模具或者工具的制造以及单件或者小批量的生产。

三、立体光刻成形技术

光固化成形也称为立体光刻（stereolithography，SLA）成形或数字光处理（DLP）成形，属于快速成形技术的一种，是最早获得专利的 3D 打印技术。该技术一般由三个部分组成：①高强度光源（通常是紫外线 UV-A 或 UV-B）；②盛放光固化环氧树脂或丙烯酸基光固化液态树脂的桶或托盘，该树脂包含单体和低聚物；③控制系统，引导光源选择性地照射树脂。立体光刻成形的原理是在计算机的控制下，光源部件按照模型分层截面数据对液态光敏树脂扫描照射，光敏树脂中的单体和低聚物在光源照射下发生聚合而固化。当模型的一层在结构上变得稳定后，工作台沿 z 轴方向下降一层厚度，液体树脂覆盖在先前打印层的表面，因此光源便可以直接进行下一层的固化。新固化的一层牢固地黏合在前一层上，如此循环往复，直到整个零件原型制造完毕。打印完成后，将模型的原型从树脂中取出并排出多余的树脂，并使用溶剂或酒精冲洗来清洁模型，而且由打印机自动添加以实现悬垂打印的支撑结构也需要手动移除。最后通过电镀、喷漆或者着色等工艺处理，即可得到所需要的产品。

SLA 和 DLP 之间的区别在于光源以及如何控制光源以选择性地照射和固化树脂。SLA 的光源是一个束激光，它被引导到液体表面的不同位置，连续渐进地使激光追踪到被打印物体每一层的整个区域。DLP 所使用的是面投影，例如日常使用的投影仪，它能够照亮每一层所需打印形状的液体表面。DLP 能够以更少的时间来进行打印，因为每一层都不需要逐步"光栅扫描"，但除了特定机器之外，大多数情况下都缺乏激光束提供的 SLA 的高分辨力。

立体光刻成形技术的特点在于精度高、原材料利用率高、产品表面质量高，可用于精细度要求较高、形状较为复杂的零件或产品。因此，立体光刻成形技术适用于医疗产品的 3D 打印，它也是唯一一种可以打印未填充固体支撑材料的中空容器内腔的技术，尤其适用于小的、长的或曲折的血管，例如冠状动脉、脑血管系统和内脏主动脉分支。

四、聚合物喷射成形

聚合物喷射技术（polymer jetting，PolyJet）是一种基于材料喷射概念的 3D 打印技术。第一台使用这项技术的 3D 打印机是由 Objet-Geometries 在 2000 年开发的，因此拥有 PolyJet 的专利。PolyJet 是一种强大的 3D 打印技术，可生产表面光滑、精确的零件、原型和模具。它具有微米级别的层分辨力和精度，可以使用以任何技术生产的原材料来制造超薄或者复杂的几何形状。

五、生物材料打印

生物材料打印（也称为 3D 生物打印）是三维打印行业的趋势之一，其原理类似于传统激光、逐层 3D 打印技术。它使用细胞和其他生物兼容材料作为"墨水"，也称为生物墨水（bioinks），逐层打印生物结构，3D 生物打印结构的几何形状类似于原生的生物系统的几何形状，并且在生物学上具有相关性，可以模仿自然生命系统的行为。该技术在复制皮肤、骨骼和内脏等活性组织的探索研究项目中取得了令人振奋的结果。生物打印过程中使用的材料被称为生物材料，这些材料可以提供与活性组织相同的特性。该技术最常用于组织工程、生物工程和材料科学领域。3D 生物打印也越来越多地用于药物开发和药物验证，未来将用于临床场景中的医疗应用，如 3D 打印皮肤移植、骨移植、植入物、生物医学设备,甚至全3D打印器官都是生物打印研究的活跃课题。

第六节 医学应用

一、外科手术辅助中的应用

近些年来,3D打印技术在医学中的应用得到快速发展。国内外很多医院都开展了3D打印项目,未来3D打印技术将在越来越多的医院普及。3D打印技术最早主要用于外科手术术前器官模型制造,进行手术模拟,以及手术方案制定。术前通过3D器官模型可以使患者病变可视化,同时立体展示病变与周围解剖结构的关系。例如,在行复杂外科手术前,可定制患者病变区域的3D模型,在术前进行复杂手术的方案设计及精细程序演练。通过模拟的3D模型,可以使外科医生在术前有机会熟悉手术方案,应对可能出现的问题,提高手术的成功率。3D打印在手术计划中最早和最成熟的用途之一是上颌面部和颅面部重建。面部重建是一个复杂的过程,通常用于矫正肿瘤切除术后的面部畸形。在此类复杂的手术期间,患者处于麻醉状态,医师花费大量时间修整用于将相邻骨连接在一起的钛板。通过创建骨骼解剖结构的3D复制品,可以在术前对钛板进行轮廓加工,从而缩短手术时间。从而使患者的全身麻醉暴露减少,失血减少,伤口暴露减少。这一概念也已应用于许多骨科和整形外科手术中。

二、定制个性化医疗器械

骨科是早期采用3D打印技术的学科之一。早期使用主要是帮助进行术前规划,进一步的研究已经探讨了使用3D打印技术创建定制个性化假体。在骨科以及整形科治疗手段中,手术植入物治疗是一种常用且有效的治疗方案,其主要挑战之一就是选择患者合适的植入器械。3D打印技术的出现,使得患者的个性化医疗器械定制不再是难题。3D打印可以根据患者的医学影像数据,实现任意复杂解剖结构的打印,同时保证尺寸高精度。结合生物材料技术的应用,可在保证解剖结构高度吻合的同时,使得植入物具有良好的生物相容性。例如,在骨科手术中,可对患者进行深度人工假体定制,而且假体也与正常骨骼有相似的生物力学性表现。总之,3D打印技术的普及使得定制个性化医疗器械

技术更为成熟。结合医学生物材料技术的发展,使得未来医疗器械既符合完美的解剖结构,也有较高的生物相容性,能满足人体功能需要。

三、组织工程学中的应用

器官移植是人体多个器官疾病的终极治疗方案,随着器官移植技术的发展和推广,人体器官供给成为一大限制因素。所以,科学家们提出了多种解决方案,其中就包括组织工程学或者再生医学。组织工程学是通过细胞移植的方法,在活体内修复受损的器官,是解决器官衰竭后器官移植问题的有效手段之一。经典的组织工程方法是由Langer和Vacanti首先提出的,基于使用预先形成的固体刚性支架和分离细胞。该方法结合来自患者的扩增细胞,将这些细胞接种在多孔可生物降解支架上,在生物反应器中培养,获取可植入的细胞团。这种方法主要成功应用于中空器官,对于复杂结构的非中空器官还有许多挑战,主要的局限就是固体刚性支架的制造。基于3D打印技术的固体自由成形术目前已经被使用到组织工程学中,可以实现复杂结构的精确制造。3D打印模型可以精确控制支架架构的尺寸大小、形状、内部连接等,能根据需求个性化设计支架;同时联合生物材料的应用,可以设计出具有生物特性的支架。目前,结合3D打印的应用包括细胞打印以及结合蛋白分子等生物材料的打印。

四、远程医疗中的应用

现代网络技术的快速发展与普及使得远程医疗的应用得到快速普及,在患者治疗方案的指导以及疾病的远程监测方面都取得了成功的应用。3D打印最初是为制造业设计的,但其在生物医学领域的应用也越来越被关注,其中就包括远程医疗中的应用。*The New England Journal of Medicine*(《新英格兰医学杂志》)报道了一例远程手术中使用3D打印气管夹板救治新生儿的成功案例。在一些落后或者发展中国家,由于缺乏基础道路设施的建设,使得医疗材料与设备(如:医疗假体)运输非常不便,患者不能得到及时的手术治疗。但移动通信系统在大部分国家都是普及的,通过联合移动通信系统和3D打印设备直接远程打印出手术所需的医用假体,可为急诊患者提供一种更为高效的治疗手段。此外,有研究也报道了通过远程传输患者影像数据,医学专家可以远程3D打印患者的器官模型,提前

模拟手术过程，为患者提供更为有效的手术方案。总之，通过 3D 打印在远程医疗的应用，可以为基础设施落后地区的患者及时提供医用假体；可以使患者不受地域影响，无论在住院环境还是家庭护理环境下都可以接受最新的治疗方法；同时为远程医疗中的医学专家提供更为真实的手术仿真模型，优化手术方案。

五、教学和科研上的应用

临床医学的实践教学是至关重要的一个环节，其主要建立在医学模型基础上，但是传统医学解剖模型制作成本高，很难给医学生们足够的实践机会。3D 打印技术具有成本可控且可快速制造个性化高精度医学模型的优势，可以在临床医学教育和科研中发挥重要作用。例如澳大利亚研究人员利用解剖标本的 CT 扫描数据，打印出一套高保真的 3D 人体解剖模型，真实再现各个组织器官的解剖结构，可以用于临床医学人体解剖的培训教学中，也可用于外科医生的临床实践操作教学中。3D 打印技术可重复性高，在医学科研中有很大的应用前景，根据科研需要，打印出人体解剖仿真体，避免生物伦理相关问题。

第七节 发 展 前 景

3D 打印技术在医学中已经有了很多成功的应用。随着生物材料的发展，更多的新材料被引入 3D 打印中，可以在一定程度上降低生物材料的成本，也使得可打印的生物材料更为多元化，这也会进一步开拓 3D 打印技术在医学中的应用。同时，随着电子计算机技术的进步，未来可能会出现更为先进的 3D 打印技术，3D 打印的效率和精确度也都会不断提高。目前，3D 打印在医学中的应用主要集中于器官建模和标本复制，该领域的研究者致力于打印出具有生物活性的组织脏器。人工智能的高速发展，未来也会给 3D 打印技术发展注入新的活力。但是，随着 3D 打印在医学领域的应用越来越广泛，需要相关学者们来研究这个行业的标准与规范，同时医学人体研究都会涉及道德和伦理等问题，这些都是未来需要完善的内容。总而言之，3D 打印在医学领域中的应用前景十分广阔，随着更高效简化的技术发展、多元化的材料和完善的规章制度的出现，3D 打印技术在临床应用中将会更为普及，更多的患者将会从中受益。

（聂　壮　周学军）

第十章　医学影像中的虚拟现实技术

第一节　虚拟现实技术概述

虚拟现实（virtual reality，VR）从字面来看可以理解为"接近现实"或是对现实世界的一种模拟；从技术角度来说，VR 是一种体验模拟环境的计算机仿真系统。VR 是一种通过多种传感设备，使用户沉浸在模拟的虚拟环境中并在该环境中进行动态交互的技术。它是一门非常复杂的多学科交叉融合技术，涵盖了计算机图形学和仿真学、人工智能、传感技术、显示技术、网络并行处理等。当用户需要创建不存在和不可到达的环境时，虚拟现实技术就会发挥至关重要的作用。

一、虚拟现实技术组成

一般而言，虚拟现实技术由模拟环境、感知、自然技能和传感设备等四方面组成。

1. 模拟环境　模拟环境是由计算机生成的、动态的三维立体空间。

2. 感知　VR 技术大部分都是利用计算机图形学生成的视觉感知，一般通过电脑屏幕、特殊显示设备或立体显示装备获得，在一些高级应用中，还应包含听觉、触觉、运动感知等。

3. 自然技能　自然技能指人的手势、头部转动、眼睛或其他人体部位的行为动作，由计算机处理这些用户的动作并获得相对应的数据，对用户的输入作实时响应并反馈到用户的五官感受。

4. 传感设备　一般分为可穿戴式（约占 80%）和非穿戴式的传感设备。前者主要是指数据手套（data glove）、立体头盔显示（head mounted display）、数据衣（data sult）等可穿戴于用户身上的装置，后者主要是指设置于现实环境中的传感装置。

二、虚拟现实技术特征

"虚拟现实"主要强调了虚拟系统中用户的主导作用，主要有以下四个特征：

1. 多感知性（multi-sensory）　人们主要通过感官感知来认识和了解世界。理想的虚拟现实技术应该具备人所具有的一切感知功能。由于相关技术的限制，特别是传感技术的限制，目前大多数虚拟现实技术所具有的感知功能仅限于视觉、听觉、触觉、运动等几种。无论从感知精度还是感知范围都无法与人相比拟。

2. 存在感（presence）　存在感指用户存在于模拟环境中的感受到的真实程度。理想的模拟环境应该能够让用户难以分辨真假，甚至比真的还"真"，如比现实更逼真的照明和音响效果等。

3. 交互性（interaction）　交互性指用户对模拟环境内的物体可操作程度和从环境得到反馈的自然程度。用户进入虚拟空间进行某种操作时，周围环境也会做出某种反应。如：用户用手握住虚拟空间中的物体时，用户手上应该能够有握住东西的感觉和感受到物体的重量，被抓的物体随着手的移动而移动等。

4. 自主性（autonomy）　自主性指虚拟环境中的物体运动应遵循现实世界中的物理运动定律。如当受到力的推动时，物体会顺着力的方向移动、或翻倒、或从桌面落到地面等。

三、虚拟现实技术发展

VR 这个单词的确切起源存在争议。1935 年，诞生了第一本关于虚拟现实的科幻作品——*Pygmalion's Spectacles*，该作品详细描述了一个包括嗅觉、触觉和全息护目镜为基础的虚拟现实系统。"虚拟现实"概念的首次正式出版，可以追溯到法国剧作家、诗人和导演安托南·阿尔托（Antonin Artaud）。他于 1938 年创作了 *The Theatre and Its Double*，并将剧院称为"虚拟现实（la réalité virtuelle）"，描述了剧院中人和物体的虚幻本质。

一般而言，虚拟现实技术的发展可划分为四个阶段：

1. 第一阶段（1950—1970 年） 蕴涵虚拟现实思想和萌芽阶段。1956 年，Morton Heilig 开发了一种"戏剧体验"，可以有效地包含一些感知，从而吸引观众注意屏幕上的活动。随后，1962 年，Morton Heilig 制作了一个名为"Sensorama"沉浸式的机械设备系统（最早已知的 VR 设备系统之一）。该设备展示了五部影片，如：在广角视图中显示三维立体图像，提供身体倾斜，提供立体声声音，在电影期间触发风和香气的轨迹，调动用户多种感官。1965 年，Ivan Sutherland 发表论文"Ultimate Display"（"堪称终极显示技术"），提出"计算机屏幕就像一个窗口，通过这个窗口可以看到一个虚拟世界。人们面临的问题是如何使这个世界看起来真实、听起来真实、摸起来真实！"。1968 年，Ivan Sutherland 团队成功开发并被广泛认为是第一个沉浸式的头盔式立体显示器（HMD）。由于 HMD 在用户界面和视觉真实感方面都很粗糙（虚拟环境系统中的图形是简单的线框模型），并且用于用户佩戴的头盔非常重，以至于它必须悬挂在天花板上。

2. 第二阶段（1970—1990 年） 虚拟现实理论初步形成和早期应用阶段。20 世纪 70 年代，Daniel Vickers 在犹他大学研制了第一个虚拟现实的耳机。用户可以通过转动头部来观察两个屏幕呈现给他的虚拟环境。随后，VR 领域的领军者之一 Jaron Lanier 于 1984 年首次提出了科学意义上的"虚拟现实"的概念，即"用计算机合成的人工世界"。VR 的主要功能是生成虚拟的仿真环境，实现人机交互。第二年，Lanier 创建了第一家开发和售卖虚拟现实产品的公司"Virtual Programming Languages（VPL）Research"。它的产品包括：①数据手套（data glove），该设备通过追踪手指的运动和方向，将数据传输到电脑上并对虚拟对象进行操纵，可应用于虚拟手术和远程手术；②眼睛电话（eye phone），即头戴式显示单元（HMD），该设备包含两个液晶显示器，为了进一步提升真实感，每个液晶显示屏呈现略微不同的图像，以便创造更加真实的感觉；③音量控制（audio sphere），该设备通过立体声单元可以产生一种错觉的 3D 声音，对多维度的声音产生更加真实的虚拟体验感知；④数据衣（data suit），该设备使 VR 系统能够识别全身运动，一系列传感器用于测量手臂、膝盖、手臂、躯干和脚的信息，通过光电转换，身体的运动信息被计算机识别。同一时期，随着一系列工业化产品的出现，虚拟现实技术

越来越成为媒体关注的焦点，有些媒体甚至将虚拟现实技术的发明与法国莱特兄弟发明飞机相类比。

3. 第三阶段（1990—2000 年） 虚拟现实理论进一步完善和工业应用阶段。随着计算机软件和硬件的飞速发展，虚拟现实技术在工业上的应用也越来越成熟。1991 年，某公司发行了虚拟现实耳机用于街机游戏。该产品包含液晶显示屏幕，立体声耳机和惯性传感器，使系统去追踪和反映用户的头部运动。同年，来自电子可视化实验室的卡罗琳娜·克鲁兹-奈拉（Carolina Cruz-Neira），丹尼尔·J·桑丁（Daniel J. Sandin）和托马斯 A. 德凡蒂（Thomas A. DeFanti）等人创建了第一个可视化立方房间，人们可以看到虚拟环境中的其他人。1994 年，VR-1 运动模拟器诞生，它能够跟踪用户头部运动并制造立体 3D 图像。同年，可以展示 360° 全景照片的 VR 发布。与此同时，在日内瓦召开的第一届国际万维网大会上，首次正式提出了虚拟现实建模语言（VRML），定义了三维应用系统中常用的语言描述，如：层次变换、光源、视点、几何、动画、线条、材料特性和纹理特性等。后来又出现了大量的 VR 语言和工具包。

4. 第四阶段（2000 年至今） 虚拟现实技术飞速发展阶段。进入 21 世纪以来，VR 技术在人们生活中得到了更加广泛的应用。2001 年，第一个基于个人电脑的展现立体空间的虚拟现实产品出现。2005 年 5 月，用户可以软件浏览全球各地的高清晰度的卫星图片。2007 年 5 月，用户可以通过支持 360° 全景图像的产品查看世界各地的全景，如道路、建筑物和农村地区。2010 年，帕尔默·拉奇于硅谷发布了 VR 头戴式虚拟现实产品"Oculus Rift"，在游戏娱乐行业有广泛的应用。据统计数据显示，在 2015 年和 2016 年，AR 领域共进行了 225 笔风险投资，投资额达到了 35 亿美元，其中包含很多新领域，如城市规划、虚拟仿真教学、手术诊疗、文化遗产保护等。对 VR 产业的投资还在持续增加，这些事件标志着 VR 技术和产业的成功和潜力。

第二节 虚拟现实系统组成和分类

虚拟现实技术需要依托在一个虚拟现实系统中，本节主要讨论虚拟现实系统的组成和分类。

一、虚拟现实系统组成

虚拟现实系统主要包含开发平台、显示系统、

交互系统和集成控制系统等部分。

1. 开发平台 主要包含硬件和软件开发平台两个部分。前者指图像生成及处理系统,通常为高性能的图形计算机或者虚拟现实工作站;后者指面向应用对象的软件实现平台。开发平台负责整个虚拟现实环境的开发、生成、计算,是整个虚拟现实系统最基本的物理平台,也是虚拟现实系统的核心部分,连接和协调整个系统中的其他各个子系统的工作和运转。

2. 显示系统 一般包含多个显示系统或设备,比如:大屏幕监视器、头盔显示器、立体显示器和虚拟三维投影等显示系统。

3. 交互系统 多自由度实时交互是虚拟现实技术与三维动画和多媒体应用的最根本区别,也是虚拟现实系统的本质特征和要求之一。虚拟现实交互应用系统通常会借助一些面向特定应用的特殊虚拟外设,实现人机之间的信息交换。该系统主要包括:触觉反馈系统、数据手套、位置跟踪器、操纵杆等。

4. 集成控制系统 一个大型的虚拟现实系统包括很多个子系统,如:多台投影机,音响系统,多路视频的输入和切换,辅助的灯光和窗帘等。这些都需要精确控制和管理,集成控制系统承担了这个复杂系统的协同管理工作。其中,最典型的设备是中央控制系统,它是整个虚拟现实系统有效管理和运行的基本保障。

二、虚拟现实系统分类

虚拟现实系统一般可分为窗口式虚拟现实系统、沉浸式虚拟现实系统、增强现实式虚拟现实系统和分布式虚拟现实系统四类。

1. 窗口式虚拟现实系统 计算机屏幕是用户观察虚拟环境的窗口,各种外部设备一般用来操作虚拟环境,这些外部设备包括鼠标、力矩球、追踪球等。

2. 沉浸式虚拟现实系统 一般是指利用头盔式显示器或其他的设备,将用户的视觉、听觉和其他感官封闭起来,并提供一个新的、虚拟的感知空间。该系统利用位置跟踪器、数据手套,控制输入设备、声音等使用户产生一种身在虚拟环境中,并能全心投入和沉浸其中的感觉。

3. 增强现实式虚拟现实系统 指将虚拟世界信息与真实世界信息内容之间巧妙融合的系统。利用计算机等设备将在现实世界空间范围内比较难以进行体验的实体信息进行模拟仿真处理,随后应用到真实世界中,并且在这一过程中能够被人类感官所感知,使虚拟环境与现实世界中的场景进行融合和互动,真实环境和虚拟物体之间重叠之后,能够在同一个画面以及空间中同时存在。

4. 分布式虚拟现实系统 指将分布在各个地方的用户通过网络连接起来,同时参加在一个虚拟环境的系统。该系统需要协调一致的结构、标准、协议和数据库,生成一个在时间和空间上互相耦合的虚拟合成环境,使用户之间自由地进行交互。比较典型的分布式虚拟环境系统主要包括:美国海军研究院开发的 NPSNET 和弗吉尼亚大学的 DIVER 系统、加拿大 Albert 大学的 MR 工具库、英国 Nottingham 大学的 AVIARY 和 Division 公司的 DVS 软件、瑞典计算机科学研究所的 DIVE、新加坡国立大学的 NetEffet 等。

第三节 虚拟现实技术的实现

目前,虚拟现实系统主要使用 Unity3D 或 Unreal4 引擎工具进行制作,本节主要讨论虚拟现实技术的实现方法。

一、虚拟现实系统架构

如图 10-1 所示,一个虚拟现实系统主要由 UI 交互模块、数据导入模块、状态机转换模块、逻辑结果处理模块、动画特效显示模块等组成。

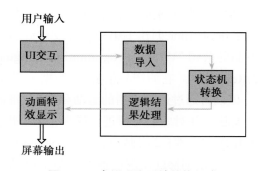

图 10-1 虚拟现实系统结构组成

UI 交互模块负责接收用户对模型的一系列操作,这些操作不仅包括对手术对象模型的操作,而且还包括对其他辅助器具所进行的操作。数据导入模块负责读取和导入手术对象模型中涉及的数据,此处导入的数据分为静态数据和动态数据。状态机转换模块负责对手术对象模型的状态进行切换,如血液的流动、器官的自律活动、刺激反应等。逻辑结果处理模块根据用户操作和模型所处的状态,对动态数据进行修改,并将处理后的结果传递给动画特效显示模块。动画特效显示模块的作用是结合逻辑结果处理模块处理后的数据,利用动画或特效的方式在终端(一般是屏幕)上显示出来。用户在屏幕上即可观察到进行操作后的结果。

二、虚拟现实系统模块功能

1. UI 交互模块 对用户的操作进行记录,并将用户的操作行为,如点击、拖拽、旋转等,发送给后续模块。接下来以在手术场景中应用为例描述交互流程。

首先,UI 交互模块建立一个手术对象模型,主要指手术者,一般通过 3D 建模技术制作。该模块里要设置手术对象属性,包括模型的运动矢量、手术对象类的声明(包括血压、血液特征以及各种诊断属性等),同时要加载相应的动画列表。这里的动画列表是手术对象所能做出的反应动作。动画列表中所列举的是动画文件,每一个动画文件对应一个手术对象的反应或动作。当反应或动作发生时,由后续的动画显示模块调用相应的动画文件,在终端输出。

其次,建立其他辅助器具模型,主要包括大型手术器具、手术仪器、患者电子病历、各种监控仪器等。同样,也需要设置这些辅助器具的属性,辅助器具模型的动画相对较少或没有,主要是一些数据界面的设计和显示。

再次,要对场景空间进行配置。Unity 3D 以场景为基础单元,整合资源并进行管理。根据场景定义容纳多种元素,通过组件类型对元素加以区分。组件类型可以分为网格、材质、灯光、相机、粒子系统等。

2. 数据导入模块 分为静态数据导入和动态数据导入。

静态数据主要是指在场景中固定不变的数值,可以视为常量。但因一些情况,有些数据可能会被改动(包括添加、删除等操作),因此,不能将这部分数据写入代码或模型中。解决的方法是将数据写入 XML 文件中,用一个唯一标识(整数型、字符型均可)来区分数据条目。与之相关的其他数据即可写在同一条下。根据属性项 ID 的不同来读取不同的数据项,即用 XML 表 ID + 数据条目、ID + 数据属性及 ID 三重定位到所需要寻找的数据项。

动态数据是指在程序运行过程中会经常发生改变的数据,例如操作者的用户名和密码,某个操作者的操作进度,或者由于手术操作而引起的生理数值(血压、心跳)变化等。这部分数据量大并且数据信息繁杂,无法存储于一般格式的文件中,需要保存在数据库中。与静态数据类似,通过"表 ID + 键值 + 属性"的方式来进行数据定位。

3. 状态机转换模块 主要负责模型各个状态之间的切换。

模型的状态决定了模型的行为,一种状态中可能包含一种或多种行为。模型的行为包括两部分:内部逻辑和外部表现。内部逻辑包括了各种对响应事件的逻辑处理、数据计算等。外部表现包括了逻辑处理后动画的播放、粒子系统的触发等。状态之间的切换由某种触发条件确定,可能是一种操作,也可能是某个阈值,或者是某种逻辑判定。

在实际场景中,操作者利用不同的手术器械对操作模型进行不同的状态切换。就同一模型而言,不同种状态均有其各自的逻辑处理方法和数据体系。

4. 逻辑结果处理模块 逻辑结果处理模块负责对操作或对象进行逻辑处理。逻辑结果处理流程一般对数据进行相应的计算并将结果写回数据库中,或者是对某个对象的状态进行改变。

以截肢手术为例,当操作遇到不同材质层时,我们需要做不同的处理。切割结缔组织与切割骨组织相比,器械选择、力度选择、作用时间等操作均有一定的区别。处理结果对后续动画调用模块也会产生影响,如止血带扎的规范与否将决定是否播放大出血的动画,止血带的力度参数将决定流血效果中的血液流淌速度,即粒子的喷射速度。

此外,患者的体征参数、病理参数、机能参数都可以进行保存,这些参数将与整体显示(包括模型、粒子系统、动画等)进行关联,并针对实时反馈做出相应的调整。

5. 动画特效显示模块 负责显示相应的动画。

第四节 虚拟现实的医学应用

随着人们生活水平的提高,VR 在医学上的应用也越来越普及。世界各国投入了大量的人力和财力对其研究,有些国家还成立了专门的研究机构和部门。例如:在美国,国家医学图书馆启动了可视化人计划;佐治亚大学图形可视化和技术研究所在人机交互方面进行了一些研究;休斯敦大学虚拟现实技术实验室主要从事了一些有关腹腔镜外科手术和培训的研究工作;梅奥临床生物医学成像研究中心做了一些虚拟现实辅助手术计划;日本国家癌症中心医学虚拟现实研究开发实验室做了一些有关虚拟现实技术在医学领域方面的研究工作;名古屋大学生物医学工程系微型系统工程实验室在 3D 医学图像处理和虚拟内镜方面有所涉猎;东京慈惠会医科大学高维医学成像研究所从事 VR 相关技术在医学领域中的研究开发等。在法国格勒科学中心,TIMC-IMAG 实验室一直从事计算机辅助医疗干预,主要采用医疗机器人、医学图像、虚拟现实技术等解决临床问题。在国内,东南大学影像实验室在 20 世纪初就开展了一系列 VR 技术在医学影像上的应用,如三维影像诊断工作站、脑外科手术工作站、口腔正畸计划工作站、图像引导外科手术导航系统、虚拟手术等。北京理工大学 2017 年承担了国家重点研发计划"混合现实引导 B 型主动脉夹层精准腔内修复技术研究"项目。

近年来,随着 VR 技术研究的发展与深入,其在医学影像学应用非常活跃,本节主要介绍有关应用和研究成果。

一、虚拟器官

人体器官功能一般不可见,所表现的往往是生命现象的机制,例如心脏的跳动、人的步态、手部的运动等。如果建立起真正有功能性的虚拟器官,对于医学教育、医学研究和治疗都有不可估量的应用价值。虚拟器官是数字生理人的一部分。它属于医学、工科交叉结合的多学科领域,涉及当代物理学、系统学与协同学、非线性动力学、超大规模计算和应用数学等。当前,虚拟器官研究主要包含大脑计划、心脏与循环系统、肺与呼吸系统、肾脏与泌尿系统、子宫和生殖系统等。

心脏是人体的一个重要器官,心脏疾病更是人类健康的第一大杀手。由于缺乏对心脏功能的详细理解,目前对心脏病的临床治疗还有待改进。因此,对虚拟心脏的研究有着重大需求,如:了解正常的心脏功能,心律失常的发生机制,治疗与抗心律失常的药物功效等。虚拟心脏的研究主要涉及依据详细的电生理数据,对虚拟心脏系统进行亚细胞级、细胞级、组织级到器官级生物建模,还有生物力学模型和血流动力学模型等。国内专家在构建多物理尺度虚拟生理心脏方面做了一些工作,主要包括:①提出心脏节律-张氏模型及相关研究,对心脏起搏器异构特性机制的研究产生了重大影响,被认

为是该领域一个具有里程碑意义的研究成果;②提出了一种更通用的激发介质中的兴奋波(旋转波)非线性动力学理论——负性张力理论,作为心律失常的理论框架,已被多个国际研究团体所认可,并逐步形成本领域新的研究方向;③依据大量的生理信息推出的心脏计算模型与分析,提出了乙酰胆碱是导致心律降低和病态窦房结综合征患者夜间猝死的内在机制之一的理论假设,被认为是领域突破性研究。展望虚拟心脏的潜在应用,主要包括:①在心脏学方面,提供心律失常、除颤机制和功能遗传学等研究;②在药学方面,可以进行药物筛选、安全评估和新药研发等;③在手术方面,可以设计最佳手术方案和进行新医生培训等。

二、数字生理人

数字人是集成生命科学领域的一个分支。集成生命科学是指利用详细的实验数据,构建理论体系,用数学语言定量地描述生物功能,进而预测生命功能的演化与变化的一门学科。数字人主要是通过计算机技术和医学信息技术,将人体结构在不同尺度上数字化,经过三维重建和虚拟现实技术的处理,用数学模型虚拟仿真人体。"数字人"的发展通常可以分为 4 个阶段:"数字可视人""数字物理人""数字生理人"和"数字智能人"。至 21 世纪初,我国还处于"数字人"第一、第二阶段,如:南方医科大学和第三军医大学自 2002 年开始构建中国人男、女首批数据集,完成了 8 套能代表中华民族特色的数据集。"数字人"主要运用于临床医学,开展无法在自然人身上进行的一系列诊断与治疗研究。有了"数字人",许多手术都可以在电脑里模拟完成。

目前,国际上的研究开始从物理人阶段步入了生理人阶段。1952 年,来自剑桥大学的诺贝尔奖得主霍奇金(Hodgkin)和赫胥黎(Huxley)建立了世界上第一个细胞数学模型——乌贼神经元细胞数学(HH)模型,开创了利用数学模型来研究生命活动规律的先河。1962 年,来自牛津大学的 Denis Noble 首次将 HH 模型应用到心脏建模上,建立了第一个虚拟心脏模型——浦肯野细胞 Noble 模型;1989 年,美国国立医学图书馆启动了可视人计划,建立了三维人体的 CT、MRI 和解剖切面的数字化人体图像库,科罗拉多大学于 1994—1995 年建立了两个数字化可视人数据集:可视化男人和可视化女人。1993年,国际生理科学联合会(IUPS)在法国格拉斯提出的"生命体的生理变化和功能现象"理论提供了定

量的描述,开创了定量生物学。1997 年,IUPS 在俄罗斯圣彼得堡成立了生理组学计划工作组。2001 年,IUPS 提出了开发人体 12 个器官系统的模型计划。2006 年,欧盟启动了虚拟生理人计划。

来自英国曼彻斯特大学的张恒贵教授,已经从事数字生理人研究 30 多年。他提出,数字生理人的目的主要包含以下四个方面:①用数学、物理、信息学的语言解释生物体的各个成分之间如何相互协调作用;②对多尺度(时间,空间尺度)生命体的生理变化和功能现象进行定量的诠释与预测;③预测一些重大的疾病,如神经系统、心血管系统和癌症疾病的治疗机制;④开发临床治疗,新颖医学诊断工具。

目前,数字生理人的研究应对策略主要通过多物理跨尺度(时间和空间)构建数字生理人,如:从 DNA、RNA、蛋白质到结构体、细胞、组织、器官、生命体以及人的整个生命周期的精确模拟和建立模型。

三、虚拟影像诊断系统

计算机辅助诊断技术是虚拟影像诊断系统的核心组成部分,该技术主要通过医学影像处理技术,提高影像数据利用效率。随着计算机科学技术的不断发展和应用领域的不断扩张,计算机与医学图像相结合的计算机辅助诊断技术变得越来越普及。医学图像处理是一个非常复杂的跨学科领域,涵盖从数学、计算机科学到物理学和医学的众多科学学科。数据采集过程是第一个也是最重要的领域之一,虚拟影像诊断系统定义了医疗图像处理框架和所有后续阶段中使用的原始数据的初始质量水平。自动化辅助检测可以减轻医生的工作量甚至提高诊断率,因此对结合医学图像的计算机辅助技术的研究在医学工程领域具有重大的意义。一个典型的外科手术虚拟影像工作系统主要包含:①充分描绘病灶和手术需要切除区域的结构,方便会诊;②多模态影像数据配准和融合,可视化;③功能图谱的融合显示;④逼真的三维立体影像模型导入到 VR 环境中,并进行人机交互;⑤手术方案设定和仿真,高精度的实时导航。

通过该虚拟诊断系统,可以帮助医生实施复杂的外科手术,降低手术风险,提高手术成功率。

四、虚拟手术

VR 技术在医学影像上另一个比较广泛而又成功的应用是虚拟手术,即在虚拟的环境中对手术进行真实模拟和仿真。初级的外科手术医生通过尽可能多地进行临床模拟练习,有助于熟练掌握手术操作。另外,主刀医生们在手术前,根据患者的一些生理数据,可以构建一个个体化的虚拟人体模型,在虚拟现实空间中先进行一次手术预演,可以大大降低手术风险,提高手术成功率。经验更丰富的外科医生通过虚拟手术学习和探索新技术,进一步深化具体的操作步骤。

日本的早稻田大学成功研发了一种手套式接口设备,其形状和材料与手术使用的手套很相似。戴上手套的医生依据手部运动可以操纵虚拟空间的许多目标,控制虚拟空间中的多种数据,如 MRI、3D CT、3D 图像序列等。这种新型的手套式虚拟接口设备,既不影响医生的正常操作,又能让医生自由地控制手术过程的虚拟环境,将人的实时手部运动复制到虚拟控制中。

在国内,北京航空航天大学的智能医疗研究团队在医工交叉融合方向进行了长达 15 年的深入研究,为了解决临床微创手术中存在的看不清、看不准、看不见的难题,将增强现实技术应用于多模态医学影像手术导引过程。主要研究工作包括:将术前获取的患者三维图像数据(如 MRI 或 CT)与术中实时采集的二维图像数据(如内镜、超声或 X 光)进行虚拟现实融合,辅助医生实现科学可视化精准手术。在医学图像清晰成像、分割建模、弹性配准、三维重建、运动分析等方面取得了一系列理论创新成果,开发了 4 套具有自主知识产权的多模态图像引导手术导航系统,解决了颅底肿瘤切除、肝癌微波消融、血管微创介入及髋膝关节置换等手术中严重依赖经验、治疗精度低、显示不直观的难题。在手术过程中,通过术前/术中图像实时融合及增强现实技术,直观显示病灶、血管、组织器官及手术器械之间的相对位置,实现精准引导,提高了微创手术的效率和可控性。

综上所述,虚拟手术的发展为术中导航技术提供了强有力的支持。通过引进手术机器人、开放式磁共振成像仪等先进设备仪器,使得微创和无创手术逐渐代替传统手术。因此,虚拟现实技术已成为手术治疗必不可少的技术。

五、远程手术

近些年来,随着 5G 技术的高速发展,高速通信网络系统变得更加便捷。VR 技术使得远程手术或远程医疗变得更加实用。例如，患者得了急性疾病，住进当地医院，经检查、确诊后，需要紧急手术。当地主刀医生自觉经验不够，联系远方权威专家，并经过同意。于是，当地医生将患者数据进行模拟模型，传递给远方专家，经过观察和确定患者需要切除的手术区域，探讨和制定手术方案。专家通过远程控制的方式操作手术机器人，并通过虚拟现实技术观看手术过程。这样，远方专家就像在现场一样，能对手术过程中遇到的情况第一时间作出反应。一个远程手术系统通常由一些分散的单元围绕一个控制中心组成。通过虚拟现实技术，医生可以在一个远距离的环境中，使用微型仪器进行微型介入手术操作。多媒体系统和协作系统可以有效地应用于 VR 数据的处理和管理。

六、虚拟临床

虚拟现实技术在医学教学方面也有很大的发展空间。医学生（尤其临床医学生）不仅要掌握书本知识，而且还要进行实战训练。因此，通过虚拟现实技术构建生理人，学生能够更清晰地了解人体不同结构以及器官的基本情况，为其以后的实际工作打下基础。在虚拟现实与医学影像技术的帮助下，学生们可以通过一些专用设备将构建好的人体肌肉、骨骼、器官模型等进行转动、放大、拆解等操作，更好地认识每一部分，也可以体会到手术过程。虚拟临床教学使深奥难懂的医学理论变得形象立体、浅显易懂，大大提高了教学效率和质量。

总体来说，虚拟现实技术与医学影像的不断融合是有很大价值和潜力的。目前，在医学影像行业中 VR 产品和服务也在不断增多，随着 VR 技术的发展，未来医疗行业也将呈现新的面貌。

第五节　增强现实及混合现实技术的应用

一、增强现实及混合现实技术概述

增强现实技术（augmented reality，AR）是一种将虚拟信息与现实世界相结合的技术。AR 通过使用多媒体、3D 建模、传感、智能交互等技术，不仅展现了真实世界的信息，而且将虚拟的信息同时显示出来，使得这两种信息相互补充、叠加。

经过几十年的发展，AR 技术已经越来越成熟，并已应用于教育、医疗、游戏、电影等领域。但是，

AR 同虚拟现实一样，同样也面临着一定的技术瓶颈，如硬件成本较高、内容生成困难、生态链没有建成、缺乏开发资料与开发人员。头戴显示器是未来 AR 发展的趋势，因为眼睛和显示屏上的虚拟图像之间没有其他物理对象，这保证了虚拟图像不会被其他物理对象遮挡。未来，AR 技术将会在很大程度上改变人类的生活，这是科技发展的必然趋势。

混合现实（mixed reality，MR）技术是将虚拟场景信息引入真实环境，在现实世界、虚拟世界和用户三者之间建立一个交互式反馈信息循环，从而提升体验的真实感，并且实现实时交互的构想。

混合现实（MR）技术作为一种通用性的技术，在大多数行业中都有涉及的应用场景。由于混合现实技术具有空间定位和全息投影的功能，现今在工业设计和医疗教育等行业中都具有良好的应用前景，且已经出现了大量的混合现实应用案例。在教育行业，开发者可以开发全息教学内容以满足不同的学习需求，让学生们不仅完成知识点的学习还能享受新奇的全息互动式体验。相信随着人类科技的不断发展，特别是 5G 网络和通信技术的大变革，未来 MR 技术将会大规模应用于各行各业。

二、增强现实技术的医学应用

（一）一种用于患者医疗显示的增强现实系统

为了构建一个没有烦琐设备或复杂算法的系统，并为医生提供在手术过程中观察病变位置的能力，研究者提出了一种使用改进的对准方法的增强现实方法的图像引导手术（IGS）。该系统使用 RGB 深度传感器和点云库（PCL）来构建和建立患者的头部表面信息，并通过使用本研究中提出的改进对齐算法，将获得的术前医学成像信息放置在与患者头部表面信息相同的世界坐标系中，为医生提供在手术过程中观察病变位置的能力。

传统的对准方法迭代最近点法（ICP）的缺点是初始位置选择不当，只能得到局部最优解，而该系统提出了一种改进的准对齐算法，称为改进的 ICP（I-ICP），该算法使用随机扰动技术来逃避局部最优解并达到全局最优解。校准后，结果将合并使用头戴式显示器（HMD）显示，并允许外科医生在查看患者医疗图像的同时查看患者的头部。

该系统通过在手术前拍摄患者的 CT 图像，并通过使用迭代最近点对齐算法将患者面部准确定位。该系统可以通过将虚拟图像叠加到真实图像上来辅助操作，并将结果显示在头戴式显示屏上。最

终消除了与患者身体接触的需要,因此也使医生的工作更加便利。

(二)医学影像移动增强现实系统

移动 AR 技术能够将虚拟对象现实世界相结合的独特优势,以及良好的人机实时交互,可以很好地解决传统医学在术前诊断存在的准确性与直观性不足、手术视野与医学影像分离等问题。

移动 AR 系统通过医学图像处理软件分割并三维重建出患者的病变模型,并呈现给患者或患者家属,该系统主要包括医学图像分割与虚拟对象三维重建、医学影像术前规划、医学影像便捷展示和人机交互功能。

1. 医学图像分割与三维建模主要利用图像分割技术提取感兴趣的区域,然后再通过医学三维重建技术实现二维影像的 3D 可视化。并且通过图像处理平台可以对重建后的三维模型进行术前模拟。

2. 医学影像术前规划不仅能使医护人员在术前、术中随时查看患者的原始二维影像、三维重建模型和术前规划后的模型,还能将带有病灶的器官组织模型与真实患者进行配准定位,从而更深入地了解患者病灶及其附近组织结构,更好地把握预测手术过程中可能出现的问题并提前做好预防手段或补救方法,进一步提高手术质量。

3. 医护人员通过展示病变模型,让患者及其家属能够了解病情。

4. 该系统还能够实现与虚拟模型的自然交互,并提供凝视、语音、手势三种交互方式。通过这些交互方式可以更好地实现术前规划、术中导航以及便捷展示。

(三)应用于医学成像的增强现实

通过 AR 重建所呈现的医学图像的三维视图,可以帮助医生对患者的病情、正在治疗的疾病以及新的沟通方法有一个新的视角。

医学成像已经存在很长一段时间了,传统的医学成像通过各种设备以获得图像的可视化。然而它只能存在于数字形式(在计算机屏幕上)或纸张、胶片上。通过 AR 重建可以以另一种方式重新呈现这幅图,获得对该图像的新的见解并能够帮助医生获得关于患者病情的更准确信息,显示方式更加环保。

三、混合现实技术的医学应用

(一)医学手术可视化中的混合现实

MR 的可视化系统可以应用在医疗手术的各个阶段,如病例讨论、手术计划、术中指导、术后评估、康复等,进一步提升医疗手术的高智能化、高精度,从而改善治疗效果和提高医疗服务质量。

1. **术前应用 MR** 基于患者的个性化三维模型数据,使患者可以看到病变的真实状态、位置、大小以及与邻近器官/组织的关系,而不仅仅是阅读难以理解的图像报告。同时,结合三维动态模拟过程中医生的互动讲解和手术演示,患者及其家属通常能够准确地了解解剖结构、治疗方法以及手术过程,使他们对治疗方案有更加清晰、更加直观的了解。

2. **术中应用 MR 技术** 将虚拟模型与真实场景相结合,为精确手术创造了一种新的可视化引导模式。医生可以使用 MR 全面观察病变的细节,深入挖掘图像信息,并在术中进行导航模拟,从而实现病变的准确定位,降低潜在的手术风险。

将 MR 技术应用于医疗手术可视化中,可以使患者更深入地了解自己的疾病状况以及相应的手术方案,能够有效避免医患纠纷。并且,术中真实场景与三维虚拟解剖模型的全息显示融合可以帮助医生制定更安全、更合理的手术方案。因此,将 MR 应用于医疗服务,不仅可以进一步提高医疗手术的智能化和精确性,而且还能提升医疗质量和服务水平。

(二)基于混合现实技术的手术导航

随着微创技术的出现,医生通常需要在狭小的空间中进行手术,尤其是在人体复杂的解剖部位,如心脏、大脑、脊柱和骨盆等包含重要血管和神经的部位。有些疾病常伴有解剖变异情况,稍有不慎就会产生严重后果。而手术导航系统可以帮助医生减少手术时间、降低患者的手术创伤,以提高手术的准确性,同时还能提高手术的成功率。

传统的手术导航系统用于跟踪工具和患者,它可以帮助外科医生进行心理定位,但是需要复杂的术前校准、占用宝贵空间。而基于 MR 技术的手术导航可以在术前将患者的医学影像经过人工智能三维重建,生成 3D 图像呈现在显示屏上或头戴式智能眼镜中,有效减少手术时间、降低外科医生的心理负荷。

(三)基于混合现实与手势的交互医学影像应用

该应用通过诊断成像或针对培训活动的虚拟模型,实现人体解剖学的交互式三维可视化。它提出了一种通过两个手势操作的浮动界面来增强 3D 对象操作的方法,这种交互模式利用单手、双手和时间相关的手势模式，允许用户以更直观、更准确的方式执行固有的 3D 任务，如任意对象旋转或相关特征的测量，并通过监视手和手指的运动来实时适应用户的需求，以便允许直接操纵虚拟对象和传统的键盘式操作，界面通过立体透明头戴式显示器（HMD）进行可视化。

该应用主要利用头/腕跟踪、手势识别和 MR 技术提供有效的人机交互。即在 MR 环境中的三维数据操作，以实现基于手势的交互。它可以为用户提供更自然、更有效的交互水平，同时提高用户在使用过程中系统交互的准确性。

第六节　虚拟现实的延伸——元宇宙

元宇宙（metaverse）的概念诞生于 1992 年美国科幻作家尼奥·斯蒂文森撰写的《雪崩》。在书中，斯蒂文森首次提及了"元宇宙（metaverse）"和"化身（avatar）"这两个概念。书里描绘了一个平行于现实世界的网络世界，即元宇宙，在现实生活中彼此隔绝的人们能够通过化身，在这个虚拟世界中相识与交流，并且可以在这个世界中进行工作和生活。

一、元宇宙的概念

元宇宙到底是什么？通俗来讲，如果说我们现在生活的世界是现实的世界，那么元宇宙就是另外一个虚拟的世界。

"元宇宙"的专业性定义为是一个平行于现实世界，又独立于现实世界的虚拟空间，是映射现实世界的在线虚拟世界，是越来越真实的数字虚拟世界。元宇宙是整合多种新技术而产生的新型虚实相融的互联网应用和社会形态。它基于扩展现实技术提供沉浸式体验，基于数字孪生技术生成现实世界的镜像，基于区块链技术搭建经济体系，将虚拟世界与现实世界在经济系统、社交系统、身份系统上密切融合，并且允许每个用户进行内容生产和世界编辑。

元宇宙是一个包含丰富的数字内容的虚拟数字世界，是对人类生存和感官维度的拓展。根据网络资料显示，元宇宙是通过虚拟增强的物理现实，呈现收敛性和物理持久性的特征，基于未来互联网，具有链接感知和共享特征的 3D 虚拟空间。目前互联网产业也对元宇宙的概念达成了一定程度的共识。其同时包括物质世界和虚拟世界，拥有全面而且丰富的数字内容，并且是建立在现实世界基础上的、需要保持持久稳定的虚拟空间。元宇宙可以概括为人类生存维度的拓展——从现实世界拓展为现实世界和虚拟世界构成的综合环境（synthetic environment），以及人类感官维度的拓展——从现实视觉、听觉、触觉拓展为包含现实和虚拟的综合感官（synthetic sense）。

乔·拉多夫（Jon Radoff）在产业层面对元宇宙的概念做了拆解："元宇宙构造的七个层面为体验、发现、创作者经济、空间计算、去中心化、人机交互、基础设施。"

1. 体验层面　体验层面相对最容易理解，目前我们常见到的游戏、社交等领域企业，都是在体验层面开展工作。如在游戏"Second Life"中，用户称为"居民"，可以通过可运动的虚拟化身互相交互。这套程序还在一个通常的元宇宙的基础上提供一个高层次的社交网络服务。居民们可以四处逛逛，会碰到其他的居民，社交，参加个人或集体活动，制造和相互交易虚拟财产和服务。而电影《头号玩家》则是人们对于元宇宙在体验层面的自由畅想。

2. 发现层　发现层是用户了解到体验层的重要途径，其中包括各种应用商店，主要参与者是大型互联网公司。

3. 创作者经济层（creator economy）　创作者经济层帮助元宇宙创作者的成果货币化，其中包括设计工具、货币化技术、动画系统、图形工具等。

4. 空间计算层（spital computing）　空间计算层对创作者经济层的赋能，具体包括 3D 引擎、手势识别、空间映射和人工智能等，主要参与者是 3D 软硬件厂商。

5. 去中心化层（decentralization）　这个层面的公司主要帮助元宇宙生态系统构建分布式架构，从而形成民主化结构。

6. 人机交互层（human interface）　人机交互层主要是大众接触元宇宙的媒介工具，主要体现在触觉、姿势、声音、神经等层面，其中产品包括 AR/VR、手机、电脑、汽车、智能眼镜等可穿戴设备，主要参与者是 3D 软硬件厂商。

7. 基础设施层（infrastructure）　基础设施层包括 5G、半导体芯片、新型材料、云计算和电信网络等。基础设施层大部分是基础硬件。

二、元宇宙的发展

人类仿真经历了仿造、生产、仿真三个阶段。

第一个阶段是仿造（counterfeit）：认为在现实世

界中才有价值，虚构活动要模拟、复制和反映自然。真实与它的仿造物泾渭分明。

第二个阶段是生产（production）：价值受市场规律支配，目的是盈利。大规模生产出来的仿造物与真实的摹本成为平等关系。

第三个阶段是仿真（simulation）：在此阶段，拟像创造出了"超现实"，且将真实同化于它的自身之中，二者的界限消失。作为模仿对象的真实已经不存在，仿造物成为了没有原本东西的摹本，幻觉与现实混淆。

元宇宙构建经历了数字孪生、虚拟原生、虚实融生三个阶段。

1. 数字孪生 以数据和模型为核心，实现对现实世界的动态复制，不仅包括物理世界，同时也能实现人的数字化，人类数字孪生有望实现。

2. 虚拟原生 较数字孪生进一步打破现实的束缚，改变现实时间流转，增强时间的延展性，同时解放人类想象力，创造独特的空间体验。

3. 虚实融生 打通元宇宙与现实社会，微观来看虚拟幻象同化于现实本体，二者相互融合，区别消失；宏观来看现实世界与虚拟世界信息融合，人类的物理世界与精神世界和谐统一，生产效率进一步提升。因此，元宇宙加深了思维的表象化。

三、元宇宙的技术支撑

从技术维度来看，元宇宙的各部分关键支撑可以简称为"HNCBD"，分别是硬件体验设备（hardware）、网络与算力（networking and computing）、内容及应用生态（content）、区块链（blockchain）和非同质化通证（NFT）、数字孪生（digital twin）。当然，这些核心技术在不同人眼里可能有细微区别，但总体相差不大。在"HNCBD"中，H 属于硬件，不在软件开发者的常规讨论范围内；C 依赖百花齐放的应用社区；而网络与算力、区块链和 NFT、数字孪生，

其实都存在一个统一的承载形式——云计算。

某种意义上讲，云承载的不仅是元宇宙对于算力和基础设施的庞大的需求，而且是其在基础设施之上的 PaaS、SaaS 服务。在元宇宙的发展过程中，如果每家应用提供商、内容提供商都要重构基础设施，包括基础的数据湖仓服务、数字孪生服务、机器学习服务，成本将不可想象。下阶段的云计算，除了提供基础的算力支撑，最关键的就是在游戏、AI 算法及 VR 三个方面，提供足够成熟的技术产品，其中最具代表性的就是各大公司的云科技。

元宇宙技术包含了显示系统、操作系统、内容系统、虚拟结算系统（区块链技术和虚拟数字货币），会创造一个继 PC 时代、移动时代之后崭新的全息平台时代。它是互联网发展的又一个升级。元宇宙需要用到的技术包括网络算力技术，人工智能技术，VR、AR、ER、MR 显示技术，区块链智能合约技术，电子游戏技术等多项高科技软件技术。

未来元宇宙的发展会集成信息革命（5G/6G）、互联网革命（Web 3.0）、人工智能革命，以及 VR、AR、MR，特别是游戏引擎在内的所有虚拟现实技术革命的成果，向人类展现出构建与传统物理世界平行的全息数字世界的可能性。其中，涉及信息科学、生命科学、量子科学、数学等多种学科，并且运用先进的互联网技术、区块链技术，融合 NFT、De-Fi、IPFS 等多个数字金融模式，为将来全球数字经济转型提供了一个很好的模式。元宇宙源于游戏，但是人们看到的是未来元宇宙将超过游戏，进入社交领域和经济领域。未来人们可以随时切换身份，穿梭于真实和虚拟世界中，可以随时进入一个虚拟空间和时间节点所构成的"元宇宙"，可以在其中学习、工作、交友、购物、旅游，并形成另外一个空间维度的经济系统、社会系统和社会生态。

（罗术通　向文涛　刘景鑫　焦　龙）

第十一章　影像组学的研究方法与应用

第一节　影像组学的起源和概念

一、影像组学起源

组学（omics）是一些种类个体的系统集合的称谓，起源于分子生物学，包括基因组学（genomics）、蛋白质组学（proteomics）、代谢组学（metabolomics）、转录组学（transcriptomics）、脂质组学（lipidomics）、免疫组学（immunomics），现已应用于多个科学领域中，是临床医学研究中广泛使用的一个后缀，表示通过使用大量复杂数据来确定精确的特征或结果。

随着精准定量医学影像技术的快速发展，图像识别技术和数据算法的不断更新，医学图像大数据的挖掘和分析得以实现，极大程度扩展了医学图像的信息量。治疗决策的制定往往需要联合多维度的信息（比如影像、病理、基因蛋白等信息）。例如，通过人工智能相关的统计建模进行预测，提取、整合多维度信息以指导临床决策，实现以患者为核心的个体化精准医疗。同时，人工智能技术也对医学影像学的发展提出了新的挑战。随着 CT、MRI、PET 等医学图像提供的信息越来越丰富，影像科医生仅通过定性或测量半定量指标进行判断，已不能满足当下精准医学的要求；另一方面，病理信息作为诊断的"金标准"，仅依靠病理预测预后仍然具有挑战性。基于对图像信息进行纹理分析后能够得到高通量特征，受基因组学以及肿瘤异质性的启发，2012年荷兰学者 Lambin 在先前学者工作的基础上提出了影像组学（radiomics）的概念。Lambin 认为"高通量从医学影像图像中提取大量特征，通过自动或半自动的分析方法将影像学数据转化为具有高分辨力的可挖掘数据空间"，医学影像即可全面、无创、定量地观察肿瘤的空间和时间异质性。其后，库玛（Kumar）等又对影像组学的定义进行了拓展：影像组学是指从 CT、PET 或 MRI 等医学影像图像中高

通量地提取并分析大量高阶且定量的影像学特征。此理念被提出后，迅速被越来越多的学者改进与完善。

二、影像组学概念

影像组学（radiomics）是放射学领域的一个新词汇，源于"影像"和"组学"的结合，是指通过 X 线机、CT、MRI、PET 或超声等方式获取的医学图像中提取和分析大量高通量的客观定量图像特征，从而实现对影像图像的特征提取与信息挖掘，并借此进行预测和分析来辅助医师做出精确诊断。通过高通量计算机方法从影像（X 线、CT、MRI、超声、PET-CT 等）中提取的大量客观定量的特征参数被定义为影像组学特征（radiomics features，RFs）。

与传统影像学相比，影像组学是一种多学科交叉、多种影像技术结合的技术。传统影像诊断流程多由影像科医生对影像图像进行评估，提取以定性特征为主的传统影像特征，主观经验性较强。而影像组学将影像图像转化为大量客观定量的特征参数，能实现对已有影像的更大程度挖掘，包括肉眼可见的图像特征和肉眼难以观察测量的分布、形态相关、纹理信息及其他高阶特征等，通过建立鉴别诊断预测模型的方式辅助诊断。先进的分析和机器学习工具的发展促使影像组学研究的迅速扩展，并成功发展出超越传统定性、半定量影像学分析进行诊断、预后预测等新模式。

影像组学是一个新兴的研究领域，使用大量自动提取的数据特征化算法，将成像数据转换为高维可挖掘特征空间。这些影像学特征可以捕捉肿瘤的不同表型差异，可能具有预测能力，通过影像的量化分析可以解析影像所包含的各种病理生理学进程及其相互关系，因此对不同疾病均具有临床意义。作为计算机辅助诊断系统（computer aided diagnostic system，CAD system）的自然延

伸,影像组学又有别于 CAD,CAD 通常是指用于检测与诊断疾病的独立系统,已在乳腺癌影像学方面取得较大成功。而影像组学并不针对单一疾病或肿瘤,而是从数百万级患者的数字图像中提取大量数据,置入数据库,并通过高通量自动化数据分析发掘量化影像特征,以评价肿瘤在基因、蛋白质、细胞、微环境、组织及器官等层面上的各种表型。影像组学所应用的量化影像特征建立在由肿瘤表型和微环境信息所决定的密度、形状、大小或体积及纹理的基础上,可作为循证临床决策支持系统,应用于肿瘤检测、诊断、疗效评价、肿瘤进展状况等方面。

第二节 影像组学中的图像处理方法

影像组学研究是基于医学影像的深度挖掘探索性工作,本质上是一种分析思路方法,从临床问题出发,最后解决临床问题。其工作流程主要分为五部分:①影像数据的获取;②分割算法的实现;③特征提取与量化;④建立模型;⑤分类和预测。

一、影像数据的获取

获取高质量、标准化的图像决定着影像特征数据的准确性和可重复性。图像可来自超声、CT、MRI 及正电子发射计算机断层显像(positron emission tomography,PET),其中 CT 和 PET 的应用较 MRI 广泛。正常情况下临床成像技术受诸多因素影响,例如图像的分辨力、对比剂的应用情况、超声波频率、MRI 序列类型、激发次数及 PET 晶体材料、尺寸等。在数据的采集过程中,即使是相同的影像学检查,也会因为不同设备的重建算法、影像中心的重建参数等方面的不同而影响图像纹理特征的提取,最终影响影像组学特征的提取结果,而且对构建模型也会产生影响。所以,我们在进行特征提取之前要对所获得的影像数据进行统一标准的预处理,从而获得高质量、标准化的图像。

二、分割算法的实现

图像分割是指对特定感兴趣区域的分割,在影像上勾画出特定感兴趣区域,并针对这一区域计算出影像组学特征。对于不同的分割算法,都有其适用范围和条件。目前来看,尚无认可度较高的通用分割算法。

区域生长法是一种半自动分割法,是指从某个像素开始,如果相邻像素满足相似性标准则归并到当前区域中从而实现逐步增长,直至没有可以归并的区域为止,区域生长停止。例如,在对肺癌的研究中,研究者根据实体肿瘤反应评估标准,测量肿瘤最长轴径,然后再用半自动算法勾勒出实体肿瘤的区域,从而完成图像分割。基于 CT 的半自动分割方法涉及多种子点分割程序,包括用户将种子放置在识别体、背景、肺和骨骼以及感知病灶中心的位置,可用于对肺肿瘤进行影像组学的研究。该方法显示,分割肿瘤的最大直径与手术标本的最大直径高度相关。PET 分割受到图像的高噪声特性的影响,在 ^{18}F-FDG PET 中,可以通过相对阈值法或变分法半自动勾画出肺肿瘤轮廓,该方法试图利用病灶与背景的梯度差异进行分割任务,但由于噪声的影响,可能会造成误差。在计算机辅助设计(CAD)中,利用磁共振成像(MRI)自动分割乳腺肿瘤已有 10 多年的历史,其结果与放射科医生的描述结果相当。在乳腺癌影像组学研究中,在注射对比剂前和注射对比剂后 1min、2min 分别获得的 MRI 数据集上,对受影响的乳腺、肿瘤及其周围实质进行半自动分割;随后,使用改进的模糊 c-均值聚类技术,在对比前图像上半自动地将非肿瘤乳房组织分离成纤维腺实质和脂肪组织,确定薄壁组织和脂肪组织分离的最佳阈值。采用多参数 MRI 进行前列腺癌自动分割,包括 T_2WI、DWI、高 b 值 DWI 计算及相关成像。近来,一种全自动的脑肿瘤分割工具被提出。这些都表明实现感兴趣区域的自动分割法将是未来影像组学图像分割的一个重要研究方向。

三、特征的提取和量化

影像组学的核心是提取感兴趣区域内的高维度特征数据,以定量描述 ROI 的属性。基于统计划分,常将影像组学特征分为两大类,一类为感兴趣区的形态特征(例如圆形或毛刺形),另一类是统计特征,包括一阶直方图(例如高或低对比度),二阶直方图特征或纹理特征(例如同质或异质)。

(一)形态特征

形态特征及语义特征:针对给定的肿瘤,首先需初步了解其三维大小和形状等。形态特征是通过计算 ROI 描述的肿瘤特征,常用的有紧密度、最大的三维直径、球形不均匀度、球形度、表面积、体积,其中,最大的三维直径、表面积和体积可提供病变组织的尺寸信息。紧密度、球形不均匀度、球形度等表明与体积的比例,可描述球形、圆形或细长形状的肿瘤。有学者在影像组学特征计算中也考虑使用硬度和偏心率参数。语义特征在分析中也有广泛应用，是指在放射学中常用来描述 ROI 的相关词汇，在计算机辅助下，放射学家也可定量分析病变组织。常用的语义特征有尺寸、形状、位置、血管分布、毛刺和坏死等。形态特征主要提供肿瘤的三维大小和形状等相关信息，并不涉及肿瘤的异质性。为获得更多关于肿瘤异质性的信息，纹理特征的应用较广泛。

（二）一阶直方图特征

一阶直方图特征也称灰度特征，描述了各个体素值的分布，而不包含空间位置关系。通常感兴趣区域内所测值反映的是该面积内所有像素值的平均值，而直方图可将一个感兴趣区域面积减少至单个像素的大小，描述单个体素的分布，如平均数、中位数、最大值、最小值和均匀性或随机性（熵），以及偏度（不对称）和峰度（值的直方图的平坦度）。熵和均匀度是使用直方图计算的两个常用特征。熵度量图像灰度强度的内在随机性。图像中所有灰度强度均以相同概率出现的情况为出现熵的最大值。均匀地度量图像或 ROI 内灰度强度的均匀性。例如，当图像或 ROI 中的所有像素具有相同的灰度强度时，就会出现最大的一致性。一阶直方图特征已经被应用到不同的医学成像模态应用中，用于描述几种感兴趣的生物组织的特征。根据成像器官和成像方式的不同，一阶直方图在所有应用中可能是相同的，也可能是不同的。一般来说，恶性组织的熵值高于相应的良性组织。一阶特征反映强度直方图的整体信息，但未考虑相邻体素的相互影响，因此需更深入地提取特征，在实际应用中基于空间灰度共生矩阵的二阶特征有广泛应用。

（三）二阶直方图特征或纹理特征

由一阶统计量生成的特征提供了关于图像中体素强度分布的信息，但它们不提供关于图像中体素之间关系的任何信息。二阶统计描述符通常被描述为"纹理"特征，它们描述了具有相似（或不相似）对比度值的体素之间的统计相互关系。二阶特征通过空间灰度共生矩阵（gray level co-occurrence matrix, GLCM）、灰度游程步长矩阵（gray level run length matrix, GLRLM）等获得。

1. 灰度共生矩阵 利用灰度共生矩阵可以提取图像灰度强度的空间分布。GLCM 是通过考虑体素对与图像或感兴趣区域内每个强度对的频率之间的关系来构造的。体素对之间的关系由两个

用户定义的参数表征，即距离（d）和角度（θ）。如果图像中灰度级的数量为 Ng，则体素对的数量为 Ng × Ng。计算图像或感兴趣区域中每个体素对的频率，并将其存储在 Ng × Ng GLCM 矩阵中。根据体素对中值的顺序，构造的 GLCM 可以是对称的，也可以是非对称的。基于不同的 θ 值和 d 值，应用灰度共生矩阵可以建立生产大量的 GLCMs。角度二阶矩（ASM）特征是图像均匀性的度量。均匀图像将具有一些灰度级转换，其中一个的最大均匀性仅表示通过图像的单一类型的灰度级转换。相反，熵特征随着图像中不同类型的灰度变化而增加。在视觉上，具有较高熵的图像会出现非均匀性。同样，对比度特征值越高的图像，其邻域间强度差异越大的频率也越高。正如棋盘格是高对比度图像的一个简单例子。最后，相关特征测量整个图像中任何两个相邻体素之间的线性相关性，即具有较高对比度的图像通常具有较低的相关性。此外，从 GLCM 获得的纹理特征不是旋转不变的。通过获取在所有方向上获得的纹理值的平均值和范围（2D 图像为 4，3D 体积为 13），可以获得旋转不变特征。用于 3D 的旋转不变特征的计算不是直截了当的，因为沿第三维度的体素间距可能与其他两个维度中的体素间距不同。因此，在所有三个维度中使用相同的 d 值（GLCM 输入参数）作为体素间距对于实现旋转不变的纹理特征是非常重要的。

2. 灰度游程步长矩阵 灰度游程步长矩阵（gray level run length matrix, GLRLM）被定义为具有相同灰度级值的连续体素的数量，并且其表征在任何方向上的不同灰度级强度的灰度级游程长度。矩阵中的元素（i, j）分别表示图像中出现的次数 j，灰度值 i。基于方向角 θ（两维为 4，三维为 13），可以构造不同的 GLRLM。

3. 邻域灰度差值矩阵 邻域灰度差值矩阵（neighborhood gray-tone difference matrix, NGTDM）描述的是每个体素与相邻体素的不同，包括对比度（图像的局部变化数）、粗糙度（测量边缘密度）和忙碌度（测量灰度值变化的空间速度），是基于图像的视觉特性的纹理分析方法。NGTDM 是通过计算得到的一维矩阵，其中每个灰度项（定义为 gt）是所有灰度值像素 gt 与其邻域的平均灰度值之间的差值之和。邻域的大小由用户定义。

4. 灰度区域大小矩阵 灰度区域大小矩阵（gray-level size zonematrix, GLSZM）描述的是同质性区域的特征，包括短区域强调和长区域强调等。

根据纹理特征对肿瘤的描述,通常认为一阶特征是在全局尺度上、基于 GLCM 和 NGTDM 的特征是在本地尺度上、基于 GLRLM 和 GLSZM 的特征是在局部尺度上反映肿瘤的异质性。

(四)特征选择

如上所述,通过计算会提取出数量极为庞大的数字影像特征。在过拟合的情况下,统计模型会凸显图像中的噪声而不是特征。为了避免潜在的过拟合问题,需要对这些特征进行缩减,方法就是特征提取和降低维度。特征提取是指在尽可能不丢失特征原有信息的情况下,通过创建新特征来降低特征矩阵的维度。降维方法是指保留信息量较高的特征而丢弃信息量较低的特征。

从技术上讲,如果一组特定的特性在特定的应用程序中被证明是最相关的,那么可以手动选择这些特性进行后续分析。此外,通过回归分析,可以分析不同特征之间的相关性,并可能消除冗余特征。因此,特征选择过程可以是监督的,也可以是非监督的。如果已经显示一组特定特征在感兴趣的特定应用中最相关,则可以手动选择这些特征用于后续分析。在监督功能选择中,可以根据手头任务的一些基本事实知识选择最具信息性的特征。由于尚未建立不同放射学特征的生物学意义,用于特征选择的基本事实通常是最终的类别标签(例如良性或恶性)。可以使用过滤式(filter)和封装式(wrapper)方法来完成监督的特征选择。过滤方法根据特征的统计信息来选择最优特征,比如评估一个特征的重要性或预测能力。过滤方法的一些例子包括 Fisher 标准、威尔科克森(Wilcoxon)秩和检验、T 检验等。

有学者研究发现基于 Wilcoxon 秩和检验的方法具有最好的性能和最大的稳定性。过滤方法的一个主要缺点是它们没有考虑可能导致更好预测结果的不同特性之间的依赖关系。另一方面,包装器方法通过不断试错,评估特性子集的综合预测能力,从而找出能产生高质量预测值的模型特征子集。因此,包装器方法能够检查不同特性之间的依赖关系。然而,由于影像组学特征空间的维数非常高,完整特征子集空间的评价在计算上是十分困难的。因此有监督的特征选择方法容易过度拟合,并不能很好地跨应用程序扩展。降维算法是将高维特征空间转化为其固有维数的算法。维度降低算法可以是线性的或非线性的。线性降维算法假设高维 C 特征位于某些高维拓扑空间的线性子空间上或附近,

而非线性降维算法不依赖于线性假设。线性降维算法包括主成分分析(principal component analysis,PCA)和多维缩放等。非线性降维算法的示例包括等距映射、局部线性嵌入和扩散映射。降维算法的优点是不容易发生过拟合,缺点是并不总是给出最佳的低维表示。

四、建立模型

影像组学工作流程的下一步是建立模型。在影像组学分析中,单因素分析往往不能得到可靠的结果,通常需要通过机器学习算法来建立分类或预测模型。这是使用监督的或无监督的分类器来完成的。监督分类器要求用户为已经知道潜在病理的患者提供输入。使用用户提供的数据,监督分类器学习一个分类模型来对任何病理未知的新患者进行分类。与监督分类器相比,无监督分类器不需要任何训练数据,基于欧氏距离、角距离等距离度量对患者进行分类。当分类步骤的目标是识别与未知病理最相似的患者或数据库中的一组患者时,无监督分类器是非常有用的。已知患者的诊断和治疗细节可以用来有效地诊断或确定患者的结果。监督分类器包括随机森林(random forest,RF)、支持向量机(support vector machine,SVM)等,无监督分类器包括聚类分析等。本节内容主要介绍随机森林、支持向量机、人工神经网络(artificial neural networks,ANNs)、聚类分析、交叉验证及自举法。

(一)随机森林

随机森林是一种非参数数据挖掘技术,是以决策树为基础的集成学习算法,是机器学习中非常流行的概念。在随机森林方法中,训练了一组决策树,该算法引入了两个层次的随机化:首先,它通过重采样和替换随机化训练样本(bootstrapping);其次,在每个分支步骤中,它选择一个属性在随机选择的属性子集中拆分。在一组树被训练后,对所有的单个树进行预测,并将决策树选择得最频繁的类作为最终结果。在实践中,RF 算法进行如下操作:

(1)从原始数据集生成多个样本。

(2)对于每个自举样本,使用随机抽样的一组预测变量生成多个决策树。

(3)在每个分支上,使用一个节点(对给定的预测变量考虑规则或阈值)来确定如何对数据集进行最佳划分。

(4)树的"林"表示最终的集成模型,其中,每棵树投票支持个人的最终分类,多数获胜(即多数

投票）。

RF 在不同的分类器中具有最高的预测值。利用 RF 建立具有较高特异性和敏感性的预测模型，对于解决数据不平衡问题也具有重要意义。

（二）支持向量机

支持向量机（SVM）是一种机器学习领域中有监督的学习模式，以 Vapnik 结构风险最小化为理论基础，利用边界将数据点划分两类，边界可以是一个复杂的超平面，使非线性特征空间中两类之间的边界最大化。SVM 可以通过核函数来处理复杂的超曲面。因此，支持向量机更有可能通过使用封闭超曲面在输入空间中的簇将共享相同结果的"聚类"点分隔开来。支持向量机也可以容忍边界上的一些错误点的出现，通过丢弃这些点的影响，减少了少数离群点出现在错误一侧的可能性，从而提高了模型的鲁棒性和泛化性。

（三）人工神经网络

人工神经网络（ANNS）是一种经典的机器学习方法，在影像组学中也被用于有监督分类。卷积神经网络（convolution neural network，CNN）是一种特殊的前馈神经网络，用于学习图像数据的分层表示，直接操作于原始图像，而其他分类器则需要先从图像中提取相关的纹理特征。通过自动提取高表现力的图像特征，CNN 消除了对图像预处理和特征选择的依赖。

（四）聚类分析

聚类分析是一种基于重采样的聚类方法，它量化了几个聚类迭代之间的一致性，并提供了估计最适合数据的集群数量的方法。估计了适当数量的集群的范围，在此范围内，选择了在所有簇中具有最高聚类一致性的簇数。聚类一致性定义为属于同一组的所有特征对之间的平均一致性。聚类一致性（范围[0-1]）表示聚类对重采样的鲁棒性（稳定性）。聚类特征之间的平均两两相关（范围[0-1]），是对簇紧密性（簇内特征相似性）的一种度量。

（五）交叉验证

交叉验证实质上将数据集分割成 n 组，其中 n−1 组的数据作为训练集，1 组作为验证集，进行 n 次循环实验（如果 n 值等于数据集数量，则为留一法，否则为 K 重交叉验证），然后对所有实验结果求均值。交叉验证不仅可以提升模型的可靠性而且可以有效地避免陷入局部最优。

（六）自举法

自举法是对 1 个样本资料进行复制抽样以产生一系列"新"的样本的一种方法，也是现代统计学研究中应用领域极广的一种重抽样技术。设某总体具有参数 $\theta=(\theta_i)$（i=1，2，…，p）；现从中抽得 1 个容量为 n 的随机样本，其观察值为 Y_j（j=1，2，…，n）；根据 Y_j，经过一定途径（此途径可以有明确的表达公式，也可以没有；可简也可繁）可得到估计数。它是从 1 个样本的资料产生"新"的能够代表被研究总体的多个样本，从而模拟出估计值的分布，并得到其平均数和标准差。依赖于电子计算机的大容量和高效率，自举抽样程序已非常容易实现。

五、分类和预测

分类和预测是影像组学方法最终要实现的结果。大数据分类主要通过利用不同特征的相关性对已有数据进行分类。首先将数据分为训练集和验证集，使用训练集建立描述预先定义的数据类或概念集的分类器。这一步也可以看作是通过训练样本学习一个映射或者函数，建立起相应的分类模型，然后应用该模型对新数据进行分类。对于一个特定的模型而言，衡量其性能的主要指标是准确率，在分类中所面临的挑战就是如何在没有出现过拟合的情况下尽可能提高准确率，一个好的分类模型不仅要能够很好地拟合训练数据，而且能够对未知样本准确分类。

第三节 影像组学的临床应用

一、诊断与鉴别诊断

从 20 世纪 80 年代开始，计算机辅助诊断系统就被用来帮助影像科医生检测病变及诊断疾病，随着影像组学的提出和发展，高通量数据的挖掘分析必将更进一步提高影像诊断准确性。Tsujikawa 等通过对 83 例不同亚型宫颈癌 ^{18}F-FDG PET-CT 图像特征进行分析，提取 18 个 PET 特征经过分类建模，结果显示通过灰度共生矩阵中的相关性能可以很好地区分鳞状细胞癌和非鳞状细胞癌。Huang 等通过比较影像组学方法和人工方法对肺部小结节的检测，表明影像组学方法能明显降低肺癌筛查小结节的假阳性率，其中，通过影像组学方法测得早期肺癌受试者操作特征曲线（receiver-operating characteristic curve，ROC curve）下的面积达 91%，而人工方法为 88%。Parakh 等也提取了多参数 MRI 图像的特征，对乳腺结节进行良恶性的检测。

van den Burg 等利用影像组学方法分析了 24 例梅尼埃病患者和 29 例特发性不对称感音神经性听力损失患者内耳迷路高分辨力 T_2 加权 MRI 图像的特征,两组纹理分析差异具有统计学意义,初步探索了利用影像组学方法对梅尼埃病诊断的可行性。Khalvati 等表示基于影像组学方法,通过利用多参数 MRI 成像数据能实现早期前列腺癌的自动检测。

Ma 等回顾性分析了 40 例 Borrmann Ⅳ 型胃癌患者和 30 例原发性胃淋巴瘤患者门静脉期 CT 图像的 485 个影像组学特征,结果显示利用影像组学特征区分 Borrmann Ⅳ 型胃癌和原发性胃淋巴瘤具有很高的准确性。自闭症是一类神经功能异常的疾病,然而在常规头部影像图像上很难发现异常。Chaddad 等通过分析不同年龄段自闭症患者磁共振 T_1WI,采用支持向量机和随机森林法对影像特征分类后,结果显示来自海马的特征有作为自闭症诊断的生物学标志潜力。Pham 等从 271 例肺癌患者 CT 图像中提取了两类纹理特征,实现了纵隔淋巴结良恶性鉴别,AUC 为 0.89,灵敏度为 75%,特异度为 90%。He 等进一步对 240 例孤立性肺结节患者分别采用普通 CT 和增强 CT 进行扫查,比较对比剂、重建层厚和卷积核对诊断的影响。结果表明,普通 CT 扫描、1.25mm 薄层 CT 和标准卷积核可为孤立性肺结节的诊断提供更多有价值的信息。

在头颈部肿瘤方面,Brown 等将影像组学用于甲状腺结节良恶性鉴别,从多中心采集了 26 例患者的扩散加权成像(diffusion weighted imaging,DWI)数据,从表观扩散系数(apparent diffusion coefficient,ADC)图像中提取了 21 个纹理特征,建立线性判别分析模型,分类准确率、灵敏度和特异度均超过 90%。Park 等从 DCE-MRI 参数图中的容积转运常数(K_{trans})、速率常数(K_{ep})和血管外细胞外容积分数(V_e)参数提取直方图特征用于识别口咽鳞状细胞癌和恶性淋巴瘤,两种癌症的 K_{trans} 直方图中值和众数,以及 V_e 直方图的众数、偏度和峰度差异较大。V_e 峰度是最有效的识别特征(准确率 86%,灵敏度 83%,特异度 90%)。Wibmer 等研究发现,从 MRI 图像提取灰度共生矩阵(gray level co-occurrence matrix,GLCM)特征有助于前列腺癌外周带与移行带的识别,并可用于 Gleason 评分。在 T_2WI 和 ADC 图像上,外周带与高熵值、高惰性值、低能量值、低相关性和低均匀性有关($P<0.000\ 1$)。移行带与 ADC 图像特征($P<0.000\ 1$)及 T_2WI 图像的相关性($P=0.041$)和惰性值($P=0.001$)强相关,而 Gleason 评分与高熵值和低能量值有关。

Litjens 等通过研究 70 例前列腺全切患者术前多参数 MR 图像,发现通过 CHB-DWI 鉴别前列腺癌与良性增生更有效,DCE-MRI 可用于鉴别前列腺癌与前列腺萎缩或炎症,且 ADC 是诊断高级别前列腺癌最有效的特征。同样,影像组学也可在 DCE-MRI 中识别三阴性乳腺癌,将肿瘤区域特征与背景实质强化特征相结合后,获得的识别准确率 AUC 可达 0.88。Hassan 等在功能 MR 图像中提取与异质性相关的纹理特征,鉴别脑部真正的功能活动区域。GLCM 的不相关系数、熵、和方差、熵差值与脑功能相关性最强,回归模型的识别准确率高达 80.19%。

二、临床决策和疗效监测

基于自身的大数据特征,影像组学可以早期发现治疗过程中由于病情变化而改变的纹理特性,在监测疗效的同时机动地优化治疗方案。这一理论也被广泛应用在临床实践中。目前,国内外影像组学文献报道主要集中于肿瘤的相关研究。影像组学结合医学影像、基因分析和临床大数据,利用人工智能方法挖掘肿瘤信息,实现临床辅助决策及疗效监测。Zhang 等研究磁共振成像的放射学特征对于预测晚期鼻咽癌(nasopharyngeal carcinoma,NPC)患者进展的潜力,从 118 例晚期鼻咽癌患者中提取了 970 个初始特征,采用 LASSO 降维以后,选择 11 个特征进一步分析,结果确定了 8 个特征与晚期鼻咽癌的进展显著相关,对晚期鼻咽癌的治疗方案选择有重要意义。

Zhou 等则收集了 215 例肝细胞癌患者的术前动脉期和门脉期图像,从 300 个候选特征中选择了 21 个特征来构建一个预测肝细胞癌早期复发的模型,比较相应的临床分析方法,提示影像组学能够较准确地预测肝细胞癌的早期复发,相应的 AUC 为 83%,而临床分析方法 AUC 为 78%,诊断效能有所提升。Mattonen 等比较影像组学以及影像医师对于早期肺癌患者接受立体定向消融放疗(stereotactic ablative radiation therapy,SABR)后局部复发的判断情况,结果提示影像组学在监测与局部复发有关的早期变化方面的准确率显著优于医师组,这将有助于术者早期制定 SABR 放疗后局部复发患者的治疗方案。

Coroller 等研究基于肿瘤新辅助放化疗前

后 CT 纹理特征分析,预测晚期非小细胞肺癌的治疗后反应,7 个特征可预测治疗后病变总残余(AUC>0.6,$P<0.05$),1 个特征可用于预测临床完全缓解(AUC=0.63,P= 0.01)。肺癌患者在接受立体定向消融放疗后极易出现放射性肺损伤,导致在随访中很难确定肿瘤是否复发。

Cunliffe 等回顾性分析了 106 例接受食管癌放疗患者胸部 CT 影像数据对放射性肺炎的识别能力,证明 CT 特征的变化和放射性肺炎的发生密切相关。Mattonen 和 Anthony 等也同样采取了影像组学的方法成功预测了肿瘤患者放疗后放射性肺炎的发生。

Folkert 等回顾性研究了 174 例Ⅲ~Ⅳ期口咽癌患者治疗前后 ^{18}F-FDG PET 的扫描图像,用于预测肿瘤的局部消退和远处转移。Vallières 等则联合运用 FDG-PET 以及 MR 图像,提取了 6 种不同类型的纹理特征来评估 51 例软组织肉瘤患者肺转移风险,单因素分析显示各向同性体素大小对预测结果的影响最大,在多因素分析中,融合 PET 和 MR 图像提取的纹理特征在肺转移预估方面显著优于单一扫描图像的纹理特征。Zhou 等从 348 例肺癌患者的术前 CT 图像中提取了 485 个放射学特征,降维后选择 4 个放射学特征和 3 个临床特征,使用支持向量机来评估每个特征的预测能力,所得最大 AUC 超过 89%,提示治疗前 CT 图像的放射学特征可作为远处转移的有效预测因子。

头颈癌放疗患者经常出现长期口干和/或腮腺萎缩,如果在治疗的早期阶段能及时预测症状的发生,则可以对有风险的患者采取个性化治疗,及时调整治疗计划,Pota 等应用影像组学分别提取头颈癌放疗患者治疗早期和治疗中期的 CT 图像特征,结果显示数个特征结果可以有效预测放疗后长期口干和/或腮腺萎缩。

三、预后预测

在临床实践中,对于一种或一组疾病,除了病因、病理、临床表现、治疗方案之外,预后(即疾病的近期和远期的恢复及进展程度)也相当重要,对于同一种疾病,由于患者的年龄、体质、合并的疾病、接受治疗的早晚等诸多因素不同,即使接受了同样的治疗,预后也迥然不同。影像组学认为,影响疾病的各种预后因素能通过图像纹理特征表现出来。

影像组学标签具有显著的预后价值,并与基因显著相关。影像组学通过融合影像、病理及基因特征建立标签,解释影像与预后关系。可以更好地预测无病生存期,并进行临床分期。Shen 等比较非小细胞肺癌 CT 图像的二维和三维放射学数据差异,从 588 例非小细胞癌患者中选择 1 014 个影像学特征(507 个 2D 特征和 507 个 3D 特征),分别建立 2D 及 3D 特征性 Cox 回归模型,研究发现二维和三维 CT 特征对非小细胞肺癌的预后均有一定的预测作用,但二维特征在实验中表现更好。Huang 等阐释了影像组学不仅能预测非小细胞肺癌(Ⅰ~Ⅱ期)患者的无病生存率,且在疾病的分期准确性方面要高于传统的分期系统。

Bogowicz 等研究 CT 定量图像特征和放疗后头颈部鳞状细胞癌(head and neck squamous cell carcinoma, HNSCC)局部控制情况与人乳头状瘤病毒(human papilloma virus, HPV)水平之间的关系,建立 Cox 回归模型,发现 HNSCC 的密度不均一性与放化疗后的局部控制及 HPV 状态有关。Bogowicz 等的另一个实验比较基于 CT 数据和 ^{18}F-FDG PET 数据,使用影像组学的方法对 HNSCC 放化疗预后的预测能力,从 121 例 HNSCC 患者原发肿瘤区域提取增强 CT 和 ^{18}F-FDG PET 图像的影像学特征,使用主成分分析法去除冗余特征,建立多变量 Cox 回归模型,发现两种数据都能对预后做出相对准确的预测,但 CT 图像特征高估了预后不良组中的肿瘤局部控制情况(预测值为 1/468,实际值为 1/456)。

Ouyang 等提取了 MRI 特征用于预测晚期头颈癌的预后,认为影像组学特征是一种有效的非侵入性的预后生物学标志。同样 Ouyang 等也用影像组学方法预测了 HNSCC 患者的总体生存率以及无进展生存期。Paul 等采用随机森林遗传算法提取了 65 名晚期食管癌患者放化疗前的 PET 图像数据,预测治疗反应及三年存活率。Gnep 等研究 MRI 图像纹理特征与前列腺癌放疗后复发之间的关系,从 T_2 加权及 ADC 图像中提取了 140 个图像特征,包括一阶统计学特征、梯度特征、二阶纹理特征,并建立 Cox 回归模型和采用随机生存森林法来评估 MRI 特征与治疗后复发之间的关系,并评估 Gleason 评分与 MRI 特征之间的相关性,结果显示 T_2 加权的 Haralick 特征与前列腺癌放疗后的复发有密切关系。我国部分学者将影像组学应用于非肿瘤性病变的研究中,拓展了影像组学的应用研究范围,为今后的研究带来了启示。

四、影像基因组学的常见临床应用

影像基因组学意味着将影像学特征与基因特征相结合,现有的研究成果已经阐明了影像学特征与肿瘤基因表达之间的联系,基因突变可以驱动不同的影像学表现,影像组学特征可以描述肿瘤特性、预测基因突变,是靶向分子通路治疗决策的关键,并与患者的预后显著相关;例如 Rizzo 等认为空气支气管征、胸膜凹陷征与肺腺癌 *EGFR* 基因突变有关;肝癌的肿瘤灌注与 VEGFA 的高表达相关;Yoon 等通过对肺腺癌患者进行研究,寻找 CT 影像学特征与 ALK/c-ros、ROS1/RET 表达模式之间的关系,发现某些影像学特征在 *ALK* 基因阳性及 *ROS/RET* 融合基因阳性组之间有显著差异。部分影像组学特征与分子标志物的表达具有相关性,但是单个影像组学特征的诊断效能较低,联合多个影像组学特征可提高诊断效能;Agner 等通过 MRI 影像组学特征鉴别三阴性乳腺癌与非三阴性(ER 和 Her2 阳性、ER 阳性、Her2 阳性)乳腺癌的强化均匀且致密,较纤维腺瘤异质性高;ROC 下面积(AUC)为 0.73~0.97。在病理分型方面,Li 等提取了 MRI 图像特征,进行浸润性乳腺癌的分型;Wu 等研究了影像组学特征与肺腺癌和鳞状细胞癌病理分型的关系,从 350 例肺癌患者的 CT 图像中提取了 440 个特征,单因素分析发现 53 个特征与肿瘤组织学显著相关;多因素分析中,由 5 个最相关特征建立的分类模型的 AUC 值为 0.72。

第四节　影像组学的质量评估

2017 年 10 月,在 *Nature Reviews Clinical Oncology* 中提到影像组学质量评分(radiomics quality score, RQS)及其标准。RQS 共有 6 个项目,每个项目下方均有 2~3 个选项,测试者只需要勾选相关选项即可,满分 36 分。RQS 标准对预测模型的所有方面都需要进行全面和清晰的评估和打分,以尽量减少偏差,从而提高预测模型的实用性。以下是这 6 个项目及各个选项所对应的分值:

项目 1 涵盖了图像和分割中的协议质量和可重复性:记录良好的图像协议(1 分)和/或公共图像协议的使用(1 分),多种分割(1 分),仿真研究(1 分),以及在多个时间点(1 分)成像的重测分析。

项目 2 包括特征减少的报告和验证:特征减少或调整多次测试(3 或 -3 分)和验证(-5 到 5 分)。

项目 3 涵盖了绩效指数的报告:通过重新采样(1 分)报告不同的统计(1 分),使用重新采样(1 分)进行校准统计(1 分),以及应用截止分析(1 分)。

项目 4 涵盖了生物/临床验证和效用的报告:非影像组学特征的多变量分析(1 分),生物相关性(1 分),与"金标准"比较(2 分)和潜在的临床效用(2 分)。

项目 5 涵盖更高水平证据的证明:通过进行前瞻性研究(7 分)或成本效益分析(2 分)。

项目 6:涵盖开放式科学,源代码和数据的开放可用性(4 分)。

第五节　影像组学的发展趋势和挑战

一、可重复性

研究表明,通过影像组学和影像基因组学方法可以对肿瘤遗传学、生物学和临床结果有更深入的了解。随着功能脉冲序列和解剖信息的发展,磁共振成像可能会有许多新的应用,尽管标准化和图像扫描仍将是定量成像分析的一个挑战。人工智能和深度学习也可能在影像组学和影像基因组学的未来发挥作用,特别是在影像学方面。

定量成像方法(包括成像纹理分析),反映了对医学图像解释的偏离。这种新方法能够从医学成像中获取数字信息(数据),并用定量方法识别可能"隐藏"的信息。尽管没有太多的变量来可靠地预测未来,但至少这些自动化(或半自动化)方法将支持医学成像中的诊断和决策过程。

然而,在临床应用中仍有一些问题有待解决。首先,可重复性是一个非常重要的问题。这与许多因素有关,如图像采集协议、分割方法、提取图像特征的方法、临床和基因组数据的获取。肿瘤标志物的标准报告建议(肿瘤标志物预后研究报告建议,备注)已经制定了 10 余年。同样,如果影像组学和影像基因组学的分析方法在成像领域得到广泛采用,就必须使它们标准化。其次,估计适当的样本量是另一个重要问题。虽然更大的数据集和"大数据"为识别新的生存和结果预测因子提供了很大的希望,但关联并不意味着因果关系。第三,许多放射学研究是回顾性的,这些数据能够很快生成的一个原因是有大量的临床信息可用。然而,重复性是一个重要的问题。问题始于图像采集这一步,不同的学术团体在影像组学过程的第一步获得的是不同设置的 MR 图像,这是不同研究小组之间放射学分析合作有限的原因之一。标准化为克服这一障碍提供了一个合理的解决方案。

二、影像获取及标准化

医学影像的种类繁多,X 线、CT、磁共振成像、核医学和超声图像均可用于数据特征挖掘,影像组学是高通量地提取影像中的信息,需要庞大的数据量,有时需要集中对不同模态影像数据进行整合挖掘,为临床指标提供精确预测,这对影像数据的质量和标准化提出了严苛要求。图像采集和病变识别是影像组学处理的基本步骤,但其受设备种类、重建算法、扫描序列、成像参数等的影响,不同厂家的影像设备在扫描参数和重建算法等方面尚缺乏统一标准。由于 CT 影像采集的金属伪影、影像重建算法,MR 影像采集的算法、参数的多样性等以及 PET 图像的 SUV 的离散程序、光滑与量化等均对影像质量有影响,因此获取相同的大影像数据库非常困难。

因此,在影像组学研究中需充分考虑这些因素对影像组学特征的影响,需要建立标准的图像获取与处理流程,采集图像时应尽可能使用同种设备,且尽量采取统一的扫描策略,获得高质量和标准化的影像数据用以得到更多的可重复性影像特征。

三、高通量特征的稳定性

影像组学是用高通量的方法从影像图像的感兴趣区域中提取大量的影像特征,这些高通量特征的稳定性与许多因素有关。

首先,由于医学影像设备缺乏统一的影像获取标准,以及患者做检查时存在的一些主观因素,比如呼吸运动等,使得获取的影像质量参差不齐,则基于影像提取的特征稳定性也较差,因此寻找辨识度高、独立性强、可重复的特征就具有很大的困难。

其次,感兴趣区的分割是影像组学研究流程中的重要一步,是后续提取影像特征的前提,分割方法不同对影像特征的影响不容忽略。为了获取重复性较好的影像特征,勾画稳定且精确的感兴趣区是十分重要的。目前的分割方法有手动分割、计算机半自动分割和计算机全自动分割三种。手动分割的优势在于精确度较高,但它带有高度主观性和工作密集性,而且非常耗时,对于边界不易检测的病灶,可用手动分割;对于边界清晰且形态规则的肿瘤,半自动或自动分割方法高效且重复性高,同时兼顾

减少人工干预及提高特征稳定性,能够满足海量数据分割的要求。同时,在勾画感兴趣区时,要避免包含影响特征计算的骨、脂肪和空腔等。

此外,精确度高且重复性好的图像分割算法有待于进一步研究,噪声、伪影及肿瘤对周围正常组织的浸润常常会掩盖病灶的真实边缘,给图像的分割带来困难,在后续的研究中,可进一步探讨基于深度学习的图像分割算法,提高分割精度,从而提高特征的稳定性

四、特征选择和建模

影像组学是一个研究领域,其中模型基于高维特征空间构建并使用新数据集进行测试。在提取特征之后,它们最终成为构建诊断、预测和/或预测模型的变量,并且生物信息学工具的复杂使用减少了维度的数量并为模型选择变量。随后使用独立验证集验证该模型以测试其真实性能。通过处理成像和数值数据,无线电组学带来了独特的挑战,需要在放射学和统计学方面有深入的知识才能建立信息模型。放射学领域采用了多个"组学"术语,表示从单个物体生成复杂的高维数据,并首先用于将基因组数据与肝脏和脑肿瘤的非侵入性成像替代物联系起来。与其他高维组学数据(包括来自基因组学、转录组学和代谢组学的数据)相比,影像组学具有独特性:没有直接的生物学关系,并且特征稳定性在很大程度上取决于成像本身。由于影像组学特征是通过多个过程提取的,包括成像采集、分割和特征提取,因此再现性取决于每个过程。由于特征提取后的数据挖掘需要降维和建模的统计知识,因此不同的降维和特征选择方法可能会改变结果。为预测目的而开发的放射学模型需要通过使用新数据集进行测试验证。因此,尽管再现性和普遍性对于放射性组学分析都很重要,但它们都使影像组学的临床应用复杂化。

放射学中获取新数据通常非常困难,通过使用回顾性数据来提高再现性的策略是不够的。很少有研究评估影像组学建模中的统计观点,以控制丰富的成像数据并构建更通用的模型。我们将描述从放射科医师和统计学家的角度来获取可重复影像组学特征的可能策略,并建立控制高维度的可推广模型。该评价还包括已发表的放射学研究中精心挑选的实例,这些实例可指导放射学研究的初学者评估这些方法的充分性。

影像组学功能包含成像和数字功能的特征。

影像组学特征通常指的是数学上提取的"不可知"定量测量，并且不同于"语义"特征。已经使用四种主要的放射学组学表型来捕获组织异质性：

（1）体积和形状。

（2）一阶统计量来评估体素分布而不考虑它们的空间关系。

（3）二阶统计（纹理分析）研究体素之间的空间关系。

（4）变换特征。

与常见的成像生物标记物类似，由于成像数据本身的性质，影像组学特征的再现性可能受到质疑。例如，个体内重新测试的可重复性，图像采集技术，多机器再现性和图像重建参数都有助于在放射医学中挑战可重复的研究。另一个主要挑战是通过将图像处理成可分析的定量数据的不同技术之间的差异来强加的。通过使用不同的变换或特征选择方法，可以从相同的放射学数据获得广泛不同的结果。由于影像组学中图像采集和处理的所有这些变化，获得可以一致再现的稳定及可推广的结果似乎是一项艰巨的任务。因此，影像组学特征和建模的再现性会很容易地受到质疑，应该做出很大的努力来减少变化以提高再现性。

统计模型可分为三大类：预测模型，解释模型和描述模型。预测模型旨在准确预测一组预测变量的结果。解释模型旨在根据解释变量的差异来解释结果的差异。描述模型评估独立变量和因变量之间的关联。例如，试图识别能够区分癌症和良性疾病的影像组学特征的研究本质上是描述性的。相比之下，应用这些已确定的影像组学特征来研究新一组患者具有预测性。大多数影像组学分析的目的不仅限于描述性分析，还可以包括预测分析。

预测模型之前应确定目标疾病的发病率或流行程度。使用该试验时，较高的患病率会导致阳性预测值的增加，而流行率较低的患者的阳性预测值会减少。如果存在基于放射免疫学的筛查工具，将其应用于群体中以用于相对罕见的疾病可能产生很少的先前未检测到的病例。另一方面，基于放射免疫学的筛查工具将在设定高风险目标人群方面变得快捷和高效。不同的患病率不会影响诊断性能，如受试者操作特征曲线下的面积、敏感性和特异性，但它确实会影响阳性和阴性预测值。基于影像组学分析，这一因素对于制定疾病阳性和疾病阴性决策非常重要。

预测模型不限于相同的患者群体，而是针对一般人群。如果仅选择个人收集的少数数据构建模型，可能不适用于一般人群。因此，其他群体的验证对于放射学模型尤为重要。对于可行性问题，必须使用以下方法验证大量内部数据：拆分样本验证，交叉验证，嵌套交叉验证和引导。无论数据重采样结果如何，都不能改变数据收集过程，因为这些数据以前是由无法再现的未知过程收集的。由于使用预测模型的目的是预测未来人口的结果，而不是对先前描述的特征进行分类，因此模型的稳健性至关重要。无论数据的大小和异质性如何，即使在内部划分之后，也无法克服由收集过程导致的选择问题。虽然内部验证保证了研究的具体发现，但这些发现仅限于研究人群。将这些结果推广到一般人群需要外部可行性或在该研究背景之外应用科学研究结论的有效性。因此，需要对影像组学特征进行外部验证。对于外部验证，第一步应该是数据标准化，因为它对于以通用格式呈现数据至关重要，这种格式允许进行协作研究，大规模分析以及共享复杂的工具和方法。在共同数据模型中尝试了放射学领域的各种努力，允许对不同的观察性大型和现实数据库进行系统分析。尽管各种放射检查仅仅是为了向放射科医生或患者提供信息，允许"知情选择"，但需要来自高质量随机对照试验的其他证据来明确影像组学在降低各种临床情景中的死亡率和发病率方面是否有效。

预测影像组学模型需要影像组学特征的可重复性和普遍性。应用诸如重测试，幻象研究，稳健分割和标准化的若干策略来获得可再现的特征。在构建模型时，应通过选择更多可再现的特征，通过筛选和确定错误发现率。在影像组学研究中必须强调普遍性，因为新数据集中的验证是模型适用性的关键。

五、多中心验证和数据共享

从那些可能是临床结果评估的独立预测因素中分离出单变量分析中看似相关的特征是至关重要的一步，限制了对最终统计模型没有贡献的特性。一旦从多变量分析中选择了这些特征，影像组学团队必须确定在有限的临床病例中有多少将用于产生/训练他们的模型，以及需要保留多少来验证模型。增加训练队列的规模将提高模型的准确性。因此，通常有 70%~80% 的数据用于训练阶段。或者，如果外部数据集可用，那么所有数据集都可以训练模型。这是首选的场景，允许演示外部有效性。如果数据集的大小有限,K-fold 交叉验证(K 折交叉验证)可以减轻一些统计问题。机器学习改变了可用的选项。如果没有监督,程序可以使用不同的方法(如 K 均值,最近邻)将特征划分为不同的组,然后比较组内不同特征之间的关系,而不是临床数据。完成后,即使临床数据对模型的发展没有贡献,也要评估不同组预测临床结果的能力。相比之下,监督机器学习技术(如支持向量机、贝叶斯模型、神经网络最近邻、随机森林)会将不同数量预先确定的相关特征分组。然后改变它们对模型预测临床结果的相对贡献,直到确定最可靠的权重组合。随机森林分类器是一种自动选择相关特征的简单模型。此外,随机森林显示出了预测生存的巨大能力。第三种选择是半监督机器学习,其中一些完整的临床数据提供给生成模型的程序,但其他数据是完整的。例如,该程序将具有一系列已知的与某种疾病相对应的放射学特征,以及一系列属于未知临床实体的放射学特征。因此,所有数据集都用于训练步骤。

影像组学需要大量的生物医学数据,即所谓的"大数据",来验证其深度学习方法和扩展应用。强大的公共数据集的开发为这些方法提供了支持,其中包括癌症基因组图谱(TCGA)、癌症成像档案和定量成像网络。然而,分割仍然存在障碍,例如获取临床医生输入以识别相关感兴趣区(ROI)。虽然临床医生仍将被视为"金标准",但深度学习策略有潜力定义感兴趣区(ROI),而不受人类分割的偏见。要做到这一点,甚至需要更大的数据集进一步强调对可靠大数据的需求。这些策略在一定程度上已经开始,但是为所有临床相关问题开发有效的模型需要更多的数据。影像组学的潜在应用正在扩大,在真正的临床应用之前,需要克服后勤和技术方面的挑战。虽然对活检基因组数据进行非侵入性预测的想法听起来很诱人,但应该承认,目前的数据非常稀少。大多数研究都是回顾性的,患者人数较少。此外,放射基因组研究容易出现与过拟合数据和多重检测相关的统计问题。虽然目前的初步数据对一些放射学特征很有希望,但也无法证明其对更多患者进行的前瞻性研究将是有益的。因此,未来的努力应集中于获取更大的数据量和开展前瞻性多中心研究。随着大型成像和公共数据库中的基因组数据集的可用性,这在不久的将来可能变得更加可行。此外,在大数据和深度机器学习时代,这些数据可以用来创建基于计算机的决策支持工具。另一个重要的限制是缺乏标准化。不同机构之间的成像和报告协议存在显著差异。成像数据的准备过程(如 ROI 的轮廓)主要是手工完成的,烦琐且容易出现用户间的差异。自动和半自动分割工具的出现,不仅可以简化分割过程,而且可以提高结果的泛化能力。总之,影像基因组学是一种新的和令人兴奋的方法,它可以将放射学提升到一个新的水平,从癌症的检测到预测与不同临床结果相关的基因组模式。

(张孟超　石张镇　周学军)

第十二章 医学影像大数据及质控互认共享技术

第一节 医学大数据

一、大数据技术概述

大数据（big data）又称巨量资料，是用于描述传统软件不足以处理的海量复杂数据集的术语。在《医学影像技术学名词》中定义为"在合理时间内无法用传统数据库软件工具或传统流程对其内容进行抓取、管理、处理，并分析成能有效支持决策制定的复杂数据集合"。

2014年是我国大数据的元年，大数据这一概念首次写入政府工作报告。2020年发布的"十四五"战略规划纲要中，大数据这一概念更是出现了10次，体现了集中化与一体化的建设思路，并将大数据概念与非传统信息领域进行融合，使用数据赋能传统产业或业务，使大数据真正变为资源，助力国家全局战略发展。

大数据技术的战略意义不在于掌握庞大的数据信息，而在于对这些含有意义的数据进行专业化处理。大数据技术包括数据采集、数据存取、基础架构、数据处理、数据分析、结果呈现。必然无法用单台的计算机进行大数据处理，必须采用分布式架构。它的特色在于对海量数据进行分布式数据挖掘。适用于大数据的技术，包括大规模并行处理（massively parallel processing，MPP）数据库、分布式文件系统、分布式数据库、云计算平台、分布式存储系统。

二、医学大数据特点

医学大数据由医疗健康行业与大数据技术融合产生，是所有与医疗健康行业相关的过程中产生的数据集合。医学大数据在精准医疗、辅助诊疗、远程医疗、临床研究、慢病管理、传染病监控、大健康监测等方面发挥重要作用。

医学大数据作为一个新兴的领域，既体现了与传统医疗行业的拓展，也体现了与未来科技的结合。随着医学大数据的发展，未来每个人的健康信息、生理生化指标，甚至各个器官、血管都有可能在数据虚拟中完成功能重现。医学大数据终将演变成大数据医学，彻底改变人们的生活方式和社会的医疗模式。

医学大数据包括电子病历数据、医学影像数据、生理信号数据和生命组学数据等。医学大数据具有以下特点：

（一）种类多

医学大数据因其涉及面广，产生的数据种类非常多。从数据来源看，包括临床中所产生的电子病历、个人信息、医生医嘱、诊断查体、实验室检查的化学报告、各种影像报告、病理报告、病程记录、用药记录、组学相关的测序内容、健康行为报告等。从数据类型来看，包含数字、文本、图像、视频、音频等内容。医疗与健康行业本身行为的复杂性导致了这一复杂性必然出现，也是医学大数据的主要特点之一。

（二）容量大

由于数据种类的多样化，数据又在无时无刻产生，医学大数据的另一个主要特点就是容量大。以三甲医院为例，每年上百万的患者数量，每个人所产生的全部数据量在 GB（2^{30}）级，叠加后医院产生的总数据量甚至达到 PB（2^{50}）级。目前来说，数量大既是优势又是劣势，一方面有巨大的资源可供挖掘与使用，另一方面对于内容的利用率低导致存储成本巨大。

（三）增长快

随着科技的进步与大健康产业的发展，医学大数据产生的数据量与数据产生的速度在以指数级增长。人类基因组计划花费了数年时间，数十亿美金得到的数据，目前仅用几小时、花费低于 1 000 美元就可以获得。更廉价的传感器导致传感器数量增多，性能更加强大的传感器导致更高频率的数据采集与更多种类的数据汇集，这些进步都在增加数据的增长量。

（四）价值密度低

医学大数据的数量大、种类多，但是相应的价值却很低。人体局部 MR 影像所占空间巨大，但其中仅有极小的一部分对于诊疗有帮助。进行 24 小时心电图检测会产生很多数据，其中可能仅有数分钟或者数秒的数据有真正意义上的价值。医学的复杂性导致了记录的数据种类和数量都非常巨大，但是在海量的数据背后其实仅有那细微的部分才具有真正的价值，或者可以被提取为"有价值的部分"。如何区分数据"有价值"还是"无价值"，是大数据技术目前所面临的挑战之一。

（五）真实度高

医疗数据大部分都是真实产生的、直接采集到的数据，例如通过测量得到的身高体重，实验室得出的生化指标，基因测序得到的 DNA 序列，CT 扫描出的 CT 影像，医生对患者的诊断报告，手术日志等。这些数据都是真实发生的，与某些领域例如社交网络语句分析中所面临的大数据有本质上的区别。然而，不论是哪种医学大数据，其核心都与人相关，撇开了人本身来进行扩增的数据是毫无存储价值的，医疗机构或者产生数据方不会进行这种类型的"虚构"，只有在某些特殊情况下例如 AI 训练模型所需要的数据量过少而病种又太过于稀有时才会考虑这种方法。因此，在正常情况下，绝大部分的医学大数据都是真实世界数据。

三、医学大数据处理

当今世界进入了大数据时代，随着信息技术普及，尤其是物联网、智能终端、5G 技术的发展和应用，医学大数据来源愈发丰富，近年来更是呈现出爆炸式增长。医学大数据的积累为人工智能算法搭建提供了基础，但数据体量迅速增长的同时，也伴随着大量低价值甚至垃圾数据的激增，数据的可用性问题愈发突出，现实中能够被算法进行有效分析利用的数据比例并不高。这既有数据本身的问题，也有数据流程管理、数据使用权限、数据标准等问题。因此，需要从源头梳理医学大数据处理的主要环节，确保每个环节数据的有效性。

医学大数据处理的三个主要环节：采集、治理与应用。

首先，人体疾病、健康相关信息以各种方式记录后形成原始数据，这个阶段称为数据采集。

然后，各种采集数据会依据自身特点进行不同的数据存储，数据存储要考虑到数据一致性表述问题，需要进行规范性约束以利于将来的数据应用，随后数据经过清洗加工，由原始数据形成清洗加工数据进入数据分析环节，通过信息挖掘进一步提取数据中隐含的临床有益信息，形成医学知识，这个阶段称为数据治理。

最后，有价值的医学知识被用于医疗决策支持和个体健康管理，形成数据应用，实现特定需求获益。

医学大数据从采集、治理到应用，反映了数据状态的变化，即从数据形成知识、再从知识指导行动的过程。

四、医学大数据的数据质量

数据质量是指在某一特定业务环境下，数据符合数据消费者的使用目的，能满足业务场景具体的需求。数据质量是分析和利用医学大数据的前提，是保证数据应用价值的基础。数据的质量直接影响统计分析的最终结果。杂乱无章、缺失不全或错误频出的大数据不但没有使用价值，还会给研究和管理带来不利的影响，误导相关决定或决策，甚至造成难以估量的损失。所以需要通过一定的标准来对原始数据进行评估。对于未通过评估的数据，将采取一系列的后续方法进行处理。评估医学大数据是否达到预期的质量要求，通常可以通过准确性、一致性、合规性、完备性、及时性五个方面来进行判断。

（一）数据准确性

准确性是指数据中记录的信息和数据是否准确，用于描述一个值与它所描述的客观事物真实值之间的接近程度，也就是用来判断数据记录的信息是否存在异常或错误或者数据是否超期的标准。准确性是保证数据质量的首要核心要求，也是数据工作中最基本的要求。数据不准或失真会导致后续分析出现偏差或者错误，折损数据的价值，进而影响重要决策甚至影响最终结果。

例如，慢性病病程与性别以及年龄的相关性非常高，要求慢性病临床数据中各样本的性别与年龄无异常，年龄不允许出现负数，同时也要保证性别与年龄记录准确。目前，大部分医疗信息系统的自动化程度较低，医务人员在医疗过程中手动填写，会导致原始数据存在数据错漏、数据不准确等问题。大量医用自动化设备，如便携体征采集设备，缺乏统一度量及验证，导致数据采集偏差。数据采集设备自身的局限性以及现场环境因素的干扰，也会出现数据冗余、数据缺失、数据错误等问题，不利于数据的后续利用。

（二）数据一致性

一致性是指数据的值在信息含义上是否冲突，是否遵循了统一的规范或者分布，数据之间的逻辑关系是否正确和完整。同时，一致性还可以指数据记录是否与计划一致，如手机号码一定是 13 位的数字。一致性可以确保数据的合理使用，提升数据价值，优化数据分析结果。

现有医疗数据的标准尚未完全统一，且医疗信息领域市场庞大，厂商众多，导致数据不一致的原因是不同异构数据源产出的数据标准不一致，但不一定存在错误。

（三）数据合规性

合规性是指数据从获取、处理到使用的各阶段都应该符合行业的政策法规。数据合规性是任何数据及其分析结果合法有效的保障。

医学大数据的发展带来以下伦理问题：一是隐私泄露问题，二是信息安全问题。合规性方面如果管理不善也可能会限制数据在分析中的使用。如果不能充分解决数据合规性问题，轻则项目进度延缓，重则违规违法甚至会危害社会稳定。

（四）数据完整性

完整性是指数据信息是否存在缺失的情况，数据缺失可能是整个数据的缺失，也可能是数据中某个字段信息的缺失，用来度量哪些数据丢失了或者哪些数据不可用。数据完整性保证了数据质量的可追溯，是数据质量最为基础的一项评估标准。

在医学大数据领域，由于各个系统信息孤岛问题严重，区域卫生信息平台覆盖不足，而单独的医疗机构又缺乏获取自然环境、社会环境以及经济属性信息的途径，导致数据的完整性不够。例如患者的随访数据经常会因为与患者失联而缺失，需要经过统计方法进行补充。

（五）数据及时性

及时性是指数据从产生到可以查看的时间间隔，也称数据的延时时长，是数据世界与客观世界的同步程度。数据的及时性主要与数据的同步和处理过程的效率相关。

对于突发公共卫生重大事件，数据及时采集上

报和更新尤为重要。突发公共卫生事件期间，数据的及时采集和更新可以让民众更全面地了解情况，做好自我防护工作，政府也能更好地做出应对工作的决策部署。大数据是重大突发公共卫生事件治理的重要工具，其及时性可以保证数据有效时期内的价值，快速简化大数据的无序和复杂，提升应对重大突发公共卫生事件的能力。

（刘　雷　周凌霄）

第二节　医学影像大数据

医学影像大数据是医学大数据的重要组成部分，有超过 90% 的医疗数据来自医学影像设备。我们将来源于医学影像设备且满足大数据特征的数据统称为医学影像大数据，简称影像大数据。医学影像的成像模式丰富，医学影像大数据的数据结构多种多样（包含图片、结构化表格、半结构化文本、非结构化影像）。

目前，医学影像大数据是医学大数据分析中比较热门的种类，通过与人工智能技术的融合与应用，正在蓬勃发展。但在目前的医学影像数据应用中，还存在影像数据利用率低、跨学科人才缺乏的问题。

一、医学影像大数据特点

2020 年发表的《中国医学影像人工智能发展报告》，结合人工智能的应用，将医学影像大数据的特点概括为以下几点：

（1）多模态、高精度：不断创新的扫描序列以及新型医学影像装备使医学影像模态不断增多；随着成像方法与硬件的更新换代，医学影像空间分辨力与信息密度不断增大。

（2）非标准、高分散：由于设备、操作等方面缺乏标准，导致医学影像数据之间的差异很大；同时，由于医院管理、隐私保护等方面的因素导致数据孤立地存在于不同的医院或中心。更为严峻的是，我国大多数医院医学影像数据都分布式地存储在多个科室的影像系统中，数据孤岛现象较为普遍，汇集全院影像数据的管理系统还在普及过程中，同一患者分散在不同科室的医学影像数据之间的壁垒尚未完全打通，与临床数据之间的整合还有待完善。

（3）长尾分布、常有突发疾病：常见病占据大量病例，但常见病在整个疾病谱中占据小部分，大量疾病在临床中并不多见，数据量少；传染性突发

疾病时有发生。

（4）标注稀疏、存在噪声：对医学影像数据的标注耗时费力，造成数据标注的稀疏性，标注形式多样；标注的"金标准"仍未建立，通常存在噪声。

（5）样本差异大、比例不均衡：已标注的样本中，样本个体差异度大；正样本和负样本比例不均衡。

（6）任务复杂多样：医学影像计算任务繁多，包括重建、增强、恢复、分类、分割、配准等，结合影像多模态和疾病多样性，应用场景层出不穷，任务复杂度高。

二、医学影像大数据的现状

在医学影像大数据发展过程中，面临许多新的问题、新的挑战。

1. 医学影像数据同质化、标准化问题 由于医学影像设备品牌不同，使用年限不同，技师操作水平不同，机器设置参数不同等，不同变量因素的干扰使得获得标准化的医学影像数据难度层层加大。目前，国内不同医院，甚至不同医生，对病历编写、对病灶标注、对病种称呼都有不同。部分数据存在描述不完整甚至表述错误的情况。如何做到医学影像数据的标准化，医学影像全流程质控是关键。定期开展影像设备质控检测及维护，规范整个影像检查流程，包括影像数据获取、图像后处理、结构化诊断报告、影像数据规范存储，去除或减少垃圾数据，多学科人员共同参与，相互配合。

2. 医学影像数据标注问题 医学影像数据很难像在通用领域里一样将标注任务外包，医学影像数据的标注大部分只能仰赖专业人士。举例来说，不论是在安防领域或是自动驾驶领域，一般都可以人为对图像进行标注，因为常人都可以分辨出人、动物、汽车、信号灯等，但是，在医学影像里，未接受过专业培训的人无法分辨图像展示的结构、判断是否存在异常，例如给普通人看一张CT图像，他是无法分辨有无癌症、位置区域的，更不要说有时肿瘤小到难以识别，只有受过专业训练的医生才具备判断能力。

3. 医学影像大数据研究的软硬件支撑问题 影像检查的数据量极大，要求极高的存储、处理和分析能力以及功能足够强大的硬件和软件支持。在大数据处理过程中，更需要有IT和统计专业人士的参与。统计理论和机器学习技术非常重要，但医学影像专家对IT技术所知有限，而IT专家则不易理解医学问题的实质，跨学科人才稀缺。在影像数据加工过程中，应从单个病例的影像中提取出关键信息，实现图像中数据元素的标准化、结构化。基于特定的假设和目标进行大数据分析，应开展高质量、大范围和长期的注册研究和临床试验，并且将影像数据与临床数据、实验室检查、病理和基因组信息等整合在一起，才能得到有意义的结果。

4. 影像数据获取和使用的问题 在医院内部做研究，数据获取是相对容易，但对外部的人来说，想要获取医院的影像资料并不简单。因为医疗数据的所有权目前尚未明确。机器学习并建模的过程需要大量数据，目前医疗数据仍然割裂在各个独立的医院中，从单个医院获取的数据样本不够巨大。

上述这些发展中遇到的问题将会在发展中解决，资源整合和各地域各医院合作可以有效地解决数据获取和标注的问题。

三、人工智能对影像数据的要求

影像人工智能属于影像数据驱动型的工具，从模型的训练或建立到测试应用等诸多环节对影像数据的质量具有较强的依赖性，可见，影像数据质量将影响人工智能产品的性能。因此，影像人工智能对医学影像数据本身及其对应标注的质量提出了严格的要求。《人工智能医疗器械质量要求和评价》（ICS 11.040.99）中明确了数据集多方面的质量要求：

（1）完整性：包括准确性和完备性。准确性要求数据与真实值相符合的程度应符合数据集制造者声称的准确性；完备性要求数据集应包含实现数据集预期用途、满足临床适用场景需要的信息。

（2）唯一性：同一数据集内的数据元应是唯一的。

（3）一致性：数据集的内部一致的程度和外部一致的程度应符合数据集制造者声称的一致性指标。

（4）确实性：数据、元数据应是真实和可信的。

（5）时效性：数据的采集、标注、流转、归档、变更等活动应遵守数据集制造者声称的时限。

（6）可访问性：数据集制造者应明确数据集访问控制等级，适当时，制定明确的访问控制策略。

（7）依从性：数据格式、数据接口、数据加密、隐私保护机制等应符合数据集制造者声称的技术标准或规范；适当时，数据标注过程和参考标准的定义应依从明确的标准规范、专家共识、操作规程或其他参考文献。

（8）保密性：数据集制造者应制定明确的信息安全策略，对数据集的保密性负责。

（9）效率：在数据集制造者规定的运行环境下，处理、使用数据集的效率宜满足数据集制造者声称的水平。

（10）精度：适当时，数据集定量特征、数据标注结果的精度应满足数据集制造者声称的水平。

（11）可追溯性：在数据集开发、管理、使用过程中，数据集制造者宜保证数据访问踪迹和数据变更踪迹的可审计性。

（12）可理解性：适当时，数据集能被授权用户预览和解释的程度应符合数据集制造者声称的水平。

（13）可用性：适当时，数据集能被授权用户访问和检索的程度应符合数据集制造者声称的水平。

（14）可移植性：数据能被存储、替换或从一个系统转移到另一个系统并保持已有质量的程度应符合数据集制造者声称的水平。

（15）可恢复性：适当时，数据集在使用过程中保持质量并抵御失效事件的程度应符合数据集制造者声称的水平。

（16）代表性：数据集的数据特征层次、流行病学统计、样本来源多样性、数据多样性等应符合数据集制造者声称的临床适用场景。

（石张镇 安东洪）

第三节 医学影像结果互认的需求与困难

一、医学影像结果互认的需求

2006年，国家人口和计划生育委员会下发《关于医疗机构间医学检验、医学影像检查互认有关问题的通知》（卫办医发〔2006〕32号），首次提出医学检查检验结果互认，具体内容为："在医疗机构间互认医学检验、医学影像检查，对于合理、有效利用卫生资源，降低患者就诊费用，简化患者就医环节，改进医疗服务，在医疗过程中体现以人为本的服务理念都具有重要意义。各级地方卫生行政部门和医疗机构要充分认识开展医疗机构间检查互认工作的重要性，积极探索并逐步推广开展医疗机构间检查互认的有效措施。"之后国务院、国家卫生健康委员会多次下发文件要求检查检验结果互认，避免重复检查。

2022年2月14日，国家卫生健康委、国家中医药局、国家医保局、中央军委后勤保障部卫生局发布《关于印发医疗机构检查检验结果互认管理办法的通知》（国卫医发〔2022〕6号），文件明确"本办法所称检查结果，是指通过超声、X线、核磁共振成像、电生理、核医学等手段对人体进行检查，所得到的图像或数据信息；所称检验结果，是指对来自人体的材料进行生物学、微生物学、免疫学、化学、血液免疫学、血液学、生物物理学、细胞学等检验，所得到的数据信息。检查检验结果不包括医师出具的诊断结论。"

二、医学影像结果互认的困难

（一）影响影像质量的因素很多

影响影像质量的因素有很多，包括影像设备、操作技术、显示存储和影像诊断等，任何一个环节出现问题都会影响最终结果，因此，医学影像的质量控制应该是全流程的（图12-1）。影像科一般比较重视影像操作技术和影像诊断，对于影像技术方面的质控可能做得比较多。但是，有一个容易忽视但又非常重要的方面就是对设备的质控。很多医院

影响影像质量因素	影像设备问题：如设备缺乏质控，成像不准	操作技术问题：如扫描参数设置错误	显示存储问题：如打印胶片调窗错误	影像诊断问题：如基层缺乏高水平诊断医生	最终结果
1	×（出问题）	×	×	×	×
2	√	×（出问题）	×	×	×
3	√	√	×（出问题）	×	×
4	√	√	√	×（出问题）	×
5	√	√	√	√	√

√：正确，无问题； ×：错误，有问题

图12-1 影响影像质量的因素

的设备质控可能由设备科、器械科或者医学工程部负责，不归影像科负责，所以这个问题往往被忽视。由于设备科、器械科或者医学工程部负责全院的设备，不能把所有的精力只放在影像设备上，所以，影像科室对于影像设备质控的重视非常重要。同时，显示、存储等计算机方面的质控，也非常重要，但目前在大多数医院还没有得到充分重视。

（二）缺乏全流程质控标准

目前，国家在医学影像设备检测、医学影像的防护、安全方面的标准相对健全，但是从医学影像质控互认全流程来考虑，人员检查操作、报告、医学影像的存储与传输，医学影像的质控培训与管理对于医学影像质控互认工作也十分重要，其相关标准相对较少甚至缺失。

现阶段，我国还没有一套完整的医学影像互认共享标准体系，各地区都在积极摸索一套适合本地区发展的医学影像互认共享标准体系，作为医学影像互认共享的指导性文件。

不同地区、不同级别医院采用不同设备，由不同水平人员采用不同扫描操作方法，在缺乏全流程标准质控的前提下，得到的医学影像无法同质化，也不能互认共享，限制了影像远程诊断等方面的应用。

（三）医院缺乏影像质控检测设备

根据《中国医疗设备》杂志社 2020 年发布的《全生命周期的管理-医疗设备质控与计量培训需求调研报告》显示，多数医院质控检测设备配置不齐全、设备质控检测工作很难开展，如图 12-2 所示。

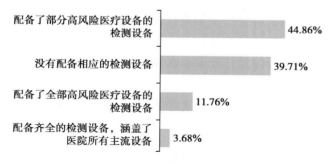

图 12-2　医院质控检测设备的配备情况

（四）医学工程人才紧张且缺乏质控经验

《全生命周期的管理-医疗设备质控与计量培训需求调研报告》显示，医院医学工程人力资源紧张且仅有较少的医学工程师有计量质控检测经验，所以本院医工部门很难独立开展质控检测工作。医学人力资源和工程师质控经验情况如图 12-3 和图 12-4 所示。因此，多数医院的计量质控检测工作是

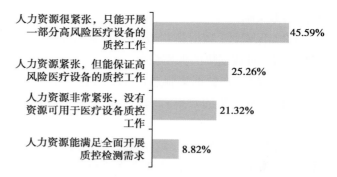

图 12-3　医院人力资源配备情况

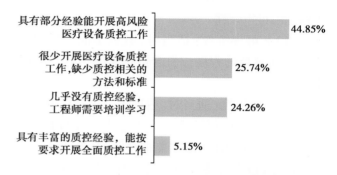

图 12-4　医院医学工程师质控经验情况

由本院医工部门、有资质第三方服务公司和医疗设备生产厂家等多方共同完成。

三、医学影像同质化需求

医学影像领域追求的重要目标是医学影像同质化。随着人工智能技术的快速发展，医学影像大数据的应用范围日益拓宽，医学影像同质化成为医学影像诊断、影像技术、影像工程及影像大数据及人工智能领域共同的迫切需求。

导致医学影像质量差异的来源多种多样，医学影像设备的软硬件、扫描采集参数、操作人员等多种因素均可导致系统性差异。

医学影像设备属于由计算机控制及处理、相对比较昂贵复杂的系统，设备使用年限长，发展升级换代快，不同厂家、不同年代生产的同类设备性能不同，获得的医学影像数据必然有较大差异。即使由同一厂家生产的相同型号的设备，在不同的应用环境、不同质控管理、不同设备维护校准条件下，由不同水平和资质的操作人员使用，采用不同的扫描成像参数，获得的医学影像数据也必然有差异。以 MRI 为例，主要影响因素包括 MRI 设备、磁场强度、线圈、扫描协议等。医学影像设备的周期性质控检测校准非常重要，以 CT 为例，空气校准需要每天进行，CT 值等性能指标需要每月或每季度进行

质控检测和校准。然而，不同地区、不同级别医院在此方面的实际执行情况差别很大，给医学影像同质化造成很大困难。

随着PACS的普及，我国具有丰富的医学影像数据资源。但是，如果在医学影像数据采集过程中，没有标准化的质量控制，将导致大量影像数据无法进行大数据分析及人工智能应用，无法进行有效利用，形成事实上的数据垃圾。这也是目前医学影像大数据及人工智能应用面临的重要问题。

目前MRI已经普遍应用到县级医院，并作为不可或缺的医学影像检查技术之一，其不但可以提供形态学结构信息，还可以提供生物化学及灌注等功能信息，其高级应用可为临床提供更精准的诊断，从而达到精准治疗的目的。

与CT、MRI相比，DR在医疗上的应用更加广泛，许多乡镇卫生院和社区卫生服务中心都安装使用了DR设备。

为了得到科学准确的图像，必须对医学影像成像系统进行周期性质量控制管理，防止影像的空间分辨力、低对比度分辨力等受到影响，导致影像质量变差，不能有效区分病灶与正常组织，出现误诊，从而影响临床诊断及治疗。

自2006年起，国家多次下发文件要求医疗机构医学影像检查结果互认，但是，由于缺少体系化的、全流程的医学影像质量控制标准规范及落实措施，无法保证不同地区、不同级别医院、由不同水平人员按照不同操作方法操作获得的医学影像同质化，所以真正意义的影像互认无法实质性落地实施。推动医学影像同质化成为医学影像政产学研医各界的普遍共识。

（刘景鑫　崔晶蕾）

第四节　医学影像全流程质量控制及互认共享

为了实现医学影像同质化，需要对医学影像成像过程进行全流程质量控制。全流程质量控制是指为实现医学影像同质化和互认共享的目标，对成像流程中影响医学影像质量的设备性能、操作、显示及存储等主要因素，进行全面的质量控制工作。互认共享是指在互认检测合格的医疗机构内，具有相关资质的人员使用互认检测合格的医学检查、检验设备得到合格的检查、检验结果，在指定的医疗机构之间相互认可、共同享用。经过医学影像全流程质量控制，在医疗机构间可互认共享的数字影像，称为互认影像。

一、全流程质控关键环节及互认共享流程

为实现医学影像同质化和互认共享的目标，需要对医学影像成像流程中影响医学影像质量的设备性能、操作、显示及存储等主要因素，进行全面的质量控制工作，即从设备质控、操作质控、显示存储质控一直到影像诊断质控。涉及的人员包括设备工程师、操作技师及护理人员、IT工程师和诊断医生。（图12-5）

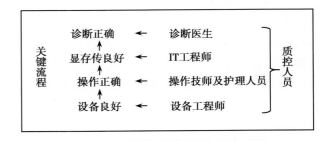

图12-5　医学影像质控关键流程及人员

医学影像互认共享管理流程图如图12-6所示。

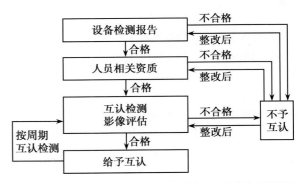

图12-6　医学影像全流程质量控制及互认共享流程图

医学影像互认共享具体管理流程如下：

医疗机构向技术机构提供1年内的设备检测报告。检测报告的基本内容应包括：委托单位基本信息、设备信息、检测项目、相应检测要求、检测结果及其相应标准要求。

若检测报告符合相关要求，则医疗机构向技术机构提供人员的相关资质；若检测报告不符合相关要求则不予互认，进行整改，医疗机构整改后重新向技术机构提供1年内的设备检测报告。

若人员资质符合相关要求，则技术机构对医疗机构设备进行互认检测并评估患者影像；若人员资质不符合相关要求则不予互认，进行整改，医疗机构整改后重新向技术机构提供人员的相关资质。其

中互认检测应委托有能力的技术机构进行或者由经其培训合格后的医疗机构自行实施。

若设备互认检测及评估患者影像合格则给予互认，并应出具影像互认共享评估表；若设备互认检测及评估患者影像不合格则不予互认，进行整改，医疗机构整改后技术机构重新对其设备进行互认检测及评估患者影像。

二、医学影像全流程质量控制

为了确保医学影像同质化，需要对影像设备、成像操作、影像信息、影像诊断等各个关键环节进行全流程质量控制管理实现影像结果互认。按照国家卫生健康委、国家中医药局、国家医保局、中央军委后勤保障部卫生局《关于印发医疗机构检查检验结果互认管理办法的通知》（国卫医发〔2022〕6号）规定"检查检验结果不包括医师出具的诊断结论。"

即医学影像检查结果互认不包括影像诊断报告，因此本节重点介绍医学影像设备质控、操作质控和信息质控。

（一）设备质控

定期进行医学影像设备质量控制检测及校准，确保这些影像设备的性能参数，对于确保医学影像数据质量有着重要的意义。下面以CT为例介绍CT设备质量控制检测要求。

国家卫生健康委员会于2019年1月发布了《X射线计算机体层摄影装置质量控制检测规范》（WS 519-2019），CT质量控制检测项目与技术要求见表12-1。

各级医疗机构应当合理配备专业人员，采用专业的医学影像质量控制检测设备，利用充足的时间，进行医学影像设备质量控制检测及校准工作，确保原始记录和程序、质量控制、安全和防护的记

表 12-1　CT质量控制检测项目与技术要求

检测项目	检测要求	验收检测判定标准	状态检测判定标准	稳定性检测判定标准	周期
诊断床定位精度	定位	±2mm 内	±2mm 内	±2mm 内	1个月
	归位	±2mm 内	±2mm 内	±2mm 内	
定位光精度	内定位光	±2mm 内	±3mm 内	—	—
扫描架倾角精度	长方体模体或倾角仪	±2mm 内	—	—	—
重建层厚偏差	s>2mm	±1mm 内	±1mm 内	与基线值相差 ±20% 或者 ±1mm 内，以较大者控制	1年
	1mm≤s≤2mm	±50% 内			
	s<1mm	±0.5mm 内			
$CTDI_w$	头部模体	与厂家说明书指标相差 ±15% 内	与厂家说明书指标相差 ±20% 内，若无说明书技术指标参考，应≤50mGy	与基线值相差 ±15 内	1年
	体部模体	与厂家说明书指标相差 ±15% 内	—	—	
CT值（水）	水模体内径 18~22cm，$CTDI_w$ 不大于 50mGy，噪声检测层厚 10m	±4HU 内	±6HU 内	与基线值相差 ±4HU 内	1个月
均匀性		±5HU 内	±6HU 内	与基线值相差 ±2HU 内	1个月
噪声		<0.35%	<0.45%	与基线值相差 ±10% 内	1个月
高对比分辨力	常规算法 $CTDI_w$<50mGy	线对数 >6.0 1p/cm	线对数 >5.0p/cm		6个月
		MTF_{10}	MTF_{10}		
	高分辨力算法 $CTDI_w$<50mGy	线对数 >11 1p/cm	—		
		MTF_{10}			
低对比可探测能力	—	<2.5mm	<3.0mm		
CT值线性	—	±50HU 内			

注："—"表示不检测此项；s为层厚。

录正确保存,并在质量保证程序手册中体现出来。

为了减轻医学影像设备质控检测负担,在吉林省制定的医学影像互认共享质量控制系列标准规范中,规定了医学影像互认检测,即只检测影响医学影像图像质的几个关键指标,如空间分辨力、噪声、CT值等。同样可以达到医学影像质控互认共享的目的。

(二)操作质控

为了获得同质化的医学影像数据,需要按照医学影像技术质量控制标准,采用规范的医学影像检查技术,才能获得优质的标准数字图像。为了规范CT、MRI、DR等检查技术,近年来,国内相关专家结合临床实际,起草了CT检查技术、MRI检查技术和DR检查技术等一系列专家共识。

医学影像操作者应当具有相关资质,接受充分的CT、MRI、DR操作方面的培训,严格执行操作规范。以CT检查为例,检查前去除受检部位的可移除金属异物以减少硬化伪影。对于胸腹部检查患者,检查前进行呼吸训练,避免呼吸移动伪影的产生。根据检查目的选择仰卧或俯卧,头先进或者脚先进,升高检查床到合理高度后送入扫描孔中。根据申请单上的检查目的选择合适的扫描程序,选择扫描参数包括层厚、层间距、螺距、观察野SFOV、DFOV、窗宽、窗位、重建算法、重建模式、管电压、管电流等。整个扫描过程中操作者要密切观察每次扫描的图像,观察患者在扫描中是否移动。重建算法的选择在扫描完成后,如发现选择的重建算法不合适,则需修改原始数据的重建算法,重新选择最佳的重建模式以满足诊断的需要。

(三)影像诊断报告的质量控制

医学影像诊断报告的书写应该由具备资质要求的专业医师完成,书写过程应遵循一般规律和专业要求,客观分析受检者的影像所见,最大限度地运用专业的知识,提供完整的、专业的诊断。

医学影像诊断报告应紧密结合临床,要多与受检者面对面交流,询问病情或治疗过程,检查受检者体征,客观分析、参考受检者的临床症状、体征,特别要结合其他的临床检查结果,如实验室检查、其他影像学检查,甚至病理学的检查结论,进行参考和综合分析,以利于正确诊断。

影像诊断报告的质量控制应包括影像诊断报告的书写形式、书写资质、审核制度等方面。

(四)影像信息流程标准化

医学影像数据信息内容很多,基本资料必须完整,例如患者姓名、性别、年龄、住院号/门诊号/病床/科室、影像号、检查项目、检查日期、报告日期、书写和审核医师签名完整(电子签名)等相关信息资料。为了获得完整、准确的医学影像数据,医学影像信息流程标准化非常重要。

1. 影像数据采集标准化 需要对医学影像成像方案进行标准化,例如在CT中,有CT扫描标准、CT重建标准和增强CT标准。使用标准化成像协议消除不必要的混杂变异十分重要。然而,目前使用非标准化的成像协议在实际应用中也十分常见。

2. 图像处理标准化 图像处理标准化主要在于图像分割的标准化和器官运动或目标体积的扩张或收缩。在医学影像大数据研究中,图像分割环节可由人工或半自动方法完成,其变异性可能在后续研究中引入偏倚,可采用多重分割的方法解决:多个临床医生的分割评估综合,带噪声扰动的分割,多种不同分割算法组合,或使用呼吸循环的不同阶段。

3. 特征提取标准化 就图像特征(毛刺、胸膜凹陷征等)而言,需要对其定义进行标准化以减少人工检测或机器算法检测的差异。就影像组学参数而言,主要包括图像预处理(例如,滤波或强度离散化)、图像重建(例如,滤波反投影或迭代重建)和软件使用标准化。对于特定软件中影像组学参数的特征命名、数学定义、方法和软件实现如若存在差异,必须阐明命名法、算法、软件实现以及其他方法学方面的具体内容。

4. 建模分析标准化 影像学建模涉及三个主要方面:特征选择,建模方法和验证。由于人类可能具有海量的放射学特征,特征选择应该是数据驱动的,以稳健和透明的方式进行。为了实现整体模型,应该包括多来源的信息、影像组学的特征、临床特征(包括在治疗期间获得的数据)、生物学特征、遗传信息等。关于建模方法的选择,确定放射学研究应用的最佳机器学习方法是实现稳定和临床可行的临床决策支持系统的关键步骤。因此,在理想情况下,应采用多种机器学习方法,并应全面记录实施情况。此外,未经验证的模型价值有限,验证是完整的放射学分析中不可或缺的组成部分。模型必须经过内部验证,理想情况下应进行外部验证。

三、医学影像互认共享标准体系

基于医学影像全流程质量控制的影像同质化

互认共享，需要制定一系列标准规范，规范医学影像全流程质量控制及互认共享管理流程，真正实现从影像设备的质量控制到影像检查和影像诊断的质量控制，同时包括影像显示、传输和影像信息存储管理的质量控制。近年来，我国已经开展了这方面的相关研究和实践。

（一）医学影像互认共享标准体系

医学影像互认共享标准体系是一个系统化工程，需要对医学影像成像的全流程开展质量控制，最终才能获得同质化的医学影像，在此基础上才能做到真正的互认共享，因此需要对医学影像互认共享标准体系进行深入的系统化的研究，需要制定一系列标准规范。

2018年，由吉林大学牵头，吉林省标准研究院、吉林省计量科学研究院等单位共同参与的吉林省标准化战略项目"医学影像互认共享标准化研究"，在吉林省卫生健康委和吉林省技术监督局领导下，构建了医学影像互认共享标准体系框架图（图12-7），完成了医学影像互认共享标准明细表，制定了一系列医学影像互认共享质控标准规范。

（二）医学影像互认共享标准规范

医学影像互认共享是指在互认检测合格的医疗机构内，具有相关资质的人员使用互认检测合格的影像设备得到合格的数字影像，在指定的医疗机构之间相互认可、共同享用。基于医学影像全流程质量控制的影像同质化互认共享，需要制定一系列标准规范，规范医学影像全流程质量控制及互认共享管理流程，真正实现从影像设备的质量控制到影像检查和影像诊断的质量控制，同时包括影像显示、传输和影像信息存储管理的质量控制。近年来，我国已经开展了这方面的相关研究和实践。

近年来，吉林省制定了一系列医学影像互认共享质量控制系列标准规范，包括DB22/T 3058.1-2019《医学影像互认共享质量控制规范 第1部分：总则》、DB22/T 3058.2-2019《医学影像互认共享质量控制规范 第2部分：CT互认共享》和DB22/T 3058.3-2019《医学影像互认共享质量控制规范 第3部分：DR互认共享》和DB22/T 3109-2020《疫情防控医学影像互认共享技术规范》等，目前均已发布实施。

（三）医学影像设备的互认检测

针对医学影像互认共享，目前国内首部《医学影像互认共享质量控制规范》对医学影像设备互认检测做了具体要求。

1. DR互认检测项目及要求　DR设备互认检测项目与要求如表12-2所示：

表12-2　DR设备互认检测项目与要求

检测项目	检测要求	周期
空间分辨力	≥2LP/mm	6个月
低对比度分辨力	≤2.2%	6个月

2. CT互认检测项目及要求　CT设备互认检测项目与要求如表12-3所示：

表12-3　CT设备互认检测项目与要求

检测项目	检测要求	周期
CT值	±6HU	1个月
均匀性	±6HU	1个月
噪声	<0.45%	1个月
低对比可探测能力	<3.0mm	1个月

3. MRI互认检测项目及要求　MRI设备互认检测项目与要求如表12-4所示：

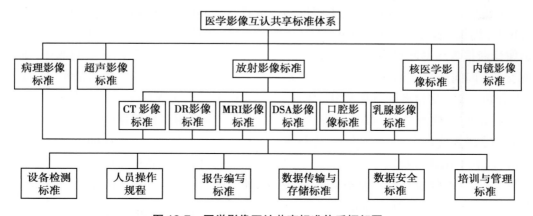

图12-7　医学影像互认共享标准体系框架图

表 12-4　MRI 设备互认检测项目与要求

检测项目	检测条件	互认检测指标	周期
信噪比 （SNR）	$B_0 \leq 0.5T$，采集次数 ≥ 3 次，相对信噪比 ≥ 1	≥ 50	6 个月
	$0.5T < B_0 \leq 1.0T$，采集次数 ≥ 2 次，相对信噪比 ≥ 1	≥ 80	6 个月
	$B_0 > 1.0T$，采集次数 ≥ 2 次，相对信噪比 ≥ 1	≥ 100	6 个月
影像均匀性	在溢流层影像上方 75% 区域（通常距离影像边缘 1cm 内）测量，一般测定 10 个 ROI 的数值	≥ 75	6 个月

（刘景鑫　焦　龙）

第五节　医学影像的远程智能质控技术研究进展

一、影像设备的质控检测及低剂量控制评价难题

医学影像设备常规质控检测时，需要专业人员带着专业设备到现场进行检测，常见医学影像质控检测模体如图 12-8 所示。医学影像设备质控检测结果需要用人眼进行识别判断，由于受视力、精神状态、显示设备等影响，所以医学影像设备质控检测结果会受一些主客观因素影响，同时需要花费很大的人力、物力和财力。这是目前各医疗机构及卫生行政管理机构共同面临且长期难以解决的问题。

放射设备低剂量技术及其应用是目前国内外的发展趋势，可以大大减低对患者的辐射损害，但该技术运用不当会降低影像质量，导致误诊和漏诊，因此放射诊断设备低剂量控制评价及规范化，是国内外放射诊疗装备质量保证和辐射安全评价中亟待解决的关键共性技术问题。同时，多年来国家反复下发文件要求影像检查结果互认，但一直无法真正实现。难点在于不同地区的不同级别医院，使用不同厂家生产的不同档次的影像设备，由不同水平人员采用不同扫描方法，获得的医学影像不能同质化，故无法互认。因此，开展体系化、定量化、远

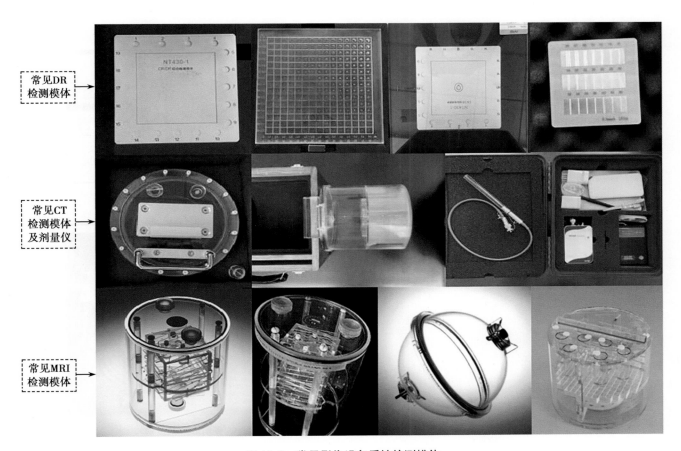

常见DR检测模体

常见CT检测模体及剂量仪

常见MRI检测模体

图 12-8　常见影像设备质控检测模体

程化、全流程的医学影像质控研究,是确保医学影像同质化及互认共享的关键。

二、医学影像远程智能质控互认共享体系化研究

我国在医学影像远程智能质控互认共享体系化研究方面走在国际前列。2016年"十三五"国家重点研发计划首批"数字诊疗装备研发"重点专项前沿与共性技术方向,立项支持了"放射诊断设备低剂量控制评价和应用规范研究"项目,项目牵头单位为吉林大学。该项目围绕医学影像质量保证、辐射安全及影像互认等关键技术难题进行了体系化研究。项目提出了通过定量分析进行 CT 低剂量控制评价的创新方法,编制了医学影像质量控制规范,研制了创新型质量控制模体和多通道 CT 剂量仪,研发了质控影像智能检测软件(图12-9),实现了创新的低剂量 CT 重建,提出了医学影像全员全流程质量控制方法,搭建了医学影像质控互认云服务平台,建立了医学影像互认共享标准体系。

该国家重点研发计划项目已通过科技部组织的国家验收。项目取得了医学影像创新检测技术、检测设备、平台及标准体系等系列创新成果。项目

提出了创新的定量 CT 低剂量控制评价方法,化解了影像质量和辐射安全平衡难题;提出了创新的互认检测、互认影像标准和质控互认流程,突破了医学影像全流程远程智能质控关键技术,解决了医学影像全流程质控管理及医院间影像结果互认等关键共性技术难题,实现了影像质控的标准化、定量化、智能化,实现医疗质量的计算机辅助监管,系统地提升了医学影像质控能力,大大提高了基层医学成像技术水平(图12-10);该成果的应用①可以降低患者所受辐射剂量,减少患者重复检查,保证百姓就近医疗,降低百姓检查费用和国家医保费用,解决百姓看病难看病贵问题;②可以提升医疗质量,促进医疗资源下沉;③可以加快医疗机构质控常规化、操作程序化、影像同质化、结果共享化,推动全社会医疗机构间医学影像结果同质互认共享。

三、医学图像的远程智能质控技术

医学图像的远程智能质控技术包括设备远程智能质控检测技术、影像智能质控技术和医学影像远程智能质控平台。

(一)影像设备远程智能质控检测技术

通过创新型医学影像质量控制模体和智能质

通用CR/DR质量控制模体

A

CT/DR质控影像软件识别技术研究

B

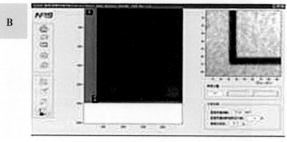

C

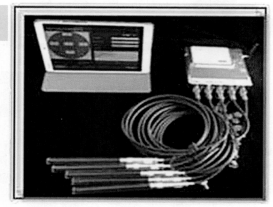

多通道CT剂量仪

图12-9 质控检测模体、剂量仪及质控软件研制

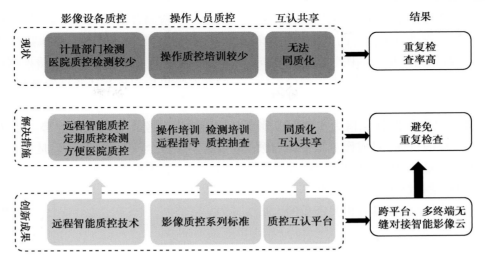

图 12-10　医学影像全流程智能质控同质互认共享

控检测软件，能够实现医学影像设备的远程智能质控检测，可以对质控检测影像进行更加准确、客观、快速的评价，并且可以进行远程质控。通过这种远程智能质控可以提高检测准确度和效率，减轻质控人员负担，实现医疗质量的计算机辅助监管，从技术上解决医学影像设备质量控制检测难题。

（二）医学影像的远程智能质控技术

目前国内医学影像质控面临两大困难：一是缺乏完整统一的质控标准，二是没有切实可行的质控手段。

目前各地现行的影像质控标准，都是各省质控中心根据本省历史延续下来的标准逐步积累形成的，有些标准已经不再适用，需要制定一份适用于全国各地、各级医疗机构的国家级医学影像质控标准，实现医学影像质控的标准化。

目前不管是各省影像质控中心对省内医院的检查，还是医院内部的自查，对于医学影像质量控制，都是采取事后人工抽样的方式进行。人工质控的方式无法避免几个问题：①样本量小，不能体现医院整体水平；②人工评判，效率低而且一致性差；③事后质控，即使发现不合格的片子，也很难找到患者进行重新拍摄。这些问题，一直困扰着各地质控中心的工作人员和医院管理人员。

人工智能技术的出现，特别是基于人工智能的图像识别技术在医学影像领域的应用，为我们解决质控问题带来了新希望。通过人工智能技术，自动对影像数据进行质控，如 DR、CT、MR 影像质控，进行数据收集后，进行数据标注，根据数据进行组建分类模型，根据质控标准将图像与模型对比评价。通过人工智能技术，实现医学影像质控的远程化、自动化、常态化，这是一个突破性的进展。基于人工智能技术的医学影像质控为人工智能技术在医疗领域的应用开辟了新方向。

（三）医学影像远程智能质控平台

医学影像远程智能质控平台是在影像智能质控互认技术的基础上建立的区域医学影像质量控制云服务平台。按照医学影像质量控制管理规范和检查结果互认要求，利用该平台对医疗机构进行质量控制管理，通过现场检查指导，结合远程智能质控，使各医疗机构医学影像质控常规化、操作程序化、影像同质化、结果共享化。

医学影像远程智能质控平台通过智能评片方式，解决基层医疗机构技师技术水平不高、检查质量差等问题。提高诊疗效率，提升技师检查水平，减少医患纠纷。针对操作者，可实现实时的质量提醒，当机器监测到摄影区域有异物或者范围不全等异常时即亮灯提醒，从而保证图像的质量，降低患者召回率，从源头上进行医学影像质量控制，减少事后的医疗矛盾问题。

医学影像质量控制云服务平台的应用可以提高医学影像设备的有效利用率，减少医学影像重复检查，充分合理利用医疗资源，减轻患者就医负担，满足全省人民的健康服务需求，更好地为城乡居民提供安全、有效、方便、价廉的医疗卫生服务。

四、基于全流程质控同质互认影像的优势

按照国家卫生健康委员会最新文件要求，在各地医疗机构间实现 CT、MRI、DR、超声、核医学、心

电图等多种医学影像检查结果互认。因此,需要对上述各种设备成像过程进行全流程的质量控制,确保不同地区、不同级别医疗机构的医学影像数据同质化,在此基础上,才能真正实现医学影像检查结果互认及医学影像数据的共享。

医学影像全流程质量控制是指为实现医学影像同质化和互认共享的目标,对成像流程中影响医学影像质量的设备性能、操作、显示及存储等主要因素,进行全面的质量控制工作。互认共享是指在互认检测合格的医疗机构内,具有相关资质的人员使用互认检测合格的医学检查、检验设备得到合格的检查、检验结果,在指定的医疗机构之间相互认可、共同享用。基于全流程质量控制得到的同质化的在医疗机构间可互认共享的数字影像,也称为互认影像。

互认影像具有巨大的优势。由于互认影像基于医学影像全流程质量控制,是符合互认标准真正同质化的影像检查结果,可以实现真正意义的互认和共享。

(刘景鑫 安东洪)

第十三章　医学影像人工智能技术

第一节　概　述

一、人工智能及发展

人工智能（artificial intelligence，AI）是研究、开发用于模拟、延伸和扩展人的智能的理论、方法、技术及应用系统的一门新的技术学科。它是在计算机科学、控制论、信息论、神经心理学、哲学、语言学等多种学科研究的基础上发展起来的一门综合性很强的交叉、前沿学科，主要包括知识表示、自然语言处理、机器学习和知识获取、知识处理系统、计算机视觉、自动推理和搜索方法、智能机器人、自动程序设计、专家系统等方面。

（一）人工智能发展简史

1954年图灵测试被提出，让机器产生人类思想的理念开始出现；1956年美国的达特茅斯会议首次提出术语"人工智能"；1957年提出感知机的网络模型，是最简单的前馈式神经网络；1961年开始模式识别；1967年提出KNN最近邻算法；1968年提出首个专家系统。

20世纪90年代中期后的二十年属于人工智能的缓步上升期，虽然诞生了一些对如今依旧影响深远的产品或理论知识，例如1993年卷积网络（LeNet）、1997年IBM的计算机深蓝和Sepp Hochreiter的长短期记忆（long-short term memory，LSTM）算法，2004年Geoffrey Hinton的《人工智能的未来》、2007年华裔科学家开展的ImageNet数据集等，但基于学术界发展为动力源的人工智能并没有迸发出强大的动力。

2012年，在逐步成熟的移动互联网、云计算、云存储等技术的累积下，庞大的数据量成为人工智能快速发展的动力源；同年AlexNet网络提出，创新性地使用GPU并行计算解决网络加深带来的算力激增问题，使其在ImageNet分类比赛中的正确率超过第二名10.8个百分点。在英国皇家学会举行的"2014图灵测试"中"尤金·古斯特曼"第一次"通过"图灵测试；2016年3月AlphaGo在首尔以4∶1战胜围棋世界冠军李世石，2017年5月AlphaGo的升级版又在乌镇战胜了世界排名第一的柯洁。

随着理论和技术的日益成熟，人工智能所发挥的作用越来越大，地位越来越重要，广泛应用于经济、军事、医学以及生活中的方方面面。

（二）我国人工智能的发展

我国的人工智能起步于改革开放后。1981年，中国人工智能学会在长沙成立。1982年，中国人工智能学会刊物《人工智能学报》发布，成为国内第一份人工智能学术刊物。1985年，国防科工委召开全国第一届第五代计算机学术研讨会，随后在1986年的国家高技术研究发展计划（863计划）中将智能计算机与人工智能等作为重大项目。

进入21世纪后，随着我国经济实力的增长与人民美好生活需要日益广泛，我国不断加大计算机领域的投入。2014年，习近平总书记在中国科学院第十七次院士大会、中国工程院第十二次院士大会开幕式上发表重要讲话，表达出党和国家对于人工智能产业的高度重视。2017年，国务院发布《新一代人工智能发展规划》，将新一代人工智能放在国家战略层面，分三步描绘了我国至2030年的人工智能发展战略，其中指出我国2030年人工智能领域要成为世界的创新中心，为跻身创新型国家前列和经济强国奠定重要基础。

目前，我国的人工智能技术位于世界前列且相关市场正保持高增长率，2020年我国的人工智能市场规模约631亿元，增长率为29.06%。截至2020年，国内人工智能领域共成立企业1 900余家，其中，约78%的企业分布在应用层。我国的人工智能相关生态产品迅速扩张，市场相关产品具备活力与多样性。

二、医学人工智能

人工智能在处理大数据、复杂非确定性数据、深入挖掘数据潜在信息等方面有着超越人类的优势。因此，人工智能已经被广泛地应用在了医学的各个分支领域，特别是在海量医学数据处理、医学检测和临床诊断等方面。近年来，AI技术与医疗健康领域的融合不断加深，随着AI领域语音交互、计算机视觉和认知计算等技术的逐渐成熟，AI在医疗领域的应用场景越发丰富，AI技术也逐渐成为影响医疗行业发展、提升医疗服务水平的重要因素。医学人工智能应用主要包括：医学影像辅助诊断、医疗机器人、自然语言处理与诊断报告系统、虚拟助理、药物研发、个人健康大数据的智能分析等。近年来，我国人工智能应用在疾控防疫、辅助诊断、药物研发、健康管理方面的表现突出。

三、计算机辅助检测

随着医学诊断和治疗模式的改变，医学影像逐渐在疾病诊断中变得不可或缺，特别是在癌症诊断中与活检相结合，逐步成为精确定论的重要依据。但随着科学技术的发展和医学影像应用的推广，越来越多的医学图像需要医生解读。医学图像解读逐渐成为一个挑战性工作，医生可能会因为经验不足或疲劳而产生解读错误，使一些疾病漏诊，导致假阴性结果出现，也可能将非病变解读为病变，或将良性病变误解读为恶性，导致假阳性结果出现。假阴性结果会使患者错过最佳的治疗时机，而假阳性病例一般要依靠活检等临床手段排除。这不但增加了患者的医疗费用，也给他们增添了痛苦和病情恶化风险。在此形势下，计算机辅助检测（computer aided detection，CADe）与计算机辅助诊断（computer aided diagnosis，CADx）已经成为医学影像和放射诊断学的一个研究热点，并得到了大量的临床应用。

计算机辅助检测系统的目的是在医学图像上检测异常并定位后呈现给医生，而在医学图像上检测到异常后，由计算机辅助诊断系统做出辅助的诊断结果从而帮助医生给出最终的异常类别以及恶性级别等诊断结果，主要的流程包括图像获取与预处理、图像分割与检测。

图像的获取是指系统获取医学图像的方式，一般有3种：①从自建影像库获取，这些库一般是用从合作医院得到的医学图像建立的；②通过影像产生设备所附系统获取，如PACS读取数据；③直接从成像系统实时得到数据。这往往是最令人忽视的一点，尽管该过程中并未直接涉及人工智能相关算法，却直接影响检测系统的实际使用情况。诸多研究表明，不同影像的来源，不同设备的影像，乃至同一设备不同时间所产生的影像，都会使训练出来的人工智能模型产生迥异的结果，在深度学习领域称其为多中心问题。该问题会导致一家医院的数据集训练出来的系统在另一家医院上的效果不佳，通过建立多中心数据集、使用多中心网络模型可以有效缓解该问题。

图像的预处理是指矫正由于介质衰减、噪声或运动伪影而导致的失真，对原始图像做归一化处理，通过去噪和增加对比度的方式增强图像的显示质量，以便后续环节的处理。

图像分割与检测是计算机辅助检测领域的热门研究方向，其中，精确分割出影像中的异常或感兴趣区域，是进行检测的前提。传统的图像分割主要包括阈值分割法、区域生长法、边缘检测算法等。尽管传统方法在分割任务中已经取得较好的成绩，但其基于纹理形状、对比度等信息的分割在面对伪影、对比度低、噪声干扰等情况时表现不佳，而基于人工智能方法的分割有效解决了此局限性。基于深度学习的图像分割通过神经网络对图像的特征进行提取与分析，相比于传统方法，在提供像素级分割的同时，还会判别像素的语义信息，即可以在遮挡、噪声、模糊等条件下将相同病灶或感兴趣区域归为相同的一类，在深度学习领域称为语义分割。

目前常用的图像分割模型为U-Net和基于U-Net的改进型网络，U-Net网络由Ronneberger等人于2015年提出，该网络具有极佳的鲁棒性与泛用性，是目前医学语义分割任务中研究最多、使用最多的网络。

四、计算机辅助诊断

在完成医学影像处理的检测后，既可以将筛选出的区域标注后交给医师进行判断，也可以进一步送入辅助诊断系统进行处理，随着深度学习技术的发展，亦有在图像获取与预处理完成后直接进行智能诊断的方案。

在网络结构上，医学影像的辅助检测与诊断的主要外在区分在于输出形式，辅助诊断相当于一种多分类器，并且输出的是每一种分类的概率值、置信度等线性结果。目前辅助诊断的优势在于一致性与高效率，医师在高强度的阅片工作下难以保持高专注状态，这将影响诊断结果的正确率，若引入计算机辅助诊断将有效提高医师的准确率与效率。

数据量是制约医学影像人工智能算法发展速度的主要瓶颈之一。目前人工智能辅助诊断的主要研究方向依旧是监督模型，即需要"金标准"的影像数据为模型提供学习基础，但医学影像数据的采集、标注是一个漫长的过程，且专业性高、价格高昂、数据敏感，因此相当多的人工智能方法会使用到数据扩增、半监督学习、小样本学习或迁移学习等方法来解决数据量的问题。

由于单一的医学影像所包含的人体组织信息不完整，目前多模态影像是新兴的研究热点之一。多模态影像的核心在于输入的影像不再是单一的影像，而是同时输入多种数据，例如 CT、MRI、超声等。通过多通道模型学习每种影像特有的表达属性，然后将多模态信息进行互补融合，该方法可以有效提高人工智能诊断的准确率与可靠性。

五、影像与文本综合智能分析

目前，在医学人工智能领域，绝大部分研究都是基于影像，不可忽视的是医院在产生大量影像信息的同时，会同步产生海量的文本记录信息。以"Watson Health"为例，计划中有运用人工智能算法将影像与专业医师的文本记录信息交叉验证来提高智能诊断模型的正确率。该方法的思路来源于多模态学习中的一种，在 20 世纪 80 年代至 21 世纪初，随着计算机算力的提高与 AI 算法的提升，在受到多模态感知的启发下，研发人员致力于构建一种基于视觉信息与听觉信息的多模态语音识别系统，即捕捉人的面部表情、嘴唇动作或姿态动作等额外信息来提高语音识别系统翻译的真实性与准确性，但受限于神经网络的层数，当时的多模态模型难以学习复杂的大规模数据。

随着 AlexNet 网络的提出，人工智能算法迅速发展，神经网络不断加深，诸多优秀的神经网络模型被提出，在 ImageNet 图像分类的竞赛中人工智能算法的准确率已经超过人类。诸多研发人员为了构建一种更为全面有效的网络模型，开始对多模态深度学习进行深入研究。

多模态可能存在多种形式，例如同一特定对象的视频、音频、文本等不同的描述方式、针对同一特定对象的同一类描述方式的不同设备以及与某一对象的相关联其他对象的数据来源。以医学人工智能

算法的角度为例，其形式便是患者某一身体部位的 CT、MR、医生阅片笔录等不同描述方式；来自同一个患者相同身体部位但使用多个且不同厂商或医院的设备采集的 CT 图；患者的肺部疾病与患者日常生活习惯、整体饮食状态的交叉验证数据。

在医学人工智能的多模态学习方法中，鉴于目前海量的医学文本记录与影像信息，许多针对影像与文本综合分析的智能算法被提出。在文本信息的深层特征提取中，曾经常使用 LSTM 的方式，2017年由"Attention"（注意力机制）与"Self-Attention"（自注意力机制）网络层组成的"transformer"模型横空出世，其拥有更好的结构灵活性、更高的训练效率以及更精确的翻译能力，快速取代了 LSTM 及 LSTM 改进型在自然语言处理中的地位。在影像与文本信息融合方面，主要的方式以特征的融合为主，即将已配对好的影像和文本记录分别送入相对应的特征提取网络，分别截取某一层特征值送入特征融合网络，常见的操作例如拼接、按权值累加或累乘、外积等。目前的多模态学习依旧属于医学人工智能研发的前沿领域。

第二节 机器学习

一、机器学习概述

机器学习（machine learning，ML）是指计算机系统利用已有的海量数据，分析推论出某种模型，对未知数据进行分析和预测的一种方法，是人工智能领域一个重要的研究分支。机器学习的基本过程是为学习算法提供训练数据，然后学习算法基于数据的推论生成一组新的规则。本质上就是生成一种新的算法，称之为机器学习模型，通过使用不同的训练数据，相同的学习算法可以生成不同的模型。从数据中推理出新的指令是机器学习的核心优势。它还突出了数据的关键作用：用于训练算法的可用数据越多，算法学习到的就越多。机器学习的研究领域一般可分为四类，即监督学习、半监督学习、无监督学习和强化学习。机器学习的发展历程一般可分为 4 个阶段。

1. 第一阶段（20 世纪 50 年代中叶到 60 年代中叶） 这个阶段的研究不涉及与具体任务有关的知识，主要研究方法是不断修改系统的控制参数以改进系统的执行能力，目标是得到各类自组织系统和自适应系统。这个阶段的研究推动了模式识别这门

新兴学科的诞生，同时形成了机器学习的两种重要方法，即判别函数法和进化学习。然而，这种脱离知识的感知型学习系统具有很大的局限性，远不能满足人们对机器学习系统的期望。

2. 第二阶段（20 世纪 60 年代中叶至 70 年代中叶） 这个阶段的研究目标是模拟人类的概念学习过程，并采用逻辑结构或图结构作为机器内部描述。本阶段的代表性成果有 P. Winston 的"结构学习系统"，R.S. Michalski 等人的"基于逻辑的归纳学习系统"和 E.B. Hunt 等人的"概念学习系统"等。这类系统只能学习单一的概念，未能投入实际应用，使那些对机器学习的进展抱过大希望的人们感到失望，研究陷入低潮。

3. 第三阶段（20 世纪 70 年代中叶至 80 年代中叶） 这个阶段的研究从学习单个概念扩展到学习多个概念，探索不同的学习策略和各种学习方法，并把学习系统与各种应用结合起来，诞生了很多专家系统，取得了较大的成功。但是，在很多领域由人将知识总结出来再教给计算机是相当困难的，因此自动知识获取成为机器学习的研究目标。

4. 第四阶段（1986 年至今） 机器学习已经在全世界范围内引发了持续性的研究热潮。1986 年，D.E. Rumelhart 等人提出了用于训练神经网络的 BP 算法，使得神经网络在很多实际问题中得到了应用，产生了深远的影响。由于神经网络在学习过程中有大量参数需要设置，且缺乏理论指导，20 世纪 90 年代中期"统计学习"成为了机器学习的主流，代表性技术是支持向量机以及更一般的"核方法"。21 世纪初，由于大数据时代的到来，数据量和计算能力的巨大提升掀起了基于多层神经网络的深度学习的研究热潮，在图像处理和自然语言处理等复杂应用中取得了优越的性能。

目前，机器学习的基本理论和综合系统的研究得到了加强和发展，对实验研究和应用研究得到了前所未有的重视，机器学习的研究出现了符号学习、神经网络学习、进化学习、统计学习和强化学习等百家争鸣的局面。

二、监督学习

监督学习（supervised learning）指从给定的训练数据集中学习出一个函数（模型参数），当新的数据到来时，可以根据这个函数预测结果。监督学习的训练集要求包括输入（特征）和输出（目标），这里的输出是由人工标注的。监督学习的大概过程为：

①收集并标记样本，得到一个有限的训练数据集合；②在训练数据上学习得到最优模型（这个模型属于某个函数的集合，最优指的是在某个评价准则下是最佳的）；③利用学习到的最优模型对新数据进行预测。监督学习主要被应用于分类和回归问题中，常见的学习算法有：

1. 逻辑斯谛回归（logistic regression） 逻辑斯谛回归是一种广义的线性回归分析模型，通过对线性回归模型的预测值使用 S 型函数（sigmoid function）进行转化去逼近分类任务的真实标记，从而完成分类任务。它无需事先假设数据分布，直接对分类可能性进行建模，可得到近似的概率预测，并且模型参数直观地表达了各个属性在预测中的重要性，具有很好的可解释性。

2. 决策树（decision trees） 一般包含一个根节点、若干个内部节点和若干个叶节点；叶节点对应于决策结果，其他每个节点则对应于一个测试属性；每个节点包含的样本集合根据属性测试的结果被划分到子节点中，根节点包含样本全集。从根节点到每个叶节点的路径对应了一个判定测试序列。决策树的核心问题是选择分裂属性和决策树的剪枝。

3. 人工神经网络（artificial neural network） 是由大量处理单元互联组成的非线性、自适应信息处理系统。它是并行分布式系统，克服了传统的基于逻辑符号的人工智能在处理直觉、非结构化信息方面的缺陷，具有自适应、自组织和实时学习的特点。神经网络的学习，就是根据训练数据来调整神经元之间的连接权值以及每个功能神经元的阈值。迄今为止，最成功的神经网络学习算法是误差反向传播（BP）算法。另外，也可以用以遗传算法为代表的演化计算技术来训练生成神经网络模型。

4. 支持向量机（support vector machine, SVM） 基本思想是将输入空间线性不可分的样本通过核函数映射到一个高维特征空间，通过在特征空间求解一个线性约束二次规划问题，寻找一个能将样本线性分割的最大间隔分类面。对于线性可分的两类分类问题，支持向量机旨在寻求将两类样本分开且保证分类间隔最大的最优分类面。该理论基于统计学习理论的 VC 维和结构风险最小化原则，克服了传统经验风险最小化原则所带来的分类函数推广能力差的缺陷，所得到的支持向量机模型具有很好的泛化性能。

5. 朴素贝叶斯（naive bayesian） 是一种基于贝叶斯定理和特征条件独立假设的模式分类方法。

对于给定的训练数据集，首先基于特征条件独立假设学习输入/输出的联合概率分布；然后基于此模型，对给定的输入，利用贝叶斯定理求出后验概率最大的输出，即得到预测的类别。朴素贝叶斯法实现简单，学习和预测的效率高，但是特征条件独立性假设在现实任务中往往很难成立，所以可能会导致分类性能下降。

6. k 近邻（k-nearest neighbors） 核心思想是给定一个测试样本，基于某种距离度量找出训练集中与其最靠近的 k 个训练样本，然后将这 k 个样本中出现最多的类别标记作为预测结果。其中，k 的取值和距离的计算方式，都对预测结果有重要影响。由于 k 近邻方法主要靠周围有限的邻近样本，而不是靠判别类域的方法来确定所属类别，因此对于类域的交叉或重叠较多的待分样本集来说，k 近邻方法较其他方法更为适合。

7. AdaBoost 算法 其核心思想是针对同一个训练集训练不同的分类器（弱分类器），然后把这些弱分类器集合起来，构成一个更强的最终分类器（强分类器）。这是一个迭代算法，它根据每次训练集中的每个样本的分类是否正确，以及上次的总体分类的准确率，确定每个样本的权值，从而使上一次分类错误的训练样本在后续迭代中受到更多关注。将修改样本分布后的新数据传送给下层分类器进行训练，然后将每次训练得到的分类器进行线性组合，构建最终的强分类器。AdaBoost 能适应弱分类器各自的训练误差率，明显提升学习精度，并且不易出现过拟合问题。

8. 随机森林（random forest） 主要思想是以决策树为基学习器，通过自主重采样法并在决策树的训练过程中引入随机属性选择构建集成。随机森林中基学习器的多样性不仅来自样本扰动，还来自属性扰动，使得最终集成的随机森林的泛化性能可通过不同基学习器间差异度的增加而进一步提升。随机森林简单易实现，计算开销小，被誉为"代表集成学习技术水平的方法"。

三、半监督学习

在实际情况中，通常只有少量有标记的数据，因为对数据进行标记的代价有时会很高，比如在进行计算机辅助医学影像分析时，从医学成像设备中生成的医学影像都是没有标注的，若希望医学专家把影像中的病灶全部标记出来是不现实的。大量的未标记的数据却很容易得到。若直接丢弃掉无

标记样本集，使用传统的监督学习方法，常常会由于训练样本的不充足，使得其刻画总体分布的能力减弱，从而影响了模型的泛化性能。而半监督学习（semi-supervised learning）能使学习算法综合利用标记样本和未标记样本，且能够在不依赖外界交互的情况下自动地利用未标记样本来提升学习性能。半监督学习还可以进一步划分为纯半监督学习和直推学习，两者的区别在于：前者假定训练数据集中的未标记数据并非待预测数据，而后者假定学习过程中的未标记数据就是待预测数据。常用的半监督学习算法有：

1. 生成式方法（generative methods） 基于生成式模型的方法，通过假设所有数据（无论是否标记）都是由同一个潜在的模型"生成"，将标记数据和学习目标联系起来，未标记数据则看作模型的缺失参数，通常基于最大期望算法（expectation maximization algorithm，EM algorithm）进行极大似然估计求解。此类方法的区别主要在于生成式模型的假设，不同的模型假设将产生不同的方法。此类方法需要在假设的生成式模型与真实数据分布吻合的情况下才能提升泛化性能，否则利用未标记数据反而会降低泛化性能。

2. 半监督支持向量机（semi-supervised support vector machine） 在不考虑未标记样本时，支持向量机试图找到最大间隔划分超平面。在考虑未标记样本后，半监督支持向量机试图找到能将两类有标记样本分开，且穿过数据低密度区域的超平面，例如著名的半监督支持向量机算法（transductive SVM，TSVM）。

3. 半监督聚类（semi-supervised clustering） 核心思想是借助已有的监督信息来辅助聚类。一般来说，监督信息可分为两类：

（1）必连与勿连约束：必连指的是两个样本必须在同一个类簇，勿连则是必不在同一个类簇。代表算法是约束 k 均值（constrained k-means）算法。

（2）标记信息：少量的样本带有真实的标记类别。代表算法是约束种子 k 均值（constrained seed k-means）算法。

4. 基于分歧的方法（diversity-based methods） 核心思想是使用多个学习器，通过学习器之间的分歧/多样性实现对未标记数据的利用。协同训练就是其中的一种经典方法，最初针对多视图数据而设计，多视图数据指的是样本对象具有多个属性集，每个属性集对应一个视图。其基本思想是首先基于

标记样本数据在每个视图上都训练一个初始分类器，然后让每个分类器去挑选分类置信度最高的未标记样本赋予伪标记，并将带有伪标记的样本数据传送给另一个分类器作为新增的标记样本用于训练更新，从而互相学习、共同进步。

四、无监督学习

利用没有标记的数据学习数据的分布或数据与数据之间的关系被称为无监督学习。最常见的应用场景是聚类和数据集变换。聚类就是根据样本的相似性将数据集划分为若干个不相交的子集的过程。基于不同的学习策略，可以得到不同类型的聚类算法。如果聚类结构能通过一组原型刻画，可以得到原型聚类，代表性的算法有 k 均值算法；当确定了假设聚类结构能够通过样本分布的紧密程度时，可以得到密度聚类，代表性的算法有基于密度带噪声聚类（density-based spatial clustering of application with noise，DBSCAN）算法；当假设数据集可以在不同层次上进行划分时，可以得到层次聚类，代表性的算法有基于层次结构的均衡迭代约简与聚类（balanced iterative reducing and clustering using hierarchies，BIRCH）算法。数据集变换就是创建原始数据集的新表示方法。与数据的原始表示相比，新的表示可能更容易被人或其他机器学习算法所理解。常见的应用有降维，就是对于许多特征表示的高维数据，找到表示该数据的一种新方法，用较少的特征就可以概括其重要特性。常用的降维方法包括主成分分析（PCA）、非负矩阵分解（NMF）和自编码器。另一个应用是找到"构成"数据的各个组成部分，比如对文本文档的关键字提取。

五、强化学习

强化学习是指一种从环境状态映射到动作的学习，目标是使智能体在与环境的交互过程中获得最大的累积奖赏。该方法不同于监督学习技术通过正反例来告知采取何种行为的方式，而是通过试错来发现最优行为策略，主要用来解决决策优化类的问题。强化学习的各类算法根据不同的特征具有多种分类方式，如根据模型是否已知可以分为模型已知和模型未知两类；根据算法更新的方式可以分为单步更新和回合制更新两类；根据动作选择方式可以分为以值为基础的强化学习方式和以策略为基础的强化学习方式；根据学习策略和执行策略是否为同一策略可以分为同策略学习和异策略学习；根据

参数化方式的不同可以分为基于值函数的强化学习方法和基于直接策略搜索的强化学习方法。代表性的算法有 Sarsa、Q 学习、蒙特卡洛学习、TRPO、Actor-Critic 和深度 Q 网络等。

第三节 深度学习

监督学习方法多为浅层学习算法，其局限性在于对复杂函数的表示能力有限，针对复杂分类问题时泛化能力会受到一定制约。由于浅层学习算法往往直接根据特征对样本进行分类，不进行特征变换或只进行一次特征变换或选择，最终模型的效果非常依赖于上游提供的特征。然而，构造好的特征本身是很困难的，需要对问题有丰富的先验知识，对原始数据有详尽的了解。

深度学习的概念源于人工神经网络的研究，其深度体现在对特征的多次变换上。常用的深度学习模型为多层神经网络，这种多隐层堆叠、每层对上一层（甚至多层）的输出进行处理的机制，可以看作是在对输入信号进行逐步加工，从而把初始状态下与输出目标之间关联性较低的输入表示转化为与输出目标紧密相关的表示，使得原来仅基于最后一层输出映射难以完成的任务成为可能。换言之，通过多层处理，深度学习通过组合低层特征形成更加抽象的高层表示，最终使用浅层模型即可完成复杂的分类等学习任务。深度学习的出现使得人们在很多应用中不再需要单独对特征进行选择与变换，而是将原始数据输入到深度模型中，由模型通过学习给出适合的特征表示。由此可将深度学习理解为"特征学习"或"表征学习"，这使机器学习向"全自动数据分析"又前进了一步。

随着大数据时代的到来、互联网＋模式的发展，以及 GPU 性能的飞速提升，深度学习在图像、语音、文字等数据的处理应用上均取得了优异效果，开始渗透到各行各业。典型的深度学习模型就是深层神经网络，本节将介绍在深度学习中使用较多的几种神经网络。

一、多层感知机

多层感知机（multilayer perceptron，MLP）是一种比较有代表性的深度神经网络。它可以有很多层，第一层是输入层，仅用于接收外界输入；中间的隐层和最后一层输出层的神经元对信号进行处理，最终结果由输出层神经元输出。含有两个隐层的

MLP 的基本结构如图 13-1 所示。输入层包含 i 个节点，H1 和 H2 分别是第一个和第二个隐含层的神经元个数，输出层包含 1 个节点。Wij，Wjk 和 Wkl 是各层之间的连接权重，是待训练的参数，通过 BP 算法进行训练调整。

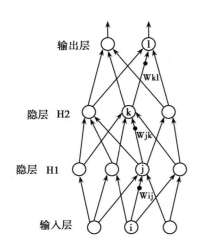

图 13-1 含有两个隐层的多层感知机结构

二、卷积神经网络

卷积神经网络（convolutional neural networks，CNN）是一种在图像处理领域被广泛使用的神经网络。它通过局部感知、共享权值、空间或时间上的池采样来充分利用数据本身包含的局部特性，以优化网络结构，保证一定程度上的位移和形变的不变性。所谓局部感知，是指在卷积神经网络结构中每个神经元只与部分图像产生特征映射关系，不用感知全局图像。共享权值则是指当用卷积神经网络提取一种特征时，神经元间共享一套权值，且用这一个相同的卷积核对图像做卷积；当提取 n 种特征时，神经元间共享 n 套权值，并用这 n 个相同的卷积核对图像做卷积。局部感知和共享权值这两大特性大大地减少了卷积神经网络结构中的参数数目，使网络结构变得更加简单清晰。

一个完整的卷积神经网络基本上由输入层、卷积层、池化层、全连接层和 Softmax 层组成，如图 13-2 所示。输入层是整个卷积神经网络的输入，一般代表一张图片的像素矩阵；卷积层是整个神经网络的核心，一般将前一层神经网络上的子节点矩阵卷积转化为下一层神经网络上的节点矩阵，并增加节点矩阵的深度，以达到更深层次抽象特征表达的目的；池化层的实质是数理统计矩阵块不重叠区域的聚合特征，一般有平均池采样和最大池采样两种方法，池采样层不会改变特征矩阵的深度，但可以缩小矩阵的大小，简化神经网络的结构；全连接层一般位于多次卷积池化处理后，用以给出最后的分类结果。Softmax 层作为分类器，主要用于得到分类结果近似的概率分布情况。卷积神经网络的参数同样可以使用 BP 算法进行训练优化。

三、循环神经网络

循环神经网络（recurrent neural networks，RNN）是隐藏层和自身存在连接的一类神经网络。相较于前馈神经网络，循环神经网络可将当前时间隐藏层的计算结果用于下一时刻隐藏层的计算，因此可以用来处理时间序列问题，比如语音识别、文本生成和机器翻译。循环神经网络及其展开的结构如图 13-3 所示，其中 x、s、o 都是向量，分别代表输入层、隐层和输出层的值，U 和 V 分别是输入层到隐藏层和隐藏层到输出层的权重矩阵，W 是隐藏层上一时刻的值作为此时刻输入的权重矩阵。为了训练 RNN 的参数，需要使用基于时间的反向传播（back

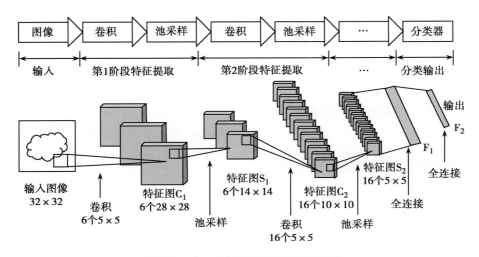

图 13-2 一个典型的卷积神经网络结构

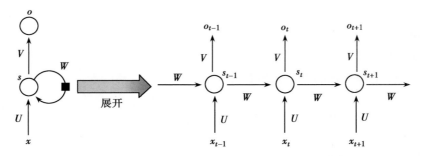

图 13-3　循环神经网络及其展开的结构

propagation through time，BPTT）算法。

四、受限玻尔兹曼机

受限玻尔兹曼机（restricted boltzmann machine，RBM）是一个随机神经网络，即当网络的神经元节点被激活时会随机取值。它包含一层可视层和一层隐藏层。在同一层的神经元之间是相互独立的，而在不同的网络层之间的神经元是相互联接的（双向连接）。在网络进行训练以及使用时信息会在两个方向上流动，而且两个方向上的权值是相同的，但偏置值是不同的（偏置值的个数是和神经元的个数相同的）。常用的 RBM 一般是二值的，不管是隐层还是可见层，它们的神经元的取值只有 0 或者 1。受限玻尔兹曼机的结构如图 13-4 所示，向量 h 表示隐层神经元的值，向量 v 表示可见层神经元的值，矩阵 W 表示连接权重，向量 a 和 b 分别表示可见层和隐层的偏倚系数。虽然说梯度下降算法从理论上可以用来优化 RBM 模型，但是计算复杂度非常大，因此一般都采用对比散度（constrastive divergence，CD）方法来求解 W、a 和 b。

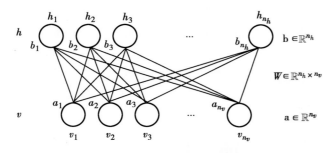

图 13-4　受限玻尔兹曼机的模型示意图

第四节　常用开源库及环境配置

一、常用开源库简介

（一）Theano

Theano 是一个 Python 库，可以定义、优化和模拟数学表达式计算，用于高效地解决多维数组的计算问题，是为深度学习中处理大型神经网络算法所需的计算专门设计的。Theano 使用符号逻辑创建网络的框架，利用了 NumPy 的高效代码库，从而提高了性能。其开发始于 2007 年，是由加拿大蒙特利尔大学 LISA 实验室所编写。在过去很长一段时间内，Theano 是深度学习开发与研究的行业标准，它与后来出现的 TensorFlow 功能十分相似，但 Theano 更像是一个研究平台，属于比较底层的框架。

Theano 具有以下特点：①紧密集成 Numpy，在 Theano 编译函数中使用 numpy.ndarray；②GPU 的透明使用，使得其对浮点数的运算非常高速；③高效的符号分解，这也是 Theano 的发明初衷之一，有助于推导我们所定义的一个或多个输入的函数；④快速且稳定的优化，Theano 可以识别一些数值不稳定表达式并且用更稳定的算法计算它们；⑤动态生成 C 代码，使得表达式求值更加快速；⑥大量的单元测试与自我验证，可检测及诊断不同类型的错误。

近年来，大量基于 Theano 的开源深度学习库被开发，包括 Keras、Lasagne 和 Blocks 等，这些高层级的封装 API，能大幅减少开发时间，提高开发效率。2017 年 9 月，Theano 的主要开发者 Yoshua Bengio 宣布停止 Theano 的维护与开发。

（二）Keras

Keras 是以纯 Python 编写的开源的人工神经网络库，可以作为 TensorFlow、Microsoft-CNTK 和 Theano 的高阶应用程序接口，进行深度学习模型的设计、调试、评估、应用和可视化。

Keras 为支持快速实验而生，在代码结构上由面向对象方法编写。Keras 具有以下特点：①高度模块化并具有可扩展性，考虑了用户体验和使用难度，简化复杂算法的实现难度；②支持现代人工智能领域的主流算法，包括前馈结构和递归结构的神经网络,也可通过封装参与构建统计学习模型;③支持多操作系统下的多 GPU 并行运算,可根据后台设置转化为 TensorFlow 等系统下的组件;④支持众多后端引擎,Keras 并非独立的深度学习框架,而是基于现有框架的封装,Keras 模型可以用不同的深度学习后端开发,尤其当模型仅含有 Keras 内置的层时,它可以在这些后端间移植,用一种后端训练模型,再将它载入另一种后端中。

在 Keras 中主要的数据结构是模型,该结构定义了一个完整的图,可以向已经存在的图中加入任何的网络结构。使用 Keras 搭建一个深度学习应用,包括 5 个步骤,分别为模型选择、构建网络层、编译、训练和预测。Keras 有序贯模型和函数式模型两种不同的建模方式,序贯模型是层的线性堆砌,单输入单输出,层与层之间只有相邻关系,没有跨层连接,编译速度快,用于实现一些简单的模型。函数式模型是多输入多输出,层与层之间任意连接,是用来构造更加复杂的模型,如多输出模型,有向无环图等,模型编译速度慢。网络层的构建包括输入层、隐藏层和输出层,每层都可以包括各种网络层,如卷积层、池化层、循环层等。

Keras 的建模环境相对于 CNTK, Tensorflow, Theano 等具有操作简单、环境配置容易的优点,同时又依托于这几种计算环境,具有一定的可拓展性,是入门深度学习较好的选择。

(三)Scikit-learn

Scikit-learn 是 Python 语言中专门针对机器学习应用而发展起来的一款开源框架,最早由数据科学家 David Cournapeau 在 2007 年发起,基于 NumPy 和 SciPy 等科学计算库和 Matplotlib 等绘图包。它几乎覆盖了机器学习的所有主流算法,容易安装和使用。Scikit-learn 包含数据预处理、数据降维、模型选择、分类、回归、聚类等六大功能模块。

数据预处理模块包括数据的特征提取和归一化,是机器学习过程中第一个也是最重要的环节。其中特征提取是指将文本或图像数据转换为可用于机器学习的数字变量,归一化则是指将输入数据转换为具有零均值和单位权方差的新变量。

数据降维是指使用主成分分析、非负矩阵分解或特征选择等降维技术来减少要考虑的随机变量个数,其主要应用场景包括可视化处理和效率提升。

模型选择是指对于给定参数和模型的比较、验证和选择,其主要目的是通过参数调整来提升精度。目前 Scikit-learn 实现的模块包括流水线、格点搜索、交叉验证和各种针对预测误差评估的度量函数。

分类是指识别给定对象所属类别,属于监督学习的范畴,最常见的应用场景包括垃圾邮件检测和图像识别。目前 Scikit-learn 已经实现的分类算法有支持向量机、k 近邻、逻辑回归、随机森林、决策树以及多层感知器等。

回归是指预测与给定对象相关联的连续值属性,最常见的应用场景包括药物反应和股票价格预测,目前 Scikit-learn 已经实现的回归算法包括线性回归、支持向量回归、岭回归、Lasso 回归、弹性网络、最小角回归、贝叶斯回归及各种不同的鲁棒回归算法。

聚类是指自动识别具有相似属性的给定对象,并将其分组为集合,属于无监督学习的范畴。最常见的应用场景包括顾客细分和试验结果分组。目前 Scikit-learn 已经实现的聚类算法包括 K-均值聚类、谱聚类、均值偏移、分层聚类、DBSCAN 聚类等。

Scikit-learn 的优势在于其提供了执行机器学习算法的模块化方案,所提供的模型都是经过筛选的、高质量的,覆盖了大多数机器学习任务,可以直接使用算法模型,使用简单便捷。

(四)TensorFlow

TensorFlow 是利用人工智能神经网络来分析和处理复杂数据结构的系统,是一种支持深度学习的开源软件库,由谷歌于 2015 年开源,其前身是谷歌的神经网络算法库 DistBelief。TensorFlow 顾名思义由"Tensor"和"Flow"组成,"Tensor"代表的是参加运算所需要的数据,"Flow"是指数据的流向,实际所代表的是对数据的操作和流程的控制。

TensorFlow 迭代版本从 2015 年的 v0.1 到 2017 年的 v1.0 再升级到 2019 年的 v2.0。现在的 TensorFlow2.0 已经不仅是开发之初的单纯的工具包了,而是发展成为了一个平台,在易用性、分布式训练和部署等方面都取得了长足的进步。TensorFlow2.0 包括 TensorFlow 核心库,"TensorFlow.js""TensorFlow lite""TensorFlow extended"构成了一个全面的"工具、库和社区资源生态系统"。

TensorFlow 核心库是一个用于开发和训练机器学习模型的开源库。TensorFlow 的高级 API 基于 Keras API 标准,用于定义和训练神经网络。Keras 通过用户友好的 API 实现快速原型设计,最先进的研究和生产。

TensorFlow.js 是一个用于在 JavaScript 中开发和训练机器学习模型,并在浏览器或 Node.js 上训练和部署模型的 JavaScript 库。可以使用官方 TensorFlow.js 模型或者转换 Python 模型来运行现有模型,也可以使用迁移学习自定义模型来重新训练现有模型,还可以使用灵活直观的 API 直接在 JavaScript 中构建和训练模型。

TensorFlow Lite 是一个轻量级库,用来满足在移动和物联网设备上部署机器学习模型。可以选择新模型或者重新训练现有模型,可以使用 TensorFlow Lite 转换器将 TensorFlow 模型转换为压缩的平缓冲区,也可以获取压缩的.tflite 文件并将其加载到移动或物联网设备中,还可以通过将 32 位浮点数转换为更高效的 8 位整数或在 GPU 上运行来进行量化。

TensorFlow Extended 是一个在大型生产环境中准备数据、训练、验证和部署模型的平台。首先要进行数据验证,其次进行 Flow 变换,也就是将数据预处理成合适的格式,然后对 TensorFlow 模型分析,使开发人员能够计算和可视化模型的评估指标,最后轻松部署新算法和实验,同时保持相同的服务器架构和 API。

使用 TensorFlow 搭建神经网络主要分为 3 个步骤,首先定义神经网络结构及其参数,根据定义的神经网络结构定义前向传播输出的结果,其次定义输入的数据,定义损失函数并选择合适的反向传播优化算法,并在其中加入可能用到的滑动平均、学习率衰减等,最后利用前两步建立起来的图构建会话,安排批量数据送往前向传播进行计算以及反向传播过程进行优化,并定时保存模型。

TensorFlow2.0 支持 GPU 加速,支持自动求导,提供大量深度学习 API,可以在任何平台上灵活构建模型。这些特点使得 TensorFlow2.0 简洁易用,成为当下最流行的框架之一。

(五)Caffe

Caffe(convolutional architecture for fast feature embedding)是一个兼具表达性、速度和思维模块化的深度学习框架。由伯克利人工智能研究小组和伯克利视觉和学习中心开发。其内核是用 C++ 编写的,但 Caffe 有 Python 和 Matlab 相关接口,供使用者选择熟悉的语言调用部署算法应用。Caffe 支持多种类型的深度学习架构,面向图像分类和图像分割,还支持 CNN、RCNN、LSTM 和全连接神经网络设计。

Caffe 完全开源,同时提供了一个用于训练、测试等的完整工具包,可以帮助使用者快速上手。此外,Caffe 还具有以下特点:①模块化,Caffe 以模块化原则设计,实现了对新的数据格式、网络层和损失函数轻松扩展。②表示和实现分离,Caffe 的模型定义是用 Protocl Buffer 语言写进配置文件的。以任意有向无环图的形式支持网络架构。Caffe 会根据网络的需要正确占用内存。通过一个函数调用,实现 CPU 和 GPU 之间的切换。③GPU 加速,Caffe 利用了 MKL、Open BLAS、cu BLAS 等计算库,利用 GPU 实现计算加速。

Caffe 把网络中的数据由低到高依次抽象成 Blob,Layer,Net,Solver。Blob 表示网络中的数据,包括训练数据、网络各层自身的参数、网络之间传递的数据。Layer 是对神经网络中各种层的抽象,包括卷积层、下采样层、全连接层和各种激活函数层等。同时每种 layer 都实现了前向传播和反向传播,并通过 Blob 来传递数据。Net 是对整个网络的表示,由各种 layer 前后连接组合而成,也是所构建的网络模型。Solver 定义了针对 Net 网络模型的求解方法,记录网络的训练过程,保存网络模型参数,中断并恢复网络的训练过程。自定义 Solver 能够实现不同的网络求解方式。

Caffe 搭建神经网络的流程包括 5 个步骤,分别是①数据格式处理:将数据处理成 Caffe 支持的格式;②编写网络结构文件:定义网络结构,如当前网络包括哪几层,每层的作用是什么;③编写网络求解文件:定义网络模型训练过程中需要设置的参数,如学习率、权重衰减系数、迭代次数、使用 GPU 还是 CPU 等;④训练;⑤测试。

与其他深度学习开发工具相比,Caffe 有如下两个特点,一是完全用 C++ 语言来实现,便于移植,并且无硬件和平台的限制,适用于商业开发和科学研究。二是提供了许多训练好的模型,通过微调这些模型,在不用重写大量代码的情况下,就可以快速、高效地开发出新的应用。

(六)PyTorch

PyTorch 的历史可以追溯到 2002 年诞生于纽约大学的 Torch。Torch 自称是神经网络界的 Numpy,但 Torch 使用了小众语言 Lua 作为接口,故未被广泛接受。脸书(Facebook)人工智能研究团队在 2017 年发布了 PyTorch,PyTorch 封装 Lua Torch 提供的 Python 接口,还对 Tensor 之上的所有模块进行了重构,为了实现自我求导和计算图的内存优化,引入了动态图和 Tape 机制。PyTorch 对 Torch 的种种改良使其在网络构建方面具有更高的灵活性,成为当下最流行的动态图框架。

PyTorch 具有以下特点:①简洁,PyTorch 的设计追求最少的封装,遵循从 tensor 到 variable(autograd)再到 nn.Module 这三个由低到高的抽象层次,分别代表高维数组(张量)、自动求导(变量)和神经网络(层/模块);这三个抽象之间联系紧密,可以同时进行修改和操作。PyTorch 的源码只有 TensorFlow 的十分之一左右,更少的抽象、更直观的设计使得 PyTorch 的源码易于阅读。②速度,PyTorch 的灵活性不以速度为代价,在许多评测中,PyTorch 的速度表现胜过 TensorFlow 和 Keras 等框架。尽管框架的运行速度和程序员的编码水平有极大关系,但同样的算法,使用 PyTorch 实现的更有可能超过用其他框架实现的。③易用,PyTorch 是所有的框架中面向对象设计的最优雅的一个。PyTorch 的面向对象的接口设计来源于 Torch,而 Torch 的接口设计以灵活易用而著称。PyTorch 继承了 Torch 的衣钵,尤其是 API 的设计和模块的接口都与 Torch 高度一致。PyTorch 的设计最符合人们的思维,它让用户尽可能地专注于实现自己的想法,即所思即所得,不需要考虑太多关于框架本身的束缚。④活跃的社区,PyTorch 提供了完整的文档,循序渐进的指南,作者亲自维护的论坛供用户交流和求教问题。Facebook 人工智能研究院的支持足以确保 PyTorch 获得持续的开发更新。

相比其他的深度学习框架,PyTorch 较年轻,但其发展速度快,简洁、灵活、速度快、易用的特点受到了越来越多人的追捧。

(七)OpenCV

OpenCV(open source computer vision library)于 1999 年由 Gary Bradsky 在英特尔公司建立。OpenCV 是一个基于 BSD 许可发行的跨平台计算机视觉库,现在支持与计算机及视觉和机器学习相关的众多算法,并且正在日益扩展。采用 C/C++ 编写,可以运行在 Linux、Windows 和 Mac OS 操作系统上。OpenCV 还提供了 Python、Ruby、Matlab 及其他语言的接口。其目标是构建一个简单易用的计算机视觉框架,以帮助开发人员更便捷地设计更复杂的计算机视觉相关应用程序。OpenCV 的代码经过了优化,可用于实时图像处理,经过适当改写可以正常地运行在 DSP 系统和 ARM 嵌入式系统中,具有良好的可移植性。

OpenCV 涵盖核心函数库、辅助函数库、数据结构与线性代数库、图像界面函数库、机器学习函数库等模块,包含 500 多个函数,可应用在人机互动、物体识别、图像分割、人脸识别、动作识别、运动跟踪、机器人、运动分析、机器视觉、结构分析、汽车安全驾驶等领域。

二、Python 常用的编译器

(一)Anaconda

Anaconda 是专门为了方便使用 Python 进行数据科学研究而建立的一组软件包,涵盖了数据科学领域常见的 Python 库,并且自带了专门用来解决软件环境依赖问题的 conda 包管理系统。主要提供了包管理与环境管理的功能,可以很方便地解决多版本 Python 并存、切换以及各种第三方包安装问题。Anaconda 利用工具/命令 conda 来进行网络包裹(package)和环境(environment)的管理,并且已经包含了 Python 和相关的配套工具。conda 可以理解为一个工具,也是一个可执行命令,其核心功能是包管理与环境管理。包管理与 pip(Python 标准库)的使用类似,环境管理则允许用户方便地安装不同版本的 Python 并可以快速切换。Anaconda 最强大的功能是代码自动补全和代码检查。当然 Anaconda 也很注重基础功能,如各种各样的主题、快速响应的用户界面、配置简单、各种强大的功能扩展包。

(二)PyCharm

PyCharm 是一种 Python IDE,其带有一整套可以帮助用户在使用 Python 语言开发时提高其效率的工具,比如调试、语法高亮、项目(project)管理、代码跳转、智能提示、自动完成、单元测试、版本控制等。同时支持 Google App Engine,更关键的是,PyCharm 支持 IronPython(一种在 NET 和 Mono 上实现的 Python 语言),这些功能在先进代码分析程序的支持下,使 PyCharm 成为 Python 专业开发人员和刚起步人员使用的有力工具。

PyCharm 是专业的 Python 集成开发环境,有两个版本。一个是免费的社区版本,另一个是面向企业开发者的更先进的专业版本。PyCharm 普及度较高,有很多大品牌公司用户选择使用 PyCharm。

大部分的功能在免费版本中都是可用的,包括智能代码补全、直观的项目导航、错误检查和修复、遵循 PEP8 规范的代码质量检查、智能重构、图形化的调试器和运行器。它还能与 IPython notebook 进行集成,并支持 Anaconda 及其他的科学计算包,比如 matplotlib 和 NumPy。PyCharm 专业版本支持更多高级的功能,比如远程开发功能、数据库支持以及对 Web 开发框架的支持等。它支持很多的第三方 Web 开发框架,这也使得它成为了一个完整的快速应用集成开发环境。

(三)Eclipse+Pydev

Pydev 是 Python IDE 中使用最普遍的,原因在于它是免费的,同时还提供很多强大的功能来支持高效的 Python 编程。Pydev 是一个运行在 Eclipse 上的开源插件,关键功能包括 Django 集成、自动代码补全、多语言支持、集成的 Python 调试、代码分析、代码模板、智能缩进、括号匹配、错误标记、源代码控制集成、代码折叠、UML 编辑和查看、单元测试整合。

Pydev 是由 AleksTtotic 在 2004 年创建的,现在由 Fabio Zadrozny 进行维护。除了 Python,Pydev 也支持 Jython 和 IronPython。

(四)Wing IDE

Wing IDE 是一个专为 Python 程序语言设计的集成开发环境,它其中包括大量语法标签的高亮显示。与其他类似的 IDE 相比,Wing IDE 最大的特色是可以调试 django 应用。Wing IDE 可运行在 Windows、Linux 和 Mac OS X 系统上,使用步骤简单。调试器是类 VC/eclipse 的,非常好用而且还支持项目(project)组织,但是默认的设置是不支持中文的,需要设置字体。

(五)其他 IDE

Sublime Text 3 是功能较强大的跨平台的、轻量级的代码编辑器。通过添加插件 Sublime Text 3 可以生成一个全功能的 Python IDE。

VIM 是一个很先进的文本编辑器,在 Python 开发者社区中很受欢迎。它是一个开源软件并遵循 GPL 协议,可以免费使用。虽然 VIM 是目前最好的文本编辑器,但是它提供的功能不仅于此,经过

正确的配置后它可以成为一个全功能的 Python 开发环境。此外,VIM 还是一个轻量级、模块化、快速响应的工具,非常适合资深程序员。

Spyder Python 是一个开源的 Python 集成开发环境,非常适合用来进行科学计算方面的 Python 开发。它是一个轻量级的软件,遵循 MIT 协议,可免费使用。Spyder Python 的基本功能包括多语言编辑器、交互式控制台、文件查看、variable explorer、文件查找、文件管理等。Spyder IDE 也可以运行于 Windows、Mac 或者 Linux 系统之上。虽然 Spyder 是一个独立的集成开发环境,能运行在 Windows、MacOS、MacOS X、Linux 等系统之上,但是它也可以作为 PyQT 的扩展库,可以嵌入到 PyQT 的应用中去。

Komodo 是一个跨平台的集成开发环境,支持 Perl、PHP、Python、Ruby、Tcl,以及 JavaScript、CSS、HTML、XML 多种语言。拥有后台语法检测、颜色匹配、错误捕捉、自动补齐等特性。值得一提的是,该 IDE 为用户提供了丰富的可扩展功能,支持类似 firefox 的 xpi 扩展。它是商用产品,但是提供了开源名为 Komodo Edit 的免费版本,能够安装在 Mac、Windows 和 Linux 系统上。全功能的 Komodo 对教育机构用户是免费的,老师和教授可以将其应用于实验室及教学中。学生也可以通过低廉的价格获得 Komodo 的授权许可。和大多数的专业 Python IDE 一样,Komodo 也提供了代码重构、自动补全、调用提示、括号匹配、代码浏览器、代码跳转、图形化调试、多进程调试、多线程调试、断点、代码分析、集成测试单元等功能,并且集成其他的第三方库,比如 pyWin32。最新版本的 Komodo 提供了更多的功能与 PyCharm、Pydev 和 Wing IDE 等其他 Python IDE 形成了强烈的竞争关系,比如集成包管理器、变化跟踪、markdown 浏览器、shell 变量的作用域(shell scope)、快速书签等。表 13-1 是现有 Python 编译器的对比表。

表 13-1 Python 编译器的对比表

IDE 名称	自动补全	智能感知	调试	语法检查	开源	特别注意	推荐度
IDLE	手动	有(很差)	用库	无	开源		★★
PythonWin	手动	有	用库	无	开源	只支持 Windows 系统	★★★
SPE	无	有	WPDB	存盘时	开源		★★★★
Ulipad	有	有	WPDB	自动	开源		★★★★★
Eric	有	有	类 VC	自动	开源		★★★★★

续表

IDE 名称	自动补全	智能感知	调试	语法检查	开源	特别注意	推荐度
BOA	手动	手动	类VC	无	开源	中文支持差	★★★
Wing IDE	有	有	类VC	手动	共享	中文要设置	★★★★
Komodo	无	有	类VC	手动	共享	相当耗资源	★★★★
VIM+ 插件	有	无	无	无	开源		★★★
emacs+ 插件	有	无	无	无	开源		★★★
Eclipse+pydev 插件	有	有	类VC	自动	开源	比较耗资源	★★★★★
VS.Net 2003 + VisualPython	有	有（很差）	类VC	无	共享	兼容性很差已停止维护	★（基本不能用）

第五节 医学图像的计算机处理技术

一、图形学与形态学处理技术

（一）图形学

图形学是利用计算机研究图形的表示、生成、处理和显示的一门重要的计算机学科分支，是计算机科学中最活跃的分支之一。近年来，随着计算机及互联网技术的迅速发展，计算机图形学正越来越深入我们的生活，在图形视频处理、工业建模、游戏制作、生物信息、医药医疗等各行各业都有着极其重要的作用。可以将计算机图形学的主要研究内容分为建模、动画、渲染和图形交互四部分。

1. 建模 没有模型，图形就无从谈起。建模是计算机图形学各项工作的基础和前提。建模技术的核心是根据研究对象的三维空间信息构造其立体模型，尤其是几何模型，并利用相关建模软件或编程语言生成该模型的图形显示，然后对其进行处理。

2. 动画 计算机动画是借助计算机来制作动画的技术。计算机的普及和强大的功能革新了动画的制作和表现方式。由于计算机动画可以完成一些简单的中间帧，使得动画的制作得到了简化，这种只需要制作关键帧的制作方式被称为"pose to pose"。

3. 渲染 当需要将模型或者场景输出成图像文件、视频信号或者电影胶片时就需要用到渲染。渲染是指软件由模型生成图像的过程。模型是用语言或者数据结构进行严格定义的三维物体或虚拟场景，它包括几何、视点、纹理、照明等信息。图像是数字图像或者位图图像。

（二）形态学

形态学是图像处理中应用最为广泛的技术之一，主要用于从图像中提取对表达和描绘区域形状有意义的图像分量，使后续的识别工作能够抓住目标对象最为本质的形状特征，如边界和连通区域等。同时像细化、像素化和修剪毛刺等技术也常应用于图像的预处理和后处理中，成为图像增强技术的有力补充。具体来说，形态学的内容主要包括：

（1）二值图像的基本形态学运算，如腐蚀、膨胀、开和闭等。

（2）二值形态学的经典应用，包括击中击不中变换、边界提取和跟踪、区域填充、提取连通分量、细化和像素化，以及凸壳。

（3）灰度图像的形态学运算，包括灰度腐蚀、灰度膨胀、灰度开和灰度闭。

二、医学影像识别技术

数字图像技术已经被应用到了多个领域，包括生物、化学、医学、航空以及军事。医学影像可以辅助医生诊断，在临床上具有非常大的价值。而医学影像的识别技术，如肿瘤的识别，则可以辅助医生实现更为智能的诊断，已经得到了越来越多的关注。

（一）计算机模式识别概述

模式可以理解为一种规律，在模式识别学科中，模式则可以看作是对象的组成成分或影响因素间所存在的一些规律性关系。因此，模式识别则是对模式的区分或者认识，一般根据对象的组成成分和影响因素进行分类。

模式识别的主要方法有两大类，基于知识的模式识别方法和基于数据的模式识别方法。

1. 基于知识的模式识别方法 根据已知的从专家处收集到的关于研究对象的知识，整理出用于描述特征与被识别对象之间的准则，并建立推理系统，通过推理系统对测试样本进行分类决策。

2. 基于数据的模式识别方法 基于数据的模式识别方法并不依赖于专家对所研究对象的认识，而是通过一些数学计算得到多种数值特征。这种方法可以看作是基于数据的机器学习的一种特殊情况，学习的目标是离散的分类，是机器学习中研究最多的一个方向。

模式识别方法中，20 世纪 80 年代中期发展起来的人工神经网络，以及 20 世纪 90 年代中期出现的以 SVM 为代表的统计学习理论和核函数方法最受关注。尤其是神经网络类别下的深度学习算法，近年来备受瞩目，并且在医疗领域也取得了很多突破性的进展。

模式识别可以分为监督模式识别和非监督模式识别两大类。监督模式识别包括训练和测试两个步骤，首先需要进行带有正确标签样本的学习训练，得到一个误差最小的判别系统，然后再利用测试样本进行系统的效能验证。而对于非监督模式识别系统来说，其原理是通过被研究对象之间的相似性进行区分，因此事先并不能知道要划分的是什么类别，也没有已知标签的数据用于训练。最典型的非监督模式识别是聚类。

（二）模式识别中的图像识别技术

在模式识别技术中，对于图像的模式识别是重要研究内容之一。对图像模式识别的研究，可粗略划分为三类：分类、检测以及分割。图像分类任务将图像划分为某种类别，如室内/室外、医学影像是否包含病变、图像所包含物体的类别等，对于每张图像，给出图像级别的分类标签；图像检测任务需进一步定位图像中物体的位置，通常以包围框的形式输出；而图像分割任务，则要求在像素级别对图像进行标注，对每个像素给出其所属的类别。三类任务所输出的结果是逐步精细化的：分类任务对整幅图像输出类别标签；检测任务对图像中区域输出类别标签；而分割任务则在像素级别输出类别标签。我们将在本节剩余内容中简略介绍图像分类、检测以及分割任务的重要方法。

1. 图像分类 经典的图像分类方法分为两步：图像特征提取以及特征分类。图像特征提取通常包含局部特征的提取以及局部特征的聚合两步。传统的特征提取完全由人工计算法进行，包括图像颜色统计特征、图像梯度统计特征（如梯度直方图、SIFT）、图像纹理信息统计特征（如 Gabor 特征）等。一些方法受到人类视觉系统初级视皮层研究的启发（如 Gabor 过滤器序列）。特征的聚合通过某种算法将局部特征融合为图像全局特征。常用方法包括图像金字塔，VLAD（局部融合描述子向量）等。在特征分类上，依赖机器学习算法进行分类，包括 SVM、随机森林/决策树、k 近邻等。

随着计算力以及标注数据量的大规模增长，自 2012 年 AlexNet 开发以来，深度学习技术在性能上已经彻底超越了传统图像学习方法。采用深度学习技术实现图像分类的经典网络结构也存在一个不断进化的过程。1998 年，图灵奖得主 Yann Lecun 提出了著名的 LeNet-5 网络结构用于手写字符的识别，尽管当时神经网络的研究处于低谷，但 LeNet-5 已具有其后大热的网络结构的雏形。

2. 图像目标检测 经典的目标检测，通常是通过多尺度滑动窗方法，在图像上采样滑动窗，并对每个滑动窗进行分类，以实现目标检测。单个滑动窗的分类，事实上就是上文所述图像分类问题。可变形基于部件的模型（deformable part-based model）是深度学习技术大规模流行前效果最佳、最经典的目标检测方法。该方法通过对物体的部件以及部件之间的关系进行建模，实现物体各部件特征的聚合，达到了较好的效果。在 2012 年 AlexNet 出现之后，基于深度学习的技术逐渐统治了图像目标检测领域。

目前，深度学习目标检测网络可以分为两大类：二阶检测器和一阶检测器。经典的二阶检测网络结构包括 R-CNN 系列的工作（R-CNN，Fast R-CNN，Faster R-CNN）、FPN 等。此类网络将检测任务分成两个阶段：候选框生成和对候选框执行预测。在第一阶段，检测器尝试识别图像中可能存在对象的区域。其基本思想是以高召回率提出候选区域，使得图像中的所有对象至少属于一个候选区域。第二阶段中，使用基于深度学习的模型为这些候选区域分配正确的类别标签。每个区域可能是背景，也可能是属于某个预定义类别标签的对象。经典的一阶检测器包括 YOLO 系列网络结构以及 SSD 系列网络结构。与将检测流程分成两部分的二阶检测器不同，一阶检测器没有单独的候选框生成步骤。它们通常将图像上的所有位置都看作潜在对象，然后再把每个感兴趣区域分类为背景或目标对象。近年来，一些方法不再预测物体包围盒，而是预测物体角点（corner net）或中心点（center net）。

3. 图像分割 经典的图像分割方法可粗略分为无监督和有监督两类。无监督方法实质上是直接根据图像底层特征对像素进行聚类。经典方法包括基于最小生成树的方法以及基于谱理论的方法（如 cormalized cut 等）。有监督方法通过提取图像特征，学习一个像素级别的分类器，对图像进行逐像素分割。在逐像素分割的基础上，进一步考虑图像的平滑先验，使用马尔科夫随机场的方法进一步优化。

（三）医学影像的目标识别与分割方法

医学影像的成像原理与统计特性与自然图像相比存在巨大差别。因此传统的自然图像识别分析方法若需应用于医学影像，往往需要对方法参数乃至算法设计进行重要变更。近年来，基于深度学习的技术通过数据驱动和端到端学习的方式，直接从数据当中学习图像表征，输出图像分析的结果，这使得在有充足标注数据的情况下，将自然图像分类、检测、分割网络迁移到医学影像分析领域成为可能。尽管如此，医学影像分析领域仍然有其自身的难点和挑战。

首先，医学影像的标注数据获取成本很高。与自然图像可以直接采用低成本众包标注的方式不同，医学影像的标注数据，通常需聘请专业医生进行图像解读和标注，这无疑限制了医学影像训练数据的规模。其次，医学影像中往往存在严重的样本不均衡问题，病例数据乃至病灶区域相对于正常数据，占比极小。最后，许多医学影像如 MRI、CT 等数据为三维数据，因此针对二维图像设计的网络并不能直接用于此类图像数据的分析。

对于病灶的检出和分类，通常以自然图像物体检测网络为基础，依据具体问题和数据加以改进和调整。例如 Setio 等在 3D 胸部 CT 扫描中检测肺结节，以多视角学习的形式，提取了九个不同视角的 CT 切片，以此提升检测的鲁棒性和精确度。Roth 等人使用三个正交方向的 3D-2D 混合网络结构检测 CT 成像中的结肠息肉、硬化性脊柱变形和淋巴结肿大。考虑到标注数据规模受限以及样本不均衡问题，一些方法引入弱监督学习的策略进行网络训练，或利用异常检测的方式，将病灶识别为正常区域的外点（outlier）。

对于医学影像的分割，目前最具代表性的网络结构是 2015 年德国弗雷堡大学提出的 U-Net 架构。此架构基于编码器-解码器结构，在网络中引入了大量的残差连接，使得高分辨力图像的局部特征与低分辨力图像的全局上下文特征能够更好地融合。该方法以及在自然图像中取得成功的 PSPNet 等方法，可以被成功地扩展到 3D 医学影像的处理（如 CT, MRI 影像等）。在 U-Net 的基础上，有学者提出

了一种基于全卷积的前列腺影像分割方法。该方法提出了一种新的目标函数，在训练期间根据 Dice 系数进行优化，在公开数据集上取得了优秀的结果。为了得到好的分割结果，有些工作将 CNN 分类的结果作为分割初始值，利用水平集，主动轮廓或条件随机场等方式对结果作进一步优化。

三、医学影像的重建技术

图像重建是指利用外部测量的数据经过数字处理来获得三维物体形状的技术，而医学影像的重建技术则主要是为了获取人体的内部形态或功能信息，为医学诊断提供辅助。各种医学影像设备，如 CT、MR、核医学（PET/SPECT）等，由于成像原理不同，在进行图像重建时需要采用不同的算法。本节内容主要针对与 CT 成像相关的断层成像技术进行介绍，包括传统的医学图像重建技术、基于神经网络的医学图像重建方法以及神经网络算法在 CT 图像重建上的应用。

（一）传统的医学图像重建方法

1. 断层成像和投影 CT、PET、SPECT 等都是典型的断层扫描设备，要了解这些设备的图像重建算法首先需要了解断层成像和投影的概念。断层成像，顾名思义就是要得到一个物体内部的截面图像。而投影则是指射线穿透被扫描物体之后在放射源另一端检测到的信号。以 CT 为例，沿着某一个投影方向，对每一条投影线计算衰减系数 $f(x,y)$ 的线积分，就得到了该射线上的投影值。

2. 正弦图 为了得到充足的用于重建的数据，需要在不同角度上对被扫描物体进行照射并采集投影数据。将不同角度下采集到的投影函数值一行一行叠放起来，就组成了用于断层重建的基础数据集，这个图形被称作正弦图（sinogram）。其横坐标是投影函数的距离坐标 R，纵坐标是投影角度 θ，而图中的灰度值则与投影函数值 $g(R,\theta)$ 相对应。以平面空间的一个点举例，如果其极坐标为 (r,φ)，在投影角度为 θ 时，则图像中该点在投影函数中的位置 R 可以表示为 $R=r\cos(\theta-\varphi)$。由此可见，图像中的一个特定点 (r,φ) 在不同角度下的投影数据对应于正弦图中的一条正弦曲线，如图 13-5 所示。同理，在任何一个正弦图数据中，一条正弦曲线上的数据与图像中某特定位置的点相对应。

3. Radon 变换与反变换 用 R 和 θ 构成的极坐标系统是一个二维空间，这个二维空间被称为 Radon 空间。物体空间的函数通常用 $f(x,y)$ 来

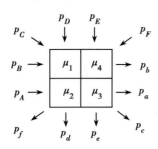

图 13-5 正弦图坐标系统

表示,与 Radon 空间的函数 $g(R,\theta)$ 有映射关系。Radon 变换是指从物体空间函数变换到 Radon 空间函数的过程;而 Radon 反变换则是指从 Radon 空间函数变换到物体空间函数。

4. 中心切片定理 如果将函数 $f(x,y)$ 的投影函数 $g(R,\theta)$ 做一维傅里叶变换,就可以得到其在频域中对应的一维变换函数 $G(R,\theta)$。同时,如果将 $f(x,y)$ 做二维傅里叶变换即得到其在频域中对应的结果 $F(u,v)$,用极坐标的形式表示为 $F(R,\theta)$。中心切片定理指出:密度函数 $f(x,y)$ 在某一方向上的投影函数 $g(R,\theta)$ 的一维傅里叶变换 $G(R,\theta)$ 是原密度函数 $f(x,y)$ 的二维傅里叶变换 $F(R,\theta)$ 沿同一方向且过原点的直线上的值,如图 13-6 所示。

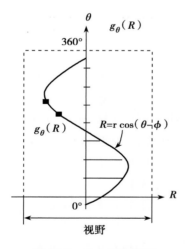

图 13-6 中心切片定理

5. 傅里叶变换法 根据中心切片定理,如果在不同角度取得足够多的投影数据,并分别做一维傅里叶变换,可以得到各个投影角度 θ 对应的频域变换结果 $F(R,\theta)$,将该极坐标结果做插值就可以得到充满整个频域空间的函数 $F(u,v)$,也即原密度函数 $f(x,y)$ 对应的频域变化。得到频域函数 $F(u,v)$ 的全部值后,对其作一次二维傅里叶反变换,就能得到原始密度函数 $f(x,y)$,即所要重建的图像。上述利用中心切片定理的重建算法被称为傅里叶变

换法。

采用傅里叶变换法重建图像时,由于投影函数的一维傅里叶变换在频率域中表现为极坐标的形式,需要通过插补运算才能转化为 $F(u,v)$ 的直角坐标形式,其计算量较大。另外在高频部分,也即离原点较远的部分,由于数据比较稀疏,在插补运算中容易引入误差。因此,傅里叶变换法在实际应用中有一定的局限性。

6. 滤波反投影(filtered back projection,FBP) 为了提高运算效率,研究人员提出了直接反投影算法。其基本做法是每次测量得到的投影值不经傅里叶变换和插值,直接反投影到该投影线的各个像素上。然而直接反投影之后,除了原本存在的致密的点,周围也会出现云晕状的伪影,这样重建得到的图像是模糊的。

为了改善直接反投影算法的问题,有学者提出了滤波反投影算法。其做法是首先对各个角度下的投影数据做滤波处理,得到修正后的投影函数,然后再对其做和直接反投影算法相似的反投影运算,得到最终希望求解的密度函数。对于 FBP 来说,最关键的问题就是如何滤波以使重建过程得到合适的修正。FBP 重建算法的关键步骤为:①得到各个角度下的投影数据;②对各个角度的投影数据做一维傅里叶变换,并乘以权重因子 $|\rho|$;③然后进行一维傅里叶反变换得到经滤波处理的投影函数;④用③的结果进行直接反投影,得到重建图像。

7. 扇形束重建 前面所述的重建算法都适用于平行束重建,但是在第三代和第四代 CT 扫描仪中,X 线的几何形状是扇形束,因此图像的重建算法需要进行修改,以免引入伪影。

最简单的方法是重排所得到的扇形束数据,生成一系列相互平行的数据,然后就可以利用前面介绍的算法进行重建。例如,在图 13-7 中扇形束中的射线开始时两两都不平行,但是当射线源旋转到图中位置后,射线都是平行的。在合理地重组所有数据之后,就可以采用标准的 FBP 算法进行重建。另外,FBP 算法也可以直接利用扇形束数据,但每个投影数据都需要乘以其扇形角对应的 cos 值,这个修改是可以融合在滤波的卷积核中的。

8. 迭代重建 无论是平行束重建还是扇形束重建,都是解析算法。另一大类用于图像重建的算法则是迭代算法。迭代算法通常从原密度函数 $f(x,y)$ 的一个初始矩阵估计值开始,通过比较当前估计对应的投影值和实际采集到的投影值,对代

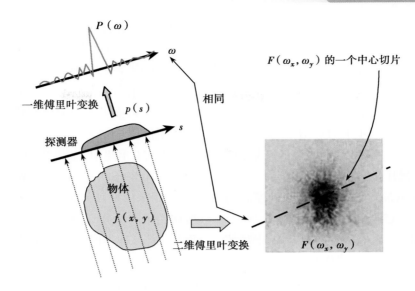

图 13-7 扇形束重建

表密度函数的矩阵进行修正。这个过程会在每个投影数据上进行，并对整个数据集重复多次，直到计算得到的投影值与实际测量的投影值之间的残差低于某个阈值。迭代算法在 CT 重建中用得不太多，因为 FBP 已经能够得到足够高的 SNR；迭代算法在核医学（如 PET/SPECT）的图像重建中被广泛利用，因为核医学的成像原理是基于光子发射而采集到的泊松事件，SNR 的保证是重建过程中的一大挑战。迭代算法的种类很多，大多数都基于较为复杂的数学原理，最常见的是基于最大似然原理的算法，如最大似然最大期望值法（maximum likelihood expectation maximization，MLEM）以及有序子集最大期望值法（ordered subset expectation maximization，OSEM）。

（二）基于神经网络的医学图像重建方法

目前已经有不少研究工作利用神经网络来进行医学图像的重建。例如 Argyrou 就利用了带有一个零值隐藏层的神经网络来进行二维重建，其最大的缺点是计算需要大量内存以及大量的训练样本，因此将该方法扩展到三维就不太现实。Cierniak 利用了反投影之后进行滤波的方法，并结合霍普菲尔德神经网络（Hopfield neural network）来解决图像的去模糊问题。该算法通过反投影规避了需要参数量过大的问题，并把重建问题退化为一个基于图像的滤波问题。在 MRI 的重建探索中，Hammernik 研究了一种用于学习稀疏变换和潜在的方程的算法。也有学者证实 FBP 可以被完全映射到一个深度神经网络结构中，图像重建可以用神经网络来表达。总之，基于神经网络的算法尤其是深度神经网络已经

在医学图像重建中展示了效能，本节将主要介绍卷积神经网络结合滤波反投影算法以及压缩感知算法。

1. 卷积神经网络结合滤波反投影算法 Kyong Hwan Jin 提出了一个名为 FBPConvNet 的网络结构，结合了 CNN 和 FBP 算法用于图像重建。FBPConvNet 的网络架构如图 13-8 所示，首先对原始的正弦图数据应用 FBP 得到重建图像，然后将其结果作为 CNN 的输入用于训练。尽管可以直接将测量空间的结果，即正弦图数据，作为 CNN 的输入来得到重建图像域的结果，但该做法要求 CNN 对极坐标和直角坐标之间的变换进行学习和编码。而先进行 FBP 可以极大地简化这个学习过程，FBP 重建携带了对于该类逆问题的物理认知，并且基于 FBP 的重建结果为 CNN 的回归提供了一个不错的输入。FBPConvNet 的 CNN 网络架构采用了原本用于分割的 U-Net，该网络结构有几个显著的优势：

（1）多层级的分解：该 U-Net 采用了基于池化的二值尺度分解，所以中间层的有效滤波核尺寸大于前后层，这对于 CT 的重建非常关键。另外该分解与迭代算法中多尺度小波变换的利用也有相似之处。

（2）多通道的滤波：U-Net 采用多通道滤波核，所以每层都会有多个特征图，这是 CNN 网络结构中的常见做法，用以提高网络的表达能力。

（3）残差学习：作为原始 U-Net 的改进，在输入和输出之间添加了一个跳跃连接，使得网络可以直接学习输入和输出之间的差异。这可以缓解训练

过程中梯度消失的问题,并在很大程度上提升算法表现。

(4)实施细节:FBPConvNet 在原始 U-Net 的基础之上还做了两个修饰。一个是采用了补零来保证图像尺寸不会在每次卷积之后变小;一个是将最后一层替换为卷积层,将 64 个通道减小为一个单一输出,原始的 U-Net 会输出两个通道的结果:前景和背景,因此这个操作是必要的。

事实上,FBPConvNet 算法可用于多种模态的医学图像逆问题,包括 CT、MRI 和 DT 等。

2. 压缩感知算法 压缩感知是一个针对信号采样的技术,它通过一些手段实现了"压缩的采样",准确地说是在采样过程中完成了数据压缩的过程。将模拟信号转换为计算机能够处理的数字信号时,采样频率需要满足奈奎斯特采样定理,才能完整保留原始信号中的信息。而压缩感知理论指出,如果信号是稀疏的,那么它可以由远低于采样定理要求的采样点重建恢复。压缩感知对于一些采集速度比较慢的情形,比如 MRI,就可以发挥巨大

的优势。应用压缩感知之后,只需要采集几分之一的数据,成像速度就可以提升好几倍,同时对重建出来的图像质量影响也不大。尽管 CT 成像速度与 MRI 相比有较大的优势,但减少采集数据可以有效地减少对扫描患者的辐射剂量,在临床上也有很大的应用价值。

在 CT 重建中,如果减少投影的射线束,会给重建结果带来条状伪影,直接利用 CNN 是难以消除的。如图 13-9 所示的基于 U-Net 的深度残差网络最初用于图像分割,Yo Seob Han 首次将其用于 CT 重建,通过神经网络学习条状伪影,再从原始的重建图像中减去这一部分误差,就可以得到修正之后的图像。

(三)神经网络算法在 CT 图像重建中的临床应用

本节主要介绍神经网络算法在 CT 图像重建中的几个具体临床应用,包括低剂量 CT 去噪、金属伪影校正以及 CT 图像超分辨力成像。

1. 低剂量 CT 去噪 CT 扫描时辐射剂量是一

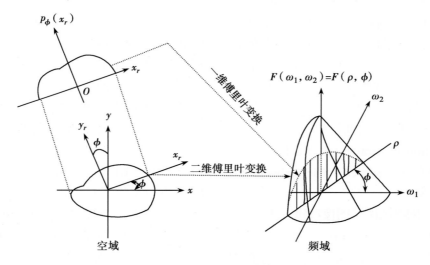

图 13-8 FBPConvNet 的算法架构

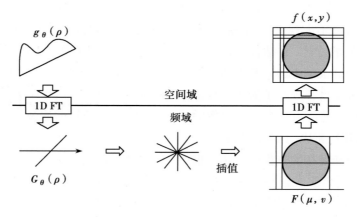

图 13-9 用于 CT 稀疏采样重建的深度残差网络

个关键的指标,临床上希望能够尽量降低剂量,减少对患者的伤害。但是降低剂量会导致重建图像的噪声增大,SNR降低,对于医生识图和诊断有负性影响。如何针对低剂量CT降噪以改善图像质量是目前众多科研人员探究的问题之一,近年来利用神经网络进行低剂量CT去噪也引发了很多关注。

Jelmer M. Wolterink提出了一种基于GAN的CT图像去噪方法,从低剂量CT图像中估计常规剂量的CT图像,从而降低噪声。他们同时训练了一种对抗鉴别器来区分生成器的输出和常规剂量的CT图像。经过对抗性损失训练的神经网络能更好地捕捉常规剂量图像的图像统计数据。降噪改善了假体CT图像中低密度钙化嵌入物的量化,并允许在高噪声水平的低剂量患者CT图像中进行冠状动脉钙化评分。

2. 金属伪影校正 在进行CT扫描时,被扫描患者体内有时会带有各种金属植入物,如牙体充填物、假体等,会造成严重的图像伪影。近四十年来,虽然人们提出了大量的金属伪影减少(metal artifact reduction, MAR)方法,但金属伪影目前仍然是CT的主要临床问题之一。Yanbo Zhang开发了一个基于CNN的MAR框架,它结合了原始图像和校正图像的信息以抑制伪影的产生。在使用MAR框架之前,首先生成一组数据并训练一个CNN,数值模拟了各种金属伪影案例,并建立了一个包括无金属图像、金属插入图像和各种MAR方法校正图像的数据集。然后,从数据库中提取上万个patch(片),训练CNN减少金属伪影。实验结果表明,该方法具有较好的金属伪影抑制能力。Lars Gjesteby通过改进正弦图以降低由金属物体引起的重建伪影。NMAR算法被认为是目前最先进的一种方法,该团队将NMAR(基于标准化的MAR算法)与深度学习算法相结合,在投影域对图像进行改善。Shiyu Xu开发了一个深度残差学习框架,用于训练一个深度卷积神经网络来检测和纠正图像内容中的金属伪影。Jianing Wang提出了一种基于条件生成对抗网络(cGAN)的人工耳蜗CT金属伪影减少的方法。有学者在预处理步骤中提出了一种带向归一化方法,该方法根据每个体素的强度值将CT图像分割成三个通道,结果表明该方法的平均表面误差为0.18mm,约为原方法的一半。

3. CT图像超分辨力重建 图像的超分辨力重建技术指的是将给定的低分辨力图像通过特定的算法恢复成相应的高分辨力图像。随着人工智能的不断发展,超分辨力重建技术在视频图像压缩传输、医学成像、遥感成像、视频感知与监控等领域得到了广泛的应用与研究。2014年,Dong等人首次将深度学习应用到图像超分辨力重建领域,他们使用一个三层的卷积神经网络学习低分辨力图像与高分辨力图像之间的映射关系,自此,在超分辨力重建率领域掀起了深度学习的浪潮。Kensuke Umehara采用了一个SRCNN架构来实现CT超分辨力重建,得到了比线性插值明显更优的结果。Junyoung Park使用了一个经修饰的U-Net学习低分辨力(厚层)和高分辨力(薄层)图像之间的端到端映射,评估了该方法在分辨力、对比度以及噪声特性方面的性能。CNN最显著的图像恢复改善是骨结构和空腔边界的去模糊。峰值信噪比大约提高10%,并得到更低的归一化均方根误差。Haoyu Ren提出了一种基于级联训练的深度学习方法用于提高神经网络的精度,并可以逐步增加网络层数。为了提高超分辨力重建的效率,提出了一键修边和级联修边两种方法。通过级联微调,逐步减少网络的层数,但效能并没有明显的损失。Chenyu You提出了一种半监督深度学习方法来精确地从低分辨力CT图像中恢复高分辨力CT图像。以生成对抗网络(GAN)为构建块,根据Wasserstein距离强制执行循环一致性,以建立从噪声低分辨力输入图像到高分辨力图像输出的非线性端到端映射。并且在损失函数中加入了联合约束,以促进结构的保存。在此过程中,将DCNN、残差学习和网络融合到网络技术中进行特征提取和恢复。

第六节 基于深度学习的医学图像评估系统

良好的医学图像质量是后续图像分析获取良好结果的先决条件。因此,对医学图像的质量评估是一项关键的步骤,大型人口研究等项目是烦琐且耗时的,迫切需要自动图像质量评估技术。

给定输入图像的自动图像质量评估(image quality assessment, IQA)算法试图预测其图像质量。图像的感知质量通常被定义为人类观察者分配的感知质量的个体评级的平均值。IQA的早期工作集中在使用自然场景统计(satural scene statistics, NSS)来预测图像的自然性。例如,米塔尔等人(2013)提出了自然图像质量评估器(natural image quality evaluator, NIQE)模型,该模型构建了基于空间域NSS

模型的统计特征集合。Moorthy 和 Bovik(2011)提出了一个基于 NSS 模型估计质量的两阶段框架,涉及识别和扭曲特定的质量评估。最近,卷积神经网络已被用于图像质量评估。Kang 等人(2014)和 Talebi 和 Milanfar(2018)提出了一种新的损失函数定义,并着重于地面真实质量分数的分布。

IQA 从方法上可分为主观评估和客观评估。主观评估就是从人的主观感知来评价图像的质量,首先给出原始参考图像和失真图像,让标注者给失真图像评分,一般采用平均主观得分(mean opinion score, MOS)或平均主观得分差异(differential mean opinion score, DMOS)表示。客观评估使用数学模型给出量化值,可以使用图像处理技术生成一批失真图像,操作简单,已经成为 IQA 研究的重点。图像质量评估算法的目标是自动评估与人的主观质量判断相一致的客观图像质量。然而,主观评估费时费力,在实际应用中不可行,并且主观评估受观看距离、显示设备、照明条件、观测者的视觉能力、情绪等诸多因素影响。因此,有必要设计出能够自动精确地预测主观质量的数学模型。

IQA 是分析大型医学图像数据集的重要步骤。医学成像的早期努力集中于量化脑 MR 图像的质量。Woodard 和 Carley-Spencer(2006)定义了一组 239 无参考(即不需要地面实况图像)图像质量指标(image quality metric, IQM)。然而,IQM 是在具有简单失真的图像对(例如高斯噪声或强度不均匀性)的基础上计算的,无法充分捕获到真实世界 MR 图像伪像的性质。Mortamet 等人(2009)提出了两个专注于检测头部周围空气区域假象的 IQM。他们将这些 IQM 应用于来自阿尔茨海默病神经影像学计划(alzheimers disease neuroimaging initiative, ADNI)数据库的 749 次扫描图像。然而,研究和站点之间存在许多潜在的不受控制的变异性来源,包括 MR 协议、扫描设置、参与者指令、纳入标准等。它们在 IQM 上提出的阈值不太可能超出 ADNI 数据库。

CNN 已经被用于对计算机视觉文献中的压缩图像的质量评估,并取得了相当大的成功。这一成功促使医学图像分析界将其用于多种图像质量评估挑战,例如胎儿超声和超声心动图。这两种技术使用 2D 图像并使用预训练的神经网络评估质量。最近的一项研究旨在利用长短期记忆(long-short term memory, LSTM)架构来利用时间信息,以提高图像质量评估的准确性。Küstner 等人利用基于贴片的 CNN 架构来检测头部和腹部 MR 扫描中的运动伪影,以实现空间感知概率图。在最近的研究中,Küstner 等人提出利用各种特征并训练深度神经网络进行人工检测。由于缺乏足够的训练数据,作者利用主动学习策略来检测低质量图像。

在心血管磁共振成像(cardiac magnetic resonance imaging, CMR)的背景下,Zhang 等人(2016)文献主要关注缺失的顶端和基底切片检测的相关内容。缺失切片会对左心室容积的准确计算产生不利影响,从而导致心脏指标(例如射血分数)的推导出现误差。Zhang 等人(2017)的另一项研究是在半监督环境中使用生成对抗网络来改善缺失切片检测的性能。Tarroni 等人(2018)提出使用决策森林方法来进行心脏覆盖范围估计,切片间运动检测和心脏区域中的图像对比度估计。在 Robinson 等人的研究中,CMR 图像的质量也与图像分割的自动质量控制有关。Lorch 等(2017)研究了合成运动伪影并使用直方图、框、线和纹理特征来训练随机森林算法以检测不同的人工拍摄水平。然而,他们的研究仅在人工破坏的合成数据上进行测试,并且仅针对呼吸伪影的检测。

一、医学图像评估方法概述

医学图像在疾病的诊断及治疗中有着重要的临床意义,随着现代医学的迅速发展,各种新的医学图像处理方法层出不穷,比如医学图像的重建算法、伪影校正消除的算法、去噪算法等。如何评价一幅经过处理的医学图像质量、如何评价某个医学图像处理算法的优劣等一直是人们关心的问题。然而截至目前,还没有统一的医学图像质量评价方法。

IQA 按照原始参考图像提供信息的多少一般分成 3 类:全参考(full reference-IQA, FR-IQA)、半参考(reduced reference-IQA, RR-IQA)和无参考(no reference-IQA, NR-IQA),无参考也叫盲参考(blind IQA, BIQA)。FR-IQA 同时有原始(无失真、参考)图像和失真图像,难度较低,核心是对比两幅图像的信息量或特征相似度,是研究比较成熟的方向。NR-IQA 只有失真图像,难度较高,是近些年的研究热点,也是 IQA 中最有挑战的问题。RR-IQA 只有原始图像的部分信息或从参考图像中提取的部分特征,此类方法介于 FR-IQA 和 NR-IQA 之间,且任何 FR-IQA 和 NR-IQA 方法经过适当加工都可以转换成 RR-IQA 方法。NR-IQA 类算法还可以进一步细分成两类，一类用于研究特定类型的图像质量，比如估计模糊、块效应、噪声的严重程度，另一类用于估计非特定类型的图像质量，也就是一个通用的失真评估。一般在实际应用中无法提供参考图像，所以 NR-IQA 最具有实用价值，也有着广泛的应用，使用起来也非常方便，同时，由于图像内容的千变万化并且无参考，也使得 NR-IQA 成为较难的研究对象。

图像质量的评估方法可以分为以下几类：

（一）全、半参考方法

将图像的某些特征与原始图像的相同特征进行比较，比如小波变换系数的概率分布、综合多尺度几何分析、对比度敏感函数和可觉察灰度差异特征等。其相应的应用领域包括视频传输中的数字水印验证、利用副通道进行视频质量监控与码流率控制等。

（二）盲参考

该评价方法完全无需参考原始图像，根据失真图像的自身特征来估计图像的质量。有些方法是面向特定失真类型的，如针对模糊、噪声、块状效应的严重程度进行评价；有些方法先进行失真原因分类，再进行定量评价；而有些方法则试图同时评价不同失真类型的图像。盲参考方法最具实用价值，有着非常广泛的应用范围。

Moorthy 和 Bovik 的盲图像质量指数（blind image quality index，BIQI）分两步对图像进行评价，先采用小波分解系数经广义高斯分布（generalized gaussian distribution，GGD）模型拟合得到的参数作为特征，由 SVM 分类得到当前图像属于每个类的概率，再采用 SVR 对各个退化类型计算图像质量指标值，最后根据概率加权得到总的质量评价指标。

（三）基于概率模型的方法

这类方法首先建立图像特征与图像质量之间的统计概率模型，大多采用多变量高斯分布描述概率分布。对待评价图像提取特征后根据概率模型计算最大后验概率的图像质量，或根据与概率模型的匹配程度（如特征间的距离）估计图像质量。

在得克萨斯大学奥斯汀分校的 Mittal 等提出的自然图像质量评价（natural image quality evaluator，NIQE）算法中，无需利用人眼评分的失真图像进行训练，在计算其局部 MSCN 归一化图像后，根据局部活性选择部分图像块作为训练数据，以广义高斯模型拟合得到模型参数作为特征，采用多变量高斯

模型描述这些特征，评价过程中利用待评价图像特征模型参数与预先建立的模型参数之间的距离来确定图像质量。

Abdalmajeed 和 Jiao 在对图像进行局部 MSCN 归一化后，基于韦伯分布提取自然图像统计特征，并以多变量高斯分布描述它的概率分布，计算待评价图像特征与无失真图像统计模型的距离作为图像质量评价度量。根据概率建模是一种基于大量样本的统计方法，概率数学模型的选择和样本量的大小是影响其性能的关键，现有方法为了方便大都基于多变量高斯模型进行概率建模。考虑到表征图像质量的特征维度很高，复杂的模型将需要更多的数据量，这类方法只有当数据量较大时才可能取得较好的效果。

二、基于神经网络的医学图像评估方法

最近几年，深度学习已经引起了研究者们的关注，并在各计算机视觉任务上取得了巨大的成功。具体而言，CNN 已经在许多标准的对象识别基准上表现出了优越的性能。CNN 的优势之一是可以直接将原始图像作为输入，并将特征学习融入到训练过程中。CNN 具有深层次的结构，可以有效地学习复杂的映射，同时要求最小的领域知识。这里主要介绍使用深度学习训练 NR-IQA。

基于 CNN 的图像质量预测主要有两种，分别称为块级（patchwise）和图像级（imagewise）。顾名思义，块级是为了增加样本量，因为图像的 QA 问题没法做增强（augmentation）。块级的 CNN，训练的时候给每个块级一个相同的和图像一样的成绩（score），而且用了局部分裂正常化（local divisive normalization）。测试的时候每个块级算一个成绩，进行平均得到最终的图像质量。

Le Kang 等人使用 5 层 CNN 准确预测 NR-IQA。该方法输入 32×32 大小的图像块，使用局部归一化、结合全局最大最小池化层和 Relu 非线性激活层等，选择 SVR 损失函数，使用带动量的随机梯度下降来优化模型。在网络结构中，特征学习和回归被整合到一个优化过程中，从而形成一个更有效估计图像质量的模型。这种方法在 LIVE 数据集上表现了当时最好的性能，并且在交叉数据集实验中显示了出色的泛化能力。该团队同时进行了图像局部失真的实验，证明了 CNN 的局部质量估计能力。

Ke Gu 等人介绍了一种新的基于深度学习的图像质量指数（deep learning based image quality index，DIQI）来评估无参考图像质量。如图 13-10 所示，该方法首先将 RGB 图像转换到 YIQ 颜色空间，从中提取 3 000 个特征，然后使用 L-BFGS 算法训练一个稀疏的自动编码器，输入数据是 s × 3 000 的矩阵，s 表示训练样本的个数，设计一个 3 层的 DNN，使用刚才训练的自动编码器初始化 DNN，然后使用线性函数计算输出，最后根据损失函数使用反向传播算法微调 DNN 每层的权重。实验结果表明 DIQI 的有效性。

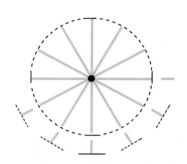

图 13-10　DIQI 结构和稀疏表示

三、医学评估指标

（一）绝对评价

所谓绝对评价，是由观察者根据自己的知识和理解，按照某些特定评价性能对图像的绝对好坏进行评价。通常，图像质量的绝对评价都是观察者参照原始图像对待定图像采用双刺激连续质量分级法（double stimulus continuous scale，DSCQS），给出一个直接的质量评价值。具体做法是将待评价图像和原始图像按一定规则向观察者交替播放持续一定时间，然后在播放后留出一定的时间间隔供观察者打分，最后将所有给出的分数取平均作为该序列的评价值，即该待评图像的评价值。国际上也对评价尺度做出了规定，对图像质量进行等级划分并用数字

表示，也称为图像评价的 5 分制"全优度尺度"，具体列举如图 13-11 所示。

（二）相对评价

相对评价中没有原始图像作为参考，是由观察者对一批待评价图像进行相互比较，从而判断出每个图像的优劣顺序，并给出相应的评价值。通常，相对评价采用单刺激连续质量评价方法（single stimulus continuous quality evaluation，SSCQE）。具体做法是，将一批待评价图像按照一定的序列播放，观察者在观看图像的同时给出待评图像相应的评价分值。相对于主观绝对评价，主观相对评价也规定了相应的评分制度，称为"群优度尺度"。

（三）主观评价指标

1. MOS、DMOS　图像质量评价可以分为主观评价指标和客观评价指标，主观评价由观察者对图像质量进行主观评分，一般采用平均主观得分（mean opinion score，MOS）或平均主观得分差异（differential mean opinion score，DMOS）即人眼对无失真图像和有失真图像评价得分的差异的方法。MOS 是主观评价实验之后，得到主观分数，取值范围为 0~100，值越大，代表主观感受越好。

缺点：耗费人力，不是自动的，不利于调整参数。

优点：根据人眼的感知，直观并能较精确地评价图片的质量。

2. 均方根误差（root mean squared error，RMSE）　用于评价值与人眼主观打分之间的绝对误差，衡量算法预测的准确性。

3. 线性相关系数（linear correlation coefficient，LCC）　也称为皮尔逊（Pearson）线性相关系数（PLCC），用于描述算法评价值与人眼主观打分之间的相关性，也衡量了算法预测的准确性。

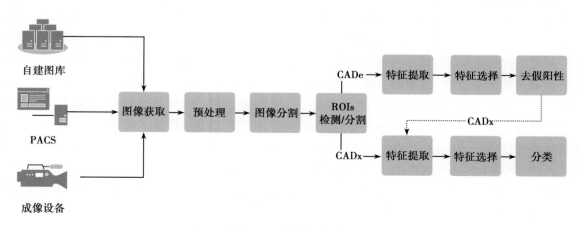

图 13-11　绝对评价尺度

4. Spearman 秩相关系数（spearman's rank ordered correlation coefficient，SROCC） 被认为是最好的非线性相关指标，这是因为 SROCC 只与序列中元素的排序有关。即使序列中元素被任何单调非线性变换作用（如对数变换或指数变换），都不会对 SROCC 产生任何影响，因为不会影响元素的排序。

5. Kendall 秩相关系数（kendall rank order correlation coefficient，KROCC） 该系数也衡量了算法预测的单调性。KROCC=（同序对数－逆序对数）/ 总对数［总对数 =n（n−1）/2］，它的性质与 SROCC 类似，适用于连续输出的机器学习模型或简单的回归拟合模型。

6. 离出率（qutlier ratio，OR） 表示超出主观得分§2倍标准差（存在多个观察者的主观得分时）的样本数百分比。

（四）客观评价指标

客观评价方法：对重建图像与原始图像的差别进行定量的计算。一般来说，客观评价指标有以下几种：

1. 峰值信噪比（peak signal to noise ratio，PSNR） PSNR 用得最多，但是其值不能很好地反映人眼的主观感受。一般取值范围：20~40。值越大，表示图像质量越好。优点是算法简单，检查的速度快，但呈现的差异值与人的主观感受不成比例。

2. 结构相似性（structural similarity，SSIM） 一种衡量两幅图像相似度的新指标，其值越大越好，最大为 1，经常在图像处理中使用，特别是在图像去噪处理中对图像相似度评价上全面超越信噪比（signal to noise ratio，SNR）和峰值信噪比（peak signal to noise ratio，PSNR）。该理论认为自然图像信号是高度结构化的，即像素间有很强的相关性，特别是空域中最接近的像素，这种相关性蕴含着视觉场景中物体结构的重要信息。作为结构相似性理论的实现，结构相似度指数从图像组成的角度将结构信息定义为独立于亮度、对比度的，反映场景中物体结构的属性，并将失真建模为亮度、对比度和结构三个不同因素的组合。用均值作为亮度的估计，标准差作为对比度的估计，协方差作为结构相似程度的度量。

结构相似性指数（SSIM index）是一种用以衡量两张数位影像相似程度的指标。当两张影像中的其中一张为无失真影像，另一张为失真后的影像时，二者的结构相似性可以看成是失真影像的影像品质衡量指标。相较于传统所使用的影像品质衡量指标，如峰值信噪比（PSNR），结构相似性在影像品质的衡量上更能符合人眼对影像品质的判断。该指标计算稍复杂，其值可以较好地反映人眼主观感受。一般取值范围：0~1。值越大，表示质量越好。它改进了 PSNR 的缺点，但是，结构相似性指标有其限制，对于影像出现位移、缩放、旋转（皆属于非结构性的失真）的情况无法有效运作。为解决此问题，另已发展出在小波域进行运算的结构相似性指标，称作复小波结构相似性指标。

3. 均方误差（mean square error，MSE） 指参数估计值与参数真值之差平方的期望值。MSE 可以评价数据的变化程度，MSE 的值越小，说明预测模型描述实验数据的精确度越好。

（戴亚康　刘　雷　庄吓海　周凌霄）

第十四章　医学影像人工智能的临床应用

第一节　肺部疾病智能检测评估

一、肺部疾病智能检测的起源和发展

人工智能技术（AI）是只执行模仿人类认知功能和智能任务技术的总称。其中，机器学习是人工智能技术的一个分支，用于从医学图像中提取有意义的模式。在医学成像的背景下，使计算机一致且不知疲倦地执行重复性任务的想法非常具有吸引力。人工智能技术（AI）在放射学领域的应用已有50年之久。第一个使用电脑辅助诊断胸部放射结果的案例可以追溯到20世纪60年代，当时Lodwick及其同事编码了肺癌患者胸部X线片的成像特征，创建了预测1年和5年生存率的预后模型。在随后的几年中，机器学习支持的计算机辅助检测/诊断（computer-aided diagnosis）成为放射学领域的一个主要研究课题，并产生了很多临床实用案例，如检测和区分良性和恶性肺结节等。本章内容将以肺结节的智能检测为例阐述肺部疾病智能检测的必要性。肺结节智能检测的主要目的是开发能够提高结节检测准确性的算法，并提供计算机产出的自动化报告，作为放射科医师的"第二意见"，辅助临床决策。

利用机器学习或深度学习算法进行肺结节智能检测的可行性，源于经审编的大型胸部成像数据集和大规模肺癌筛查实验数据的出现。

肺部图像数据库联盟图像数据库资源计划（lung image database consortium image database resource initiative，LIDC-IRDI）是由美国国家癌症研究所（national cancer institute，NCI）发起，由美国国立卫生研究院基金会（foundation for the national institutes of health，FNIH）进一步推进，并在美国食品药品监督管理局（food and drug administration，FDA）的积极参与下建立的一个公众可访问的国际资源库，目的在于通过构建一个充分表征的CT扫描图像库，促进开发计算机辅助肺结节检测、分类和定量评估方法。共有7个学术中心和8家医学影像公司通力合作，共同解决存在的组织、技术和临床问题，为数据库/资源库的建成提供了坚实的基础。LIDC/IDRI数据库包含1 018个病例，每个病例包括来自临床胸部CT扫描的图像和相关的XML文件，XML文件记录来自四位经验丰富的胸部放射科医师执行的两阶段图像注释的结果。在初始盲法读取阶段，每位放射科医师独立对每一次CT扫描结果进行审查，并对病变大小进行标记，如"结节大于等于3mm""结节小于3mm"和"非结节大于等于3mm"。在随后的非盲读取阶段，每位放射科医师独立审查自己的标记以及其他三位放射科医师的匿名标记，以提出最终意见。该数据库包含至少一名放射科医师标记为"结节"的7 371个病灶。其中2 669个病灶至少被一位放射科医师标记为"结节大于等于3mm"，928个病灶同时被四位放射科医师标记为"结节大于等于3mm"。LIDC/IDRI数据库有望为临床实践中的CAD开发、验证和传播提供必要的医学成像研究资源。

大规模肺癌筛查试验的数据，如美国的国家肺部筛查试验（NLST）和荷兰-比利时肺癌筛查试验（NELSON）等，为研究人员提供了深度学习算法模型训练和精确执行所需的大量数据集。

经过审编和验证的数据库的存在使肺部疾病放射学处于这些新技术发展的最前沿应用领域。

二、肺部疾病智能检测必要性

根据国际癌症研究机构（international agency for research on cancer，GLOBOCAN）数据库的调查研究表明：全球11.4%的癌症病例集中在肺癌，肺癌仍然是世界上最常见的癌症。此外，肺癌的死亡率高达19.4%。正如一些研究表明，吸烟是导致肺

癌的主要原因,吸烟者患肺癌的风险比非吸烟者高15倍。此外,肺癌的另一个致命因素是空气污染,随着城市的高速发展,公众逐渐出现严重的肺部健康危害。从这个意义上讲,人们应该加强健康管理。然而,最重要的是,为了避免错过最佳治疗机会,迫切需要一种有效的肺结节早期检测方法。随着医学成像技术的发展,X线、超声检查、正电子发射断层扫描(PET)和计算机断层扫描(CT)被用于肺结节检测。经过许多研究人员的验证,CT医学成像技术用于肺结节检测的灵敏度和准确度优于其他检测方法。肺结节在人体肺部直径为5~40mm,其形状通常为球形。然而,由于周围解剖结构的影响,有时这些结节可能会扭曲。此外,一些假阳性病例,如肋骨、血管和气道壁,常被误认为肺结节,使肺结节检测任务更加具有挑战性。通常,与计算机辅助检测(CAD)系统相比,手动肺结节检测方法容易出错且耗时。因此,肺结节智能检测技术显得尤为重要。

三、肺结节智能检测技术

肺结节的智能检测技术是指计算机辅助医生鉴别诊断肺结节的过程,主要包含结节分割和结节分类2个步骤。

(一)肺结节分割

肺结节分割是指从医学影像图像中提取肺结节区域的技术和过程,以便在临床应用中对感兴趣肺结节区域进行查看以及后续的识别和分析。

肺结节分割是影像组学分析过程中最重要的步骤,因为后续特征提取的参数都是基于分割区域进行的。同时,肺结节分割也是最具有挑战性的环节,因为很多肿瘤的边缘都很模糊。学术界对于在多大程度上依靠手动分割或者自动分割亦是存在争议的。但是,通过计算机辅助的方法进行边缘检测,再通过人工手动校正,是专家们目前达成的共识。现在可以通过自动化的方法实现骨骼元件和一些器官的分割,但是某些疾病,尤其是癌症,因为主体间和主体内形态和对比度异质性,尚需要人工辅助。

当前的肺结节分割技术可归结为以下四个种类:

1. 基于阈值的方法 是通过影像图像的衰减找到特定的阈值后将图像二值化来凸显感兴趣的区域(在这里特指肺结节)实现分割的方法。

2. 基于区域的方法 主要是设定一个区域内存在相邻像素具有相似值,通过遍历寻找和集合确定感兴趣区域的方法。

3. 基于形状的方法 主要是使用目标区域预设形状信息来识别描绘的方法。

4. 基于机器学习方法 其目的是基于从数据中提取的特征来预测肺部异常,并且在分割过程中包括这些特征,以便系统区分正确的肺部边界。

目前,有很多软件提供手动、半自动甚至自动的肺结节体积分析软件包。虽然这些软件包提供了可靠的重复测量指标,但是不同的软件包提供的尺寸测量值仍存在差异,因此英国胸科学会肺结节管理指南中的一项重要研究建议便是减少肺结节容积的测量尺寸差异。

(二)肺结节分类

目前肺结节的诊断将结节的大小和生长速度作为判断良性和恶性的主要指标。除了结节大小,CT图像还提供额外信息,例如形状、空间复杂度、强度模式和一系列其他"纹理"特征等,作为判断结节良恶性的依据。传统的机器学习算法依赖于这些手工挑选的特征选择来创建区分良性和恶性结节的分类器。此后,"影像组学"一词进入大众视野,用来描述从医学影像中提取的高通量定性特征,辅助诊断、预测以及监控治疗反应。病理学研究表明,恶性肺结节内的异质性较强,这在肉眼观测的放射学研究中并不明显,但是可以通过影像组学参数进行量化。

在区分良性和恶性结节的问题中,影像组学研究方法主要有以下几个步骤:

(1)基于文献和专家意见定义具有研究意义的大量纹理特征。

(2)创建训练集,从已分割结节上自动提取纹理特征。

(3)用以上训练集中效果最好的子集作为测试集。

传统的统计学方法,如逻辑回归、随机森林、支持向量机、k近邻、决策树和神经网络等都可以应用于肺结节分类。但是由于样本量过小以及CT机器之间扫描协议的不同,测试集和训练集通常是不独立的。这导致了"过度拟合"的问题,因此模型所展现出的高精确性并不能在另一个完全独立的数据集上重复。另外,有研究表明,关于不同MRI序列中放射学特征稳健性的研究发现只有33%的特征在不同机器上是稳定的。因此,"过度拟合"以及寻找在不同的机器上都趋于稳定的影像组学参数是当前人工智能算法研究中亟待解决的问题。

四、肺部疾病智能检测的产品

目前，国内已有许多企业和团队推出了各自的产品，应用于肺结节的检测和分析，旨在提升肺结节检测的准确度和效率，辅助医生诊断，节约医疗资源。如医疗 AI "Doctor You" 于 2017 年 7 月对外发布，展示的应用场景是远程影像诊断。该工具的 CT 肺结节智能检测引擎，由算法引擎团队和视觉计算团队共同建立。

σ-Discover 肺结节智能诊断系统是基于深度学习技术的自动化医疗诊断系统与医学数据分析系统，具备四类功能：结节检测、结节分析、结节诊断、报告生成。该系统具有良好的适用性，可以较好地对接和适配各类主流 CT 设备。目前，σ-Discover 肺结节智能诊断系统已经与部分医院达成战略合作协议，进行装机试用。

肺癌影像智能诊断系统，基于 Faster R-CNN 算法等优化技术，对胸部 CT 影像进行智能分析，检测病灶并对病灶性状进行多维度描述以及鉴别诊断，并结合临床指南自动生成结构化报告。在公开报道中，依图医疗人工智能技术实际临床敏感性达 95% 以上，其中 10mm 以下的小结节和 5mm 以下的微小结节占检出结节的 40% 以上。

AI-肺结节智能诊断系统，使用与 LinkDoc 合作的顶级影像科医生标注的胸部 CT 数据集，基于深度学习与强化学习技术，采用多通道、异构三维卷积融合算法，提高了对不同尺度、不同形态肺结节的检测敏感性与准确度，最终全自动地识别出 CT 影像中的结节，识别率达 91.5%，并可计算结节的医学特征，协助医生撰写诊断报告并辅助进行最终诊断。该产品的优势在于与医学影像领域著名专家的合作。

此外，还有许多企业推出了相关产品，各有优劣。

而国外的大型公司在肺结节智能诊断工具上的探索发展也很迅速，例如通过与研究机构合作，已有人工智能早期肺癌检测系统可以在微小结节的筛查中达到 94% 的准确率。

五、肺部疾病智能检测效果的评估

肺部疾病智能检测现存许多不同的方法，而如何评价这些方法，并且进一步判断其在临床应用中的场景和价值则需要用到不同的指标。以下将从肺部疾病智能筛查的数个应用场景出发，对于特定场景的需求和评估方法进行阐述。

（一）病灶筛查效果的评估

1. 病灶筛查效果的评估价值 病灶筛查是指在图像中找到病灶位置，并且加以标记的过程。在临床应用中，病灶筛查功能可以提前指出病灶的区域，协助医生对病灶进行判断。这一过程将极大地减少阅片医生的工作量，提升医生找到肺结节病灶位置的速度。但是这一功能同样需要严谨的技术作为支撑，使得工具对医生工作有所帮助，而不是误导医生。

也正是因此，对病灶筛查效果的评估是极为重要的，正确评价工具的准确性和可用程度才能使其正确地进入诊断流程，与人工的阅片过程相匹配。

另一方面，病灶筛查工具的最终目标是形成准确、自动的识别系统，而在工具的自适应进化过程中，也需要有效的评价指标来确定其前进方向。

2. 病灶筛查效果的评估指标 单一呈现病灶筛查这一功能时往往是对病灶所在区域的一个粗分，因此评估标准中存在区域相似性的相关指标，并不着重于区域形状或边缘位置等问题，更多地关注对异常的发现。而与区域相关的过程和指标可见影像分割段落。评估指标包括：①DICE 系数；②杰卡德相似系数；③欧式距离；④假阳性率；⑤kappa 分数；⑥ROC 曲线；⑦FROC 曲线；⑧混淆矩阵；⑨AUC；⑩PR 曲线。

（二）影像分割的评估

1. 影像分割的评估价值 影像分割往往是建立在已知病灶位置的基础上，是对有临床意义或感兴趣的影像局部进行分割的一种技术，是肺结节智能筛查过程的评估中重要的一环。

在临床上，分割也是为诊断提供基础信息的一环，正确进行分割才能够提供准确的病灶数据。例如在肺结节诊断的情境下，准确有效地结节分割能够为结节大小、形状等信息的体现建立一个良好的基础。同时，诊断过程也依赖于分割区域的信息，对于血管、空泡等区域的分割是个值得商榷，并且需要标准进行评估的部分。

在医学研究中，分割更是影像组学参数提取的基础，有效且快捷的分割才能让后续分析和比较成为可能。如果在分割环节就存在偏差，那么这些偏差将在分析中不断扩大并且影响结果的分析。

2. 影像分割的评估指标 影像分割过程评估指标的对象包括影像分割的位置、面积、与"金标准"的重叠范围，体现的是肺结节筛查工具能够正确找到整个病灶的边界，与背景或其他组织分割。评估指标包括：①DICE 系数；②平均表面距离；③豪斯多夫距离；④体素相对差异率；⑤对称位置的平均表面距离；⑥对称位置的最大表面距离；⑦定位距离；⑧检测精度；⑨杰卡德距离；⑩欧式距离；⑪混淆矩阵。

影像分割自动为临床医生提供结节尺寸、位置等临床诊断过程所需的数据，将医生原本的手动拉线、手动测量等过程省略，力求减少工作量和读片所消耗的时间。同时为后续可能的分型、诊断功能提供判断的信息。这其中既包括明确可见的征象，也可能会包含分型、诊断有关的影像学参数。

因此在参数提取的部分，肺结节智能检测系统既要做到与临床医生的习惯相统一，又要能够与判断模型相连贯。例如选择在影像的哪一层进行尺寸测量，如何对结节的特征进行提取，都是需要评估后进行仔细设计的。

3. 参数提取的评估指标 影像学参数的"金标准"往往是明确的数值，因此评估标准中也有不少是较为广泛的统计学指标。但是由于参数提取往往是在影像分割的基础上进行的，实际系统中的评估还需要联合影像分割的效果进行评价。评估指标包括：①DICE 系数；②平均豪斯多夫距离；③平均平方误差；④平均绝对值误差；⑤连续概率排位分数。

（三）病灶分类

1. 病灶分类的评估价值 在肺结节智能检测系统里，病灶分类的目的在于从医学影像中判断出结节的分类，如实性、部分实性、磨玻璃等。对于肺结节来说，结节的分类和尺寸很大程度地代表了病灶的良恶性，也会决定后续的医疗手段，因此，病灶分类系统需要在确保精确度的同时尽量降低假阳性率。

对于病灶的分类而言，既有与可见征象相关的判断流程，也存在引入影像组学参数作为判断条件的可能。对肺结节智能检测工具下的病灶分类功能评估也包含了对病灶分类方法的探究。

2. 病灶分类的评估指标 包括：①杰卡德距离；②精确率；③灵敏度；④F1-分数。

（四）临床预测

1. 临床预测的评估价值 临床预测是肺结节智能诊断系统里最复杂，但也最有临床价值的一个部分。使用从影像和病历中取得信息对病灶可能的发展或患者可能的病况进行预测，是存在一定风险的，至少在短时间内，人工智能工具的临床预测和推荐无法替代临床工作者的判断。为此，能否准确地给出结果，以及能否将做出预测的因素以临床工作人员易于理解的方式表达都是重要的评价标准。

2. 临床预测的评估指标 包括：①准确率；②马修相关系数；③AUC；④平均绝对误差；⑤中位数平方误差；⑥调整兰德系数；⑦同质性；⑧一致性指数。

（单 飞 周凌霄）

第二节 乳腺癌筛查

乳腺癌（breast cancer）是全球女性最常见的癌症之一，也是女性癌症死亡的主要原因。如果能早期发现并及时治疗，其治疗效果是恶性肿瘤中最佳的。全球乳腺癌死亡率自 20 世纪 90 年代起呈现出下降趋势，其中最主要的原因就是乳腺癌筛查工作的开展，使得早期病例的比例增加。

乳腺 X 线摄影（mammography）主要用于乳腺癌的筛查和诊断，是乳腺疾病最基本和首选的影像检查方法，可以检出临床触诊阴性的早期乳腺癌。乳腺 X 线影像诊断通常是通过放射科医生浏览每幅影像，从中识别出异常征象，同时还需要结合患者的临床信息，这要耗费医生大量的精力。

随着深度学习在医学影像计算机辅助诊断（computer aided diagnosis，CAD）系统中的广泛应用，放射科医生获得了宝贵的诊断第二意见，这对于乳腺癌的早期筛查及诊断尤为重要。

一、应用于乳腺癌筛查的深度学习方法

（一）卷积神经网络

卷积神经网络（convolutional neural network，CNN）是监督深度学习模型的代表性结构，它可以从输入的图像中提取高等级的特征。而传统的 CAD 系统没有深度网络，系统性能较差，仅能提取浅层特征。

2016 年，一个基于 CNN 的 CAD 系统被开发，对乳腺癌的肿块进行了分类。在训练过程中，它用 CNN 提取了高级别和中等级别的特征，组合后对模型进行训练，并且将 CNN 自动提取的强度信息与深度特征结合起来，从而更好地模拟医生的诊断过程，取得了较好的效果。

2017 年，一种基于感兴趣区域（region of interest，ROI）的端到端的 CNN 系统被开发，它在具有 ROI 信息的乳腺 X 线图像数据集中进行训练，并

直接优化检测性能。这个系统学习目标的概括性表示具有很强的通用性，可以同时检测多种目标，是一种快速、准确的目标检测器。

基于 CNN 的模型往往需要对 ROI 进行详细的注释，这仍需要耗费大量的时间和费用。

（二）多示例学习

多示例学习（multiple instance learning，MIL）是一种弱监督学习方法。它仅需要整幅图像的标签，而非 ROI，大大降低了训练成本。

2016 年，一种新型的乳腺 X 线图像计算机辅助检测与诊断系统被开发，该系统仅使用整体图像水平的标签。它首先将乳腺自适应地分割为多个区域，然后从每个区域中提取检测到的病变特征并合并，进而将乳腺 X 线图像分类为正常或异常。

2017 年，一种类似的基于 MIL 的深度学习框架解决了乳腺 X 线图像异常结果的检测和分类问题。它首先将图像分解为多个示例，通过选择最高阳性概率的示例完成检测任务，其余示例通过预训练网络产生特征向量，然后预测其类别概率，最后得出总的类别概率。该方法的特点是可以用 MIL 自动发现乳腺 X 线图像中的判别性示例，而且结果可与在完全注释的数据集中进行训练的监督方法相媲美。

（三）深度信念网

深度信念网（deep belief net，DBN）是一种非监督学习下的深度学习模型。它可以提取图像的深度特征，并从中选择突出特征。因此用于 DBN 的图像不需要经过标注，大大节省了前期的工作量。

2015 年，一种结合深度学习和随机森林的算法被用来检测乳腺 X 线图像中的可疑区域。它首先由多尺度 DBN 和高斯混合模型选出候选区域，然后用 CNN 作进一步处理，筛选出的区域由随机森林分类器进行分析。

2017 年，一种基于 DBN 的 CAD 系统被用于识别正常、良性和恶性乳腺组织，包括肿块自动检测、ROI 提取、特征提取和 DBN 分类模块。

二、乳腺癌筛查相关数据集

（一）DDSM

乳腺 X 线摄影数字化数据集（digital database for screening mammography，DDSM）是目前最大的乳腺 X 线图像公共数据集，其中收集了由南佛罗里达大学收集的 1988—1999 年间的 2 620 例病例，总共 10 480 幅图像。DDSM 中包含每位患者的年龄、乳腺密度、乳腺影像报告、ROI 类型以及数据系统注释，用户可以在 DDSM 的网页上自定义搜索适合于自己研究的病例。

DDSM 拥有丰富的病例类型，可以很好地训练深度学习模型，它的一个主要用途就是为不同算法之间的比较提供一个标准化平台。但它的数字化图像是通过扫描胶片获得的，会产生一些伪影，且精确度不足。

（二）INbreast

INbreast 数据集是由波尔图 CHSJ 乳腺中心提供的全视野数字乳腺 X 线摄影数据集，其中收集了 2008 年 4 月至 2010 年 7 月期间的 115 例筛查、诊断和随访病例。INbreast 数据集中包含每位患者的年龄、家族史、乳腺密度和 BI-RADS 分类的信息。

INbreast 最大的优点是具备精确的轮廓注释，便于对评估肿块形态的算法进行训练及验证，但是病例数量相对较少。

（三）MIAS

乳腺 X 线图像分析协会数据集（mammographic image analysis society，MIAS）收集了 161 例病例，共 322 幅图像。MIAS 中包含正常图像以及良性、恶性病变的多种征象图像，具有毛刺肿块的图像在数据集中占很高的比例，目前仍被广泛应用于研究中。

MIAS 是最早的公共数据集，其缺点主要是数字化图像的对比度分辨力较低。

（刘　雷　周凌霄）

第三节　骨龄评估预测分析

人的生长发育可用两个"年龄"来表示，即生活年龄（日历年龄）和生物年龄（骨龄）。

人类骨骼发育的变化基本相似，每一根骨头的发育过程都具有连续性和阶段性。不同阶段的骨头具有不同的形态特点，因此，骨龄评估能较准确地反映个体的生长发育水平和成熟程度。它不仅可以确定儿童的生物学年龄，而且还可以通过骨龄及早了解儿童的生长发育潜力以及性成熟的趋势；通过骨龄还可预测儿童的成年身高。骨龄最早应用于医学上研究和衡量儿童的生长发育情况，随后被大量地应用在确定运动员的实际年龄以确定参赛资格上。骨龄鉴定方法被更加广泛地应用于司法判案过程中，并扮演着十分重要的角色。

骨龄和实际年龄之间的显著不匹配会昭示各

种各样的问题,包括生长障碍和内分泌问题。骨龄的单一读数值会告诉临床医生患者在特定时间内的相对成熟度,与其他临床发现相结合之后,就可以将正常人与相对快速或迟缓成长的人区分开。连续的骨龄读数值意味着孩子的成长方向和/或显示其在治疗中的进展情况。通过评估骨龄,儿科医生可以诊断儿童发育过程中的内分泌失调和代谢紊乱问题。在这种生长迟缓的情况下,骨龄和身高可能都会延迟到几乎相同的程度,但是,通过治疗,达到正常成人身高的潜力仍然存在。

传统的骨龄评估通常是对被测者的手部和腕部进行 X 线摄片,然后由医生根据得到的 X 线照片进行解读。解读的方法有简单计数法、图谱法、评分法和计算机骨龄评分系统等,最常用的是 G-P 图谱法和 TW3 评分法;根据骨龄预测正常儿童的成年身高,包括 B-P 法、TW3、中华-05 法等。由于某些疾病儿童的生长发育规律有其特定的规律,因此对于某些患儿应当使用特定的身高预测方法才准确。

随着人工智能技术的发展,人工智能专家试图通过机器学习方法解决问题。机器学习方法被广泛用于医学图像分析,通过在给定数据集上训练模型完成对新数据的分类、识别和分割等,常用算法有支持向量机(SVM)算法、隐马尔科夫(HMM)算法、人工神经网络等。然而,以往基于图像识别的自动骨龄检测方法需利用先验知识从原始数据中人工提取特征,多采用图像分割分类、背景差法和人工标记特征等工程训练模型。尽管这些方法在许多领域达到了合理的准确率,但由于特征选取难度较大,模型可能存在过拟合问题,泛化能力难以保证;且传统模型难以适应大规模数据集,模型可扩展性差。此外,在处理噪声较大图像、5 岁以下儿童影像数据时,自动图像识别能力明显下降。随着深度卷积神经网络不断刷新计算机视觉物体识别大赛的记录,深度学习技术在计算机图像处理中的发展迅速,同时为影像辅助诊断提供了新的技术思路。

Alexander Rakhlin 在 DLMIA 2018 上的合著论文"paediatric bone age assessment using deep convolutional neural networks"展示了一个基于 CNN 的自动化骨龄评估系统,既有类似专业放射学家的准确性,又不失模型稳定性。这篇论文展示了如何开发一个自动化的骨龄评估系统。该系统能够以惊人的准确性评估骨骼的成熟度,类似或优于专业放射学家。论文中还用数值方法评估了手部的不

同区域,发现骨龄评估可以只针对掌骨和近端指骨进行,而不会显著损失准确性。为了克服 X 线照片的质量多样性,论文引入了严格的清洗和标准化过程,显著提高了模型的稳定性和准确性。该模型在临床环境下具有很大的应用潜力,可以帮助临床医生做出准确和实时的骨龄评估决策。这将确保及时诊断和治疗患儿的生长障碍,甚至帮助医疗研究拓展到难以到达的边界。

(刘　雷　周凌霄)

第四节　前列腺癌检测

前列腺癌是世界上诊断率第二高的男性癌症。在过去的几十年中,基于磁共振成像(MRI)的成像技术已经发展起来,提高了诊断水平。然而在实践中,诊断可能会受到多种因素的影响,如医生的经验差异、图像的清晰度和病变的复杂性。在这方面,计算机辅助检测和计算机辅助诊断系统被设计用来帮助放射科医生进行临床实践,专门针对前列腺癌的计算机辅助系统的研究更是一项新的技术。本节旨在全面回顾这段时间内的最新技术,重点关注构成计算机辅助系统工作流程的不同阶段,将对前列腺癌检测等相关的国内外研究现状做一些探讨。

一、基于 MRI 的 CAD 系统

早期发现并加强治疗能有效减少前列腺癌致死率。肛门指检只能排除肛门周围的肿瘤,不能检查到更深的部位,不能检测到发病于前部周边、中心区域和过渡区域的许多肿瘤,小的肿瘤也不能被触诊检出。基于血液检查的前列腺特异抗原测试伴随着过度诊断和过度治疗的高风险。尽管经直肠超声(TRUS)引导下的随机系统的活检易于发现小而危险度低的癌症,并且比 MP-MRI 更方便、成本更低,但其低灵敏度不适合筛查大量患者群体。磁共振成像(MRI)能够提供功能性的组织信息以及解剖信息,多参数磁共振成像技术是目前用于前列腺诊断的常用影像方法。

在基于 MRI 的 CAD 系统流程中,首先需要配准,即把所有分割出来的 MR 图像匹配重叠到同一个参考帧上,以消除由于患者移动或不同获取参数引起的数据不一致问题;之后就可以抽取特征进行分割和分类,得到可能病变的位置或这些病变的恶性程度。

（一）图像配准

在计算机辅助诊断系统中，多参数 MR 图像的配准非常重要，对不同模态的影像进行配准可以获得最好的分类诊断效果。图像配准是通过几何变换将待配准图像（也称为移动图像）对准模板图像（也称为固定图像）的过程。在目前的计算机辅助诊断系统中，大多使用参数配准，即主要基于仿射配准和弹性配准。仿射配准提供了旋转和平移的自由度，这点和刚性转换一样，但其同时也提供了剪切和缩放。弹性变形有利于处理局部变形。在弹性变换中，计算机辅助诊断系统中有两个径向基函数：薄板样条（TPS）和 B 样条。除公式上的区别，这两种方法还有一个主要区别，即对于 B 样条，控制点通常均匀且密集地放置在网格上，而对于薄板样条，控制点对应于检测或选择的关键点。

（二）分割

前列腺 MR 图像分割是临床和图像处理工作流程中的关键任务。分割任务包括在 MRI 中描绘前列腺边界，高效、准确地提取前列腺，特别是其临床 3D MR 图像上的子区域，对图像引导的前列腺干预和前列腺癌的诊断非常有意义。在临床中，前列腺分割用于诸如放射治疗、前列腺特异性抗原（PSA）密度的计算，也是前列腺体积和计算诊断上的指标。在图像处理中，器官的分割通常是第一步，后续的算法可以集中在感兴趣的区域上。这也会降低算法的复杂性和计算时间。

1. 基于图谱的分割 Litjens 等人对他们的多图集分割技术进行了评估。多图集算法的过程由两个不同的步骤组成：①使用局部互信息作为度量，将图集配准到未知的案例，将获得的变换应用于图集的分割；②使用性能估计算法来合并图集标签，将变换的分割融合，以获得感兴趣的器官的最终二进制分割。

2. 基于模型的分割 Qiu 等人提出了一种新的多区域分割方案，可以同时定位前列腺及其两个主要子区域的边界：中央腺体和周边区域。该方案利用空间区域一致性的先验知识，并采用前列腺外观模型来同时分割多个有临床意义的区域。该方法在数值方面具有很大优势，并可以很容易地在 GPU 上实现并通过相关实验，证明此方案的表现是非常有前景的。

（三）分类

对于计算机辅助诊断系统来说，首先需要找出正常组织和病变组织之间的特异性特征，这在计算机视觉中被称为特征提取。图像特征提取主要分为两类：①基于体素的检测；②基于区域的检测，通常情况下，两种方法会结合使用。

对于 MR 图像的计算机辅助诊断，Zhou 等人尝试了基于 SVM 的多特征前列腺专家系统。方案如下：

（1）对 MR 图像中前列腺进行统计学和纹理类特征提取。

（2）划分不同特征子集。

（3）通过算法对特征进行建模，进而整合不同子算法生成的特征。

（4）对上一步的整合特征进一步通过投票整合。

（5）用 MR 图像作为原始数据，将此集成的 SVM 用于辅助诊断。

实验结果显示，该算法能够有效提高前列腺癌的识别准确性。

深度学习的前身为神经网络，多层感知器就是一种前馈神经网络，被认为是模式识别中最成功的模型。而概率神经网络是另一种前馈网络。它可以从多层感知器的情况推导出来，通过将隐藏层的激活函数更改为指数函数，继续进行建模。而在计算机辅助诊断领域，深度学习已经显示了巨大的潜力。但在许多应用中，缺乏大型的数据集，使得复杂的深度学习神经网络（DNN）训练困难。Chen 等人尝试使用深度学习，将前列腺挑战赛提供的影像进行迁移，训练端到端的模型。他们通过预先训练的 InceptionV3 和 Vgg-16 模型进行迁移学习。通过使用传统的数据增强方法，如随机旋转和平移解决样本量不足的问题；针对数据不平衡问题，他们对阳性样本进行过采样，对阴性样本进行降采样，最后，修改模型的全连接分类层，以满足此分类任务的需求。对前列腺检验数据，两模型分别获得了 0.81 和 0.83 的 AUC。他们还发现，针对不同前列腺区域训练的模型具有不同的灵敏度，如在合并结果之前，调整不同模型间的比例参数会提高最终结果的 AUC。

二、其他医学图像 CAD 系统

前列腺癌的成功治疗在很大程度上取决于早期诊断，而其确诊要通过手动分析活检样本来确定。在病理学家的日常工作中，大部分时间都用于检查良性组织，只有被鉴定为前列腺癌的区域才进行相关评分。而精确的组织分级受到许多因素的阻碍，包括病理学家的疲劳、分级标准的解释及难辨认的前列腺癌外观。因此，引入人工智能进行自动、准确和可重复的检测方法至关重要。

基于该思路，Doyle 等人提出了一个基于贝叶斯的多分辨力方法来识别切片上的前列腺癌组织。该系统先将整个图像分解成包含多个分辨力级别的图像金字塔；然后逐次分析分类，更加快捷高效。在每个分辨力级别，使用 AdaBoost 集合方法从近一千个一阶统计、二阶共生和滤波器特征的池中选择十个图像特征。在最终的实验验证中，该方案取得了良好的分类结果。

（刘　雷　周凌霄）

第五节　阿尔茨海默病早期诊断

阿尔茨海默病（Alzheimer's disease, AD）是一种以认知和智力损害、行为能力下降为特点的神经退行性疾病，目前其确切病因不明，并缺少有效的治疗方案。据估计，到 2050 年，AD 的全球发病率将达 1/85。轻度认知功能损伤（mild cognitive impairment, MCI）是 AD 与健康老化的中间阶段，但并不是所有的 MCI 患者都会转化成 AD，一部分患者可以保持多年的认知功能稳定（稳定型 MCI），而进展型 MCI 患者将最终转化成 AD。虽然没有公认的 AD 特效治疗手段，但一些治疗手段仍可以延缓其病程进展。因此，早期分类稳定型 MCI 与进展型 MCI 非常重要。已知 AD 的核心病理生理改变是脑内 Aβ 蛋白和 tau 蛋白的异常沉积，形成淀粉样斑块和神经纤维缠结，早期损害突触，导致轴突退化，最后表现为树突状细胞和核周体的萎缩。脑 MR 成像可以在一定程度上揭示这种神经退行性病变的脑改变。在磁共振结构成像（structural magnetic resonance imaging, sMRI）中，AD 患者的特征性表现为脑萎缩，特别是两侧海马、颞叶、扣带回和楔前叶的体积减小。通过 sMRI 检查评估这些脑区的皮层体积、组织密度等指标可反映 AD 的疾病发展；通过功能性磁共振成像（functional mag-netic resonance imaging, fMRI）则可以进一步发现 AD 患者脑内功能连接的异常情况，如 AD 相关脑网络（如默认网络）退化，一些脑区间的连接下降、激活降低等；弥散张量成像（diffusion tensor imaging, DTI）可用于分析脑内微小结构水平的水分子弥散活动，得到 AD 的异常弥散模式。采用 DTI 进行研究发现，AD 患者多出现后部脑白质区域各向异性分数（fraction anisotropy, FA）值下降，海马和后扣带回 FA 值下降和平均扩散率（mean diffusivity, MD）值升高，而 MCI 患者的后枕顶叶皮层、右侧顶叶缘上回 MD 值升高。这些不同模态的 MR 成像能从不同角度反映疾病的信息，而这些信息相互补充，可使各种成像的诊断效能最大化，为 AD 的临床诊断提供客观的影像学依据。虽然通过 MRI 检查能探测到 AD、MCI 患者脑内复杂微小的结构和功能改变，并提示疾病的发展等信息，但由于现有研究方法具有局限性，以及 AD、MCI 患者的临床表现具有异质性，将 MRI 研究成果应用于 AD 早期个体患者的精确诊断和疾病监测，实现临床转化，仍面临挑战。机器学习提供了一个系统的方法，能建立一个成熟、自动、客观的分类器，用于学习图像，分析多维的高阶数据，识别复杂微小的脑改变。分类器能生成具有高灵敏度和特异度的成像标志物或指标，量化个体的图像信息，并利用计算机技术结合个体基因型、生活环境和方式等的影响，更好地体现个体化医疗。

一、阿尔茨海默病人工智能机器学习方法简介

机器学习构建分类器包括特征提取-特征选择-降维-基于特征的分类算法。大多数研究的主要目的是，从各个模态的神经影像数据中提取和选择与 AD 相关的固有特征，使用分类算法构建分类器，进行 AD 的诊断分类和转化预测。在此过程中，数据被分为独立的训练集和测试集。训练集用于分类算法的学习过程，测试集用于估算训练集分类算法的表现。近年来，数据挖掘、神经网络、深度学习等人工智能数理方法迅速发展，在医学图像研究领域得到广泛应用，并展现出了较大的潜力。应用这些新的数理思维方法，可能进一步提高人工智能对 MR 图像复杂数据的分析能力，提高 AD 诊断、MCI 转化预测的评估效率，为临床决策提供更多客观依据。

二、基于 MRI 的人工智能在 AD 诊断中的应用

目前，AD 患者的临床诊断主要根据国际老年阿尔茨海默病组织及国际工作组制定的标准，包括人口学特征、基因、神经精神测评、脑脊液检查和脑成像信息等几方面。具体而言，这些标准将 AD 的疾病发展分为 AD 临床前期（即 MCI）及 AD

临床发病期 2 个阶段。国际上有学者利用 sMRI、fMRI、DTI 等 MRI 经影像单一或多模态的数据,进行了 AD 与 MCI 的分类研究,并具有一定的诊断准确度。

(一) sMRI 的应用

sMRI 研究多通过显示脑萎缩的程度来评估 AD 的分期和进展,常用方法包括基于体素的结构分析和基于皮层表面的结构分析,主要的特征提取方法有密度图(灰质、白质、脑脊液)、皮层表面(顶点形态学特征)和基于 AD 相关脑区(海马及其他)的特征提取等。近年来,相同的方法还被用于分类 AD、行为变异型额颞叶痴呆及健康老年人,准确度均达到 80% 以上。研究者们还使用减少特征的方法来降维、选择特征,进一步训练分类算法,使得到的分类器可以很好地应用于新的数据集。将图像在不同选择的模板中进行配准、提取相关区域的特征,将原图作为主要数据源,其他配准图像作为辅助源,采用 SVM 对每个组提取的特征进行单独训练,用大多数投票进行融合,这种特征减少的方法使得 AD 和与健康老年人分类的准确度从 84.18% 提高到 92.51%,进展型 MCI 与稳定型 MCI 分类的准确度从 70.06% 提高到 78.88%。分层或结构化的深度学习是机器学习的一个分支,其基于复杂算法,使用神经网络架构从数据中有效地提取高级抽象特征,已经在大数据和人工智能领域得到了越来越多的探索应用。越来越多的实验证明,深度学习可进一步提高 AD 诊断、鉴别诊断的准确率。

(二) fMRI 的应用

大量的任务态 fMRI 研究提示,AD 患者有脑激活和去激活模式改变,但由于 AD 患者配合任务会有困难,使任务态 fMRI 的研究开展有一定的局限性。静态 fMRI 常用指标是测量患者静息状态下的脑区间功能连接及功能网络的改变。AD 患者的退行性过程使很多脑区间的功能连接发生了改变,相关的脑功能网络也发生改变,其全脑功能的异常分布,有助于 AD 与 MCI 的分类。有研究还在连接矩阵的基础上,通过计算拓扑结构和局部网络变量后提取特征,再构建分类器,结果可实现 AD 患者与健康人群的准确分类。基于 fMRI 图像,利用 CNN 深度学习 Le NET-5 结构来分类 AD 患者与健康人,准确度可达 96.85%。总的来说,目前研究报道的基于静息态 fMRI 构建的分类器具有较高的分类准确度,值得关注和扩大样本量研究。

(三) DTI 的应用

DTI 可用于分析脑内水分子的弥散活动。AD 患者的脑白质纤维完整性损坏,脑弥散模式异常。利用 DTI 得到的弥散参数改变,可以对 AD、MCI 进行分类。特征提取主要基于的方法包括弥散张量纤维束成像、结构连接网络测量和判别体素选择。例如,使用弥散张量纤维束成像计算最大密度路径的 FA 及 MD 值,用于分类 AD 和 MCI。将脑区的纤维数量作为特征,构建白质纤维连接网络,用于 MCI 分类,发现前额叶皮质、眶额皮质、顶叶和岛叶区域的特征分类性能最佳。通过体素选择来减少 DTI 数据的维度,计算所选择体素的 FA、MD 和各向异性来分类 AD 和 MCI,也具有一定的准确度。

(四) 多模态 MRI 的应用

目前,大多数 AD、MCI 的分类研究认为,结合多种模态的 MR 成像方法,可较单一模态进一步提高分类的准确度。早期研究使用 sMRI 局部体积和 DTI 中的 FA 值,采用 SVM 的方法,收集了 79 例 MCI 患者和 204 名健康对照者的多模态影像数据,构建了分类器,结果提示其分类的准确度、特异度、灵敏度分别可达 71.09%、78.40% 和 51.96%。近来,多使用海马和杏仁核的体积(sMRI)、弥散(DTI)特征分类 AD,采用主成分分析(PCA)和 t 检验减少特征,用线性判别分析和 SVM 构建分类器,分类的准确度、特异度、灵敏度均明显提高。测量全脑所有脑区的局部体积(sMRI)、弥散(DTI)、稀少偏相关(静息态 fMRI)特征,采用逻辑弹性网对 77 例 AD 患者和 173 例健康对照者进行分类,分类的准确度、特异度、灵敏度分别可达 89.6%、92.7% 和 82.6%。sMRI 是多模态研究的主要成分,有研究还将其与 PET、临床信息、认知测验、脑脊液检查、基因等结合,以构建 AD、MCI 分类器,具有一定的准确度。目前,国际上基于 MRI 的人工智能在预测 AD 转化中的应用在预测 MCI 向 AD 的转化方面的相关研究共有 10 篇。研究均结合了 sMRI、PET 成像和一些非成像模态的特征,结果显示脑 MR 成像有一定的预测 MCI 转化成 AD 的能力。早期研究的一个典型方法是将多模态获取的特征整合成一个特征集,然后建立一个分类器。由于组合特征集的高维性,在构建分类器之前通常使用特征选择算法。建立了一个特征集,包含从多个成像和非成像方式得到的很多特征,如 sMRI、^{18}F-FDG PET、脑脊液检查、神经心理学测试、病史、基线症状、神经和体格检查以及人口统计信息。特征选择后用 SVM

构建分类器进行分类,该方法在预测 3 年内 86 例转化 MCI 患者和 151 例无转化 MCI 患者的分类中的准确度达到 73%。之后,多核学习将同一提取特征封装在同一个内核,然后将这些模态的内核组合成分类器,以更好地保留每个模态的完整性并揭示模态间差异。结合 sMRI 与 PET 的成像数据,与脑脊液检查数据一起,用多核学习建立 MCI 和与健康对照者的分类器,并用来分类 18 个月内转化与非转化的 MCI 组,使用 10 倍交叉验证,分类器的分类准确度达到 76.4%(敏感度为 81.8%,特异度为 66%)。另外,有研究尝试了使用不同方法来测量 MCI 转化的准确度,如增加辅助数据并采用多任务学习方法、增加利用 MCI 患者以外的相关数据(如 AD 和 NC 的分类)、探索纵向多模态图像数据的使用等。

三、人工智能在阿尔茨海默病研究领域面临的瓶颈和挑战

分析目前将 MRI 用于 AD 早期诊断和预测 MCI 转化 AD 的研究,可以发现以下几方面问题:

(1)小样本研究居多,大样本研究分类的准确度有待提高。特别是在利用多模态成像和非成像数据构建预测 MCI 向 AD 转换的分类器时,其准确度一般低于或勉强超过 80%,远未达到能够应用于临床的标准。

(2)当使用多模态成像进行分类诊断和预测时,可能出现模态数据的缺失,但很少有研究关注模态数据缺失后的解决方法。多数研究局限单一模态,多模态信息未得到充分利用,可能是目前研究准确度较低的重要原因。

(3)sMRI 和 ^{18}F-FDG PET 是现有研究中使用的主流方法,fMRI 和 DTI 尚未应用于构建预测 MCI 向 AD 转换的分类器。

(4)几乎所有现有的关于预后的研究,都将问题转化为在一定时间内 MCI 转化与否的二元分类问题。但疾病的进展是在连续谱上,而且即使是 2 例在 2 年内均转化成 AD 的患者,两者的发展道路也会有很大不同。预测进展路径的预后模型需要超越二进制分类的新的模型开发,如代表不同的渐进轨迹的多分类。

(5)从方法学层面来说,尽管深度学习方法越来越被关注和探索,经典的机器学习算法仍是现有研究中使用较多的方法。研究方法在感兴趣区构建、特征提取、特征融合等多方面存在巨大的改进

空间。

目前,人工智能 AD 研究面临如下挑战:

(1)泛化能力:人工智能分类器临床应用的一个关键挑战是模型对新患者数据的推广应用能力。理想情况下,不管成像方案、扫描机器和人口统计学的变异如何,这些模型都应很好地发挥作用。在神经影像 AD 分类中,不同的研究试图通过对公开的数据集进行分析得到结果。基于不同数据集数据构建和验证分类器以及对于同一数据集的不同研究进行比较,这些有助于确定研究的普遍性。但是如何规范同一数据集不同研究间的比较尚无定论。

(2)可重复性:研究的数据集,包括公开数据集的子集,均未提供受试者完整的详细信息是妨碍重复现有研究结果和比较研究结果的最主要因素。

(3)AD 异质性:需要一个明确定义的临床病理亚型。在现有的研究中,AD 临床异质性被广泛忽视。开发处理不同成像模态的工具,系统地量化异质性对于利用人工智能开发有效的个体化诊断和预测工具至关重要。

这些研究的最终目的是通过 MRI 人工智能方法,对已经患病和健康个体的大样本进行分类,建立分类器,在个体水平实现疾病早期阶段诊断和预测未来的疾病发展。多种 MRI 技术包括 sMRI、fMRI、DTI,能显示出 AD 和 MCI 患者复杂的大脑特征改变,帮助理解 AD 的病理生理过程。多模态成像能提高 AD 分类和预测疾病转化的性能。此外,将神经影像学方法与人口学、认知评分、脑脊液及基因多种特征相结合,能有效地实现疾病的准确分类。笔者认为,在临床实践中,开发模态数据缺失的模型建立方法,结合 AD 异质性和病程特点的成像特征来反映其神经退行性改变的模式,有可能成为未来的一个方向。结合多种分类算法,应用深度学习等新的数理思维方法,可能进一步提高对 MRI 复杂数据的分析能力,提高 AD 诊断和预后预测的评估效率。

(李永生　刘景鑫)

第六节　病理影像人工智能应用

一、人工智能与病理医学概述

(一)深度学习的数据特征

深度学习是新一代人工智能技术的主要代表。深度学习通过组合底层特征,从训练数据出发,经

过一个端到端的模型,然后直接输出得到最终结果。深度学习中的每一层都可以为了最终任务来进行自我调整,从而实现各层之间的通力合作,大大提高任务的准确度。随着大数据时代的到来和计算设备的发展,深度学习可以充分利用各种海量数据,完全自动地学习抽象的知识表达,通过调整各层特征形成模型,得到更加准确的结果。

(二)病理医学的窘境和解决方案

病理切片是病理诊断的重要标准,在临床和科研中都有着十分重要的应用。病理医生通过对病理切片进行镜检,完成病理诊断和预后评估,但是这个过程通常费时费力。

深度学习通过广泛的图像训练,从底层提取特征,能够实现对更加多样化的影像表现识别并不断自动优化。基于人工智能的新的解决方案给病理分析带来新的解决方案。人工智能可以高效地处理和分析病理影像,快速给出辅助判断结果;具有良好的灵敏度,降低筛检中的漏诊率;通过结合专家知识学习,定量数据分析,提高基层检查质量。

(三)基于深度学习的病理切片图像的定量分析研究

病理切片的数字化使病理学发展进入到一个新的时期。而全片数字化图像(whole slide images,WSI)的出现,使病理切片的保存和传输更加方便安全。

随着人工智能技术走进病理分析领域,病理分析不再局限于传统的定性分析,逐渐向定量分析过渡。定性分析的结果受主观因素影响较大,不容易复现。定量分析是指依据统计数据,建立数学模型,从而计算出与病变相关的各项定量化指标,并根据定量指标给出病理诊断,其诊断结果更加客观。

深度学习预先定义了计算规则,通过层级式网络结构,将数据从输入层传递到输出层,并自动学习图像特征表达,得到图像的低维特征。基于临床上不断积累的 WSI 数据,深度病理能充分发挥在大数据样本上的优势,推动病理定量分析的发展,辅助医生完成病理诊断。

二、病理影像的学习实践过程与精准标注

准确性和特异性高的计算模型必须有大量病理切片数据支持,依靠这些数据进行后续的深度学习。人工智能识别模型的实践主要有数据标注、数据预处理、算法设计、算法训练、算法测试等 5 个阶段。

病理人工智能的核心是算法,但基础和必要条件是有效数据。病理人工智能如果源于不完整或有偏移的数据基础,最终决策会产生偏差甚至错误,进而导致人们失去对人工智能的信心。同其他领域的人工智能一样,简洁、完整和准确的数据是医学领域人工智能的必要前提。然而,与其他图像相比,病理图像还有自己独特的特点。第一是高质量图像的获取和合适的图片尺寸,与显微镜和数字切片扫描仪合作可以解决图像质量问题,而对于大尺寸病理切片的图片处理则需要根据算法来不断训练和调整。第二就是数据的标注置信度,病理人工智能算法精准与否完全取决于标注的可靠程度,但数字病理切片的标注十分烦琐,工作量大,而且特殊病理需要多个专家和特殊染色来审核和辅助标注。此外,病理诊断病种繁多,每个病种可能都需要一个模型,由于疾病的亚专科化,每位专家可能仅对部分病种特别熟悉,因此标注过程中每个病种都要有专门的专家团队以及标准化的流程。

三、人工智能在辅助病理诊断中的应用

(一)人工智能与乳腺癌淋巴结转移病理诊断

一般的乳腺癌病理诊断,是在制成组织切片并进行染色后由病理医师通过阅片来分析病变特征,从而确定诊断结果。乳腺癌前哨淋巴结的评估对于乳腺癌患者的 TNM 分期以及临床处理,如是否进行腋窝淋巴结清扫等都具有极其重要的意义,而人工进行前哨淋巴结病理学检查较为费时费力,尤其在转移灶很小的情况下,得出正确的诊断就更为困难。人工智能在乳腺癌淋巴结病理诊断中涉及的一般是最后的阅片环节。人工智能通过特定的算法,对病理图片进行智能处理,通过训练和对算法的优化,以开发出高精度、高效率的病理识别算法模型。

(二)宫颈癌人工智能与宫颈癌病理诊断

宫颈癌筛查是基于细胞学的病理诊断,细胞学识别可操作性强、假阴性率低,通过 AI 筛选出异型或疑似细胞,然后由病理医师最终诊断,这样能显著提高诊断效率、减少误诊率、降低人力成本,有望广泛用于宫颈癌的筛查。

四、人工智能在病理成像过程中的应用

显著的技术进步促使病理学采用创新的数字成像解决方案。全玻片成像(WSI)是指通过扫描

常规玻片来制作数字玻片,是目前世界病理学领域采用的最新成像方式。计算机处理能力,数据传输速度,软件进步和云存储解决方案的持续增长使得数字图像在病理学中用于各种目的。因此,病理科已经开始将数字成像用于简单的任务(如图像存档)和更复杂的事业(如远程病理学、图像分析)。1~9 数字成像模式已经从使用相机获取静态图像转向全玻片成像(WSI),这是一种相对新颖的技术。WSI,通常也称为"虚拟显微镜",旨在以计算机生成的方式模拟传统的光学显微镜。实际上,WSI 由两个过程组成。第一个过程利用专用硬件(扫描仪)来数字化载玻片,产生大的代表性数字图像(所谓的"数字载玻片")。第二过程使用专用软件(即虚拟载玻片查看器)来查看和/或分析这些巨大的数字文件。

20 世纪 90 年代末第一台 WSI 扫描仪与同时代的同类扫描仪相比相当原始。在引入 WSI 之前,解剖病理学中的数字成像主要依靠显微镜安装的照相机来产生"静态"数字图像。这些静态图像的临床实用性有限,因为它们只捕获玻片的特定区域。因此,机器人微观能力开始受到开创性努力的启发,使用机器人显微镜实现远程检查整个载玻片以实现整个载玻片的高分辨力扫描。1997 年,Ferreira 等人创造了一种虚拟显微镜,可以利用机器人显微镜捕获大面积的载玻片。该系统利用机器人-显微镜-计算机组合来创建图像拼贴的马赛克图案,其产生复合"全玻片图像"。虽然这个早期系统是开创性的,但它扫描载玻片花费时间长而且只能捕获一个扩展区域(通常称为"静态图像")。WSI 的下一个发展目标是生产一种能够以高分辨力捕获整个载玻片的系统,时间效率高且运行成本合理。此后,大量自动化,经济实惠的 WSI 扫描仪开始商业化。目前,大多数现代 WSI 仪器能够在几分钟(或更短的时间)内生产出高分辨力的数字载玻片。

WSI 已被用于多种临床用途,包括初步诊断的远程病理学,咨询(第二意见)和远程解释冷冻切片。全玻片成像也被用于远程观察免疫染色。在使用细胞材料进行分子研究,并进行图像分析之前存档载玻片。一些作者报告了他们使用 WSI 进行初级和二级(咨询)诊断的结果。一般来说,这些出版物在 WSI 和载玻片之间显示出良好的诊断一致性。已经发表的研究表明,WSI 可以有效应用于组织数量最少(如针活检)的诊断病例。

自 2006 年以来,加拿大多伦多的大学健康网络实施了 WSI 远程病理学,用于远程初级冷冻切片诊断小神经外科标本(10mm)。根据他们的经验,较小的标本证明更适合远程病理学,90% 的标本是可以完全嵌入的单片组织,从而简化了工作流程。

在瑞典林雪平的卡尔马县医院,人体工程学原因是主要的使用 WSI 的催化剂。该程序在日常诊断工作的大规模 WSI 实施方面取得了持续的成功。WSI 已被部署用于几乎所有组织病理学,跨越两个独立的实验室,截至 2013 年已累计扫描了超过 50 万个载玻片。

2010 年,荷兰 Heerlen 的 Atrium 医疗中心的一个中型实验室扫描了约 20% 的实验室病例。他们的外科病理学病例报告了 WSI 和玻璃载玻片诊断之间的一致率为 82.1%。许多其他研究也证实了这些发现,促进了 WSI 用于诊断目的。能够将整个外周血涂片数字化的系统也已成为一种新的机制,可自动定位和预分类血细胞数字图像,并促进其远程解释(即,远程血液学)。

WSI 提供了一个采用图像算法的平台,可以准确地分析免疫组化结果。Fine 等人早在 2006 年就研究了 WSI 在免疫组织化学中的作用。目前,WSI 平台已广泛用于乳腺生物标志物分析(即 HER2/Neu,雌激素受体,孕激素受体和 Ki-67 定量)。WSI 还可用于免疫荧光研究的分析。与免疫组织化学相比,免疫荧光提供了可重复的标记蛋白质定量和多重化,这两者都有助于自动分析。WSI 也适用于多光谱成像,可提供宝贵的光谱空间信息。目前,正在研究的其他 WSI 相关技术包括用于计算机辅助诊断的自动图像分析工具,将 WSI 与图像分析工具相结合,使用户可以利用该技术执行之前太烦琐甚至人类无法手动进行的任务。如:

(1)对病例进行高通量形态学分析,以定量和可重复的方式测量肿瘤等组织学结构。

(2)自动分级肿瘤以减少手动分级时遇到的变异性。

(3)自动选择所需的感兴趣区域,如热点(增殖率最活跃的区域)。

(刘 雷 周凌霄)

第七节 生物电信号人工智能应用

一、生物电信号概述

生物体在进行生理活动时会呈现出电变化现

象，是由相应的细胞膜内外的电位差所致，反映了相应部位的兴奋变化，是生物医学临床诊断的重要依据。生物电信号主要有 ECG、EEG、眼电（electro-oculogram，EOG）和肌电信号（electromyogram，EMG）等。生物电信号具有幅度小、频率低、噪声强、随机性强，并且具有混沌性、非线性和多通道等特点，因此有用信号容易淹没在噪声干扰中，如心电信号为 mV 数量级，设备采集要保证幅度 0.1~8mV，频率范围 0.5~100Hz。正常人的心电图幅度一般在 5mV 以内，能量主要集中在 0.5~45Hz。脑电信号为 μV 数量级，频率在 60Hz 以下。肌电和神经电信号相对频率较高，频率为 0~10kHz，肌电信号幅度在 5mV 以下，而神经电信号为 μV 数量级。生物电信号采集的干扰源主要有工频干扰（50Hz 或 60Hz）、基线漂移和其他成分生物信号。而且信号容易受环境、心理和生理的影响，属于非平稳随机信号。生理电信号取自体表，不同体表位置所呈现的电位变化不同，为了全方位检测其体表电位变化，生物电信号的测量往往是多通道的。比如临床常用的标准心电信号为 12 导联，而脑电信号为 22 导联或更多。因此，生物电信号的处理方法具有复杂性和多样性，需要关注时域、频域和空间域相结合的信号处理算法。生物电信号识别强调鲁棒性、准确性和可重复性，尤其是医疗监护设备，需要实时性，因此在保证诊断准确性的前提下，要考虑实时效果。

二、生物电信号的智能辅助诊疗系统

心电、脑电、肌电等体表生理电信号具有采集灵活、无创、经济方便等特点，目前已被广泛用于智能疾病监测、诊断与康复治疗。生物电信号本身的特点决定了其处理方法的复杂性和多样性。基于生物电信号的新型智能辅助诊疗系统融合了生物医学、互联网技术和人工智能技术，其处理过程是一个典型的模式识别过程。一般包括生物电信号采集，信号传输和处理，智能识别，信息反馈或控制四部分。生物电信号的采集包括传感器和微处理器单元，负责信号采集、初步预处理和格式转换。传输阶段将信号发送至信息中心或微处理单元，然后，进行信号滤波等处理和智能辅助诊断，最后，将信息输出或反馈控制执行机构。智能辅助诊断系统的关键技术是信号的处理和智能识别算法，它决定了系统的智能化程度和临床应用价值。

三、心/脑电信号的智能辅助识别技术

（一）心/脑电信号去噪方法

心电、脑电信号采集过程中容易引入基线漂移、工频干扰、伪影干扰，常用的去噪方法主要有数字滤波、自适应滤波、统计分析和变换域滤波几大类。数字滤波包括时域滤波和数字频域滤波。采用经典的时域中值滤波法滤除基线漂移，具有速度快、算法简单且能保护心电图 ST 段形态的优点，但计算精度不高。平滑滤波在滤除工频干扰的同时也会对信号产生较大衰减，Levkov 滤波法运算量小、参数可调、能及时跟随噪声频率的变化，但是要求心脑电信号的采样频率必须是工频频率的整数倍。还有各种数字滤波器被用来进行 ECG 或 EEG 的干扰滤除，比如低通滤波滤除肌电干扰，高通滤波滤除基线漂移，单位冲激响应（包括 FIR 或 IIR）窄带陷波器滤除工频干扰。由于心电、脑电信号的频谱分布与噪声存在重叠，数字滤波会损失部分有用信号，造成波形失真。而脑电信号中噪声和信号都具有明显的空间分布特性，空域数字滤波方法局部平均技术、双极算法和拉普拉斯算法等被用于脑电信号的滤波，效果优于传统的数字滤波方法。

自适应滤波根据信号与噪声的相互独立性，通过一些最优化准则，根据不同的信号和噪声场景，可自适应调整滤波器参数，进而滤除噪声。比如最小均方误差、最小二乘和最小 P 阶方误差等原则下的 FIR、滤波用于心电去噪，自适应协方差方法的脑电信号去眼电伪影，但是这些需要噪声作为参考信号。经验模态分解（empirical mode decomposition，EMD）完全自适应于信号，将信号分解为不同频带，具有多分辨分析和完全重构特性，被学者用于心电及脑电信号滤波，并取得一定成果。但是，目前 EMD 分解运算量较大，实际应用中会影响系统实时性。

统计分析的心电及脑电信号去噪方法主要有主成分分析（principal component analysis，PCA）、典型相关分析（canonical correlation analysis，CCA）和神经网络等方法。通常采用 PCA 方法对 EEG 信号中的眼电伪影进行去除，首先将信号分解为独立成分，滤除不需要的伪影，再进行 EEG 信号重构。对 EEG 去噪的 PCA 和独立成分分析（independent component analysis，ICA）方法进行比较。变换域滤波是将原始信号变换到某一个特征子空间，在变换域中，能实现信号和噪声分离，是目前比较流行的

滤波方法。

（二）复波检测

心电图 QRS 复波检测是时间间期等特征提取以及心搏分割的前提，准确实时地检测 R 波位置并进行心搏分割可提高后续心搏分类的正确率。目前，QRS 主波峰值检测方法主要有阈值检测算法、神经网络算法、小波分析方法、Hilbert 变换算法等。阈值检测是心电信号经过滤波之后，由幅度阈值、斜率阈值或面积阈值等判断规则来判断是否有 QRS 波群出现。经典的阈值检测算法中，采用综合判据和一些附加检测策略，达到了实时动态检测 ECG 信号的目的，但是对受到严重污染及伪影干扰的心电信号，存在误检和漏检现象。小波分析具有良好的时频分析能力和多分辨力分析特点，对非平稳、时变信号的处理具有良好的效果。国内外很多学者把小波变换用于心电图主波位置定位和特征提取，将信号进行小波变换，在某一尺度或某几个尺度内搜索小波变换模极大值-极小值对之间的过零点，进而定位 R 波位置。以上检测方法在 MIT 等标准数据库上都取得了很好效果，但在面对临床 ECG 信号检测时，仍然存在漏检误检的情况，对 QRS 波群的检测效果仍然不够理想。小波变换和傅里叶变换等方法需要先验知识，自适应特性差，而希尔伯特变换方法则具有完全的局部时域特性、多分辨力分析和完全重构的特性，比较适合非平稳、非线性信号的分析。

（三）特征提取

生物电信号具有多通道、频带节律个体变异性等特点，其特征提取方法涉及时域、频域、变换域和空间域等多种信号处理理论。

1. 心电信号特征提取方法 ECG 信号的特征提取是保障后续分类的关键，提取方法可分为时域波形直接提取、频域提取或变换域特征提取等。时间域特征直接来源于心电图波形形态，比较符合临床医生的诊断习惯，包括各主波幅值、ST 段偏移、QT 间期、PP 间期、RR 间期、RR 间期的变比等。频域特征是经过频域变换之后的信号值，比如离散傅里叶变换、功率谱估计等。变换域特征提取一般是将 ECG 信号经过变换域变换之后，提取变换结果或变换域函数的系数作为特征，比如 ECG 信号的统计量（方差等）、离散小波变换、小波包分解、匹配追踪算法 Hermite 函数 AR 模型参数、Shannon 熵和主成分分析（PCA）等。变换域特征不需要依赖医学基础知识及 ECG 各波位置信息，而是利用数学方法自动分析和计算，在智能辅助诊断中应用较为广泛。

2. 脑电信号特征提取方法 当人们进行运动想象时，脑电信号的波形变化可反映大脑意念，只有准确提取 EEG 信号特征才能自动识别和分析用户意图。通常从时域、变换域和空域的角度对脑电信号进行特征提取，比如时域域的电压幅度、方差和偏度等形状特征。时域下只需对脑电信号做一次性处理，丢失信息较多。运动想象脑电信号具有多通道和明显的频带节律变化特点，通过频域、时-频变换或空间变换技术来提取 EEG 信号特征取得良好效果。

（四）智能分类识别

根据心电或脑电信号的模式特征，完成自动分类识别，对信号所反映的内在意义进行解释，进而输出诊断信息或控制执行机构进行辅助治疗是最终目的。生物信号的模式分类方法主要有自动知识建模、统计分类、传统机器学习和神经网络等。自动知识建模的方法是以知识表达和推理为基础，根据信号形态等特征知识库，通过逻辑推理来分类，比如模糊逻辑、专家系统和马尔科夫模型等。这类方法知识表达直观、便于理解，但是过分依赖于知识表达，也就是依赖于专家经验，智能化程度不高。20 世纪 90 年代以来，统计分类和机器学习技术逐渐被用于生物医疗信号分类，成为 ECG 和 EEG 信号分类方法的主要分支。经典的模式分类方法在生物电信号自动识别方面取得了一定成果，但是分类结果及响应速度达不到令人满意的程度。随着近几年神经网络技术，尤其是深度学习技术的发展，生物医学辅助诊断有了新的突破。

深度神经网络是模仿人脑机制构建的具有局部特征提取和学习能力的深层架构神经网络。深度神经网络一般为 10 层以上，由输入层、若干隐含层和输出层构成。实践证明，对于多类别、变异性较强的数据，浅层的神经网络的非线性拟合能力受到了限制。而且传统的模式分类方法，需要首先进行特征提取，特征提取的效果直接影响分类器的分类精度。相对于"浅层学习"方法，深度学习通过逐层学习，可自动提取数据特征。通常，信号只需经过简单处理，省去了传统模式识别问题中的特征提取环节，避免了传统特征提取阶段的算法误差对最终结果的影响，提高了分类、预测的准确性。而且可以通过增加网络的深度来提高网络的非线性拟合能力，从而适应更为复杂的数据。

（李永生 刘景鑫）

第八节　皮肤镜图像人工智能应用

一、皮肤病的传统检测方法

皮肤镜检查一般指皮肤涂片显微镜检查，是一种非侵入性的在体检查技术，可以观察到肉眼通常看不到的结构。皮肤镜主要用于检查色素性皮损，但也可以帮助观察者评估多种无色素性皮损。所获得的皮肤镜图像可通过数码拍照进行存储或后续分析。作为临床上诸多疾病的筛选和诊断工具，其具有无损伤、无痛苦、诊断迅速等优点。

（一）皮肤镜的基本原理

新研制的皮肤镜由于配备了偏振光滤器、发光二极管等设备，可以不需要耦合剂，不接触皮肤直接进行观察。皮肤镜是从表面对水平面进行观察，而组织病理学主要是从垂直断面对表皮进行观察。两者相比较，皮肤镜观察更接近于临床肉眼观察，因为它具有放大观察的优点，在镜下可以反映出浅层的组织病理表现。皮肤镜观察的要点是明确表皮和真皮的关系。观察病理组织标本的时候，一般看到的是与皮肤表面垂直的一个断面，表皮突起和真皮乳头的立体关系不太明确。实际在三维空间上，由真皮侧观察表皮，宛如蜂窝。由表皮侧观察真皮，就像多个圆顶塔密集排列，这些圆顶就相当于真皮乳头。这种皮肤表皮真皮的立体结构和皮肤镜下的各种各样的所见密切相关。

（二）皮肤镜的临床应用

1. 诊断皮肤恶性肿瘤

（1）基底细胞癌：Menzies 发现并总结了色素性基底细胞癌的皮肤镜特点，表现为①大量灰蓝色椭圆形癌巢；②多发的灰蓝色小球状体；③枫叶样区域；④车轮样区域；⑤溃疡；⑥树枝状毛细血管扩张。具有上述表现之一即可诊断为基底细胞癌。但皮肤镜下毛发上皮瘤和基底细胞癌均可见树枝状毛细血管扩张、灰蓝色小球状体。Ardigo 等提出毛发上皮瘤的皮肤镜下需观察到乳白色背景，此点有助于与基底细胞癌鉴别。

（2）恶性黑素瘤：恶性程度高，极易发生转移。恶性黑素瘤皮肤镜下具有以下特征性的结构形态变化：①蓝白色面纱样结构，是一种融合的弥散性蓝灰色至蓝白色结构，与不同的色素网、色素点、圆球状结构或条纹结构同时存在；②退化结构，表现为白色区域、蓝色区域及二者的混合存在；③肿瘤的边缘部呈不规则、放射状平行走行的黑色线条；④皮沟、皮嵴分界不清，可见部分结构区；⑤肿瘤周围可见到不规则的灰色或黑色的小点或小球。

（3）卡波西肉瘤（Kaposi sarcoma）：卡波西肉瘤呈多中心发生，全身皮肤及血管广泛受累，表现为紫色的结节性皮肤损害。临床表现可分为经典型、非洲型、AIDS 相关型和免疫抑制相关型。四种临床类型的组织病理学表现基本一致，皮肤镜示：梭形细胞增生，具有血管瘤样结构，红细胞外溢，含铁血黄素沉积及慢性炎症细胞浸润。有研究表明，卡波西肉瘤在皮肤镜下呈彩虹模式，这种具有特征性的图像有助于该病的确诊。

2. 诊断色素沉着性皮肤病

（1）色素痣：在镜下表现为规则的结构。主要有皮沟平行型、毛刷型、格子样型等；有毛部色素痣表现为规则的色素网络，规则的色素小点或小球、规则的线条等。

（2）白癜风：色素减退或消失合并毛周色素残留为白癜风的特异性皮肤镜表现，在早期不典型白癜风的诊断中有重要意义，是利用皮肤镜鉴别本病和花斑癣、白色糠疹、无色素痣、贫血痣等的关键。

（3）黄褐斑：皮肤镜下表现为淡黄褐色均匀一致的斑片，深褐色斑片/点，毛细血管网，毳毛增粗变黑。通常与雀斑和激光术后色素沉着相鉴别。强脉冲光治疗黄褐斑后皮肤镜下暂时性色素沉着加深呈灰色提示治疗参数选择恰当。

3. 诊断皮肤良性肿瘤

（1）脂溢性角化病：有些脂溢性角化病与基底细胞癌都呈结节性突起的黑褐色肿物，临床不易鉴别。脂溢性角化病镜下特征性表现主要是粟粒样囊肿与粉刺样开口，其他表现还有整体呈不透明的茶褐色、脑回样结构等。

（2）血管性病变：皮肤镜下血管的形态各有不同，点状血管表现为密集排列的小的点状结构，小球状血管是点状血管的一种特殊类型，表现为扭曲的血管成簇分布，似肾小球样；分叉的血管表现为直径大的血管不规则地分支成极小的终末毛细血管；冠状血管表现为一组循序弯曲的很少分支的血管围绕在皮损的边缘；多形性非典型血管表现为存在两种或以上的血管形态，通常表现为线状不规则血管和点状血管同时存在。另外，临床上血管角化瘤可呈结节状，常伴有出血，与结节性恶性黑素瘤不易鉴别；四肢末端出血斑、皮内血肿与末端黑子型恶性黑素瘤在肉眼上有时也难以鉴别。血管角化瘤镜下呈暗紫色的圆球状或卵圆形散在性色素沉着结节。

4. 遗传性皮肤病 红斑鳞屑性皮肤病：皮肤镜对于临床表现非典型的银屑病有较高的诊断价值，且可以用于评价治疗效果，并进行追踪观察。银屑病的镜下表现为①角化不全形成；②中性粒细胞聚集形成芒罗微脓肿(Munro microabscess)；③真皮乳头毛细血管扭曲并扩张，血流速度加快；④真皮可见炎性细胞浸润。皮肤镜下除了银屑病皮损组织病理特征外，还可清晰地观察到真皮浅层毛细血管的扩张程度和炎性细胞在表皮中的浸润程度，与传统组织病理检查比较，皮肤镜具有可追踪性、无创性和特异性的显著优势。

5. 炎症性皮肤病

（1）疣：是由人类乳头瘤病毒引起的一种皮肤表面赘生物，根据临床表现和部位，分为寻常疣、扁平疣、跖疣、生殖器疣（尖锐湿疣）。扁平疣皮肤镜下表现为黄色至浅棕色斑片，其内可见蛙卵样改变、点球状血管。根据皮肤镜表现，可鉴别扁平疣及扁平疣样脂溢性角化病。

（2）癣：由毛癣菌属、小孢子菌属和表皮癣菌属等引起，按发病部位分为头癣、体癣、股癣、手癣、足癣、甲癣等。其中，头癣患者在皮肤镜下可观察到逗号发、毛囊周围白斑、油腻鳞屑等，如犬小孢子菌感染镜下仅见逗号发，石膏样毛癣菌感染镜下可见逗号发和螺旋状发，目前对紫色毛癣菌感染存在逗号发和螺旋状发的报道不统一；拔毛癣患者镜下除黑点征、断发、新生短发、毳毛增多等特征，还可见血痂、抓痕以及无毛干的毛囊开口、"V"字形发、毛干残端有分裂和卷曲等结构；脱发性毛囊炎以簇状发为特征性表现，也可见毛囊性或毛囊周脓疱，晚期毛囊口消失；黏蛋白脱发急性期可见断发和黑点征，以毛囊口下陷为主要特征；扁平苔藓所致假性斑秃可见毛囊周围鳞屑、白点和毛囊结构周围蓝灰色点，在镜下常常可观察到类似 wikham 样结构，甲癣的最终诊断要依赖真菌检查结果。皮肤镜有一定程度的辅助诊断价值，皮肤镜下可见甲板黄白色纵纹呈锯齿状，锯齿尖峰朝向近端，也可见其他颜色的平行条带似呈极光样。真菌性黑甲在皮肤镜下可见纵向黑甲，色素带近端宽大，远端渐变细小，表示感染由远端向近端发展，色素带近端还可见多个点状扩展色斑。

（三）皮肤镜的优点及需要注意的问题

研究表明，皮肤镜对色素性皮肤疾病的诊断准确率比肉眼高 10%~20%。与临床诊断相比，皮肤镜可以帮助我们区分病变性质，提高恶性黑素瘤诊断的敏感性和特异性，以早期诊断恶性黑素瘤，降低良性色素痣的切除率。那不勒斯一所大学色素性疾病专科门诊的一项研究结果表明，皮肤镜对恶性黑素瘤的敏感性和特异性分别是 89.7% 和 92%。

皮肤镜的主观性较强，使用时要注意：①皮肤镜对位于真皮内色素性疾病的判断效果不如对表皮内色素性疾病的判断效果好；②利用皮肤镜进行疾病诊断时，要求医生具有一定经验，才能充分发挥皮肤镜的优势；③应注意适应证的选择，不恰当地扩大皮肤镜的使用范围，必然导致诊断准确率下降；④需要进一步完善皮肤镜诊断疾病的标准，以期使皮肤镜得到更广泛的应用。

基于皮肤镜诊断较为主观的特征，使用人工智能诊断皮肤病已然成为一种趋势。在提高诊断准确率的基础上，如何利用人工智能皮肤病诊断系统实现患者自助导诊，系统自动诊断、治疗、药品配送，以及患者教育、随访和管理服务等，是未来人工智能皮肤病诊断类系统的发展方向。

二、基于深度学习的皮肤镜图像识别

皮肤病学是比较依赖形态学特征的学科，基于皮肤影像资料对各类皮肤疾病进行的计算机辅助诊断具有客观、可重复的优点，可为医生提供量化的诊断特征，并对皮损类别进行预测，从而帮助医生对病情进行分析和判断。

计算机辅助诊断系统大致可分为皮肤影像采集、图像预处理、图像分割、特征提取和分类识别等5 个环节。由于皮肤疾病种类繁多，对皮损进行自动分类一直颇具挑战。传统方法往往需对原始图像进行繁杂的预处理，需要有经验的工程师手动设计特征提取器，选择合适的分类器进行分类。这类方法泛化能力不强，很难实现复杂的多分类任务。随着大数据时代的到来和计算机硬件的巨大进步，深度学习技术尤其是卷积神经网络(convolutional neural network，CNN)，在图像分类、检测等很多任务中相对传统模式识别方法取得了令人瞩目的突破。CNN 本质上是一个多层、高度非线性的神经网络，可充分挖掘多维数据中存在的内在结构，自发地从原始数据中习得有用的特征表达。

Jaleel 等提出了一个基于计算机的早期皮肤癌诊断系统。该系统使用数字影像处理技术和神经网络方法，使用二维小波变换(2-D wavelet transform)

提取病变部位的分割图像,并基于此对恶性黑色素瘤与其他皮肤疾病进行癌变区分。Jones 等则比较了直方图模型和高斯模型在皮肤病检测中的应用,结果显示:在皮肤病检测中,直方图模型在精度和计算成本方面略有优势。Brand 等利用皮肤颜色,基于三维 RGB 概率图比较了简单概率、色彩空间转换和数值有效等三种方法在皮肤检测中的应用。Mittra 等则利用一组归一化对称灰度共生矩阵(grey level co-occurrence matrices)对肌理图像进行分析,判断皮肤疾病状态。Barata 等则分析了皮肤镜检下黑色素瘤的局部和全局特征,发现病变部位的皮肤颜色和肌理对黑色素瘤的检测极为重要。

计算机视觉在识别皮肤病方面仍有许多有待发展的空间。皮肤病图像分类被认为是属于细粒度视觉对象分类的问题,它具有与现有细粒度分类工作不同的自身特征。同时,与其他自然场景或物体分类相比,皮肤病图像缺乏独立的空间布局与注解,虽然临床上任何特定皮肤状况的诊断都是通过收集有关皮肤病变的相关信息,包括位置、排列(孤立,全身,环状,线性)、形态(细胞)等,但缺乏一致性。例如,我们很难找到红色湿疹的统一描述。此外,病变与周围皮肤之间的对比度差异小、边界不规则和模糊、病变内部碎裂或杂色等,都使皮肤病的识别更加困难。

通过准确特征提取和大量实验迭代,深度学习得以在数据集上建立基线性能,并实现了强大而准确的特征学习。就图像分类任务而言,相对于传统方法多步骤、过程复杂的特点,CNN 是"端到端"模型,即输入皮损图像,便能输出皮损类别。

(一)皮肤镜图像数据

大量样本对于深度学习至关重要。没有充足的训练数据,CNN 很难从训练样本中学习到合适的特征,网络也很容易陷入"过拟合"的困境。为了让 CNN 拥有强大的泛化能力,必须提供足够多的训练样本。

目前,主要数据来源包括 ISIC 皮肤病数据库、爱丁堡皮肤病数据库、斯坦福医院数据库和一些公开的比赛用皮肤病数据库,例如 ISIC Archive。皮肤分割数据集除了肤色外,还包含年龄、性别和种族多样性的面部图像的皮肤纹理生成皮肤和非金属数据集。虽然数量庞大,但是图片质量参差不一,难以直接合并使用。

一个具有训练意义的数据集在质、量与多样性上均有要求:①图像数量大约在万级,其中质量不佳的比率大概控制在 5%,并且需要专业的医学识别作为对照。以 ISIC 数据库为例,图像多是通过多个皮肤镜获得,共包含 12 000 个皮肤图像,其中有 1 552 个病变图像。在排除 273 例质量不佳图像(焦点不佳或者整个视野下包含的多种病变)后,共有 1 279 个病变[包括 248 例黑素瘤(19.3%)和 1 031 例黑痣(80.7%)],所有黑色素瘤和黑痣都经过组织病理学检查。②多样性上,所有图像均来自真实场景,颜色、曝光、照明和细节水平各不相同。也就是说,图像可以由任何设备配置或在各种环境中拍摄。上述多样性主要包括:

1. 物种多样性 皮肤疾病数据集中的皮肤病变图像包含湿疹、脓疱病、寻常痤疮、瘙痒症、秃头症、褥疮、荨麻疹、疥疮、脓疱病、脓肿、细菌性皮肤病、病毒性疣、软疣、黑色素瘤和非黑色素瘤皮肤癌,涵盖了大多数常见的皮肤病。

2. 外观多样性 在现实生活中,临床医生和皮肤科医生根据某一标准确定病变是否为黑色素瘤,即 ABCD 标准,ABCD 标准广泛用于诊断临床图像和皮肤图像中的皮肤病变。虽然临床图像和皮肤镜图像的含义各不相同,但它们包含皮肤病变的相同方面,即结构、颜色和形状(不对称和边界)等。

2017 年 1 月,斯坦福大学人工智能实验室与斯坦福医学院合作采用深度学习方法对皮肤镜和临床皮损图像进行自动分类,该团队构建了一个新的庞大的皮肤影像数据库,影像数据达到了 129 450 幅,包含多达 2 032 种不同疾病。

在深度学习中,常将皮肤疾病分类为图 14-1 的树形结构:大分支分别对应良性肿瘤、恶性肿瘤和非肿瘤 3 个一级分类。3 个一级分类中的每一类对应 2~4 个子分支,形成 9 个二级分类。每个二级分类进一步细分,逐步形成了最底层的叶子节点,而这些叶子节点则对应了具体的皮肤病名称。

在数据准备阶段,学术界提出了一种自动递归疾病数据划分算法,可以将数据进行均匀的分类,在保证细分度分类的同时让每一个类别均有充足的训练数据,更加有利于深度学习的训练。斯坦福大学人工智能团队将 2 032 种皮肤病依照图 14-1 所示的皮肤病分类树形结构图聚合成分布更均匀的 757 类(训练类),使每一类所包含的数据量均不超过 1 000 幅。以往研究往往仅针对皮肤镜图像或组织学图像进行分类,这两类图像均是高度标准化的图像。而该团队构建的数据库包括 3 374 幅皮肤镜图像和 126 076 幅临床图像,临床图像在相对尺寸、角度、光照等很多方面均不统一，给分类造成了很大困难。传统模式识别方法（如基于密集采样 SIFT 描述符的词袋模型）很难处理临床图像的分类问题，而预先训练过的 CNN 则使皮损分类达到了很高的精度，对训练的数量要求也不再那么苛刻。

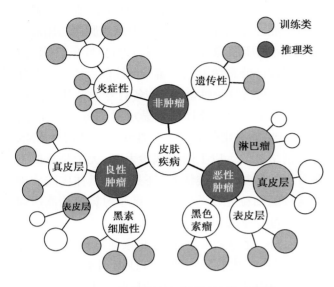

图 14-1 皮肤疾病分类树形结构示意图

在黑色素瘤方面，也有专门的数据库 PH2，通常在采用此数据库时，会利用数据增强（裁剪、翻转、镜像）功能对数据进行预处理，来缓解数据集中存在的类别不平衡问题，提高模型的识别率。

（二）病灶分割

准确的病灶分割是每一个计算机辅助诊断系统进行的前提和基础步骤。它保证了该计算机辅助诊断系统的性能。而病灶形状各异，加上组织表面差异性，使得分割任务更加困难。在临床需求和相关应用的驱动下，迫切需要开发自动精准的分割方法来减少对操作人员的依赖。

传统学习方法大多是基于经过一系列的预处理，人工提取图像特征，但有效特征的提取是一项非常复杂的任务，除了专业知识外，亦需分类器进行特征选择和特征整合。近年来，卷积神经网络等深度学习技术已在图像分类、目标检测、语义分割等一般图像分析领域成功应用。图像分类、目标检测、语义分割等图像分析方法主要为下列流程：①由专家医生手动勾画出图像中感兴趣的区域（即病灶区域）；②基于公开数据库 ImageNet 对卷积神经网络进行预训练，可让模型有基本的认知能力；③将训练后的模型用图像病灶分割。模型以正常组织全图与病灶的全图作为输入，输出分割概率图，在采用了预训练的策略下提升网络模型的分割性

能，抽取出区分性能更强的特征表达，实现在有限的训练数据下组内差异大、组间差异小的目的。

黑色素瘤病变区域分割可以分为以下三类：①半自动，采用交互式的方法来分割皮肤病变区域；②无监督全自动，试图在没有训练数据的情况下去分割皮肤病变区域；③有监督全自动，使用训练过的分类器去分割。半自动方法需要用户初始化分割过程，比如种子点选择和轮廓放置等。这些种子和轮廓可以根据预定义的算法，之后生长或者渐变为病变区域的边界。然而，人工初始化经常是主观、费时、不可复现的。因此，这些模型在大规模临床环境下是不可靠的。无监督的全自动皮肤病变区域分割方法主要关注阈值，能量函数和迭代/统计的区域合并。阈值方法尝试基于阈值分割皮肤病变区域，通常由分析预定义的图像特征来计算。比如：强度直方图基于能量函数的方法，尝试通过最小化定义好的损失（能量）函数去确定皮肤病变边界。这个函数是根据图像的一些特征，比如边缘光滑度和统计的分布来定义的。迭代/统计区域的合并基于层次化地递归合并像素和区域的方法。最近，显著性检测多尺度超像素的细胞自动机（MSCA），基于动态规则的稀疏编码的改进（SCDRR）和德洛内三角剖分，都被用来进行皮肤病变分割。然而，非监督方法在分割困难皮肤病变上能力有限，比如病变靠近图像边缘和附近有人工物体。基于阈值的方法则进一步被病变区域的强度分布所限制，并且在分布包含多个峰值时会失败，比如非均匀病变。模糊的边缘、毛发、不均匀和与背景之间的低对比度，都使图像分析变得更复杂。

在训练数量有限的情况下，通常以全自动监督的方式来研究皮肤病变的分割。这些方法通常提取像素或区域特征，如像素级高斯特征、RGB 颜色特征和纹理特征，然后使用各种分类器：贝叶斯分类器、小波网络或支持向量机，将皮肤病变与周围健康皮肤分开。但是，所有这些方法都依赖于使用低级特征，例如颜色和纹理特征，这些特征不能捕获图像范围的变化。另外，它们的性能在很大程度上取决于正确地调整大量参数和有效的预处理技术，例如照明校正和毛发去除，从而限制了它的普遍性。

2019 年最新的自动皮肤镜皮肤病变区域分割方法采用了融合-多级全卷积网络（mFCN-PI）。它基于现况下目标检测框架 FC 提取高阶语义信息，并在端到端的多级网络（mFCN）下进行高效的皮肤

病变区域分割,将其产生的互补分割进行融合,学习并且改进了皮肤病变区域的分割结果。该方法可以输入任意大小的图像并且不需要预处理就可以直接输出分割标签。预处理包含光照矫正、滤波、毛发移除或者手工编辑,手工编辑包括种子点选择和轮廓放置。在训练过程中,mFCN 可以同时从训练数据(图像和人工标注)以及 mFCN 前面的网络层级预测结果中学习。在预测的过程中,mFCN 使用了皮肤镜图片和先前层级的概率估计去迭代地逐渐提高分割的准确率。融合了多个单独 mFCN 的层级产生的互补分割结果,为了让相邻的像素点可以保持一致的标签,这使得分割病变区域的外表是空间一致的并且能够得到更好的边界分割结果。它们的融合使得集成方法比任何一个单独学习器都能提取到更多的额外信息。一旦训练完成,该方法将提供在推断阶段端到端的分割,不需要任何预处理或者后处理。

(三)组织病变与分类

为了在数据集上建立基线并评估不同特征的性能,我们设计了两个方面的实验:①比较不同基线特征的影响;②评估一些细粒度分类的现有方法。在所有实验中,我们随机选择每个班级的半个图像作为训练集,其余的作为测试集。我们将在下一段中介绍我们的实现细节。此外,我们还提供了用于分类的颜色和纹理特征,并分析了它们的影响。

除了数据集的构建,利用深度学习进行图像分类的另一个重要任务是分类网络的搭建。其对于分类精度起到了决定性作用。

迁移学习技术可充分利用已训练好的网络参数,这比仅仅用自己的数据库从头开始训练精度更高。迁移学习的目标是将从一个应用场景中学到的知识,运用到新的应用场景中。利用了这一技术,可在仅进行参数微调的情况下,得到高分辨力的多分类实验。

在临床图像有限的情况下,充分利用成百上千类的细粒度标签信息更为重要。以斯坦福团队为例,将分类树形结构图中每一个包含多个训练类的类别称为一个推理类,每一个推理类均能在分类树形结构图中找到对应节点。对于一幅输入图像,该网络可输出此图像属于 757 个训练类别中每一类的概率,要得到该图像属于某一推理类的概率,只需将其属于该推理类子类的概率求和即可,若子类也是推理类,则需迭代该算法。

将 CNN-PA 的分类结果与专业医生的分类结果进行对比,结果表明 CNN-PA 在多分类任务上的精度可达 72.1%,而专业医生则是 66.0%,该网络在许多分类任务上的准确率与专业皮肤科医生相当,甚至更好。CNN-PA 证明了该网络粗粒度分类的能力,而在细粒度分类任务中,该网络依然具有强大的分类能力。比如在区分角质形成细胞癌与脂溢性角化病、临床图像区分黑色素瘤与良性色素痣、皮肤镜图像区分恶性黑色素瘤与良性色素痣这 3 个任务中,将网络分类性能与 21 名有专业资质的皮肤科医生进行对比,统计结果显示对于每一个任务,超过 91% 的医生的分类敏感性和特异性均在 CNN 分类网络之下。以上两组试验表明,无论是类似于多分类的粗粒度分类任务,还是判断具体皮肤病种类这样的细粒度分类任务,深度学习算法均能达到甚至超过专业医生的肉眼判别水平。

另外,北京协和医院与北京航空航天大学合作,开发出了皮肤镜图像的自动识别系统,北京协和医院与南开大学合作开发的皮肤病人工智能诊断系统对色素性皮肤痣的辨识准确率已经达到 92% 以上,北京协和医院、中日友好医院和中南大学湘雅二院等医院成立了中国医疗保健国际交流促进会华夏皮肤影像人工智能协作组(Huaxia Skin Image and Artificial Intelligence Cooperation, HSIAIC),该协作组致力于开发基于皮肤影像资源的人工智能系统,旨在建立可用于辅助诊断的中国人群特异性的皮肤影像资源,为皮肤病人工智能系统提供可利用的重要学习资源。

(四)未来应用空间

在临床诊断过程中,皮肤科医生需综合考虑皮损特征、位置以及患者年龄和性别等各种信息。除了皮肤镜和临床图像外,皮肤影像还包括共聚焦激光扫描显微镜、皮肤高频超声、皮肤光学相干断层成像、皮肤太赫兹成像、皮肤光声成像、多光子激光断层成像技术及皮损组织病理图像等,其成像机制不同,可反映皮肤病变不同维度的性质。对于一些疑似病变,临床医生也通常会选择多种皮肤影像综合分析进而得到正确的诊断。而随着人工智能技术的发展,可将不同皮肤影像数据与患者个人信息相结合,采用深度学习的方法对这些多源、多维度的大数据进行融合分析,得到更为准确的自动分类结果,从而辅助医生作出更准确的诊断,并依此采取合适的方案为患者进行治疗。斯坦福团队设想,如果在移动端配备相应的软硬件,用手机进行低成本的皮肤病检测将成为可能。

目前，CNN虽然功能强大，但巨大的存储和计算代价也使其实用性特别是在移动设备上的应用受到很大限制。目前已有学者进行有关网络压缩的研究，使用网络剪枝、权重量化和霍夫曼编码等技术对CNN进行压缩，其目标就是降低存储和计算消耗，使其可在移动设备上运行。相信这一快速、可扩展的方法未来将应用在手机上，使皮肤病患者足不出户也能将自己的疾病信息与诊疗体系对接。

例如，2012年在荷兰诞生了一款应用程序，应用于C端患者。可以只使用图片就能侦测出73%的黑色素瘤，它能帮助用户追踪体表黑痣的大小和形状变化，分析判断它们是否有可能存在恶性病变隐患，并提醒用户对可疑的黑痣保持密切关注或咨询医生。类似用于黑痣自检的移动应用在欧美地区有着巨大的市场潜力。

可以预见的是，深度学习与皮肤病领域及其他医学图像领域的碰撞必将对临床诊断产生广泛而深刻的影响。

（俞益洲　李秀丽）

第九节　眼科人工智能应用

人工智能是人类历史上第四次工业革命。深度学习是一门最先进的机器学习技术，在最近几年引起了全球极大的兴趣。深度学习使用具有多个抽象层次的表示-感觉-学习方法来处理输入数据，而不需要手工的特征工程，通过在较低维度上的投影自动识别高维数据中的复杂结构。与传统技术相比，深度学习技术在许多领域，包括自然语言处理、计算机视觉和语音识别等，都具有更高的精度。

深度学习（deep learning，DL）同样也被应用于眼部成像，主要是眼底照片和光学相干断层成像（optical coherence tomography，OCT）。深度学习技术主要应用于糖尿病视网膜病变（diabetic retinopathy，DR）、青光眼、老年性黄斑变性（age-related macular degeneration，AMD）和早产儿视网膜病变（retinopathy of prematurity，ROP），还可用于估计屈光不正和心血管危险因素（如年龄、血压、吸烟状况和体重指数）。DL在眼科的一个主要好处可能是在筛查方面，如对DR和ROP的筛查，这方面已有比较完善的指南。其他情况，如青光眼和AMD，也可能需要筛查和长期随访。然而，无论在发达国家还是在低收入和中等收入国家，筛查都需

要来自卫生保健系统的大量人力和财政资源。

一、人工智能在白内障方面的研究进展

白内障是最常见的致盲眼病。2015年WHO曾报道，全世界累计约2.85亿人视力受损，51%的失明和33%的视力障碍由白内障引起。因检查技术落后、仪器昂贵、专业医师缺乏等原因，落后地区或基层医院的很多白内障患者未能得到及时诊治，最终导致视力障碍甚至致盲。AI的出现可以帮助眼科医生及早发现白内障，并将患者转诊至上级医疗机构进行手术干预，降低该病引起的致盲率或视功能受损率，快速有效地解决了专业医师缺乏、患者诊治延误等问题。

白内障是晶状体的混浊，其密度和位置各不相同，根据发病年龄可以分为两类：先天的和后天的。先天性白内障可进一步分为年龄相关性（老年性）和继发性白内障。白内障是成人致盲的主要原因，也是儿童严重发病率的一个来源。

（一）白内障的自动诊断分级

白内障的自动诊断分级算法对裂隙灯拍摄的晶状体前段，特别是晶状体的光学截面进行了分析。首先采用基于边缘检测和圆拟合的预处理步骤，分离出前段摄影镜头部分。将分离区域分为前皮层、核和后皮层三部分，进一步处理细胞核和后部切片。训练了一种监督机器学习算法，对数据集中的每幅图像和每一个分级类别处理来自上述区域的随机图像补丁。第二步，利用K均值聚类得到一组局部滤波器，利用它们的判别能力对给定的白内障分级进行分层。然后用这些滤波器初始化卷积神经网络（CNN）。最后使用多个随机递归神经网络（RNN）来计算更高层次的特征。RNN的第一层由随机权值初始化，并由CNN输出滤波器的子集进行反馈。然后将这一层RNN的输出与CNN输出滤波器的另一个子集相结合，反馈给RNN的第二层，递归地重复这个过程，直到处理完所有CNN信息。将光学切片各区域的特征输入支持向量回归得到最终分类结果。使用该算法在5 378幅图像的数据集上进行了测试，与人类分类相比，平均绝对误差为0.304。

（二）先天性白内障诊断AI系统

先天性白内障的AI系统利用了先进的深度学习算法识别不同病情的眼前段图像。它包括以下3个功能网络：①识别网络，旨在从大量人群中识别潜在的患者；②评价网络，对疾病严重程度（晶状体

混浊）的三个指标（混浊面积、密度和位置）进行综合评价，进行风险分层，为治疗决策提供参考；③策略网络，根据识别网络和评价网络的结果提供治疗建议（手术或随访）。

多种方法用于测试该系统：

（1）In silico 测试：交叉验证用于测试的 886 张眼前段图像，测得 AI 系统识别网络的准确率为 98.87%，评估网络的精确率分别为 93.98%、95.06% 和 95.12%，决策网络的精确率为 97.56%。

（2）多医院临床试验：3 家医院中 57 例患儿的眼前段图像用于测试，测得 AI 系统识别网络准确率为 98.25%，评价网络准确率分别为 100.00%、92.86% 和 100.00%，决策网络准确率为 92.86%。

（3）网络图片测试：利用 53 张来源于网络数据库的眼前段图像，测得 AI 系统识别网络准确率为 92.45%，评价网络准确率分别为 94.87%、84.62% 和 94.87%，决策网络准确率为 89.74%。

（4）样本不均衡测试：一个眼前段图像集（包括 300 张正常图像和 3 张有不同病情的图像）按照比例（正常：白内障 =100：1）分成 3 组来测试 AI 系统，该系统识别出了每组中的病变图像，并作出了正确的评估和治疗决定。

（5）人机对抗测试：该测试为人机竞技，50 张不同病情的图像用于测试 AI 系统，该系统成功识别出了所有的病变图像，并作出准确的评估和治疗决策，而专家却对其中一个图像作出了错误的诊疗决策。由此可见，该 AI 已经可以与专家相媲美，甚至超越了专家的诊疗水平。目前，该 AI 系统已设计成智能机器人应用于中山眼科中心的门诊，输入眼前段图像到机器人，即可瞬时得出诊断结果及治疗建议。

二、人工智能在糖尿病视网膜病变方面的研究进展

糖尿病视网膜病变（diabetic retinopathy，DR）是由糖尿病导致的视网膜微血管损害所引起的一系列典型病变，是一种影响视力甚至致盲的慢性进行性疾病。DR 目前已成为全球劳动年龄人口中获得性失明的主要原因之一，也是经济发达国家人群视力损害的主要原因。据估计，在全球 3 700 万盲人中，有 4.8% 是糖尿病引起的。其中美国和欧洲占 15%~17%，约 7% 的患者在中国和蒙古国。美国 40 岁以上人群的 DR 患病率为 3.4%（410 万），其中威胁视力者达到 0.75%（89.9 万）。澳大利亚和加拿大糖尿病患者中 DR 比例在 25%~40%，其中增生期视网膜病变占 2.1%~2.5%。在我国，DR 患病率为 24.7%~37.5%，其中增生期 DR 比例在 3.3%~7.4%。

DR 造成的视力损害已经是一项全球密切关注的公共卫生问题。DR 作为内分泌代谢性疾病的并发症，在确诊原发疾病的早期就进行眼底检查和跟踪随访，将会帮助患者在相当长的时间内保存视力。DR 致盲性不容小觑。2002 国际 DR 严重程度分级标准将 DR 分为无 DR（non diabetic retinopathy，NDR）、轻度非增生性 DR（non-proliferative diabetic retinopathy，NPDR）、中度 NPDR、重度 NPDR 和增生性 DR（proliferative diabetic retinopathy，PDR），PDR 是患者视力损害的主要原因。研究表明，对 DR 患者进行早期筛查、诊断和治疗能有效防止视觉损害及失明。

DR 的筛查方法有很多，如直接检眼镜（direct ophthalmoscope）、彩色眼底照相、荧光素眼底血管造影（fluorescein fundus angiography，FFA）等，而彩色眼底照相被认为是目前最简单高效且适于随诊的手段之一。早在 1999 年就有研究者利用 AI 技术将彩色眼底照片中的不同结构进行分离和测量。

图 14-2（见文末彩插）显示的是一位患有 DR 的患者的彩色可见光眼底照片（45° 视野）。训练有素的技术人员在实地拍摄后，将图像发送到阅读中心进行评分，并决定是否需要转诊。

（一）糖尿病视网膜病变的筛查与辅助诊断

将不同来源的眼底图像进行编译和预处理，形成一个大规模的数据集。这些深层特征（以及相关的元数据）被提取到一个基于树的分类模型中。该模型输出一个最终的、可操作的诊断。该算法利用 75 137 例糖尿病患者的彩色眼底照片训练人工智能，以 94% 的灵敏度和 98% 的特异性进一步验证了人工智能在眼底照片上对糖尿病视网膜病变筛查的准确有效性。

深度学习算法有潜力提高筛查的效率，并可以辅助眼科医生进行进一步的评估和治疗。以普及性好、易获取的眼后极部彩色照片作为筛查资料，使人工智能在社区或者农村乡镇的应用更加便捷可行。若在全球范围应用这样的人工智能，扩大筛查覆盖面并提高筛查效率，可以大大降低因 DR 造成的视力损失。

（二）糖尿病视网膜病变的分型

不同类型的 DR，意味着不同的治疗以及不同的预后，DR 类型的进一步诊断同样十分重要。

利用深度学习的人工智能对 DR 进行分型的系统，对 2011 年 5 月至 2015 年 6 月期间日本自治医科大学 2 740 例糖尿病患者的 9 939 张后极照片（45° 彩色眼底摄影照片，拍摄到每眼的四个区域）进行分析，根据实际诊断分为无 DR（NDR）、单纯 DR（SDR）、增生前期 DR（PPDR）和增生期 DR（PDR），采用卷积神经网络算法，用 95% 的照片进行训练，5% 的照片用于测试。在训练阶段未使用的 224 张照片中，人工智能获得的平均准确率为 96%，而三位视网膜专家（HT、YA 和 YI）根据传统 Davis 评分方法，获得的平均准确率分别为 93%、92% 和 93%。训练有素的人工智能比传统的评分更精确（P 均 <0.000 1）：HT（P=0.018）、YA（P=0.006 7）和 YI（P=0.034）。此类人工智能的应用可以为不同临床水平的医生进行病情评估及相应治疗提供重要信息。

三、人工智能在年龄相关性黄斑变性方面的研究进展

年龄相关性黄斑变性（ARMD）是发达国家 50 岁以上人群致盲的主要原因之一。随着世界人口老龄化，从公共卫生的角度来看，这将成为一个更加严重的问题。这类患者有几种治疗方案，都需要及时诊断才能有效。由于缺乏训练有素的专业人员对疾病的诊断和分级进行基础检查，因此，自动化诊断和分级设备的可用性对全球筛查计划的实施至关重要。

利用深度学习实现了 ARMD 的自动诊断和分级系统。采用年龄相关眼病研究（age-related eye disease study，AREDS）的数据集，由几个分级中心的专家将 5 664 幅图像按 1~4 类进行分级，原始分级被认为是基本真实。然后，再次由训练有素的眼科医生使用原始的 AREDS 分类对该数据集进行分级。

接下来应用一种算法来执行自动疾病分级。对原始眼底图像进行预处理，提取黄斑区域。三种不同大小的以中心为中心的作物，被调整到 231×31 像素，并连接在一个向量中。然后使用一个预先训练好的 CNN 来处理图像。再利用倒数第二个网络层，为每个考虑的作物生成 4 096 个长特征向量。将该向量缩放到区间 [0，1]，用于训练线性支持向量机（linear support vector machine，LSVM）分类器。考虑了 3 个分类问题，自动算法的准确率分别为 79.4%、81.5% 和 93.4%。训练有素的

医生的相同值分别为 75.8%、85.0% 和 95.2%。

四、人工智能在青光眼方面的研究进展

青光眼是目前世界上首位不可逆致盲眼病，由于青光眼具有隐匿性和渐进性，视神经损伤无法修复，青光眼发现过晚，会出现不可逆的视功能损伤甚至失明。由于该疾病进程极为缓慢，在很长一段时间内不会出现明显症状，大多数患者直到后期都没有意识到已经患病。目前全球青光眼患者约 7 000 万，预计到 2030 年全球青光眼患者将达到 9 540 万人，而我国是世界上青光眼患者数量最多的国家。青光眼的致病因素主要包括眼压持续升高、青光眼的家族病史、偏头痛、高血压等。这些因素通常导致视神经受到压迫而产生压陷。早期的青光眼筛查、诊断和治疗是预防视神经损害和失明的关键。

（一）青光眼眼底图像视盘分割系统

C/D（杯/盘比）是评价青光眼视神经损害的常用指标，所以，用于青光眼的计算机自动诊断系统能否从视网膜图像中分割出视盘和视杯区域将是成败的关键。考虑到这一区域可能存在形状不规则、边界不清晰以及受制于成像方式等问题，青光眼的 AI 诊断颇具挑战性。目前，青光眼的临床诊断主要由经验丰富的专业眼科医生通过评估眼底图的视杯与视盘的直径比即杯盘比（cup to disk ratio，CDR）来进行人工评估。如图 14-3（见文末彩插），绿色和蓝色分别表示视杯和视盘。对于大规模群体的青光眼筛查，人工评估不仅效率低下，而且其评估质量很容易受医生经验不足和身体疲劳等主观因素影响。因此，亟须开发杯盘比自动评估算法以减轻眼科医生的工作负担，提高其工作效率与质量。

目前一种基于深度学习的视神经自动分割方法采用熵增强采样策略，并通过图像分割最后一步进行增强。分割算法实现如下：采用基于圆形特征检测的预处理步骤，确定包含视盘的眼底摄影图像区域。该区域随后被裁剪，图像对比度得到改善，以增强视盘的可视性。然后从标记的图像区域收集图像补丁（3×3 个像素），并将它们分为三类：光盘，光盘杯和背景。采用基于熵的采样策略，最大限度地提高了样本 patch 的识别能力，从而获得了一组均衡的 patch。然后实现了一个 CNN，修改了一个通用的 CNN 架构，提高了它的归纳能力。第一个修改是在不同的图像尺度下训练网络。在不同的图像分辨力

下采集 3 个像素贴片,提供不同的滤波覆盖率。网络的第一个卷积层包含 5 个图像尺度中的 6 个滤波器。网络的第二卷积层包含 4 个图像尺度各 1 个滤波器。总共学习了 30+4=34 个过滤器。在两个卷积层之间使用最大池化层。然后利用第二卷积层的输出训练一个逻辑回归分类器,该分类器生成 3 个概率映射,每个预定义类对应一个概率映射。然后将每个概率图输入一个无监督的图像分割算法,得到封闭区域分割。在已知视盘一般形状,特别是形状的一般凸性的前提下,将凸包变换应用于图像分割输出,提高最终分割结果。与传统的基于 CNN 的方法和其他基于手工特征的方法相比,该方法在视盘和视杯分割检测中分别获得了 97.3% 和 87.1% 的准确值。

(二)青光眼视神经损伤检测系统

基于彩色眼底照片的深度学习算法可以检测青光眼视神经损伤(glaucomatous optic neuropathy,GON)。该系统收集了 48 116 张眼底照片,通过 21 名受过训练的眼科医生对照片进行分类。将 GON 定义为垂直杯盘比≥0.7 以及其他典型的 GON 变化,使用 8 000 张眼底照片验证数据集来评估该算法的性能。在验证数据集中,该深度学习系统的受试者工作特征曲线(receiver operating characteristic curve,ROC)下面积(area under curve,AUC)为 0.986,灵敏度为 95.6%,特异性为 92.0%。而病理性近视的共存可能是导致假阴性结果的最常见原因。

图 14-4 为使用深度学习自动检测可参考的青光眼视神经病变。

(三)基于 OCT 的青光眼诊断系统

基于视网膜神经纤维层(retinal nerve fiber layer,RNFL)厚度和视野(visual fie,VF)的机器学习模型,对青光眼的诊断具有较强的预测能力和解释力。该系统收集了视网膜神经纤维层(RNFL)厚度和视野(VF)的各种候选特征。从原始特征发展出综合特征。然后通过特征评价,选择最适合分类(诊断)的特征。所建立的预测模型对青光眼和健康眼的分类具有较高的准确性、敏感性、特异性和 AUC。

青光眼的早期诊断比较困难,不能通过单一的检查判定,而是需要综合考虑眼压、眼底、视盘形态、视野、OCT 视网膜神经纤维层改变等多个因素,因此,AI 与青光眼的结合比其他眼科疾病具有更大的挑战。

正如上述研究所示,AI 在青光眼诊断方面的应用主要是利用眼底照片或眼底 OCT 断层图片进行青光眼排查,因此尚不能做到对青光眼的精确分型。其次,青光眼还需与高度近视、某些神经眼科疾病等具有类似视神经影像学变化的疾病进行鉴别诊断,这也给 AI 辅助青光眼诊断增加了难度。针对这些问题,可以从以下几点进行干预:

(1)收集大量患者资料和检查结果,让机器学习彩色眼底照片、OCT 图像,能自动判读和诊断。

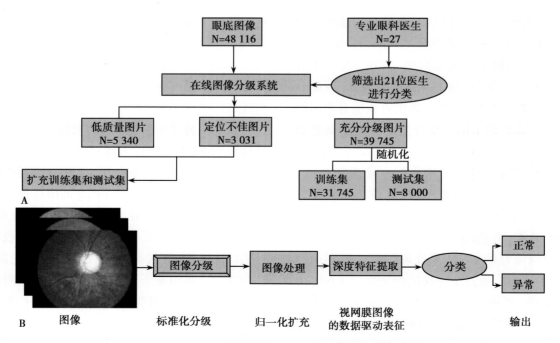

图 14-4 使用深度学习自动检测可参考的青光眼视神经病变
A.算法图像分级工作流程;B.研究中的算法流程。

（2）训练机器将多种检查结果综合考虑，全面判断患者的病情，做到早发现、早诊断、早治疗。

（3）通过大量病历资料数据，开发 AI 算法，使机器可根据患者的检查结果制定合理的治疗方案。

五、人工智能在早产儿视网膜病变的应用

眼科疾病的患病率、病因、表现、诊断和治疗在成人和儿童患者之间存在差异，在开发人工智能应用程序时，这些差异是重要的考虑因素。儿童常见的疾病包括弱视、斜视、鼻泪管阻塞（obstruction of naso-lacrimal duct，NLDO）、早产儿视网膜病变（ROP）和先天性眼病。对于发生在儿童和成人中的疾病，其表现形式、病因和治疗方法往往不同。

与成年人相比，婴儿和儿童有不同的特点，影响他们的眼科就诊。考虑到他们的发展能力，从一个孩子的单次眼睛检查中收集到的信息通常较少，因此可能需要多次检查才能准确地诊断或描述该孩子的疾病。由于婴儿或儿童无法有效地交流，他们对客观考试的依赖也更强。孩子的注意力持续时间短，行为难以预测，因此常常需要进行快速检查，这样医生就能赢得孩子的信任，同时又能让孩子感到放心。

早产儿视网膜病变（ROP）是一种发生于低出生体重婴儿，尤其是早产儿的眼部疾病。患有 ROP 的婴儿视网膜血管发育不正常，影响视力，在严重情况下，如视网膜脱离，甚至可能导致失明。如果诊断和治疗及时，ROP 可通过激光光凝治疗。因此，ROP 筛查方案在 ROP 检测和临床治疗中发挥着重要作用。ROP 筛查高危儿童主要由儿童眼科医生或视网膜病变专家通过眼底摄影设备进行。随着世界高危儿童数量的不断增加和儿童地域分布的不平衡，这种困难而传统的方法明显不能满足需要。ROP 是全球儿童失明的主要原因。中国等发展中国家的情况更为严重。高新生儿存活率和大量低出生体重婴儿增加了早产儿 ROP 风险的数量，医疗资源相对匮乏。

一种使用 DNN 设计的自动化 ROP 筛选系统可用于远程医疗 ROP 筛查，促进医院间的合作。图 14-5 是该系统的标记流程。首先，应收集早产儿视网膜眼底图像。在每次 ROP 筛查中，由于每只眼睛的健康状态可能不同，视网膜眼底图像被捕捉到，并根据眼睛健康状态的不同分为两组。每个集合都被定义为一个单独标记的案例。病例由 4 名临床眼科医生按照图 14-5 第一张图中的管道进行标记。在最初的盲读阶段，每个病例都由三名眼科医生分别注释。如果一个病例的视网膜和眼底图像中有任何一个是 ROP，那么这个病例就被标注为 ROP，否则被标注为正常。根据其严重程度，将其分为轻度 ROP 和重度 ROP。

（莫宏伟　刘景鑫）

第十节　类风湿性关节炎超声成像的人工智能应用

类风湿性关节炎是常见的慢性自身免疫性疾病，以对称性关节肿胀、疼痛为特征，如不及时治疗可导致不可逆性关节和器官损伤，治疗时机的选择及治疗后的随访至关重要。超声检查方便、快捷，可无创性检测关节滑膜炎、骨侵蚀、软骨损伤等类风湿性关节炎基本病变，加之超声评价指南的更新及新技术的不断涌现，其在辅助类风湿性关节炎诊断及随访中扮演着重要角色。然而超声检查操作者依赖性强，对病变微小改变的检测敏感性差。人工智能（AI）技术在医学研究中发展迅速，尤其是深度学习（DL）算法的出现使其成为医学研究中的热门。本节结合具体案例介绍 AI 在类风湿性关节炎超声成像中的应用，并介绍 AI 在类风湿性关节炎超声成像应用的优势及局限性。

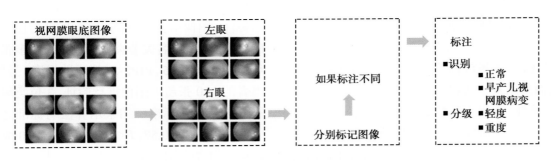

图 14-5　图像标记过程

一、人工智能在类风湿性关节炎超声成像中的应用

（一）辅助诊断

类风湿性关节炎是一种全身性炎症性疾病，以关节滑膜炎性改变为早期特征，逐渐发展为关节畸形并影响关节外器官，目前尚无有效的治疗措施，有研究表明在"机会窗口"（即症状出现后的前12周内）内及时应用改善病情的抗风湿药物（DMARDs）可有效延缓疾病进展，因此类风湿性关节炎早期的诊断十分重要。然而即使专业学会已经给出了类风湿性关节炎的诊断标准，临床仍存在不符合诊断标准，但经过抗风湿药物治疗后症状缓解，并最终被确诊为类风湿性关节炎的病例。基于此，Fukae等将类风湿性关节炎患者的关节症状、肿胀和/或压痛关节数、实验室检查、关节超声检查等医学信息转换为彩色的二维图像，以1 037张图像（252张RA，785张非RA）为训练集，测试基于深度学习的卷积神经网络（CNN）对50张图像（10例RA，40例非RA）的分类能力，并与三位风湿病学家比较，结果示CNN在5次测试中准确率都达到90%及以上，与专家的诊断一致性分别为0.79、0.83、0.87（Cohen's kappa）。该研究将临床信息压缩为二维图像，并利用算法模拟风湿病学专家基于科学证据及临床经验综合诊断过程，虽然存在一定的局限性，但作为临床实践辅助工具，该成果有助于帮助非风湿病学专家在筛查过程中早期发现需要接受治疗的活动性类风湿关节炎患者。

（二）活动度评估及治疗监测

类风湿性关节炎是一种不可治愈性疾病，无论是对症治疗的非甾体抗炎药（NSAIDs）和糖皮质激素，还是改善病情的抗风湿药物（DMARDs），或是生物制剂，治疗的首要目的都是降低疾病活动度和延缓疾病进展。指南推荐采用"treat-to-target（T2T）"的治疗策略，以使类风湿性关节炎达到临床缓解或至少是低疾病活动度，疾病活动度评估及治疗监测可有效帮助临床医师调整用药，实现类风湿性关节炎个性化治疗。超声检查同时提供灰阶及彩色血流显像，为类风湿性关节炎的评估提供影像学依据，然而采用基于共识的半定量超声评分系统存在主观依赖性、人眼无法精确检测病情细微变化等问题，最终超声医师能够反馈至临床的患者治疗反应的影像信息有限。于是涌现一批针对AI辅助类风湿性关节炎关节超声图像评估的研究。

从时间发展上看，人工智能在类风湿性关节炎滑膜中的应用探索大致经历了从"检测"至"量化"，最终"分级"的演变。Veronese等于2013年报道了一项具备快速和可重复性检测滑膜轮廓能力的技术，他们在对超声图像进行降噪预处理后，采用两个耦合的级联活动轮廓检测技术对34名类风湿性关节炎患者掌指关节（MCP）和近端指间关节（PIP）的滑膜-骨界面、滑膜-软组织界面进行识别，以5位经验医师商讨后的共识作为"金标准"，结果示该半自动定位技术可达到85%±13%的总敏感性，且就共识而言，该技术比每位医师单独定位的结果都更精确。2016年Cao等将三维超声与自动图像分析技术相结合，首先利用高斯拉普拉斯算子增强骨表面声反射得到高斯平滑图像，根据灰度阈值对图像进行二分类，校正后进行图像后处理，形成骨区、无骨区和跳跃区以实现骨表面检测，然后依据关节解剖结构勾画骨间的关节区域，完成对8位受试者（4位为RA患者）的51个掌指关节（MCP）和跖趾关节（MTP）超声图像中的骨和关节囊分割，并在分割的结果中提取可量化滑膜形状/体积变化的测量值。在以专家手动分割结果进行验证时，该自动分割方法对骨和关节囊检测的平均灵敏度/准确率分别达到94%/93%和87%/83%，可帮助关节三维解剖结构的可视化及对类风湿性关节炎评估的定量测量。同年Cupek等报道了在MEDUSA多中心联合项目中的研究成果，他们创建了基于ML理念自动评估类风湿性关节炎滑膜炎的算法并开发了一个软件系统。该项研究涉及的算法及方法包括基于置信度图概念的骨表面检测新技术、基于双边滤波概念的处理掩膜像素之间累积偏差算法及基于双边滤波模式的生物医学图像着色方法，最后利用随机森林分类器进行骨骼、皮肤、关节和滑膜面积的探测，实现滑膜炎的评估。2018年Mielnik等同样基于MEDUSA多中心联合项目利用机器学习（machine learning，ML）开发了可识别并对滑膜炎进行分级的软件。研究经历了数据库收集、专家图像标注、图像增强及分割、增生滑膜的检测和分级的过程。以57名关节炎患者的2 500多张关节超声图像（MCP2-5、PIP2-5）构成数据库，另外20名患者的140张超声图像进行验证，3位类风湿学专家分级结果为标准。结果示算法与标准之间达到中度相关性（κ=0.57，P<0.05），低估了"0级"滑膜、高估了"1级"滑膜增厚。研究人员表示滑膜炎边界模糊的超声特征、其他低回声结构易误诊为滑膜以

及骨侵蚀误导关节间隙识别等原因可能导致了该结果，但这一研究成果向我们展示了 AI 参与滑膜炎分级的可能性。2019 年 Andersen 等首次成功利用 DL 算法卷积神经网络实现了基于 OMERACT-EULAR 滑膜炎评分系统（OESS）的类风湿性关节炎关节 CDUS 图像的 4 分级（0~3 分）。将 1 342 张超声图像作为训练集，176 张图像作为测试集，1 名风湿病学专家评分结果作为标准，该神经网络在以 0/1 分为健康、2/3 分为患病的二分类中的准确率分别达 86.4% 和 86.9%，在 0~3 分 4 分级中，平均准确率达 75.0%，与标准结果间一致性为 κ=0.84。经过优化，该研究团队于 2020 年采用级联卷积神经网络对类风湿性关节炎关节 CDUS 图像 4 分级，分别以 1 678、322 幅图像作为训练集和测试集获得了更高（83.9%）的平均准确率，该研究展现了卷积神经网络构架辅助评估类风湿性关节炎疾病活动度的临床潜力。

与类风湿性关节炎滑膜检测不同，对骨侵蚀和软骨损失的人工智能评估只能通过与原始图像比较实现疾病的进展监测，目前的相关研究较少。Cipolletta 等开发了一种基于自动深度学习算法的卷积神经网络，利用 VGG-16 滤波器识别具有透明软骨信息的健康人的超声图像，40 名受试者用于算法训练和测试，8 名受试者用于算法和初学者与专家间的可靠性分析。在测试的交叉验证 ROC 曲线分析中，算法 AUC 为 0.99±0.01，可靠性分析中，算法表现较初学者表现更优秀（κ=0.84 vs κ=0.63）。Fiorentino 等成功设计出能够自动测量 MCP 关节超声图像中关节软骨厚度的卷积神经网络深度学习算法框架，数据集来源于 38 名受试者的 904 张超声图像。该技术通过识别软骨-滑膜和软骨-骨界面间距离场实现软骨厚度测量，与专家的测量结果相比，平均绝对差仅为 0.032mm±0.026mm，有望实现临床转化。

（三）并发症危险度评估

与普通人相比，类风湿性关节炎或其他炎症性关节疾病患者发生心血管疾病（CVD）的风险显著升高，需积极和有针对性的 CVD 风险管理。基于性别、年龄、吸烟、血压、血脂值和糖尿病状况等危险因素的风险计算器可能会低估或高估类风湿性关节炎患者的 CVD 风险。超声测量颈动脉内中膜厚度（IMT）可有效发现具有亚临床动脉粥样硬化的患者，Kablak-Ziembicka 等发现颈动脉 IMT>1.15mm 时则 CVD 发生率增加 94%，将图像表型与传统危险因素相结合的集成风险计算器能更好地进行 CVD 风险分层。AI 能更准确地识别颈动脉斑块特征，有效避免手动评估的观察者差异。2003 年 Christodoulou 等利用神经网络，将 10 种纹理特征集与 10 个自组织映射分类器分类结果相结合，成功完成对颈动脉斑块纹理特征的提取，对脑卒中风险患者识别的平均诊断率达 73.1%。研究者表示该项技术可帮助识别能从颈动脉内膜切除术中获益的脑卒中高危患者，同时避免其他患者接受不必要的手术。Acharya 以 688 幅颈动脉超声图像作为数据集，进行颈动脉斑块的半自动分割和颈动脉内中膜的自动分割，并利用 "local binary patterns"（LBP）和 "Law's texture energy"（LTE）两种框架提取的斑块纹理特征来获取训练参数，然后实现颈动脉斑块患者基于症状出现与否的二分类。当同时考虑敏感性和特异性时，在确定斑块区域时支持向量分类器的性能最好，准确率达 83%，在确定颈动脉内中膜区域时支持向量、k 最近邻和径向基概率神经网络分类器准确率均达 89.5%。此外，他们提出了以颈动脉斑块和颈动脉内中膜区分有无症状的分类指标 "AtheromaticPi" "AtheromaticWi"，并分别以 4.53 个单位和 4.42 个单位作为界值。

二、优势与局限性

（一）优势

超声检查是类风湿性关节炎诊断和病情评估的主要影像学手段，对辅助临床医师做出正确临床决策具有重要意义。

1. 超声检查主观依赖性强，年轻医师经验不足，图片信息利用不足，容易发生误判，AI 通过学习大量医学影像数据，可以帮助超声医师精准读图。

2. 传统医疗场景中，优秀的专业医生培养耗时长、投入成本高，AI 可用于辅助超声医师培养。

3. 医疗过程中，需要通过图像进行病情细微变化的精确检测以评估治疗效果，与超声医师的定性评估相比，AI 擅于识别更复杂的模式，并提供精确的定量评估，结果更准确、可重复性更强。

4. 患者医疗活动产生的数据量巨大、类型多样，医师需从大量数据中筛选出有价值的信息，工作量繁重且枯燥，AI 的介入可帮助临床医师从繁重且枯燥的工作中解放出来，并在此过程中将患者的医学图像和电子医疗记录及其他数据进行自动集成，辅助医师快速了解及评估患者病情。

（二）局限性

（1）对超声检查操作者的依赖性强，图像采集标准化仍需加强，监督学习模式仍是当今 AI 影像应用研究的主要方法，需要大量标准的、精确的图像数据作为训练集，需专业人员手动标注图像中的解剖结构和病变区域并对其进行分类，并在此过程中严格进行质量严格把控，费时费力。

（2）目前报道的类风湿性关节炎超声成像 AI 模型均表现出良好的性能，但它们通常只能基于给定的数据集解决特定问题，未经过严格的交叉验证，易出现"过拟合"，以致推广至其他数据集时表现欠佳。

（3）大多数研究关注点是模型的性能，而非模型与临床间的相关性，因此成功转化至临床并广泛应用的模型屈指可数。

（4）如同人所谓的"经验"或"直觉"，神经网络将研究人员输入的数据进行提取、分析、处理并产生最终结果的整个学习和决策过程是未知的，并常被比喻为"黑匣子"。由于神经网络产生的结果最终是辅助医师进行临床决策作用至患者的病情管理，这种不透明性将会产生一系列科学和伦理问题。

（5）即使不断优化及创新，AI 无法像人脑一样具备自上而下、由浅入深的逻辑思维，且缺乏医疗过程中倡导的人文关怀，因此 AI 成功参与临床实践及准确性能实现需医务人员密切监督。

早期诊断、病情控制和并发症监测是类风湿性关节炎临床管理的关键，AI 辅助类风湿性关节炎超声评估可有效帮助临床医师做出个性化的临床决策，前景广阔，但由于技术、方法和伦理等方面原因，目前在临床实践中广泛应用尚不可行。在临床实践的巨大需求及先进技术的推动下，相信未来几年在 AI 各限制方面均会取得突破，超声成像人工智能最终将用于辅助类风湿性关节炎患者的疾病管理。

（杨　萌　刘景鑫）

第十五章　医学影像人工智能的数据标准化技术

第一节　人工智能对医学影像数据的要求

近年来，随着人工智能理论的发展，人工智能和大数据在短时间内快速涌现。人工智能作为信息技术革命的核心，在医学领域也展开了深入并且广泛的研究，尤其是在医学影像方面，很多商业化的产品已经应用在临床场景中，其重要基础就是数据。医学影像数据是指对医学影像信息的形式化表示，不仅包含影像图像，还包含一些相关的临床数据、标注信息等，以原始或经数据处理后的形态呈现出来。医学影像数据集以汇聚形式展现数据，医学影像数据库利用数据库系统对数据或者数据集按照数据结构进行组织、存储和管理。

一、伦理批准与患者隐私保护

临床数据涉及大量个人敏感信息，这就给数据的安全性和个人隐私的保护带来了挑战。目前医疗健康数据的保护和监管措施尚不完善，隐私信息泄露的风险高，因此，数据集和数据库的构建需要从技术和政策法规两方面做好对数据使用的规范，保障数据使用的安全和个人隐私信息不被滥用。此外，为了确保可分享数据合规使用，还需要建立相应的法律法规来明确数据的所有权、许可权和隐私权，解决数据在使用过程中涉及的伦理和遗传资源保护问题。

（一）注重伦理和数据安全

集中使用的数据必须得到医院伦理委员会的批准，或者是豁免的临床脱敏数据。患者的隐私保护应当符合法规的要求。采集医学影像的同时也应同步采集患者的完整信息（性别、年龄、籍贯、民族、是否有相关疾病家族史等），可根据实际需要

扩展至目前主流 HIS 能够提供的范围，并对隐私数据作脱敏处理，在保护患者隐私与数据安全的基础上，确保数据分布的均衡性与代表性。数据的采集与标注过程中应注意避免重复纳入，以免数据出现偏倚。当通过其他方式进行数据收集时，比如志愿者、体检中心、社区筛查项目、科研项目等，同样应当由伦理委员会进行审查和批准，从而保护患者的隐私安全和利益。

（二）法律法规

医学影像数据的采集需要符合法规要求，包括但不限于伦理批准与隐私保护。以临床实际场景为基础，数据集或数据库的整体框架和内容要具有权威性、科学性。数据基于权威的临床诊断标准、规范或者专家共识，真实、准确地反映临床实际情况。

数据集或数据库的建立过程要标准化和规范化。标准化涉及数据采集、数据处理过程中的设备、方法、工具、人员及环境等问题，包括对图像信噪比、分辨力和伪影等质量要素产生影响的因素，如成像过程中的设备参数、品牌厂商、性能规格等进行约定；对数据采集和构建过程的标准化、规范化、流程化及同质化；对数据处理如标注工具的可信性、结果的可追溯性、人员的规范化、环境的适应性等。缺乏规范化保证的数据将难以保障人工智能医疗产品的实用性、有效性和安全性。

目前，数据相关标准还不成体系，主要有《GB/T 34960.5-2018 信息技术服务治理　第 5 部分：数据治理规范》等架构性标准，《人工智能医疗器械质量要求和评价　第 1 部分：术语》和《人工智能医疗器械质量要求和评价　第 2 部分：数据集通用要求》，已经发布的有地方性标准和团体标准，例如，广东省发布的《TIGZBC 8-2019 肺结节人工智能辅助诊断系统技术要求》，中国人工智能开源软件发展联盟

制定的团体标准《信息技术服务人工智能医疗影像数据标注规范》。中国生物医学工程学会、国家药监局人工智能医疗器械创新合作平台、中华医学会放射学分会等组织也制定了相关的团体标准。中国食品药品检定研究院联合中华医学会放射学分会心胸学组发布了《胸部CT肺结节数据标注与质量控制专家共识》，以及首个《医学影像人工智能产品临床应用质控标准》。现正在制定系列专病数据集或数据库的标准。

二、数据质量要求

目前，主流的人工智能技术路线是在机器学习框架下设计数学模型或者神经网络模型，利用事先收集的数据对模型进行训练，获得满足需求的模型，因此数据数量和质量成为决定效果的基础。医学辅助诊断是以循证医学理论为基础，在医学影像数据复杂多变、病灶征象表现异常复杂的情境下，算法模型为了满足泛化能力、解释性、准确性、鲁棒性要求，对数据的要求更高。在现有深度学习模型和算法的技术条件下，算法对训练数据具有很高的灵敏度，数据对医学影像人工智能产品的性能好坏起着重要的决定作用。

成像时应该符合临床标准和专家共识，患者吸气末屏气完成扫描，防止发生运动的伪影、误操作等。成像过程所采用的扫描仪应该是在产品有效期内、满足质控条件的合格设备。应详细记录采集设备的具体型号以及影像留取时采集设备的相关配置参数（主机与内镜类型、冻结图像与否、特殊电子染色成像模式、有无放大、分辨力等）。采集设备须确保处于设备的有效使用期内并符合质量控制要求。数据来源应明确所属医疗机构、数据来源方式（如直接导出、PACS导出等）。数据集不得进行任何修改、编辑。每个病例的图像应该保持连续性和完整性，不能出现缺层、错层等情况。对病例的扫描范围最少从肺尖到肋膈角（包括全肺），一些无关的地方可以删除（如下颈部或上腹部）。重建的图像视野应该覆盖到整个胸部横截面。

标注数据质量评价：在充分利用已有数据资源的同时，需要对数据质量进行规范、严格把控。具体包括①图像质量评价：基于不同的研究目的和研究方案，对拟标注图像进行质量评价；②数据标准化：针对数据来源不一致、图像质量参差不齐等现象，可依据不同的科研需求和实际情况，选择不同的有针对性的图像标准化方案，如重采样、灰度值标准化等。

数据集的质量要求包含两个方面：一是要包括数据本身的质量属性，二是针对整个数据集，应最大程度满足用户需求。当把数据集当成产品供用户观看时，还需要关注制造数据集的人员提供服务的能力。或者在监管活动中提供证据时，第三方或质量审核人员宜根据数据集可能的用途、可能在临床上的应用场景，来确定质量特性的一些具体指标，可以针对数据集作出评价，形成相应的报告，用来对数据集进行验证。适当的时候，制造数据集的人员可以建立一个数据集文档，然后在文档中罗列一些描述数据集质量特性的客观指标。

（一）质量测试的完整性

1. 准确性 数据与真值相符合的程度应符合制造数据集的人员声称的准确性，例如：①记录临床观测结果的准确性；②记录实验室检验结果的准确性；③记录临床结论或参考标准的准确性；④记录其他相关信息的准确性；⑤文字描述应准确、清晰、无歧义；⑥影像及其检查报告的准确性；⑦病理检查报告的准确性；⑧采集设备的有效性；⑨人员操作的有效性；⑩数据形式的合理性。

2. 完备性 数据集中应当包含一些关于实现数据集预期的用途、满足临床适用场景需要的信息，例如①数据的结构和格式应多样化，比如能够对数据元、标注信息、元数据等进行保存、实现数据的传输和访问，防止出现一些信息空白的现象、导致信息遗漏或丢失；②当出现一些不能够避免的缺失数据、离群值时，应该给出比较明确的处理方式，从而能够证明临床场景的合理性，同时要对相关数据元加以标识；③元数据应该描述数据集的标识信息、内容信息、数据质量特性等相关信息；④数据含有的信息应该满足数据标注与参考标准溯源的需要。

（二）质量测试的唯一性

在同一个数据集中所包含的数据元应该具有唯一性。这种唯一性一般适宜利用受试者个体来作为识别特征，针对同一个体的不同时间和空间的数据，将对应的处理方法明确表示出来，同时应该证明关于临床场景的合理性，并且要记录这其中的关联性。

（三）质量测试的一致性

数据集的内部和外部一致的程度都能够符合制造数据集的人员声称的一致性指标。内部一致性指的是数据的来源相同，这些数据之间的相关性应保持一致,如:①当同一数据处在数据集生命周期的不同阶段时,应保持一致;②数据的特征应保持一致;③数据的采集、预处理、标注方法应保持一致;④原始记录、中间记录与最终记录应保持一致。

外部一致性指的数据的来源不同,这些数据之间的相关性应保持一致,如:①不同来源的数据应在数据特征方面保持一致;②离群值应是可解释的;③不同来源的数据在一些环节,比如采集、标注环节,应遵从相同的法规、技术标准、医学规范或其他文献要求。

(四)质量测试的确实性

数据、元数据应是真实和可信的,如:①对于遗传的资源,应该从真实的临床数据采集流程中获得;适当的时候,这一过程中涉及的设备、人员、方法都要符合一些技术的标准、临床的规范或者专家的共识;②对于非遗传资源,应该来自一些可溯源的活动,比如实验、模型、数据扩增等;③元数据应真实地描述数据。

(五)质量测试的时效性

当对数据进行采集、标注、流转、归档、变更等活动时,应该遵守制造数据集的人员所声称的时限。对于动态数据集,则应该明确指出数据更新的周期、更新的方法以及更新的比例。如果数据涉及一些关于临床上的诊断和治疗,在动态时序过程中,应该证明数据在临床时效上的合理性。

(六)质量测试的可访问性

制造数据集的人员应该针对数据集访问控制的等级给出一个明确的描述,适当的时候,可以制定一些比较明确的访问控制策略。数据集可以被访问的程度,需要满足数据集的预期用途和临床适用的范围,能够支持很多灵活的访问方式,包括本地访问和远程访问方式,非必要情况下不应扩大访问权限。

(七)质量测试的依从性

数据格式、数据接口、数据加密及隐私保护机制,都应该符合制造数据集的人员声称的技术标准或规范;适当的时候,数据标注过程和参考标准的定义应遵从明确的标准规范、专家共识、操作规程或其他参考文献。

(八)质量测试的保密性

制造数据集的人员应该制定明确的信息安全策略,对数据集进行保密。对封闭使用的数据集,应该设置数据集授权访问机制、隔离保护机制等。在开发和使用过程中,应该避免出现数据泄露、数据篡改、数据丢失等现象。通过文件的形式来记录脱敏、网络安全、物理隔离、数据审计等关键措施。

(九)质量测试的效率和精度

在当前制造数据集的人员所规定的运行环境下,在对数据集进行处理和使用时,效率应该满足制造数据集的人员声称的水平。在精度适当的时候,数据的定量特征、数据集的定量特征以及数据所标注结果的精度应该满足制造数据集的人员声称的水平。

(十)质量测试的可追溯性

在数据集开发、管理、使用过程中,制造数据集的人员宜保证数据访问踪迹和数据变更踪迹的可审计性,例如:原始数据来源、元数据来源、合规性证明;数据采集活动记录;人员管理记录;数据标注流程记录;盲态管理记录;数据流通记录;数据质疑、审计、停用、纠正记录;标注工具、平台使用记录;数据集标注结果的统计信息查询,包括标注进展、标签统计、标注者进展统计、难例集等;数据服务异常与故障记录;数据维护与备份记录;数据更新记录。云服务提供商名称、联系方式、云服务类型(公有云、私有云)。

(十一)质量测试的可理解性

适当的时候,数据集能被授权用户预览和解释的程度应符合制造数据集的人员声称的水平。

(十二)质量测试的可用性

适当的时候,数据集能被授权用户访问和检索的程度。

(十三)质量测试的可移植性

数据能被存储、替换或从一个系统转移到另一个系统并保持已有质量的程度应符合制造数据集的人员声称的水平。

(十四)质量测试的可恢复性

适当的时候,数据集在使用过程中保持质量并抵御失效事件的程度应符合制造数据集的人员声称的水平。

(十五)质量测试的代表性

数据集的数据特征层次、流行病学统计、样本来源多样性、数据多样性等应符合制造数据集的人员声称的临床适用场景。

三、数据多样性要求

产品研发机构受限于现有条件,数据仅来源于少量合作医疗机构,所得到的数据在数量覆盖的广度和深度方面均不足,在涵盖的设备层次、厂商、机型、地域、患病人群、医疗机构等级等方面有限，造成数据具有很大的偏倚性和系统性偏差，导致产品缺乏普适性和实用性。同时由于缺乏数据共享机制，不同机构和企业构建孤立的数据集或数据库，陷入低水平重复建设，造成数据竞争和垄断，无助于行业整体水平的提升。

因此，为保证数据集具有充分的临床代表性，控制偏倚水平，数据应当尽可能覆盖得更全面一些，应该有更多具有通用性的统计维度并给出统计描述，这样才能更科学地对模型效果进行评估。行业内亟须建立数据共享的生态机制，打通渠道，提高质量，减少重复建设，促进分工合作，形成产业链，打造综合竞争力。构建标准化、规范化、广覆盖的高质量、大规模数据集和数据库将成为医学影像人工智能行业快速发展的重要推动力。

（一）数据格式

常见的医学影像数据存储格式有 DICOM 格式、NIFTI（neuroimaging informatics technology initiative）格式、JPEG（joint photographic experts group）格式等。

1. DICOM 格式 目前，数字医学影像格式及其转换方式的通用国际标准是 DICOM。DICOM 标准是由美国多家学院与协会联合制定的一个关于医学数字成像和通信的统一标准。该标准通过面向对象的方法，采用开放互通的体系架构，定义了一套与各种医学影像相关的完整对象集，在对象集中涵盖了医学图像信息、信息交换、信息传递以及消息响应。DICOM 标准的中文名称是医学数字成像和通信，主要规定了医学图像数据的存储方式和传输协议。DICOM 标准包含很多部分，并且各个部分对应有各自的功能，因此具备较好的扩展性。这样，相关的技术人员在对标准的某部分内容进行更新时，就没必要对整个 DICOM 标准进行更改而再次发布。可以把标准的每个部分中比较容易增加和修改的内容整理出来放入一个单独的附录中，以方便后续内容的更新。

DICOM 标准是开源的和不断更新的，目前最新的 3.0 版本与之前的版本相比较，主要区别如下：

（1）由单一的医学影像信息标准、扩展到影像检查、报告等有关患者就诊的相关信息，甚至允许扩展与患者有关的所有信息。

（2）当医学影像信息快速增长时，DICOM3.0 提出了唯一标识数据信息对象的技术，并对该技术进行了详细论述。例如常用的标识符有检查 UID、

序列 UID、图像 UID 等。

（3）由原先端到端的 DICOM 传输协议扩展到对网络环境的支持。DICOM3.0 目前已经支持 TCP/IP 和 ISO 网络模型的传输交互，大大丰富了 DICOM 文件的传输模式，为实现跨医院、跨区域的医疗信息化奠定了基础。

DICOM 文件头包括封装数据集的识别信息，由文件导言、DICOM 前缀、文件元信息元素组成。DICOM 文件中绝大部分是数据集，数据集中包含了按顺序排列的数据元。DICOM 格式数据包含了患者的健康信息（protected health information，PHI），例如年龄、性别、身高、体重等，以及其他图像相关的信息，比如采样设备信息、图像采集参数等。DICOM 格式的图像包含的信息比较全面，但是占用空间比较大，因此可以将数据集转换成 BMP 格式的图像，在后续处理过程中运算量相对较小且操作方便。

2. NIFTI 格式 NIFTI 数据存储格式是由美国国家精神研究所、国立神经疾病与脑卒中研究所的研究小组创建，目的是减少不同医疗研究平台以及医学影像数据处理软件因数据共享引发的一系列问题。NIFTI 格式是基于神经影像信息学技术协议所生成的数字化医学影像数据格式，是神经影像学研究中最常用的数字医学影像数据格式。和 DICOM 格式相比，NIFTI 格式最重要的优势是能够存储医疗设备的像素指数与图像空间位置，帮助阅片人确定医学图像的方向。

到目前为止，NIFTI 格式已经推出了两个版本：NIFTI-1 和 NIFTI-2 格式，其中，NIFTI-1 格式是一种比较成熟的格式，已经得到了广泛的应用。标准的 NIFTI 图像包含了图像像素矩阵与头文件。NIFTI-2 格式则是对 NIFTI-1 的扩展，该格式允许对比较大的医学影像和矩阵进行 64 位存储和寻址。该格式的内容是通过定义了一个 C 语言的结构体来发布的，结构体中的每个成员代表了 NIFTI 格式每一项内容。

3. JPEG 格式 JPEG 是用于存储连续色调静态图像（包括灰度图像与彩色图像）的国际图像压缩标准。该标准的目的是用来支持用于大量连续色调静态图像压缩的相关应用，这些图像可以是任何一个色彩空间，用户可以调整压缩比，并能达到或者接近技术领域中领先的压缩性能，且具有良好的重建质量。

JPEG 定义了摄影影像通用的压缩编码方法，

是数字医学影像中常用的压缩格式。JPEG 是一种先进的图像压缩技术，采用有损压缩的方式去除图像中的冗余数据，在获得高压缩率的同时又不会丢失图像中的细节信息，保持图像较好的品质。JPEG 格式数据在互联网传播以及光盘读物上的应用十分广泛，同时支持对图像进行不同比例的压缩，能够在图像大小与质量之间找到平衡点。

（二）数据分布

数据应具备广泛性，应优先选择多中心多层次来源的数据、地域分布尽可能广、医疗机构数量尽可能多、患者分布（民族、性别、年龄、地域）尽可能均衡、保证每个病种或结构（目标任务）具有足够数据量，并定期更新。可以从下面几个维度来说明：

1. 患者维度 从产品可能的预期使用人群出发，建议考虑个体差异，尽量覆盖不同地理区域；患者年龄、性别、适应证等具体分布应参考流行病学和统计学要求。

2. 场景维度 从产品可能的部署环境出发，建议考虑场景差异，如体检、筛查、门诊等不同场所。

3. 设备与配置维度 从成像与原始数据采集角度出发，建议考虑硬件上的一些差异，比如厂家、硬件配置等因素，这些因素影响图像的对比度、分辨力、细节丰富程度和读片结果。以肺结节 CT 影像数据为例，从操作层面来说，可以依据以下参数范围进行选择：

（1）层厚与层间距：推荐扫描层厚 0.50~1.25mm，层厚≤1.00mm 时，可以无间隔连续重建。层厚 >1.00mm 时，重建间隔选择准直层厚的 50%~80%。推荐图像重建层厚≤5.00mm。

（2）设备厂家：符合 DICOM3.0 协议标准数据、有医疗器械注册证的国内外厂家。

（3）探测器：16 排以上。

（4）扫描参数：低剂量扫描和/或标准剂量扫描（管电压 70~140kV，管电流 10~400mA 组合）。

（5）辐射剂量：按照尽可能的低剂量原则，根据不同机型及扫描目的选择。

（6）窗宽窗位：推荐肺窗采用窗位 -700~-600HU、窗宽 1 500~1 600HU；纵隔窗采用窗位 30~70HU，窗宽 350~400HU；其他窗宽、窗位可以根据需要用于辅助读片，例如骨窗等。

（7）重建算法：纵隔窗采用标准算法或软组织算法，肺窗采用标准算法和/或肺算法。

以超声心动图标准数据集为例，超声心动图标准数据集包含要素如下：数据集应包含常见的各种心脏疾病；数据集中每个子集中男女比例应为 50%±5%；数据集的患者年龄在 0~80 岁之间；患者来源地至少包含 5 个不同地区；数据集应包含二维动态影像、彩色多普勒影像、多普勒频谱、M 型超声影像等多种模态的数据；数据集中的切面类型应完整地包含常用的切面；数据应包含不同设备厂商所采集的数据，数据集应包含 40fps 以上不同帧率的影像数据。

第二节 数据库的构建

随着人工智能技术的发展，智能医疗得到了越来越多的关注，利用计算机辅助诊断技术辅助医生进行各种疾病的诊断，不仅能够缓解医疗资源的不足，减轻医生的工作负担，而且还能够在一定程度上降低诊断过程中的误诊漏诊率。而人工智能产品的性能好坏很大程度上取决于医学影像数据。因此，构建标准化、规范化的数据库是加快医学影像人工智能建设的前提。医学影像数据库的构建主要包括数据采集、数据脱敏、数据筛选等几个方面。

一、数据采集

医学影像设备的出现，使医院的诊疗工作越来越依赖于医学影像的检查，随着计算机辅助诊断技术的发展，数字化影像传输和电子胶片应运而生，通过医学影像设备对影像数据进行采集应当考虑采集人员、采集设备等。

（一）采集人员

从事医学影像工作的信息采集人员，需要具备国家规定的资格条件，并且要通过中华人民共和国生态环境部组织的专业及防护知识的培训，考试合格并且取得工作资格证书后，才可以从事医学影像工作。工作时，需要根据临床目的和要求，进行 X 线、CT、MRI、内镜检查和介入治疗，确保影像质量。此外，还需按时、按计划参加中华人民共和国生态环境部组织的"放射防护组织培训班"，加强理论学习，掌握基本的辐射安全防护知识和自救技能。

（二）采集设备

随着科学技术水平的提高，医疗条件的改善，高终端医疗设备在医院大量使用，使放射科对医用设备的要求越来越高。采集设备需要做到扫描速度快、图像对比度清晰，能够对人体各个部位进行多序列的扫描检查，并可显示任意方位的图像，能开展多项影像检查工作。采集人员应详细记录采集设备的具体型号以及影像留取时采集设备的相关配置参数，采集设备须确保处于设备的有效使用期内并符合质量控制要求，明确所属医疗机构、数据来源方式。接下来将介绍几类主要的医学影像设备：

1. CT设备　CT是利用精确准直的X线束、γ射线等，与灵敏度极高的探测器一同围绕人体某一部位做连续断面扫描。CT设备主要由三部分组成：①扫描部分，由X线管、探测器和扫描架组成；②计算机系统，将扫描收集到的信息数据进行贮存运算；③图像显示和存储系统，将经计算机处理、重建的图像显示或用相机摄取图像。随着CT设备的发展，扫描方式从平移/旋转、旋转/旋转、旋转/固定，发展到现在的螺旋扫描。大容量计算机的应用，明显缩短扫描时间，不但实现了即时图像重建，而且可避免运动所产生的伪影，并通过注射对比剂进行CT血管造影（CTA）。CT图像中所呈现出的不同灰度代表每一个像素所对应的人体内不同组织和器官对X线吸收的差别。重建后的横断面图像，可以通过后处理得到矢状面、冠状面图像。

2. MRI设备　MRI设备利用磁共振获得人体电磁信号，并重建出人体图像。MR图像与CT图像都属于"数字图像"，均以不同灰度来显示人体的解剖和病理断面图像。与CT一样，磁共振成像也同样适用于全身各系统不同疾病的诊断，如肿瘤、创伤、炎症等，以及对各种先天性疾病的检查。其软组织分辨能力明显高于CT。

3. DR设备　DR是利用电子技术将X线信息的其他载体转变为电子载体，透过人体的X线，被探测器（detector）接收并转换为数字化信号，获得X线衰减值（attenuation value）的数字矩阵，经计算机处理，重建成图像。数字图像数据可利用计算机进行进一步处理、显示、传输和存储，分辨力比普通X线照片高，诊断信息丰富，并且能够更有效地使用诊断信息，提高信息利用率及X线摄影检查的诊断价值。尤其在急救情况下，DR电离辐射量极低，对婴儿、多部位、复查、体检等患者有非常大的好处。其独有的图像拼接技术，为脊柱侧弯，下肢发育不良（如膝外翻畸形）的矫正治疗提供可靠依据。

4. 超声设备　超声设备应支持采集二维动态影像、彩色多普勒影像、多普勒频谱、M型超声影像等多模态的数据。超声标准数据应包含不同设备厂商所采集的数据，不同部位的切面类型应完整包含常用的切面、含40fps以上不同帧率的影像数据，优化二维灰阶超声图像分辨力，尽量采用最小检测深度和尽可能高的超声波发射频率。

5. 内镜影像设备　在使用内镜影像设备时，采集人员应详细了解采集任务的具体要求与注意事项，清理病灶表面可能存在的污渍，调整镜头及光线位置以减少病变表面的反光点和留取不同距离与方位的病灶图像，按任务要求冻结图像，必要时实施染色内镜、电子染色及放大等成像模式以采集满足任务要求的病灶图像。可详细记录采集设备的具体型号以及影像留取时采集设备的相关配置参数（主机与内镜类型、冻结图像与否、特殊电子染色成像模式、有无放大、分辨力等）。采集设备须确保处于设备的有效使用期内并符合质量控制要求。数据来源应明确所属医疗机构、数据来源方式（例直接导出、PACS导出等）。

二、数据脱敏

数据脱敏又被称为数据去隐私化或数据变形，对某一些敏感的信息通过脱敏规则对数据进行变形，使敏感隐私数据得到可靠保护。在当前的大数据时代，从国家到个人都对数据的利用格外重视。在医学领域，采集到的医学影像DICOM数据除了图片信息以外，还包含了患者信息如性别、年龄、籍贯、民族、是否有相关疾病家族史等隐私信息。做好患者的隐私保护和数据安全使用显得格外重要。因此，在利用人工智能技术对医学影像进行分析时，需要对数据进行脱敏操作，不得泄露患者隐私数据。在保护患者隐私与数据安全的基础上实现数据的开放共享以及数据库的构建。

（一）数据脱敏原则

数据脱敏应该遵循以下几个原则：

（1）数据脱敏算法是不可逆的，防止通过非敏感数据推断或重建出敏感的原始数据。但是在特定的场合，也需要满足能够对脱敏数据进行恢复的需求。

（2）脱敏后的数据也应该具有原始数据的特征，以便后续开发。其中，一些带有数值分布范围和本身就具有指定格式的数据，在脱敏以后也应该具有与原始信息相似的特性。姓名和地址等字段需要符合基本的语言认知，不能只是没有任何意义的字符串。在对数据要求高的情况下，需要具备与原始数据一致的频率分布和字段唯一性等特性。

（3）应该保留数据的引用完整性，若需要脱敏的字段是数据表的主键，则需要同步更改相关的引用记录。

（4）那些潜在的敏感数据同样需要脱敏处理。如有隐瞒病情的需要，则将"姓名"作为敏感数据进行脱敏处理。若能够凭借某"住址"的唯一性就能够推导出"姓名"信息，则还需要将"住址"这一字符进行脱敏。

（5）脱敏过程应该是自动化的、可重复的。一方面是因为数据在不停变化，若希望对所需要的数据进行一劳永逸式的脱敏是不现实的，且数据的生成速度非常快，工作量很大，所以，数据脱敏必须在规则引导下全自动化进行，以满足可用性要求；另一方面需要满足脱敏结果的稳定性。在一些特定的场景下，对同一字段进行脱敏的结果是相同的或者都是不同的，以达到数据使用过程中的可测性、模型正确性、安全性等指标要求。

（二）数据脱敏方法

常见的数据脱敏方法主要有以下几个方面：

（1）替换：用虚拟的数据去替代真实的数据，比如可以建立一个比较大的字典数据表，对每一个真实值记录产生随机因子，用字典表的内容替换原始数据内容。通过这种方法可以得到与真实数据非常相似的虚拟数据。

（2）无效化：通过使用特殊符号比如"*""#"来代替真实的数据或者是真实数据的某一部分，比如可以遮盖身份证号码前 6~14 位。

（3）乱序：将敏感数据进行一个随机分布，打乱原有数据和其他数据之间的联系，通过这种方法对原有数据的统计特性不会产生影响。

（4）平均取值：针对数值型的数据，首先计算其均值，然后使脱敏之后的值在均值附近随机分布，保证数据的总和不变。

（5）反关联：若可以通过某些不敏感字段来推断出另外一些敏感的字段，则同样需要对这些不敏感字段进行脱敏操作。

（6）偏移：通过进行随机移位来改变数字数据。

（7）对称加密：一种较特殊的可逆脱敏方法。通过使用加密密钥和算法对原始数据进行加密处理，密文格式与原始数据在逻辑规则上是一致的，同时可以通过解密密钥来恢复原始数据。

（8）动态环境控制：根据预定义的规则，只改变部分回应数据，当未在约定情况下访问业务数据时，控制数据内容，屏蔽特定字段内容。

（三）DICOM 数据脱敏

DICOM 标准存储的信息全部是以明文形式

存储的，并且 DICOM 的通用性和灵活性较强，符合 DICOM 标准的数字化医学影像数据可以很方便地进行增删改查，导致数字医学影像中存储的影像数据和患者隐私存在被泄露、被篡改的风险。在 DICOM 文件数据被某台医疗仪器生成的那一刻，敏感数据被泄露、被篡改的风险就已经产生，并时刻伴随着明文数据而存在。另一方面，由于在诊疗过程中以及诊疗后，诊疗数据通常存储在医院的服务器上。而诊疗数据往往是由患者缴费拍摄，其所有权属于患者，并且诊疗数据中含有大量的患者隐私信息，所以诊疗数据的存储安全性直接关乎患者数据的安全性和患者对医院的信任程度。所以，为了保护好患者隐私，对 DICOM 标准文件进行脱敏操作是现阶段的当务之急。DICOM 文件脱敏的效果图如图 15-1 所示，图像中不包含任何患者的信息，只有图像信息供研究使用。

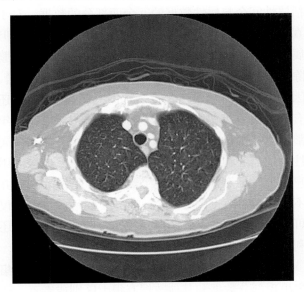

图 15-1　DICOM 文件脱敏效果图

三、数据筛选

医学影像数据可能包含了很多无用或者错误信息，所以在构建数据库之前需要对所采集的数据进行初步筛选，剔除完全无价值的数据，提高采集数据的质量，方便后期对数据进行分析。数据筛选包括对缺失数据的处理、重复数据处理、异常数据处理及不一致数据处理。

缺失数据的处理主要有三种方法。第一种是对有缺失信息的记录进行删除，当主要信息缺失，尤其是丢失较多关键信息的时候，数据已经不能够反映其所能够代表的信息，这时就可以将某条记录删除。但这仅适用于数据量较大的情况，即删除并不影响所有信息的完整性。当数据量较少或缺少数据的记录较多时，通过删除整条记录的方法并不可行，这可能会对数据质量造成重大影响。第二种是对信息进行人工补全，这种方法也有其局限性。当数据量较大，尤其在海量数据的情况下，此种方法会耗费较大人力且效率极低。还可以利用默认值来代替缺失的信息，将缺失属性值的属性视为特殊的属性，为缺失的信息值设置特殊的属性值，从而得到完备的信息。第三种是利用数学公式将已有信息进行统计分析，利用统计值补全。可以使用平均值填补空缺值，或者使用同类型样本预测值进行补全空缺值，还可以使用贝叶斯公式和判定树等基于推断的方法进行填充，这样不会影响信息的质量。但是如果采用的公式不合适，会对下一步信息分析造成不利影响。

重复数据除了真正意义上的重复数据外，还包括属性冗余与属性数据的冗余两部分的数据。对于真正数值或属性值重复的数据，可以直接删除。但属性冗余与属性数据的冗余需要经过分析再将其删除。如在数据库中，会利用不同数据库收集数据，因此会出现多个属性名称表示同一属性的情况；还有就是对于有些数据可以从别的属性中得到，如年龄可以从生日中得到。属性数据的冗余是指某些属性的值已经包含某些属性中的值，如在处理国内用户地址时会有国家省份等详细地址，将国家剔除并不会影响对数据的分析。这种重复属性的剔除不仅可以精简数据库中的相关记录，降低存储空间，还利于提升数据分析效率。

异常数据也是较为常见的情况，是指在数据集中出现部分数据和其他数据有很大区别或者不一致的情况。有区别并不代表数据就一定为异常，这些特殊的数据也可能反映出实际情况。这时判断数据是否是异常数据就十分必要，对于这种数据要注意其背后隐藏的信息，找出造成数据不一致的原因。如果数据为异常则需要将数据剔除，避免影响数据分析的准确性。

在医学影像中，常见的无价值数据包括数据缺失、图像伪影、图像质量无法达到诊断要求、图像参数不符、非检查部位、图像中掺杂异物等。数据筛选通过专用工具粗筛和清洗后，标注医生级别的医生根据相应规则和方法进行二次复核，如明确需要剔除数据，则需要详细记录剔除原因以及选用工具的名称、版本等信息。

筛选出数据之后还需要对数据进行标注，目前很多厂商自主开发的标注工具，不利于数据的共享，对数据的安全也没有保障，若能够使用科研实力突出、产品规范领先的第三方标注软件进行数据标注，标注结果的可信度更高。

四、代表性数据库

数据库的建设是医学影像人工智能建设的要素之一，为了智能医疗行业更好地发展，建设高质量、多任务、可扩展、可挖掘的大样本标准数据库支持人工智能相关研究、建模、训练、检测及应用的落地至关重要。目前，国内外已有多种疾病的公共数据库可供研究人员使用，本部分将介绍几个代表性的数据库。

（一）肺癌数据库——LIDC-IDRI

LIDC-IDRI 公共数据库是由美国的国家癌症研究院、食品药品管理局及国家健康研究院联合收集的，该数据库主要是用于利用人工智能对肺癌的诊断进行研究与评估，包括肺癌的检测及良恶性的分类。对于每个实例中的图像，都由 4 位经验丰富的胸部放射科医师进行两阶段的诊断标注。在第一阶段，每位医师分别独立诊断并标注病灶位置，分为 3 种类别：①≥3mm 的结节；②<3mm 的结节；③≥3mm 的非结节。在随后的第二阶段中，各位医师分别独立复审其他三位医师的标注，并给出自己最终的诊断结果。

（二）先天性心脏病（CHD）数据库

天性心脏病（CHD）数据库包含英格兰先天性心脏病治疗的 30 天结果（存活或死亡）。

（三）结肠癌 CT 数据库

结肠癌 CT 数据库是 CT 扫描诊断结肠癌的数据，其中包括没有息肉、6~9mm 息肉和大于 10mm 息肉患者的数据。该数据集中有 825 例带有 XLS 片的病例，提供了息肉描述及其在结肠段中的位置。

（四）大脑 MRI 数据集

影像研究开放获取系列（OASIS）是旨在向科学界免费提供大脑的 MRI 数据集的项目。它有两个数据集，第一个数据集是 416 名 18~96 岁的受试者（青年、中年、非痴呆和痴呆老年人）的大脑横断面 MRI 数据。第二个数据集是 150 名 60~96 岁非痴呆老年人和痴呆老年人的大脑矢状面 MRI 数据。两次或两次以上就诊时对每个受试者都进行了扫描，扫描相隔时间至少 1 年，一共进行了 373 次成像。

（五）数字视网膜图像数据库

数字视网膜图像数据库——DRIVE 是用于视网膜图像中血管分割的比较研究，数据库的照片来自荷兰的糖尿病性视网膜病变筛查计划。筛查对象为 400 位 25~90 岁的糖尿病患者。

（六）癌症影像档案

癌症影像档案（the cancer imaging archive，TCIA）包含来自 422 名非小细胞肺癌（NSCLC）患者的预治疗 CT 影像，其中包含放射肿瘤医师根据原发肿瘤总量的 3D 体积和临床结果数据进行手动标注的结果。

第三节　影像数据的规范化标注

数据标注（data annotation）是指对文本、图像、语音、视频等待标注数据进行归类、整理、编辑、纠错、标记和批注等操作，为待标注数据增加标签，生产满足机器学习训练要求的机器可读数据编码。影像数据标注，将数据限制在医学领域常见的 CT、MRI、超声、数字减影、血管造影、PET 等医学影像技术所产生的图像中。图像规范化标注在计算机视觉任务中起着至关重要的作用，目的是构建和任务相关的特定标签。标签包括基于文本的标签（类别），绘制在图像上的标签（即边缘轮廓），甚至是像素级的标签。

由于影像学表现与患者的不同疾病种类、疾病不同进展、不同年龄，甚至是不同性别有关，影像表现多样化，医生诊断主观性差异大。同时，影像的标注容易受到病灶自身影像表现特征、影像检查技术、不同目标任务等多种因素的影响。因此，影像数据的规范化标注通常更需要较高水平的领域知识，只有来自特定领域的专家达成共识，才能提供标注者执行的标注标准。此外，若标注任务所需的标签繁多，同时又欠缺统一的层次化组织和管理，则标注者容易发生失误甚至错误的标注操作。更甚，不同医生的标注习惯可能存在差异，标注流程和规范更加难以一致。

因此，针对不同研究病种，应建立科学、合理、统一的影像数据规范化标注标准，提高影像数据标注质量，为医疗 AI 的大数据分析、挖掘和利用夯实训练基础提供保障。本节主要从数据标注类型、标注原则、标注流程和标注数据质量评估四个方面进行规范化标注阐述，并将已经存在的 CT/MRI 肝脏局灶性病变标注、CT/MRI 结直肠癌标注和胸部 CT 肺结节数据标注规范进行分享。

一、标注类型

根据不同的实验研究目的、实验设计方案，人工智能（artificial intelligence，AI）算法对于训练数据的精确度要求不同。本节阐述标注要求、数据格式及标注任务。

（一）标注要求

（1）精细标注：是指需沿病灶边缘进行精准勾勒，通常适用于影像自动分割提取、模型训练、智能化影像特征分析等研究任务。标注方法包括手动标注、半自动标注和全自动标注。手动标注是以医师的诊断经验及解剖知识为基础，对病灶进行定位及分割，半自动标注、全自动标注均以手动标注为"金标准"。前期的精细标注有助于提高后续训练模型的准确性及鲁棒性。

（2）粗略标准：常被用于目标检测等对病灶边界标注要求较低的任务，无需精细分割病灶，仅需在病灶位置用限位框框出病灶，保证病灶被包含在内即可。

（二）数据格式

（1）二维影像数据标注：只需要在单一层面进行数据标注。医学影像中，DR、超声、乳腺 X 线、普通牙片等影像，只能进行单层标注。而 CT、MRI、PET-CT、PET-MRI、核素显像等影像，可以根据研究目的，在多层影像中，选择特定层面的图像进行病灶标注。

（2）三维影像数据标注：对于 CT、MRI、PET-CT、PET-MRI、核素显像等影像，病灶于不同图像层面上可发生连续变化的感兴趣区域，在多层图像上进行病灶逐一标注，通过像素插值手段将感兴趣区域以立体形式呈现，即为三维数据标注。

（三）标注任务

（1）分类标注：即文本型标注，主要目的是给定标注数据特定分类标签，用于后期模型学习分类任务。如：根据肺结节患者的病理检测报告，将对应位置的影像表现为肺结节的性质进行良性和恶性的标签确定。

（2）分割标注：将感兴趣区域与其他区域通过精细勾勒隔离，并打上相应标签。

（3）点定位标注：将感兴趣区域以点的方式进行标注，即为点定位标注。

（4）目标检测标注：将感兴趣区域按其最长和

最宽的范围进行标注,并打上相应标签。

（5）多任务标注：以上四种数据标注任务任意结合,即为多任务标注。

二、标注原则

（一）边缘清晰病灶的标注

确认病灶及邻近结构关系后,使用标注软件的边缘描绘工具,沿边界轮廓进行逐层勾画,也可直接使用标注工具进行逐层填充。如果病灶与周围组织对比明显,可尝试利用半自动的标注方法,并结合手动边缘调整,达到最佳标注效果。

（二）边缘模糊病灶的标注

先寻找边缘显示相对清晰的期相进行辅助判断,以便对边缘模糊的期相进行判断和标注。建议将确定病变区域包含在标注范围内,亦可尝试利用软件中的阈值设定法寻找病灶边缘。对于边缘模糊的数据,可结合初步训练好的分割算法模型进行半自动标注。

三、标注流程

（一）确定实验任务

在数据标注之前,确定纳入实验的数据格式类型,如单层图像和多层图像。在此基础上,明确实验的标注任务,实现二维标注还是三维标注。最后,确定标注方式,选择分类标注任务、分割标注任务、定位点标注任务、目标检测标注任务,或多任务标注任务。

（二）确定标注数据

明确实验标注任务后,需要确定最终用于实标注验的纳入数据。通过数据安全性、合理性、数据标准和患者隐私几个方面对数据的纳入进行明确,具体如下：

（1）研究设计方案需获得伦理委员会批准,充分保障患者隐私及医学影像数据安全。

（2）根据研究方案建立纳入标准和排除标准,纳入符合要求的患者数据,详细记录数据来源、设备型号、图像层厚、对比剂种类、扫描视野和矩阵等参数信息。

（3）根据研究任务提供相应的检查数据（期相或序列）,确保不出现缺层、错层等情况。不可对原始数据进行任何修改和编辑,不可进行有损压缩,不得以任何方式改变原始影像数据。

（4）对原始影像数据进行脱敏,脱敏信息包括但不限于姓名、年龄、性别、医院信息等。

（三）确定标注标准

通过图像质量控制、图像预处理和标注流程三方面进行图像标注标准确定。

（1）图像质量控制：基于不同的研究目的和研究方案,对拟标注图像进行质量评价。

（2）图像预处理：针对数据来源不一致、图像质量参差不齐等现象,可依据不同的科研需求和实际情况,选择不同的有针对性的图像标准化方案,如重采样、灰度值标准化等。

（3）标注流程：由研究者确定完整且完善的标注流程制定,包括标注任务确定、标注数据确定、标注人员确定、标注质量检验、标注仲裁规范等。

（四）确定标注人员

标注人员对标注质量起着决定性作用,通常建议由标注人员、审核人员和仲裁人员组成影像数据规范化标注流程的标、检、修一体化团队。根据研究目的和实际情况的差异,亦可建立仅包含标注人员和审核人员的标注团队,仲裁人员的仲裁工作可由审核人员替代。为保证标注的正确性,设立标注团队时应优先考虑具有与研究病种相关的影像诊断经验的医师。对于标注人员,要求较为宽泛,通常要求2名以上放射科专业医师。对于审核人员,要求较为严苛,要求至少1名放射科专业医师,同时应具备相应年限的工作经验及一定专业职称。相对于标注人员和审核人员,仲裁医师的专业要求更高。参与标注的医师应按统一要求接受相关标注培训规范,并进行考核,还应熟练掌握标注工具的应用操作。

（五）确定标注平台

影像数据规范化标注工作量大、耗时长,建议采用目前在医学领域公开的平台进行数据标注,如3D_Slicer、ITK_SNAP。同时,由于数据标注的审核、修改等流程,采用各厂家先后推出的涵盖标注、修改、盲审等功能的AI平台可大大提高医生的勾画效率。标注结果建议保存为NIFITY、NRRD、DICOM等格式,且为方便查阅,推荐固定命名方式和格式,例如原始数据文件夹命名为"ZHANGSAN",标注结果建议保存为"ZHANGSAN.nii""ZHANGSAN.nrrd""ZHANGSAN.dcm"。

四、标注数据质量评估

（一）一致性检验

统计学中的常用一致性检验模型如表15-1所

表 15-1 常用一致性检验模型

模型分类	说明	计算公式
双向混合/随机一致性且单一度量	不考虑误差,且针对原始数据	$\dfrac{MS_R-MS_E}{MS_R}$
双向混合/随机一致性且平均度量	不考虑误差,且针对计算后数据	$\dfrac{MS_R-MS_E}{MS_R+(K-1)MS_E}$
双向/随机绝对一致性且单一度量	考虑误差,且针对原始数据	$\dfrac{MS_R-MS_E}{MS_R+K(MS_C-MS_E)/n}$
双向/随机绝对一致性且平均度量	考虑误差,且针对计算后数据	$\dfrac{MS_R-MS_E}{MS_R-(K-1)MS_W+K(MS_C-MS_E)/n}$
单向随机且单一度量	测量数据完全相等的程度,且针对原始数据	$\dfrac{MS_R-MS_W}{MS_R}$
单向随机且平均度量	测量数据完全相等的程度,且针对计算后数据	$\dfrac{MS_R-MS_W}{MS_R-(K-1)MS_W}$

注:MS_R.行变量均方,MS_C.列变量均方,MS_W.组内变异均方,MS_E.均方误差,L:Single(单一),K:Average(平均),A:absolute agreement(绝对一致),C:consistency(一致)。

示。选择何种模型,可从三方面考量决定:

(1)模型选择上,需要考虑是否将当前结论延伸推广到其他研究中,也或者考虑是否为研究数据的绝对相等程度。

(2)计算类型上,如果不需要考虑系统误差则使用"一致性",如果需要考虑系统误差则使用"绝对一致性"。

(3)度量标准上,如果是原始数据则使用"单一度量",如果是计算后的数据,则使用"平均度量"。

(二)Dice系数

Dice系数是一种集合相似度度量函数,通常用于计算两个样本的相似度,取值范围在[0,1]。Dice系数越接近于1,说明两个不同标注人员的数据标注越趋于一致,即标注质量越高。(公式15-1)

$$Dice=\frac{2|X\cap Y|}{|X|+|Y|} \qquad 公式15-1$$

|X∩Y| 是 X 和 Y 之间的交集,|X| 和 |Y| 分别表示 X 和 Y 的元素的个数,其中,分子的系数为2,是因为分母存在重复计算 X 和 Y 之间的共同元素。

五、代表性数据规范标注案例

(一)CT/MRI 肝脏局灶性病变标注

CT/MRI 肝脏局灶性病变(focal liver lesion,FLL)标注如图15-2所示。在此标注任务中,确定了2名标注医生、1名审核医生和1名仲裁医生。两名标注医生的标注结果 Dice 系数若不低于0.8,

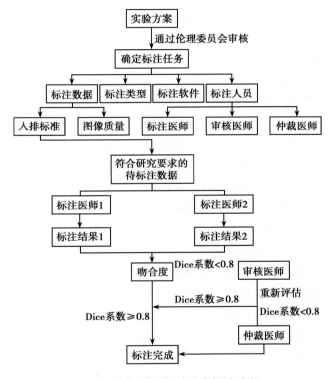

图 15-2 肝脏局灶性病变标注流程

标注即为完成。若两名标注医生的标注结果 Dice 系数低于0.8,则需要审核医生重新进行评估、修正,若审核后的 Dice 系数大于0.8,则标注完成,否则仲裁医生介入,最后才可确定标注任务完成。

1. FLL 的 CT 图像标注

(1)CT 扫描规范:肝脏 CT 相关准备及扫描技术应遵照《中华放射学杂志》2016年发表的由中华医学会影像技术分会和中华医学会放射学分会联合撰写的《CT 检查技术专家共识》。

（2）CT图像标注方法

1）标注期相的选择：标注前应浏览所有期相图像，确认病灶数量、大小、形态、位置、边界等。根据不同的实验方案和目的，选择所需标注的期相。建议根据病变的强化特点选取病灶轮廓显示最清楚的期相首先标注。肝细胞癌建议首先标注CT动脉期，胆管细胞癌建议首先标注CT门静脉期，血管瘤建议首先标注边界清晰且无周边血供异常的期相，同时需参考其他期相，注意排除血管、胆管等结构。如各期相配准效果好，可考虑复制感兴趣区（region of interest，ROI）至其他序列。

2）标注视野：标注前先整体观察病灶范围，调整标注视野，至少使病灶轮廓及周围一定范围内背景清晰显示。如病变位于肝内，视野应包括周围胆管、血管在内的部分肝背景；如病变位于肝被膜下、紧邻其他脏器，需包含部分肝背景及周围脏器。

3）窗宽、窗位的选择：同时针对不同病灶类型调整合适的CT窗宽、窗位。腹部CT检查常设定窗宽为300~500HU，窗位30~50HU。可根据研究目的调整窗宽、窗位，以利于病变的观察。

2. FLL的MRI图像标注

（1）MRI扫描规范：肝脏MRI检查前准备及扫描技术详见《中华放射学杂志》2016年发表的由中华医学会影像技术分会和中华医学会放射学分会联合撰写的《MRI检查技术专家共识》。

（2）MRI标注方法：

1）序列选择：参考标注原则并根据不同临床应用场景进行序列选择。肝细胞癌建议标注T_2WI、可清晰显示强化程度的动脉期、强化程度减低的门静脉期或延迟期、扩散加权成像（diffusion weighted image，DWI）序列。胆管细胞癌建议标注T_2WI，可清晰显示强化程度的门静脉期或延迟期、DWI序列。

2）标注视野和窗宽、窗位选择：标注视野调整可参考肝脏局灶性病变CT图像标注方法；根据研究目的灵活调整窗宽、窗位，使病灶轮廓及周围一定范围内背景清晰显示。

3）DWI序列标注：DWI序列中FLL可表现为等、稍高或高信号，扩散受限程度越大则病灶信号越高。若病灶在DWI序列呈等或稍高信号，与周围肝背景分界不清，可参考MRI增强序列进行病灶轮廓标注；若病灶在DWI序列呈高信号，与周围肝背景分界清晰，可沿病灶轮廓直接进行勾画。

4）定量序列标注：如T_1 mapping、T_2WI等，根据不同的研究目的选择性纳入定量序列。由于病灶在这些序列上与周围背景的对比度相对较低，可能会出现边界模糊的情况，建议先在显示边界清晰的常规序列上标注病灶区域，再拷贝ROI至此序列。

3. FLL MRI靶向特异性对比剂增强图像标注

（1）MRI肝胆特异性对比剂增强扫描规范：MRI扫描规范详见《中华放射学杂志》2019年发表的《肝胆特异性对比剂钆塞酸二钠增强MRI扫描方案专家共识》。

（2）MRI肝胆特异性对比剂增强图像标注方法

1）标注序列的选择：参考标注原则应选择最具特征序列进行标注，移行期和肝脏特异期（hepatobiliary phase，HBP）序列是MRI靶向特异性对比剂检查的特殊序列，对比剂逐渐进入肝细胞内，对病灶的显示能力明显提高，需着重观察。肝细胞癌的假包膜于门静脉期、移行期呈环形强化信号带，应注意对假包膜延迟强化征象的标注；肝囊肿、转移瘤等非肝细胞来源良恶性病变建议选择HBP图像进行标注。

2）常规平扫、肝胆特异性对比剂的动脉期、门静脉期和延迟期序列标注方法可参考细胞外对比剂标注方法。

3）HBP图像标注：建议在HBP标注时同时结合横断面和冠状面图像，确定病灶起止层面。因HBP可显示FLL是否包含肝细胞成分，通常与肝脏背景有较清晰边界。如各序列配准效果好，可考虑拷贝HBP图像的ROI至其他序列或参考HBP图像ROI标注其他序列。

4. CT/MRI FLL标注注意事项

（1）充分的肝脏解剖学知识及对肝脏疾病影像学征象的认知是标注的基础。

（2）明确对"边界模糊""廓清""包膜"等定义的理解，从而提高标注数据的质量。

（3）密度/信号与周围肝背景差异不大，致病灶边界模糊时，会出现边界不易区分，建议和审核医师或仲裁医师讨论后再进行标注。

（4）病灶与周围血管、胆管、背景肝的关系需要通过勾勒的边缘准确体现。

（5）始末两层病灶即将消失时不要遗漏，建议利用三维视图整体把握病灶位置及边缘信息，检查标注是否有遗漏。

（6）测量病灶大小时，需注意以下要点：选择没有解剖结构变形并肿瘤边缘锐利的期相；考虑病灶不规则性生长，建议结合横断面和冠状面图像观察,选择最大径层面测量;测量范围包含"包膜";如果其他期相显示清楚,避免在动脉期测量。

(二)CT/MRI 结直肠癌标注

如图 15-3 所示,CT/MRI 结直肠癌标注包括两大部分:研究及标注方案确认和数据标注。第一部分主要对纳入数据质量、标注范围和标注类别进行确定,第二部分主要包括数据标注医师培训、数据标注软件选择、数据标注审核、确认等四大部分。

1. 结直肠癌 CT 精细标注图像选择及标注方法 结直肠癌病灶在静脉期显示清晰,易于观察病灶边缘,因此通常选取静脉期图像作为标注对象,根据研究目的勾画病灶最大横断面的 ROI 或整个肿瘤的 VOI。以 ITK-SNAP 软件为例,勾画前将图像调整至最佳观察窗宽、窗位,确定病灶位置及范围;勾画时沿肿瘤轮廓进行手动分割,避免将肠腔内气体、肠壁周围脂肪等纳入 ROI 范围内。勾画过程中,病灶边界难以判断时可通过调整窗宽、窗位或多层面、多维度观察以确定其边界。

2. 直肠癌 MRI 精细标注图像选择及标注方法 直肠癌重点标注序列为横断面 T_2WI 和 DWI,亦可结合 T_1WI 进行肿瘤标注。快速自旋回波序列(fast spin echo,FSE)或快速恢复 FSE 序列(fast recovery fast spin echo,FRFSE)T_2WI 可分辨直肠肠壁的分层结构,可反映病变内部丰富的组织成分差异,为直肠癌 MRI 的主要序列,是最为关键的标注序列。DWI 对肿瘤评价有其独特的优势,可提供 T_1WI 及 T_2WI 之外新的组织特征对比。对直肠癌 DWI 的研究表明,高 b 值 DWI 可以很好地显示病变,在对比显示能力方面优于常规 MRI 序列,基于此序列提取高维信息进行疗效评价等具有潜在的应用价值,因此也是标注的关键序列。在标注过程中常选择高 b 值 DWI 图像进行标注,亦有文献建议在 ADC 图上进行 ROI 勾画。

在 T_2WI 上进行标注,应尽可能包含所有可见肿瘤信号区域,沿着病灶边缘进行勾画,避免将肠腔内气体、肠壁周围脂肪等纳入 ROI 范围内。根据研究目的的不同,可选择是否包含周围的索条和毛刺影。病灶边界难以判断时,可通过调整窗宽、窗位及结合冠状面、矢状面图像以确定其边界。现有文献中标注时多采用勾画肿瘤所有层面的方法,但也有文献选择勾画肿瘤最大层面。直肠癌新辅助治疗后可出现不同程度纤维化,但鉴于其内可能存在肿瘤残余,因此在新辅助治疗后标注 ROI 时需结合基线 MRI 影像,包含瘤床区域所有信号。

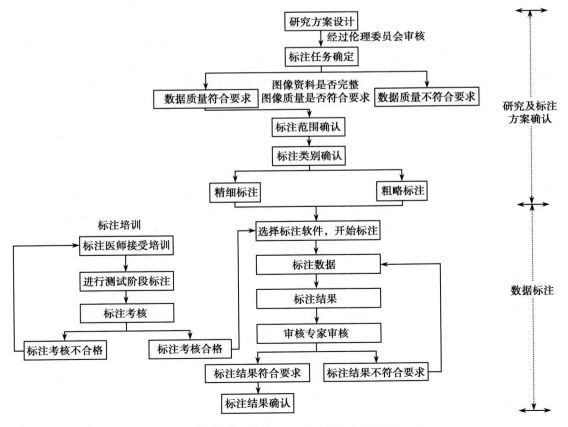

图 15-3 结直肠癌病灶 CT/MRI 标注流程图

在 DWI 图像上进行标注时，通常选择高 b 值 DWI 图像进行标注。DWI 上肿瘤信号多高于邻近正常肠壁信号，需尽可能标注所有的高信号区域。新辅助治疗后肿瘤内因有不同程度纤维化，高 b 值 DWI 图像可能无明确高信号，此时建议结合基线图像，在原瘤床区域进行勾画，亦有文献建议在 ADC 图上进行 ROI 勾画。

3. 结直肠癌标注注意事项

（1）"环周"及"非环周"病变：直肠为管状柔性器官，病灶沿肠壁浸润性生长，可环绕肠壁全周或部分，在不同截面可出现"环周"或"非环周"病变。病变未环绕肠壁全周即为"非环周"病变，采用直接勾画病灶的方式即可完成标注。病变环绕肠壁全周即为"环周"病变，为避免肿瘤遗漏，"环周"病变可采取如下两种标注方法：

1）直接勾画法：识别肿瘤边缘，直接勾画病灶，应注意首尾重叠。

2）减影法：分别沿病变外缘和内缘勾画 ROI，然后将外缘和内缘 ROI 相减。

（2）血管：血管为连续管状或线样结构，应多层面及多序列观察，病灶外的血管应在标注时避开，病灶内血管应包含在标注范围内。

（3）残液、残便：可根据密度/信号、无强化及可随体位变化移动等特点进行鉴别，标注时应避开残液、残便。

（三）胸部 CT 肺结节标注

如图 15-4 所示，胸部 CT 肺结节数据标注任务重，每一批标注任务由标注组长带领两名标注医师承担，分为 4 个主要环节。①检出环节：3 名标注医师背靠背独立标注，然后用计算机自动判断检出的一致性，以所有人标注结果的并集作为结果。②分类环节：3 名标注医师背靠背进行分类，分类结果同样由计算机自动判断一致性和进行合并，同时保留不同意见。③审核环节：由其他标注组长和仲裁专家各自独立对检出和分类结果进行审核与修改，纠正漏诊、误诊和误判。如果遇到疑难问题，仲裁专家可以进行集体讨论与确认。本环节后，每个病例至少由 5 名医师进行过阅片，至少由 2 名具有高级职称的医生进行过审核。④边界分割与尺寸测量：在检出与分类完成之后，由于边界分割相对简单，建议普通病例的边界分割由 1 名标注医师执行，由 1 名审核专家进行审核。遇到复杂征象时，可酌情增加审核人数，以保证标注质量。结节的尺寸根据手工边界由计算机自动生成，标注医师和仲裁专家可以手动修改。

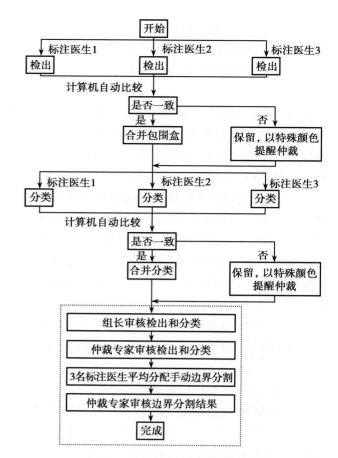

图 15-4　肺结节标注工作流程图

1. 结节分类标注规则

（1）在横断面肺窗图像上判断某个区域是否为结节：应注意避免将血管、支气管、淋巴结等生理结构以及纤维条索伴钙化、胸膜增厚、支气管增厚等情况判为结节。

（2）明确结节属于肺内还是胸膜：此处难点在于某些肺内结节存在向胸膜延伸或者牵拉的情况，而某些胸膜结节也存在向肺内生长的情况，影响判断。建议从肺内部分与胸膜的边界入手。一般来说，肺内结节的长径大于其向胸膜延伸的部分，肺内部分与胸膜交界的夹角容易呈现为锐角。相反，胸膜结节向肺内延伸时，周围往往存在一定的胸膜增厚，病灶与胸膜的夹角相对更大。

（3）根据前面各类型的定义判断结节的类型（主要难点是如何区分实性成分和纯磨玻璃成分）：建议依据实性成分和磨玻璃成分的定义，观察肺实质密度的升高是否导致病灶内支气管血管边缘不可识别。如果整个病灶内的支气管、血管边缘都不可识别，则肺实质密度的升高由实性成分引起，应判为实性结节；如果病灶内的支气管、血管边缘可识别，则肺实质密度的升高由磨玻璃成分引起，应判为亚实性结节，再根据纵隔窗判断有无实性成分,如果有则判为部分实性结节,否则为纯磨玻璃密度结节。当结节完全钙化时,判为钙化结节;如果结节内有钙化和软组织成分混合,则判为实性结节。

结节标注应当在专用标片环境下进行。为保证标注医师的准确性和一致性,背景亮度、温度、湿度等环境因素应当进行设计和控制;标注显示器应为满足 DICOM 标准、符合质控要求的医用专业灰度显示器,分辨力不低于 2M 像素;标注软件应当记录供应商、型号、版本号,软件功能满足标注需求并经过确认。在单屏单幅图像条件下,CT 图像最大放大倍数不低于 5。软件应具有多平面重组(MPR)功能。标注软件应满足网络安全和数据保护要求。这里注意,结节整体 CT 值的测量和基于结节 CT 值的分析不在本书讨论范围内。

2. 区域分割

(1)实性结节边界分割:在图像任意放大比例中均能读出结节边缘,边界明确者,归入实性成分边界分割的情形。

(2)亚实性结节边界分割:亚实性结节的结构相对复杂,涉及其他成分的混合。

(3)结节边缘征象处理:勾画结节本体部分,对于结节本体以外部分(例如血管、胸膜等)不予勾画。

3. 尺寸测量 对于结节每个被分割边界的涉及层面,当该层结节边界手动分割完成后,建议由标注软件根据边界自动给出结节该层的长径和短径,最后由标注医师检查后确认。参照国际指南和研究文献,长径定义为结节内最大横截面空间最远两点的距离。短径定义为结节内垂直于长径的最长距离。

4. 肺结节分类标注注意事项

(1)数据质量要求:数据集应当使用标准 DICOM 格式的原始数据,图像矩阵不低于 512×512,有条件的医院可使用 1 024×1 024。不得进行任何修改、编辑,不得进行有损压缩。每个病例的图像应当保持连续完整,不得出现缺层、错层等情况。每个病例的扫描范围至少从肺尖到肋膈角(包括全肺),不相关的部位可以删除(如下颈部或上腹部)。图像重建视野应当覆盖整个胸部横截面。成像过程应当符合其他临床规范和专家共识要求,患者吸气末一次屏气完成扫描,避免运动伪影、误操作等。成像过程使用的扫描仪应当是处于产品有效期内、符合质控要求的合格设备。

(2)数据多样性要求:为保证数据集具有充分的临床代表性,控制偏倚,数据应当尽可能覆盖到更多具有通用性的统计维度并给出统计描述,才能更科学地对模型效果进行评估。这些维度包括:

1)患者维度:从产品可能的预期使用人群出发,建议考虑个体差异,尽量覆盖不同地理区域;患者年龄、性别、适应证等具体分布应参考流行病学和统计学要求。

2)场景维度:从产品可能的部署环境出发,建议考虑场景差异,如体检、筛查、门诊等。

3)设备与配置维度:从成像与原始数据采集角度出发,建议考虑硬件差异,如厂家、硬件配置等因素,这些因素影响图像的对比度、分辨力、细节丰富程度和读片结果。从操作层面来说,应该合理设置成像参数。

(赵　鑫　周学军)

参考文献

［1］WS 519-2019, X 射线计算机体层摄影装置质量控制检测规范［S］.

［2］DB22/T 3109—2020, 疫情防控医学影像检查互认共享技术规范［S］.

［3］徐克. 放射科管理规范与质控标准［M］. 北京：人民卫生出版社, 2017.

［4］刘景鑫. 基于体系化全流程质控的医学影像同质互认共享［J］. 中国科技成果, 2022, 23（4）: 17-18.

［5］中国电子技术标准化研究院. 人工智能标准化白皮书（2018 版）［S］.

［6］郑光远, 刘峡壁, 韩光辉. 医学影像计算机辅助检测与诊断系统综述［J］. 软件学报, 2018, 29（05）: 299-342.

［7］A. Setio. Pulmonary nodule detection in CT images using multiview convolutional networks［J］. IEEE Trans. Med Imag, 2016, 35（5）: 1160-1169.

［8］H. Roth. Improving computer-aided detection using convolutional neural networks and random view aggregation［J］. IEEE Trans Med Imag, 2016, 35（5）: 1170-1181.

［9］Jin K H, McCann M T, Froustey E, et al. Deep convolutional neural network for inverse problems in imaging［J］. IEEE Transactions on Image Processing, 2017, 26（9）: 4509-4522.

［10］Wolterink J M, Leiner T, Viergever M A, et al. Generative adversarial networks for noise reduction in low-dose CT［J］. IEEE transactions on medical imaging, 2017, 36（12）: 2536-2545.

［11］Chartrand G. Deep Learning: A Primer for Radiologists ［J］. Radiographics, 2017, 37（7）: 2113-2131.

［12］Erickson BJ. Machine Learning for Medical Imaging［J］. Radiographics, 2017, 37（2）: 505-515.

［13］Chen J, Wu LL, Zhang J, et al. Deep learning-based model for detecting 2019 novel coronavirus pneumonia on high-resolution computed tomography: a prospective study［EB/OL］. medRxiv, 2020.02.25.20021568.

［14］康波, 郭佳, 王帅, 等. 超级计算支撑的新冠肺炎 CT 影像综合分析辅助系统应用［J］. 中国图象图形学报, 2020, 25（10）: 2142-2150.

［15］李欢, 程尼涛, 孙文博, 等. 人工智能辅助定量分析新型冠状病毒肺炎的 CT 进展类型［J］. 武汉大学学报（医学版）, 2021, 42（01）: 1-5.

［16］Chen J, Wu L L, Zhang J, et al. Deep learning-based model for detecting 2019 novel coronavirus pneumonia on high-resolution computed tomography: a prospective study［EB/OL］. medRxiv, 2020.02.25.20021568.

［17］张绍华, 杨琳, 高洪美, 等.《数据治理规范》国家标准解读［J］. 信息技术与标准化, 2017, 000（12）: 25-29.

［18］刘奕志, 林浩添. 医学人工智能实践与探索［M］. 北京：人民卫生出版社, 2020.

［19］中华医学会放射学分会医学影像大数据与人工智能工作委员会, 中华医学会放射学分会腹部学组, 中华医学会放射学分会磁共振学组. CT/MRI 肝脏局灶性病变标注专家共识（2020）［J］. 中华放射学杂志, 2020, 54（12）: 1-8.

［20］中华医学会放射学分会医学影像大数据与人工智能工作委员会, 中华医学会放射学分会腹部学组, 中华医学会放射学分会磁共振学组. 结直肠癌 CT 和 MRI 标注专家共识（2020）［J］. 中华放射学杂志, 2021, 55（2）: 111-116.

［21］中国食品药品检定研究院, 中华医学会放射学分会心胸学组. 胸部 CT 肺结节数据标注与质量控制专家共识（2018）［J］. 中华放射学杂志, 2019, 53（1）: 9-15.

［22］LeCun Y, Bengio Y, Hinton G. Deep learning［J］. nature, 2015, 521（7553）: 436.

52检

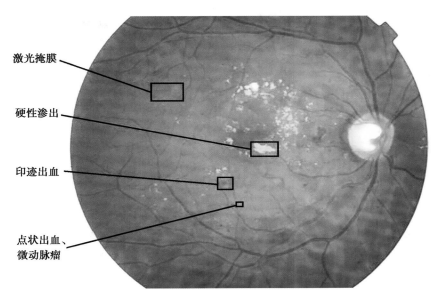

激光掩膜

硬性渗出

印迹出血

点状出血、
微动脉瘤

图 14-2　可见光眼底照片

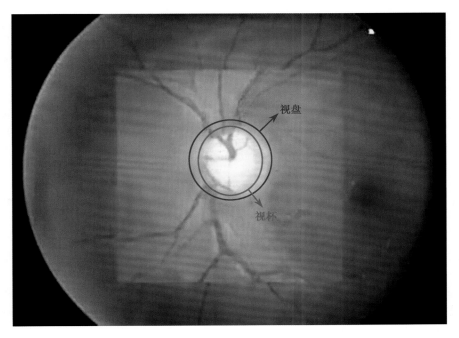

视盘

视杯

图 14-3　C/D 示意图